Second Edition

PACIFIC SURGERY

PACIFIC BOOKS

PACIFIC
SURGERY

머리말

외과학은 내과학과 더불어 의학의 근간을 이루는 분야로 그 원리를 파악하기 위해서는 단순한 암기가 아닌 체계적이면서도 구체적인 접근방법을 통해 이해해야 합니다. 이를 위해서는 교과서를 통해 공부하는 것이 가장 바람직하겠으나 그 방대한 양으로 인해 시간적 제약이 있는 학생이나 전공의들에게는 매뉴얼이 교과서의 대안으로 필요합니다.

물론 기존에도 외과 매뉴얼이 나와 있었으나 그 내용이 대부분 단지 외과시험을 위한 단문형 주입식으로 기술되어 있어 외과를 전공으로 하는 사람조차도 근본적인 내용에 대한 이해가 쉽지 않았습니다. 이에 보다 구체적이고 임상에 적용할 수 있는 서술형 매뉴얼이 필요하다고 생각하여 본 매뉴얼을 기획하게 되었습니다.

단문형 주입식 매뉴얼에 비해 수고는 많이 들었지만, 본 매뉴얼은 외과학을 처음 접하는 학생들도 질병의 원인·진단·치료에 대한 근본적인 이해가 가능하도록 서술형으로 이해하기 쉽게 구성하였으며, 시험대비뿐만 아니라 실제 임상에서도 적용할 수 있도록 다양한 그림 및 사진을 첨부하여 외과전공의에게도 도움이 될 수 있게 구성하였습니다. 또한 대한의사협회 의학용어 4집에 따른 우리말 용어를 사용하여 의사국가고시를 준비하는 수험생들에게 도움을 주고자 하였으며, 외과학 용어에 대한 정의를 구체적으로 설명함으로써 막연한 이해가 아닌 확실한 개념을 가지고 접근할 수 있도록 노력하였습니다.

서술형으로 기술하다 보니 요점정리가 쉽지 않을 우려가 있어 학생수준에서 반드시 알아두어야 할 내용은 따로 박스 처리하여 요약하였으며, 내용을 심도있게 다루는 가운데 학생수준을 넘는 내용이 언급될 수밖에 없는 부분에 있어서는 심화학습으로 별도로 다루어 선택적으로 공부할 수 있도록 하였습니다.

또한 각 단원의 말미에는 이해하는 데 도움을 줄 수 있는 대표적인 문제를 첨부하였으며 다양한 임상경험을 바탕으로 각 문제에 대한 꼼꼼한 설명을 덧붙였습니다.

끝으로 원고가 완성되기까지 오랫동안 지원을 아끼지 않으신 퍼시픽북스 이웅현 사장님, 내용이 한눈에 잘 들어올 수 있도록 훌륭하게 편집해 주신 편집부 직원 여러분, 물심양면으로 많은 도움을 주신 제주 한마음병원 임직원분들께 감사드리며, 모쪼록 이 책으로 공부하는 학생들과 전공의 여러분들에게 도움이 되었으면 하는 바람입니다.

편저자 대표 외과전문의 채영준

PACIFIC
SURGERY

차 례

1 수액, 전해질과 쇼크 _1

1.1 수 액 ······ 1
1) 인체의 체액 조성 / 1
2) 체액의 전해질 조성 / 2
3) 크리스탈로이드 수액 / 3
4) 콜로이드 수액 / 5

1.2 전해질 ······ 7
1) 나트륨 / 7
2) 칼륨 / 11
3) 칼슘 / 14
4) 인 / 15
5) 마그네슘 / 16

1.3 산-염기 평형 ······ 18
1) 대사성 산증 / 18
2) 대사성 알칼리증 / 21
3) 호흡성 산증 / 22
4) 호흡성 알칼리증 / 23

1.4 쇼 크 ······ 23
1) 저혈량성 쇼크 / 23
2) 패혈성 쇼크 / 26
3) 심장성 쇼크 / 31
4) 신경성 쇼크 / 32

2 외과에서의 혈액학 _37

2.1 지혈과 응고 ······ 37
1) 응고과정에 대한 전통적 개념 / 37
2) 응고에 대한 세포개념 모델 / 38
3) 혈관과 혈관내피세포 / 39
4) 혈소판 / 39
5) 섬유소용해 / 39

2.2 지혈 및 응고장애의 평가 ······ 39
1) 출혈성 질환에 대한 선별검사 / 39
2) Thromboelastography(TEG) / 40

2.3 선천성 출혈성 질환 ······ 40
1) 혈우병 A / 40
2) 혈우병 B / 41
3) 폰빌레브란트병 / 41

2.4 후천성 출혈성 질환의 원인 ······ 42
1) 비타민 K 결핍증 / 42
2) 항응고제의 사용 / 42
3) 간부전 / 42
4) 신부전 / 43
5) 저혈소판증 / 43
6) 혈소판병증 / 43
7) 저체온증 / 43

2.5 파종 혈관내 응고증(DIC) ······ 45
1) 정의 / 45
2) 원인 및 주증상 / 45
3) 진단 / 45
4) 치료 / 45

2.6 혈액제제의 준비 및 종류 ······ 46
1) 혈액제제의 준비 / 46
2) 저장혈의 손상 / 46
3) 전혈 / 46
4) 농축 적혈구 / 47
5) 백혈구제거 적혈구 / 47
6) 혈소판 / 48
7) 백혈구 농축액 / 48
8) 신선동결혈장 / 48
9) 한랭침전물 / 49

2.7 수혈의 기본원칙 ······ 50
1) 필터의 사용 목적 / 50
2) 혈액성분 제제 / 50
3) 혈액 가온기의 사용 / 51

2.8 수혈의 위험성 ······ 52
1) 용혈성 수혈반응 / 52

2.9 대량수혈 ······ 55
1) 정의 / 55
2) 합병증 / 55

2.10 대체혈액과 수혈대체방법 ······ 59
1) 자가수혈 / 59
2) 급성 정상혈량 혈액희석법 / 59
3) 자가 혈구회수 / 59

3 수술환자의 신진대사 _61

3.1 이화상태에 대한 대사적응 ······· 61
1) 아미노산 / 61
2) 금식 시의 생리학적 적응기전 / 64

3.2 인공영양법의 기초 ······· 66
1) 영양상태 평가 / 66
2) 스트레스 인자 / 67
3) 영양소 구성 / 68

3.3 총정맥영양법 ······· 69
1) 적응증 / 70
2) 합병증 / 71
3) 질환별 총정맥영양의 조성변화 / 72
4) 소아에서의 총정맥영양법 / 72

3.4 경장관영양법 ······· 78
1) 일반적으로 사용되는 경로 / 78
2) 경장관영양법의 장점 / 79
3) 경장관영양법의 합병증 / 79

4 창상치유 _81

4.1 조직 손상 및 반응 ······· 81
1) 창상봉합의 유형 / 81
2) 봉합사 / 82
3) 창상치유 과정 / 83
4) 창상치유를 저해하는 요인 / 84
5) 켈로이드와 비후성 반흔 / 86
6) 태아 창상치유 / 87

5 수술 전후 처치 _91

5.1 수술 전 환자의 평가 ······· 91
1) 심혈관계 / 91
2) 호흡기계 / 92
3) 비뇨기계 / 92
4) 간담도계 / 93
5) 내분비계 / 93

5.2 추가적으로 수술 전에 고려해야할 상황 ··· 95
1) 나이 / 95
2) 영양상태 / 95
3) 비만 / 95

6 외과적 감염 및 항생제의 선택 _97

6.1 외과적 감염 ······· 97
1) 원인과 위험인자 / 98
2) 각 요소별 SSI 예방방법 / 100

6.2 특수한 외과적 감염 ······· 106
1) 비괴사성 연부조직 감염 / 107
2) 괴사성 연부조직 감염 / 108
3) 수술 환자에서의 비수술적 감염 / 110
4) 수술 후의 발열 / 111

6.3 항생제의 사용 원칙과 용법 ··· 113
1) 일반적인 원칙 / 113
2) 중복감염 / 114
3) 항생제 내성 / 115

7 외과적 합병증 _117

7.1 창상 합병증 ······· 117
1) 장액종 / 117
2) 혈종 / 118
3) 급성 창상열개 / 120

7.2 열 조절 관련 합병증 ······· 121
1) 저체온증 / 121
2) 악성 고체온증 / 122
3) 수술 후 발열 / 123

7.3 호흡기계 합병증 ······· 125
1) 무기폐와 폐렴 / 125
2) 폐부종, 급성 폐손상, 성인성 호흡곤란 증후군 / 127
3) 폐색전증 및 정맥혈전 / 129

7.4 위장관계 합병증 ······· 132
1) 수술 후 조기 장폐색 / 132
2) 장샛길 / 135

8 급성 외상 _139

8.1 외상성 손상 후의 사망 ······· 139

8.2 외상 환자의 분류 ······· 140
1) 정의 / 140
2) 목적 / 140
3) 기준 / 140
4) 분류 / 141

8.3 초기 처치 ········ 141
1) 초기 처치의 우선순위 / 141
2) 외상 환자에 대한 초기 평가 / 142
8.4 외상 질환 ········ 145
1) 경부 손상 / 145
2) 복부 외상 일반 / 148
3) 위 손상 / 151
4) 샘창자 손상 / 152
5) 췌장 손상 / 156
6) 소장 손상 / 157
7) 결장 손상 / 159
8) 직장 손상 / 160
9) 간 손상 / 161
10) 비장 손상 / 166

9 화 상 _173

9.1 화상 유닛 ········ 173
9.2 화상의 병태생리 ········ 173
1) 국소적 변화 / 173
2) 전신적 변화 / 177
9.3 화상의 초기치료 ········ 180
1) 병원 전 단계 / 180
2) 초기 평가 / 180
3) 화상 부위의 관리 / 181
4) 환자이송 / 181
5) 수액치료 / 181
6) 괴사딱지절개술과 근막절개술 / 183
9.4 흡입화상 ········ 187
1) 흡입화상의 특징 / 187
2) 흡입화상의 진단 / 187
3) 흡입화상의 자연 경과 / 187
4) 흡입화상의 치료 / 188
9.5 화상 부위의 관리 ········ 190
1) 화상 부위 치료의 3가지 단계 / 190
2) 드레싱의 선택 / 190
3) 항균제 / 192
4) 합성/생물학적 드레싱 / 193
5) 괴사조직 제거 후 피부이식 / 194
9.6 화상 합병증의 치료 ········ 195
1) 화상의 초기 합병증 / 195
2) 인슐린 / 195
3) 원인 및 병태생리 / 196
4) 예방 / 196
5) 기관 부전 / 197
9.7 화상환자의 영양 ········ 199
1) 과대사 / 199
2) 영양공급의 보조요법 / 199
9.8 전기화상 ········ 199
1) 초기치료 / 199
2) 지연 효과 / 201
9.9 화학물질에 의한 화상 ········ 203
1) 화학화상의 특징 / 203
2) 화학화상의 치료 / 203
3) 알칼리 / 204
4) 산 / 204
5) 수산화탄소 / 205

10 뱀물림과 동물물림 _207

10.1 뱀물림 ········ 207
1) 뱀의 종류 / 207
2) 증상 / 207
3) 치료 / 208
10.2 동물물림 ········ 209
1) 역학 / 209
2) 광견병 / 209

11 콩팥이식 _213

11.1 적응증 ········ 213
1) 콩팥이식의 적응증 / 213
2) 콩팥이식의 금기증 / 213
11.2 이식대상의 평가 및 이식 준비 ·· 214
1) 이식 대상의 평가를 위해 시행해야 하는 기본 항목 / 214
2) 혈액형 및 조직적합항원의 검사 및 교차반응 검사 / 214
3) 양측성 신절제술의 적응증 / 215
4) 생체 이식의 선택 및 이용 / 215
11.3 사체 공여자의 선택 및 조절 ·· 216
1) 공여자로서의 절대적 금기증 / 216
2) 사체 공여자의 수술 술기 / 216

11.4 이종개체공여 216
1) 장점 / 216
2) 문제점 / 217
11.5 수혜자 수술 217
1) 근이완제의 선택 / 217
2) 수혜자의 수술법 / 217
11.6 수술 후의 변화 219
1) 수술 후 이뇨에 관여하는 인자 / 219
2) 수액공급 / 219
3) 기타 수술 후 처치사항 / 220
11.7 면역억제제 220
1) Azathioprine / 220
2) 아드레날 코르티스테로이드 / 221
3) 항림프구 항체 / 221
4) 사이클로스포린 : calcineurin 저해제 / 222
5) Tacrolimus : Calcineurin 저해제 / 222
6) Mycophenolate Mofetil / 223
11.8 거부반응 223
1) 초급성 거부반응 / 223
2) 급성 세포성 거부반응 / 224
3) 만성 동종이식편 신증 / 224
11.9 콩팥이식의 합병증 225
1) 혈관 합병증 / 225
2) 비뇨기계 합병증 / 226
3) 급성 세뇨관 괴사-재관류 손상 / 227
4) 림프류 / 227
5) 감염 / 228
6) 소화기계 합병증 / 229
7) 종양 / 229

12 간이식 _233

12.1 간이식의 적응증 233
1) 간이식의 적응증 / 233
2) 간이식의 금기증 / 233
12.2 간이식을 통해서 치료할 수 있는 질환 234
1) B형 간염 / 234
2) C형 간염 / 234
3) 알코올성 간질환 / 234
4) 일차성 담도성 간경변 및 일차성 경화성 담관염 / 235
5) 간세포암 / 235
6) 선천성 담도폐쇄증 / 235
7) 이전의 간이식이 실패한 경우 / 235
12.3 환자 선택 및 수술 전 고려 사항 .. 235
1) 전격성 간부전의 지표 / 235
2) 간 손상의 정도 및 회복가능성을 평가하는 변수 / 235
3) 만성 간부전의 급성 악화 / 236
12.4 공여자 평가 236
1) 확장된 이식기준 / 236
2) ABO 혈액형 일치 및 간의 크기 / 236
12.5 수혜자 수술 236
1) 수혜자 간절제술 / 236
2) 무간기 / 237
3) 동맥 문합 및 담도계 재건 / 237
4) 부분 간이식술 / 237
12.6 간이식 수술의 합병증 239
1) 출혈 / 239
2) 간문맥 혈전 / 239
3) 일차성 무기능 / 240
4) 간동맥 혈전 / 240
5) 담즙 누출 / 240
6) 감염 / 241
12.7 거부 반응 241
1) 급성 거부 반응 / 241
2) 만성 거부반응 / 241
3) 원발 질환의 재발 / 242
12.8 간이식의 장기 결과 242
1) 성인에서의 장기 결과 / 242
2) 소아에서의 장기 생존율 / 242
3) 이환율 및 사망률에 영향을 미치는 인자 / 242

13 유방 질환 _245

13.1 유방 발달과 생리 245
1) 섬유낭성변화 / 245
2) 유방통증 / 245
13.2 발달과 생리 장애 246
1) 여성형 유방 / 246
2) 유두 분비물 / 247
3) 젖낭종 / 248

13.3 유방 질환의 진단 ……………… 249
1) 과거력 / 249
2) 신체검진 / 249
3) 세침흡인 / 251
4) 유발질환의 영상검사 / 252
13.4 고위험 환자의 발견과 관리 ‥ 258
1) 유방암의 위험인자 / 258
2) 고위험 환자의 관리 / 261
13.5 양성 유방 종양과 관련 질환 ‥ 263
1) 유방 낭종 / 263
2) 섬유선종 / 264
3) 유년성 섬유선종, 거대 섬유선종 / 264
4) 유방농양과 감염증 / 264
5) 관내유두종 / 265
6) 경화성 병변 / 265
7) 과오종 / 266
13.6 유방암의 병리소견 …………… 268
1) 비침습성 유방암 / 268
2) 침습성 유방암 / 270
3) 유방의 기타 원발암 / 271
13.7 유방암의 병기 …………………… 273
13.8 유방암의 수술적 치료 ……… 275
1) 과거와 현재의 수술법 / 275
2) 근치적절제술 / 275
3) 현대적 유방절제술 / 275
4) 수술 후 방사선 치료 / 278
5) 감시림프절 생검 / 279
13.9 유방암의 화학요법과 호르몬 치료 ‥ 282
1) 화학요법 / 282
2) 호르몬 치료 / 282
13.10 특별한 경우의 치료 ………… 286
1) 염증성 유방암의 치료 / 286
2) 페이젯병 / 286
3) 임신 중 유방암 / 287

14 갑상샘 _289

14.1 갑상샘 단일 결절의 진단 …· 289
1) 특징 / 289
2) 진단 / 290
3) 검사 / 290
14.2 갑상샘종 ……………………………… 291
1) 정의 / 291
2) 특징 / 291
3) 분류 / 291
4) 증상 / 291
5) 진단 / 291
6) 치료 / 292
14.3 갑상샘 암 ………………………… 293
1) 유두암 / 293
2) 여포암 / 296
3) 수질암 / 297
4) 역형성 암 / 298
5) 수술의 합병증 / 298

15 부갑상샘 _305

15.1 부갑상샘의 해부학 및 생리학 ‥ 305
1) 부갑상샘의 해부학 / 305
2) 부갑상샘의 생리학 / 305
15.2 부갑상샘 기능저하증 ………… 307
1) 정의 / 307
2) 원인 / 307
3) 증상 및 징후 / 308
4) 치료 / 308
15.3 원발성 부갑상샘 기능항진증 308
1) 정의 및 빈도 / 308
2) 증상 / 309
3) 진단 / 310
4) 치료 / 311
15.4 부갑상샘 암 ……………………… 314

16 내분비 췌장 _315

16.1 도세포 종양 ……………………… 315
1) 인슐린종 / 315
2) Zollinger-Ellison syndrome / 317

17 뇌하수체와 부신 _321

17.1 부 신 …………………………………… 321
1) 갈색세포종 / 321
2) 부신우연종 / 323

18 다발성 내분비 종양 증후군 _327

18.1 1형 다발성 내분비 종양 ······327
1) 정의 및 역학 / 327
2) 증상 / 327
18.2 2형 다발성 내분비 종양 ······328
1) MEN 2A / 328
2) MEN 2B / 328
3) FMTC / 329

19 식 도 _331

19.1 식도 게실증 ······331
1) 개요 / 331
2) Zenker's 게실 / 331
19.2 식도의 운동이상 ······334
1) 식도 이완불능증 / 334
2) 미만성 식도연축 / 336
3) 호두까기 식도 / 337
19.3 식도의 역류 ······339
1) 바렛 식도 / 339
19.4 식도의 부식성 손상 ······340
1) 특징 / 340
2) 증상 및 진단 / 341

20 위식도역류질환 _345

20.1 해부학 및 발생원인 ······345
1) 하부식도괄약근이 높은 압력을 보이는 기전 / 345
2) 식도열공탈장의 분류 / 345
20.2 증상, 검사 및 치료 ······346
1) 증상 / 346
2) 검사 / 347
3) 치료 / 347

21 복 벽 _351

21.1 배꼽창자간막관의 지속적인 존재로 인한 선천성 기형 ······352
1) 멕켈게실 / 352
2) 창자피부샛길을 형성하는 배꼽창자간막관 / 352
3) 배꼽 용종과 배꼽동 / 353
4) 배꼽낭 / 353
21.2 복벽의 후천성 이상 ······353
1) 배곧은근집 혈종 / 353
2) 배곧은근 분리 / 354
21.3 복벽의 악성종양 ······355
1) 데스모이드 종양 / 355
2) 복벽육종 / 357
21.4 복막의 악성 종양 ······358
1) 악성중피종 / 358
2) 복막가성점액종 / 359
21.5 그물막의 질환 ······360
1) 그물막 낭종 / 360
2) 대망 염전, 경색 / 360
3) 그물막 종양 / 361
21.6 창자간막의 질환 ······361
1) 창자간막 낭종 / 361
2) 급성 창자간막 림프선염 / 361
3) 창자간막 종양 / 362

22 탈 장 _363

22.1 빈 도 ······363
22.2 해 부 ······364
1) 서혜부 해부 / 364
2) 배바깥빗근 및 건막 / 364
3) 배속빗근 및 건막 / 365
4) 가로배근, 건막, 근막 / 365
5) 쿠퍼인대 / 366
6) 샅굴 및 정삭 / 367
7) 복막 앞 공간 / 368
8) 대퇴관 / 368
9) 전방 복벽의 해부 / 369
22.3 탈장의 원인, 진단 및 치료 ··370
1) 원인 / 370
2) 증상 및 진단 / 370
3) 치료 / 371
22.4 기 타 ······376
1) 넙다리탈장 / 376
2) 활주탈장 / 376

3) 교액성탈장 / 376
4) 양측성탈장 / 376
5) 배꼽탈장 / 376
6) 절개반흔탈장 / 377
22.5 합병증 : 발생률 10% ········377
1) 수술 부위 감염 / 377
2) 신경 손상 / 377
3) 허혈성 고환염 / 378
4) 정관과 장기 손상 / 378
5) 탈장의 재발 / 378

23 급성 복증 _379

23.1 정 의 ········379
23.2 해부학 및 생리학 ········380
1) 발생학 / 380
2) 통증 / 381
3) 복막염 / 381
23.3 진 단 ········382
1) 병력 / 382
2) 신체검진 / 384
3) 혈액검사 / 386
4) 영상 진단 / 387
5) 감별진단 / 388
23.4 응급수술 준비 ········391
1) 정맥 주사로 확보 : 탈수 및 전해질 교정 / 391
2) 항생제 / 391
3) 장마비 환자에서의 비위관 / 391
4) Foley catheter / 391
5) 혈액준비 / 391
6) 스테로이드를 지속적으로 사용해 왔던 환자 / 391
7) 장경색 있는 환자 / 392
23.5 비전형적인 환자 ········392
1) 임산부 / 392
2) 중환자에서의 급성 복증 / 393
3) 면역억제 환자에서의 급성 복증 / 393
23.6 급성 복증의 치료 ········394
1) acute onset severe abdominal pain의 검사 및 치료 / 394
2) gradual onset severe abdominal pain의 검사 및 치료 / 394
3) RUQ pain의 검사 및 치료 / 395
4) LUQ pain의 검사 및 치료 / 395
5) RLQ pain의 검사 및 치료 / 395
6) LLQ pain의 검사 및 치료 / 396

24 급성 위장관 출혈 _397

24.1 급성 위장관 출혈의 개요 ····397
1) 특징 및 원인 / 397
2) 급성 위장관 출혈의 접근방법 / 398
24.2 상부 위장관 출혈 ········401
1) 특징 및 원인 / 401
2) 비정맥류 출혈 / 403
3) 문맥 고혈압성 출혈 / 405
24.3 하부 위장관 출혈 ········408
1) 특징 및 원인 / 408
2) 진단 / 409
3) 게실증 / 411
4) 혈관이형성 / 412
5) 종양 / 412
6) 결장염 / 412
24.4 원인이 불분병한 위장관 출혈 ··413
1) 특징 및 원인 / 413
2) 진단 / 414
3) 혈관이형성 / 414
4) 크론병 / 415
5) 멕켈게실 / 415

25 위 _417

25.1 해부학 ········417
1) 위의 구조 / 417
2) 위벽과 위분비샘의 구성 / 420
25.2 생리학 ········422
1) 위의 주요 기능 / 422
2) 위의 호르몬 / 422
3) 위산의 분비 및 기능 / 423
4) 위의 운동 / 424
5) 위 점막의 방어 기능 / 425
25.3 소화성 궤양 ········425
1) 역학 / 425

2) 궤양의 종류와 위치 / 426
3) 발병기전 / 427
4) 임상증상 / 429
5) 진단 / 430
6) 치료 / 431
7) 위절제 후 증상 / 438
8) 위 절제 후 재건에 따른 증상 / 440
9) 미주신경 절단 후 증상 / 444

25.4 위의 양성종양 ········· 447
1) 위 용종 / 447
2) 평활근종 / 448
3) 지방종 / 448

25.5 위의 악성종양 ········· 450
1) 위선암 / 450
2) 위 림프종 / 468
3) 위 육종 / 471
4) 위석 / 473

26 소 장 _479

26.1 발생학 ········· 479
26.2 해부학 ········· 480
1) 육안적 해부학 / 480
2) 현미경적 해부학 / 481
26.3 소장의 혈관 분포 ········· 483
26.4 운동성 ········· 484
26.5 장폐색 ········· 485
1) 원인 / 485
2) 병태생리 / 488
3) 임상증상과 진단 / 489
4) 단순 장폐색과 교액성 장폐색의 감별 / 493
5) 치료 / 493
6) 특수한 문제의 해결방법 / 495
26.6 위창자간막동맥 증후군 ········· 500
1) 정의 및 특징 / 500
2) 증상 / 500
3) 진단 / 501
4) 치료 / 501
26.7 소장샛길 및 창자피부샛길 ··· 502
1) 샛길이 잘 생기는 선행 조건 / 502
2) 샛길이 잘 막히지 않는 조건 / 503
3) 진단 / 503
4) 합병증 / 504
5) 치료 / 504
26.8 멕켈게실 ········· 505
1) 정의 및 특징 / 505
2) 증상 / 506
3) 진단 / 506
4) 치료 / 506

27 막창자꼬리염 _509

27.1 막창자꼬리의 해부학 및 발생학 ·· 509
27.2 병태생리 ········· 510
27.3 진 단 ········· 511
1) 병력 및 증상 / 511
2) 이학적 검사 / 511
3) 혈액검사 및 소변검사 / 512
4) 방사선학적 검사 / 513
27.4 감별 진단 ········· 516
1) 영아 / 516
2) 취학 전 아동 / 516
3) 취학 아동 / 517
4) 성인 / 517
5) 가임기 여성 / 517
6) 노인 / 518
27.5 치 료 ········· 520
1) 일반적 원칙 / 520
2) 개복 막창자꼬리절제술 / 520
3) 복강경 막창자꼬리절제술 / 521
4) 수술 후 식이 진행 / 522
27.6 막창자꼬리염의 특수한 경우의 치료 원칙 ········· 523
1) 소아에서의 급성 막창자꼬리염 / 523
2) 노인에서의 급성 막창자 꼬리염 / 523
3) 막창자꼬리 농양 / 523
4) 만성 막창자꼬리염 / 524
5) 기생충 감염에 의한 막창자꼬리염 / 524
6) 종양에 의한 막창자꼬리염 / 525
7) 치료 원칙 / 525
8) 수술 후 합병증 및 결과 / 526

28 결장 및 직장 _529

28.1 결장 및 직장 529
1) 결장과 직장의 발생학 / 529
2) 결장과 직장의 해부학 / 530
3) 결장과 직장의 동맥 공급 / 533
4) 수술 전 장 처치 / 537
28.2 결장 및 직장의 질환 538
1) 결장염전 / 538
2) 만성 염증성 장질환 / 542
3) 결장의 게실질환 / 553
4) 허혈성 결장염 / 553
28.3 결장과 직장의 암 557
1) 선종과 암종의 연관 관계 / 558
2) 결장직장의 용종 / 558
3) 유전성 결장암 증후군 / 561
4) 산발성 결장암 / 565
5) 직장암 / 570
6) 폐색성 결장직장암에서의 스텐트 사용 / 574
7) 결장암과 직장암의 예방과 선별검사 / 576

29 항 문 _583

29.1 해부학 583
1) 항문관 상피 / 583
2) 항문관의 근육구조 / 584
29.2 항문, 직장의 생리학 584
1) 휴지기의 생리 / 585
2) 배변 시의 생리 / 586
3) 직장항문 억제반사 / 586
29.3 항문 질환의 진단 586
1) 병력 / 586
2) 시진 및 촉진 / 587
3) 기타검사 / 587
29.4 대변실금 588
1) 임상적 평가 / 588
2) 내과적 치료 / 588
3) 수술적 치료 / 589
29.5 치핵 590
1) 정의 및 원인 / 590
2) 분류 / 591
3) 치료 / 593
29.6 치열 597
29.7 항문 직장의 화농성 질환 601
1) 농양 / 601
2) 항문샛길 / 603
29.8 항문의 악성 종양 607
1) 항문연의 종양 / 607
2) 항문관의 종양 / 608

30 간 _611

30.1 해부 및 생리 611
1) 육안적 해부학 / 611
2) 간의 기능적 해부 / 612
3) 간의 기능 / 622
30.2 간의 감염성 질환 626
1) 화농성 농양 / 626
2) 아메바성 농양 / 631
3) 반복성 화농성 담관염 / 634
30.3 종 양 637
1) 고형 양성 종양 / 637
2) 원발성 고형 악성 종양 / 641
3) 간의 전이성 악성종양 / 649
30.4 혈액담즙증 및 담혈증 654
1) 혈액담즙증 / 654
2) 담혈증 / 656

31 간경변 및 문맥고혈압의 외과적 합병증 _659

31.1 간경변의 특징 659
1) 간경변의 정의 및 원인 / 659
2) 간경변의 결과 / 659
31.2 문맥고혈압의 해부, 생리, 병태생리 660
1) 간 혈류의 특징 / 660
2) 간문맥압 상승의 기준 및 분류 / 660
31.3 간경변 환자의 평가 661
1) 간경변의 평가 / 661
2) 간기능의 평가 / 662
31.4 정맥류 출혈 663
1) 정맥류 출혈의 임상적 특징 / 663

2) 정맥류 출혈의 치료 / 663

31.5 복수 및 간신 증후군 ··········669

1) 복수 / 669
2) 자발성 세균성 복막염 / 671
3) 간신증후군 / 671

32 담도계 _673

32.1 담도의 해부학적 구조 ··········673

1) 간외담도 / 673

32.2 담도계 병태생리의 일반적 고려사항 ··········675

1) 증상 / 675
2) 검사실 소견 / 675
3) 영상검사 / 676
4) 세균학적 검사 / 678

32.3 양성 질환의 병태생리 ··········679

1) 담석성 담도질환 / 679
2) 만성 결석성 쓸개염 / 682
3) 급성 결석성 쓸개염 / 683
4) 담도결석 / 684
5) 담석성 담도 질환의 수술적 치료 / 687
6) 쓸개절제술 후 증후군 / 688
7) 담석에 의한 장폐색 / 690
8) 무결석성 담관질환 / 691
9) 쓸개의 용종형 양성종양 / 696

32.4 악성 담도 질환 ··········702

1) 쓸개암 / 702
2) 담관암 / 706
3) 전이성 암 및 기타 악성 질환 / 712

33 외분비 췌장 _715

33.1 해부학 ··········715

1) 해부학적 위치 / 715
2) 췌장의 부분 : 4개의 부분 / 715
3) 췌관 / 715

33.2 췌장염 ··········716

1) 정의 및 분류 / 716
2) 병리 / 716
3) 원인 / 717
4) 임상증상 / 718
5) 진단 / 720
6) 급성기 췌장염의 치료 / 721
7) 후기 합병증의 치료 / 722

33.3 만성췌장염 ··········726

1) 만성췌장염의 원인 및 병태생리 / 726
2) 만성췌장염의 진단 / 726
3) 만성 췌장염에서의 통증의 치료 / 727

33.4 악성 췌장 종양 ··········731

1) 유병률 및 역학 / 731
2) 유전성 췌장암 증후군 / 731
3) 증상 및 징후 / 732
4) 혈액검사 / 733
5) 영상검사 / 734
6) 췌장암의 병기결정 / 735
7) 췌두부 및 구상돌기의 수술적 절제 / 736
8) 췌체부 및 췌미부의 수술적 절제 / 738
9) 항암 방사선 요법 / 738

33.5 췌장 및 샘창자의 외상 ··········741

1) 췌장 손상의 원인 및 사망률 / 741
2) 진단 / 741
3) 췌장 손상의 단계 및 치료 / 742
4) 후기 합병증 / 743

34 비 장 _745

34.1 비장의 해부학 및 기능 ··········745

1) 비장의 해부학 / 745
2) 비장의 기능 / 745

34.2 비장절제술의 적응증 중 양성 혈액질환 ··········746

1) 특발성 혈소판감소 자반증 / 746
2) 유전둥근적혈구증 / 748
3) 적혈구 효소 결핍으로 인한 용혈성빈혈 / 748
4) 혈색소병증 / 749

34.3 비장절제술의 적응증 중 악성 종양 ··········749

1) 림프종 / 749
2) 백혈병 / 751
3) 비장의 비혈액 종양 / 752

34.4 비장절제술의 적응증 중 기타 양성 질환 ··········752

1) 비장낭종 / 752

2) 비장농양 / 753
3) 부유비장 / 753
34.5 비장 손상 ····· 754
34.6 비장 절제술 후 합병증 ····· 754
1) 비장 절제술 후 혈소판 증가증 / 754
2) 비장 절제술 후 감염증 / 755

35 혈 관 _757

35.1 동맥류 질환 ····· 757
1) 정의 / 757
2) 분류 / 757
3) 병리기전 / 757
4) 복부 대동맥류 / 758
5) 가성동맥류 / 762
35.2 말초 폐쇄성 동맥질환 ····· 762
1) 죽상동맥경화증 / 762
2) 말초 폐쇄성 동맥질환의 진단법 / 766
3) 폐쇄성 동맥 질환에 대한 치료 / 767
35.3 급성 혈전색전성 질환 ····· 771
1) 재관류 증후군 / 771
2) 원인 / 771
3) 임상증상 / 772
4) 치료 / 772
35.4 다리의 만성 폐쇄성 질환 ····· 775
1) 진단 및 평가 / 775
2) 치료 / 775
35.5 폐쇄성 신동맥 질환 ····· 776
1) 병리기전 / 777
2) 진단 / 778
3) 치료 / 779
35.6 창자간막 허혈 ····· 780
1) 병태생리 / 780
2) 임상증상 및 처치 / 780
35.7 정맥질환 ····· 782
1) 해부학 / 782
2) 정맥부전증 / 782
3) 심부정맥 혈전증 / 783
35.8 림프관 ····· 788
35.9 기 타 ····· 789
1) 동정맥루 / 789
2) 복막투석 / 789

36 소아외과 _791

36.1 신생아 생리 ····· 791
1) 심혈관계의 특징 / 791
2) 호흡기계의 특징 / 791
3) 한랭스트레스 / 792
4) 감염 / 792
36.2 수액, 전해질 및 영양 ····· 792
1) 수액 / 793
2) 전해질 요구량 / 793
3) 칼로리 요구량 / 793
4) 단백질 / 793
5) 탄수화물 / 794
6) 지방 / 794
36.3 체외생명보조술 ····· 794
1) 적응증 / 794
2) 배제 기준 / 794
3) 체외생명보조술의 구조 / 795
4) ECLS로부터의 이탈 / 795
5) 합병증 / 795
36.4 경부병변 ····· 796
1) 낭림프관종 / 796
2) 아가미틈새잔유물 / 797
3) 갑상혀관낭 / 797
4) 사경 / 799
36.5 식도폐쇄와 기관식도루 ····· 801
1) 동반기형 / 801
2) 임상증상 / 801
3) 진단 / 801
4) 수술 전 검사 및 처치 / 802
5) 수술적 치료 / 802
6) 결과 및 합병증 / 802
36.6 비후성 날문 협착증 ····· 803
1) 정의 및 특징 / 803
2) 임상증상 / 803
3) 진단 / 804
4) 치료 / 804
36.7 샘창자 폐쇄증 ····· 805
1) 특징 / 805
2) 동반기형 / 805
3) 진단 / 806
4) 치료 / 806

36.8 공장회장 폐쇄증 ···················· 806
1) 특징 / 806
2) 유형 / 807
3) 진단 / 807
4) 치료 / 807
36.9 장회전 및 고정 이상 ············ 808
1) 특징 / 808
2) 진단 / 808
3) 치료 / 808
4) 결과 / 809
36.10 괴사소장결장염 ···················· 810
1) 정의 및 특징 / 810
2) 증상 및 진단 / 810
3) 보존적 치료 / 810
4) 수술적 치료의 적응증 / 811
5) 결과 / 811
36.11 장중첩증 ······························ 811
1) 특징 / 811
2) 증상 / 812
3) 진단 / 812
4) 치료 / 813
36.12 헤르쉬스프룽병 ···················· 814
1) 임상증상 / 814
2) 진단 / 814
3) 수술적 치료 / 816
36.13 항문막힘증 ·························· 818
1) 분류 / 818
2) 관련 기형 / 819
3) 수술 전 평가 / 819
4) 수술적 치료 / 819
5) 예후 / 820
36.14 배꼽탈출 ······························ 822
1) 정의 및 특징 / 822
2) 수술 전 준비 / 822
3) 수술적 치료 / 822
36.15 배벽갈림증 ·························· 823
1) 정의 및 특징 / 823
2) 수술 전 준비 / 824
3) 수술 / 824
36.16 서혜부탈장 ·························· 825
1) 특징 / 825
2) 치료 / 826
3) 합병증 / 826
36.17 배꼽탈장 ······························ 829
36.18 선천성 가로막 탈장 ············ 829
1) 임상증상 / 830
2) 진단 / 830
3) 수술 전 처치 / 830
4) 수술적 치료 / 831
36.19 담도폐쇄증 ·························· 831
1) 진단 / 832
2) 치료 / 832
3) 결과 / 832
36.20 담관낭 ································ 833
1) 분류 / 833
2) 임상증상 및 진단 / 833
3) 수술적 치료 / 833
36.21 신경모세포종 ······················ 834
1) 임상증상 / 834
2) 수술 전 평가 / 834
3) 병기 / 834
4) 예후인자 / 835
5) 치료 / 835
6) 결과 / 835
36.22 윌름종양 ······························ 836
1) 임상증상 / 836
2) 수술 전 평가 / 837
3) 치료 / 837
4) 병기 / 838
5) 결과 / 838
36.23 기형종 ································ 839
1) 천미골 기형종 / 839

22 탈 장
Hernia

22.1 빈 도

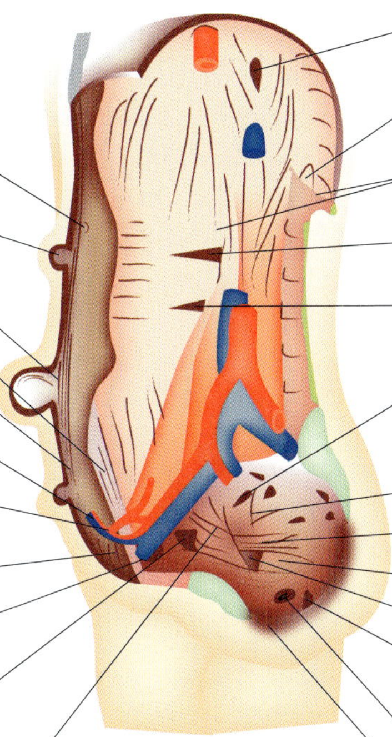

그림 22-1 복벽탈장의 여러 가지 형태

전체 인구의 5%에서 복벽탈장(abdominal wall hernia)이 발생한다. 이 가운데 75%가 서혜부탈장(inguinal hernia)이고, 그 중에서도 2/3가 간접 서혜부탈장, 1/3이 직접 서혜부탈장이다. 나머지 25% 가운데 절개반흔탈장(incisional hernia)이 약 15∼20%, 배꼽과 상복부 탈장이 10%, 넙다리탈장(대퇴탈장; femoral hernia)이 나머지 5%를 차지한다.

서혜부탈장이 성별에 관계없이 가장 흔하고 직접탈장(direct hernia)은 여성에서 매우 드물고, 넙다리탈장(femoral hernia)은 남자에서 아주 드물다. 남성보다 여성에서 더 많은 탈장은 넙다리탈장(10:1)과 배꼽탈장(2:1), 절개반흔탈장(2:1)이다. 서혜부탈장과 넙다리탈장 모두 오른쪽에 호발(2배)하며, 탈장의 발생은 나이에 따라 증가한다.

교액(strangulation)은 서혜부탈장의 1～3%에서 발생하고 교액된 탈장의 대부분은 간접 서혜부탈장이며, 넙다리탈장은 모든 탈장 중 가장 높은 교액률(strangulation)을 보이기 때문에 (15～20%) 모든 넙다리탈장은 발견 즉시 수술해야 한다.

문제

22-1 1)

다음 중 여자에게 많은 탈장은?

가. 넙다리탈장	나. 절개반흔탈장
다. 배꼽탈장	라. 서혜부탈장

1) 가, 나, 다　　2) 가, 다　　3) 나, 라
4) 라　　5) 가, 나, 다, 라

해설
직접탈장(direct hernia)은 여성에서 매우 드물고, 넙다리탈장(femoral hernia)은 남자에서 아주 드물다.

22.2 해 부

1) 서혜부 해부

피부와 피하조직으로 지나가는 혈관들은 얕은엉덩휘돌이동맥, 정맥(천장골회선동맥, 정맥; superficial circumflex iliac artery and vein), 얕은배벽동맥, 정맥(superficial epigastric artery and vein), 바깥음부동맥, 정맥(external pudendal artery and vein) 등이 있으며 이들은 모두 넙다리동맥(대퇴동맥; femoral artery)에서 기원하며 넙다리정맥(대퇴정맥; femoral vein)으로 배액된다.

2) 배바깥빗근 및 건막(external oblique muscle & aponeurosis)

서혜부인대(inguinal ligament; Poupart's ligament)는 배바깥빗근 건막의 아래쪽 끝(inferior edge of external oblique aponeurosis)이며, 갈고리인대(열공인대; lacunar ligament)는 서혜부인대가 두덩뼈(치골; pubis)에 부착되어 형성된다.

3) 배속빗근 및 건막(internal oblique muscle & aponeurosis)

결합건(conjoind tendon)은 배속빗근 건막(internal oblique aponeurosis)의 내측부와 가로배근의 건막(transversus abdomonis aponeurosis)이 합해져 형성되며, 배속빗근의 일부가 정삭(spermatic cord)을 둘러싸서 고환거근(cremasteric muscle)을 형성한다.

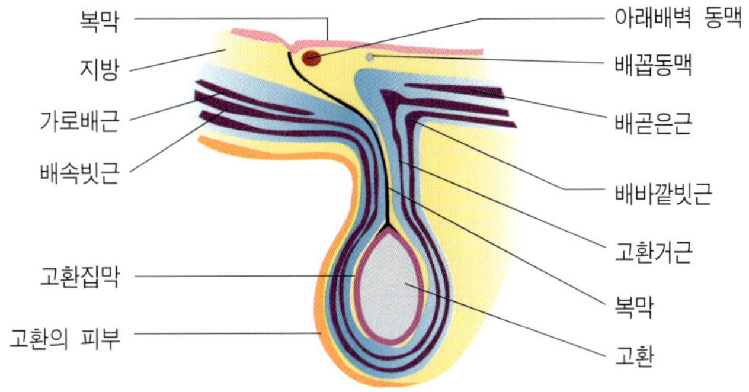

그림 22-2 복벽의 근육과 고환거근의 단면 관계

4) 가로배근, 건막, 근막(transversus abdominis muscle, aponeurosis, transversalis fascia)

(1) 가로배근

① 전체적으로 가로로 주행하지만, 서혜부에서는 비스듬하게 아래쪽 방행으로 주행한다.

② 가로배근과 건막의 강도와 연속성이 유지되면 서혜부탈장의 예방에 중요한 역할을 한다. 가로배근의 아래쪽 경계는 배속빗근과 함께 궁(arch)을 이루어 가로배근 건막궁(transversus abdominis aponeurotic arch, TAAA)을 형성하게 된다. 가로배근근막(transversalis fascia)은 복벽 근육층의 가장 아래층을 형성하며 비교적 얇은 구조물이다.

(2) 장치골도(iliopubic tract)

① 대퇴집(femoral sheath)의 위쪽 경계에서 가로배근 건막이 연장된 것을 말한다.

② 깊은샅굴구멍(내서혜륜; internal inguinal ring)의 아래쪽 다리(inferior crus)를 형성하고, 깊은샅굴구멍의 위쪽 다리(superior crus)는 가로배근 건막궁(TAAA)에 의해 형성된다.

③ 서혜인대(inguinal ligament)의 뒷편에 위치하며 대퇴부 혈관(femoral vessel) 위로 주행하며 위앞엉덩뼈가시(전상장골극; Anterior Superior Iliac Spine, ASIS)로 연결되며 엉덩뼈(장골; ilium)의 안쪽으로 연결된다.

④ 탈장 수술에 있어 가장 중요한 구조물이다. 대부분의 탈장 수술에 있어 장치골도가 아래쪽 margin을 형성한다. 장치골도에서 깊은샅굴구멍의 바깥쪽 아래부터는 복강경을 이용한 탈장 교정 수술 시 스테플러를 찍어서는 안 된다. 왜냐하면 외측 넙다리피부신

경(lateral femoral cutaneous nerve)과 음부넙다리신경(음부넙다리신경; genitofemoral nerve)이 그 아래로 지나가기 때문이다.

5) 쿠퍼인대(Cooper's ligament)

두덩뼈위가지(치골상지; superior ramus of pubis)의 골막(periosteum)과 근막에 의해 형성되는 구조물이다. 이 구조물은 장치골도의 뒤편에 위치하여 넙다리관(대퇴관; femoeral canal)의 뒤쪽 경계를 형성한다. 복강경 탈장 교정술과 Mcvay's repair시 중요한 구조물이다.

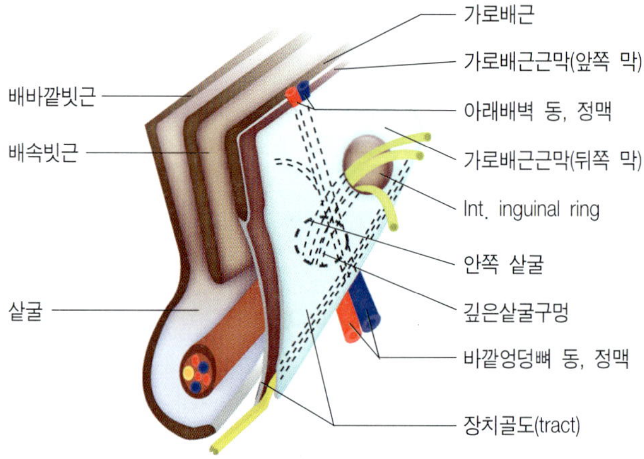

그림 22-3 전후벽으로 나누어진 근건막층에 대한 오른쪽 중앙 서혜부 부위의 모식도
안쪽 샅굴의 안쪽 방향으로 복벽을 통해 지나가는 아래배벽 혈관들과 함께 가로배근근막(transversalis fascia)의 뒤쪽 막(post. lamina)이 포함된다.

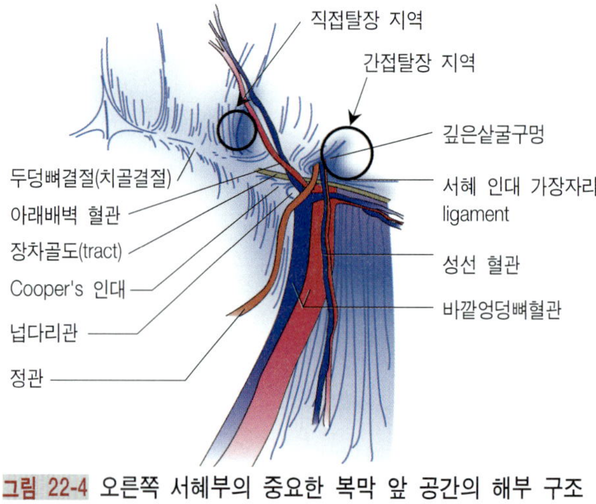

그림 22-4 오른쪽 서혜부의 중요한 복막 앞 공간의 해부 구조

심화학습

◆ Hesselbach triangle

1. 경계는 다음과 같다.
   상외측 경계는 아래배벽동맥이고 중앙쪽 경계는 배곧은근집이고, 아래쪽 경계는 서혜인대이다.
2. 중요성은 다음과 같다.
   직접탈장(direct hernia)은 Hesselbach triangle의 내측(medial side)에서 발생하고, 간접탈장(indirect hernia)은 외측(lateral side)에서 발생한다.

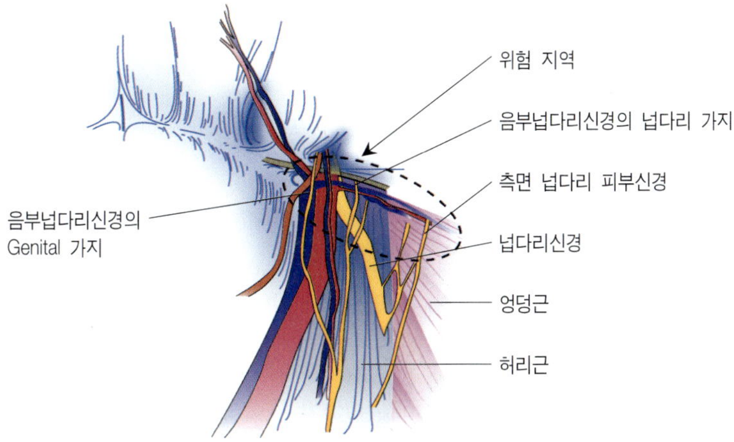

그림 22-5 서혜부 구조에서 중요한 신경들과 그들의 관계(오른쪽 부분)

✤ 이것만 알아두세요 ✤

◆ 서혜부탈장 교정 수술 시 다치면 안 되는 세 가지 중요한 신경

- 엉덩뼈서혜신경(ilioinguinal nerve)
- 엉덩아랫배신경(장골하복신경; iliohypogastric nerve)
- 음부넙다리신경의 음부 가지(genital branch of genitofemoral nerve)

6) 샅굴(inguinal canal) 및 정삭(spermatic cord)

(1) 샅굴의 해부학

샅굴의 길이는 4cm이고 서혜인대(inguinal ligament)에서 2～4cm 머리쪽 방향(cephalad)에 위치한다. 깊은샅굴구멍(internal inguinal ring or deep inguinal ring)과 얕은샅굴구멍(외서혜륜; external inguinal ring or superficial inguinal ring) 사이로 이어지며 내부에는 고환거근(cremasteric muscle)과 자궁의 원인대(round ligament)가 존재한다. 샅굴의 경계는 윗쪽(superficial)으로 배바깥빗근 건막, 머리쪽 방향(cephalad)으로 배속빗근과 가로배근 건막, 아

래쪽(inferior)으로 서혜인대와 갈고리인대(lacunar ligament), 뒤쪽(posterior)으로 가로배근근막과 건막에 의해 이루어진다.

(2) 정삭의 해부학

정삭은 고환거근, 고환동맥, 정맥, 음부넙다리신경의 음부가지(genital branch of genitofemoral nerve), 정관(vas deferens), 고환거근혈관(cremasteric vessel), 림프절, 칼집돌기(processus vaginalis)로 이루어져 있다.

고환거근은 배속빗근의 가장 아래쪽 근섬유에 의해 구성되며 샅굴에서 정삭을 둘러싸고 있다. 고환거근 혈관(cremasteric vessel)들은 아래배벽혈관(inferior epigastric vessel)의 가지이며 샅굴의 뒷벽을 따라 주행한다. 이 혈관들은 고환거근에 혈류 공급을 담당하며 탈장 수술 시 절단하더라도 문제되지 않는다.

7) 복막 앞 공간(preperitoneal space)

이곳에는 지방조직, 림프절, 혈관, 신경이 존재한다. 이곳에 존재하는 중요한 신경으로는 외측 대퇴피부신경(lateral femoral cutaneous nerve)과 음부넙다리신경(genitofemoral nerve)이 있다. 중요한 혈관으로는 하복동맥과 정맥이 있으며 바깥엉덩혈관(외장골혈관; external iliac vessel)의 가지이며 복강경 탈장 교정술 시 중요한 이정표가 된다.

이 혈관들은 깊은샅굴구멍(internal inguinal ring)의 내측으로 주행하며 나중에는 배곧은근(rectus abdominis) 밑으로 주행하여 가로배근근막 밑으로 주행한다. 이 혈관을 기준으로 직접탈장과 간접탈장을 구분할 수 있으며, 직접탈장은 혈관의 내측으로, 간접탈장은 혈관의 외측으로 일어나게 된다.

8) 대퇴관(femoral canal)

앞쪽(anterior)의 장치골도(iliopubic tract), 뒤쪽(posterior)의 쿠퍼인대, 바깥쪽(lateral)의 대퇴정맥(femoral vein)에 의해 형성된다. 넙다리탈장은 따라서 대퇴정맥의 내측으로 발생하게 된다.

✤ 이 것 만 알 아 두 세 요 ✤

직접탈장과 간접탈장은 그 발생 기전이 다르며 위치로 구별할 수 있다. 직접탈장은 복벽의 구조물이 약해져서 생기며, 샅굴을 통해 아래배벽 혈관의 내측을 통해 탈장되는 것이고, 간접탈장은 깊은샅굴구멍(internal inguinal ring)이 소아기에 완전히 막히지 않고 개존되어 있기 때문에 생기며, 깊은샅굴구멍을 통해 아래배벽 혈관의 외측을 통해 탈장된다. 따라서 간접탈장은 깊은샅굴구멍을 통해 탈장되기 때문에 정삭근막에 의해 싸여 있으나, 직접탈장은 그렇지 않다. 또한 간접탈장은 선천적인 원인으로 발생하므로 주로 소아에서 발생하며, 직접탈장은 복벽이 헐거워져 생기므로 주로 성인에서 발생한다.

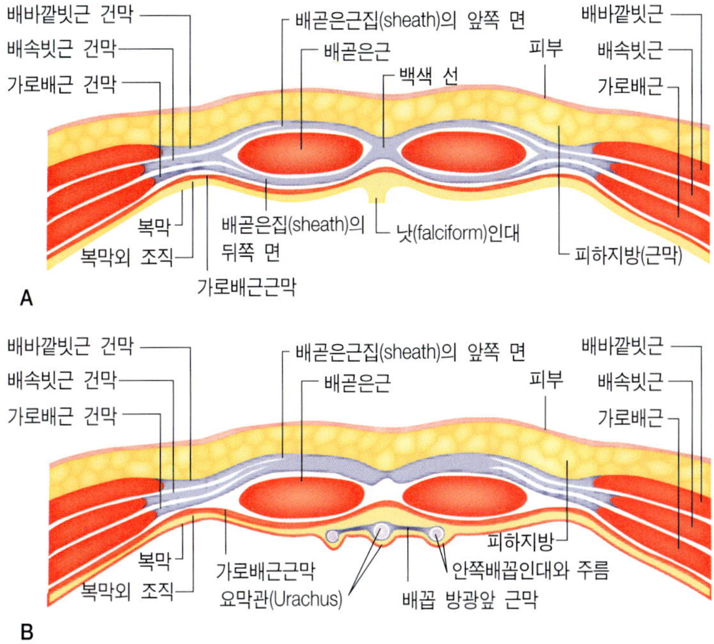

그림 22-6 **배곧은근과 건막 그리고 활꼴선**
A, 활꼴선 위 단면. B, 활꼴선 아래 단면

9) 전방 복벽의 해부

배곧은근은 그 전방과 후방으로 배곧은근집에 의해 싸여 있는데, 배꼽 아래 3~6cm 부근에 위치하는 활꼴선(궁상선; arcuate line, semiluminar line)을 기준으로 그 아래로는 뒤배곧은근집(posterior rectus sheath)이 없다.

심화학습

◆복벽의 9 layers

1. 피부
2. 피하조직
3. 얕은 근막
4. 배바깥빗근
5. 배속빗근
6. 가로배근
7. 가로배근근막
8. 복막 앞 지방층
9. 복막

문제

22-2 2)

전방복벽층 중 탈장 발생에 제일 중요한 역할을 하는 것은?

1) 복막(peritoneum)
2) 가로배근근막(transversalis fascia)
3) 가로배근(transverse abdominal muscle)
4) 배속빗근(internal oblique muscle)
5) 배바깥빗근(external oblique muscle)

해설
가로배근근막은 복벽의 구조적 유지에 가장 중요한 근막이다.

22-3 5)

직접 서혜부탈장과 간접 서혜부탈장을 구별하는데 가장 중요한 구조물은?

1) cooper's ligament
2) 배곧은근막의 외측경계
3) 서혜인대(inguinal ligament)
4) 바깥엉덩뼈혈관(external iliac vessel)
5) 아래배벽혈관(inferior epigastric vessel)

해설
그림 21-4 오른쪽 서혜부의 중요한 복막 앞 공간의 해부 구조 참조

22.3 탈장의 원인, 진단 및 치료

1) 원인

미숙아, 방광의 외번증(extrophy), 선천성 기형 또는 교원질(collagen) 결핍, 75세 이상의 고령, 흡연, 만성 폐쇄성 폐질환(COPD), 변비, 영양실조, 비타민 결핍, 복압상승 요인이 원인이다.

2) 증상 및 진단

(1) 증상

통증(pain)이나 불편함과 함께 서혜부의 돌출(bulging)을 보인다. 꼬임(incarceration), 교액(strangulation) 시에는 중증의 통증을 나타내게 된다.

서혜부에 돌출된 덩어리가 나타났을 때 감별 진단할 질환으로는 음낭수종(hydrocele), 정계정맥류(varicocele), 지방종(lipoma), 림프종(lymphoma) 등이 있고, 성인에서는 췌장암, 결

장암, 간암 등의 전이성 종양(metastatic neoplasm)의 가능성도 의심해야 한다.

(2) 진단

앙와위(supine)와 기립(standing) 자세에서 모두 검사해야 하며, 기침과 발살바 조작(valsalva maneuver)이 검사에 도움이 된다. 음낭을 통해 샅굴(inguinal canal)에 손가락 끝을 넣을 경우 탈장 내용물이 외측에서 내측으로 움직이면(lateral to medial movement) 간접 서혜부탈장을 시사하며, 깊은 곳에서 얕은 곳으로(deep to superficial) 움직이면 직접 서혜부탈장을 시사한다. 하지만 어차피 두 종류의 탈장의 수술방법은 같기 때문에 반드시 그 둘을 구분할 필요는 없다. 넙다리탈장(femoral hernia)은 서혜인대(inguinal ligament)밑에 위치하므로 감별이 어렵지 않다.

환자가 서혜부에 돌출이 있다고 호소하지만 이학적 검사에서 뚜렷하지 않은 경우에는 환자를 상당 시간 동안 서 있거나 걸어 다니도록 하여 탈장이 두드러지도록 한다. 탈장이 강력히 의심되긴 하지만 진단이 쉽지 않을 때는 여러 번에 걸쳐 검사하는 것이 중요하다.

또한 진단이 어려운 탈장에 있어서는 초음파와 CT가 도움이 될 수 있으며, 때로는 복강경을 통해 진단과 동시에 탈장 교정을 할 수 있다.

3) 치료

(1) 비수술적 치료

대부분 서혜부탈장 발견 시에 수술을 추천하는 것이 원칙이다. 하지만 중증 질환자, 면역저하 환자, 고령, 수술 위험도가 큰 환자에서는 비수술적 치료를 한다.

탈장대(truss)를 사용하여 30% 환자에서 탈장이 교정가능 하고 합병증으로는 고환 위축, 엉덩뼈서혜신경(ilioinguinal nerve) 또는 넙다리신경(femoral nerve)의 신경염(neuritis), 혹은 꼬임(incarceration)이 생길 수 있다. 단, 넙다리탈장에서는 교액(strangulation) 발생률이 높기 때문에 탈장대를 사용한 비수술적 방법을 시행해서는 안 된다.

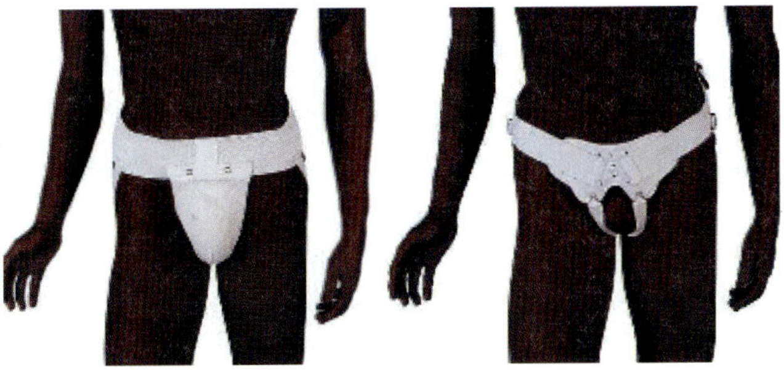

그림 22-7 탈장대의 종류와 형태

(2) 수술적 치료

탈장의 교정술에 있어 가장 핵심적인 두 가지 요소는 탈장 주머니(hernia sac)의 확인 및 근위부 결찰과 후벽 결손 부위 교정이다. 탈장 주머니로 접근하는 방법과 후벽 결손 부위를 교정하는 방법에 따라 수술법이 달라진다.

① **꼬임**(incarcerated)**탈장**

- 먼저 튀어나온 내용물에 대해 도수정복(manual reduction)을 시도한다.
- 도수정복이 성공하면 정규(elective) 수술을 하고, 정복이 안 되는 경우 응급수술을 한다.

② **전방 교정술**(anterior repair)

- 가장 흔히 쓰이는 수술법으로 무긴장 교정(tension-free repair)이 표준 치료법이다.
- 탈장 교정술 시 반드시 탈장 주머니를 확인하여 근위부에서 결찰해야 한다.
- 간접탈장에서 탈장 주머니(hernia sac)의 위치는 고환거근의 깊은 곳에 위치한다.
- 정삭 구조물의 전방, 위쪽에 존재한다(deep to cremaster, anterior & superior to the spermatic cord structures).
- 탈장 주머니의 근위부는 반드시 확인하고 결찰해야 하지만 원위부를 절제할 필요는 없다.
- 정삭에 지방종이 있다면 봉합 결찰하고 제거한다.

③ **Shouldice repair**

- 후벽을 여러 층을 교차로 덮어 주는 multilayer imbricated repair(continuous running suture) 방법을 사용한다.
- 아주 낮은 재발률(<2%)을 보이고 통증이 적어서 환자 만족도가 높다.

심화학습

◆수술방법

1. 절개 : 서혜인대의 2~3cm 위쪽에서 평행하게 절개
2. 얕은샅굴구멍(외서혜륜; external inguinal ring) 확인
3. 얕은샅굴구멍을 통해 배바깥빗근 근막을 절개
4. 엉덩샅굴신경 및 엉덩아랫배신경(Ilioinguinal, iliohypogastric nerve)을 확인하고 보존
5. 정삭 확인
6. 탈장 주머니를 확인하고 열어 복강 내 내용물을 확인
7. 깊은샅굴구멍 높이에서 탈장 주머니 결찰
8. 여러 가지 방법을 이용해 복벽 결손 부위 교정

④ **Bassini repair**

- 가로배근(transversus abdominis), 내사근건막궁(internal oblique musculoaponeurotic arches) 또는 결합건(conjoind tendon)을 서혜인대(inguinal ligament)에 봉합한다.
- 무긴장 교정(tension-free repair) 이전에 간접 서혜부탈장이나, 작은 직접 서혜부탈장에서 가장 흔하게 쓰이던 방법이다.

⑤ **Cooper's ligament(McVay) repair**

- 적응증은 직접 서혜부탈장, 큰 간접 서혜부탈장, 재발된 서혜부탈장, 넙다리탈장으로 가로배근 건막(transversusabdominis aponeurosis) 또는 결합건(conjoint tendon)을 쿠퍼인대에 봉합한다.

⑥ **Tension – free repair**

- 서혜부탈장에 있어 가장 좋은 표준적인 방법이다.
- Lichtenstein repair가 대표적인 무긴장 수술법이며, 합성 비흡수수성 메시(synthetic non-absorbable mesh)를 후벽 결손부위에 적용하고 단선 비흡수성 봉합(monofilament, non-absorbable suture)을 연속 봉합 방법으로 사용한다.
- 메시의 꼬리 부분이 새로운 깊은샅굴구멍(internal inguinal ring)을 형성하게 된다.

⑦ **Preperitoneal repair**

- Open preperitoneal approach는 재발된 서혜부탈장, 활주탈장(sliding hernia), 교액성 탈장, 넙다리탈장에 적용하고 정삭(spermatic cord)의 움직임과 샅굴(inguinal canal)의 감각신경 손상을 피한다(재발된 탈장을 다루는 데 중요하다).
- 깊은샅굴구멍(internal inguinal ring)의 2cm 위로 평행하게 피부를 절개하고 가로배근 근막(transversalis fascia)과 가로배근 건막(transversus abdominis aponeuroses)을 확인하고 장치골도(iliopubic tract)에 봉합한다.
- 넙다리탈장 교정 시에는 추가적으로 대퇴관(femoral canal)의 폐쇄가 필요하다.
- 넙다리탈장에서 흔히 합성 메시를 사용한다.

⑧ **Laparoscopic repair**

- 합병증이 10% 미만이고 재발률은 0～3%이다.
- 양측성, 재발된 탈장에 유리하며, TAPP(transabdominal preperitonial), TEP(totally extraperitoneal) approach(더 흔함) 방법이 있다.
- 복강경을 이용하여 후벽 결손부위에 메시를 대고 스테플러로 메시를 후벽에 고정한다. 스테플러를 사용할 때 femoral branch of genitofemoral nerve, lateral femoral cutaneous nerve를 손상시키지 않기 위해 조심해야 한다. 즉, 이 신경은 장치골도의 바깥쪽 그리고 아래쪽에 위치해 있어서 바깥엉덩뼈동맥(external iliac artery)의 바깥쪽, 장치골도의 아래쪽에 스테플러를 위치시키면 안 된다.
- 10×15cm polypropylene mesh가 직접, 간접, 대퇴부 공간을 덮는다.

• 재앙의 삼각(triangle of doom)도 메시를 stapling할 때 피해야 한다. triangle of doom의 경계는 정삭(외측), spermatic vessel(내측), 깊은샅굴구멍(위쪽)이고 내용물로는 바깥엉덩뼈혈관(external iliac vessel)과 넙다리신경(femoral nerve)이 존재한다.

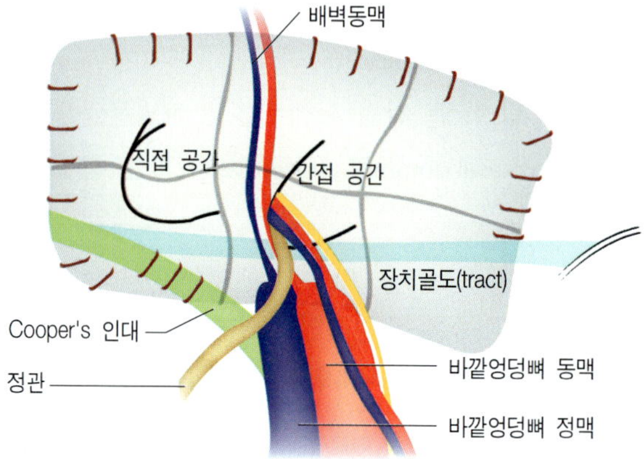

그림 22-8 TEP 탈장 교정에서 인공메시 고정의 위치

심화학습

◆ **Laparoscopic repair의 장점**

1. 수술 후 통증이 적다.
2. 회복이 빠르다.
3. 양측성, 재발성 탈장에 유리하다.
4. 진단적 복강경과 동시에 시행할 수 있다.
5. 미용적으로 유리하다.

◆ **Laparoscopic repair의 단점**

1. 장천공의 위험이 있다.
2. 혈관 손상의 위험이 크다.
3. 장유착이 생길 수 있다.
4. 전신마취가 필요하다.
5. 비싼 장비가 필요하다.

문제

22-4 4)

성인 서혜부탈장(inguinal hernia)에 관한 설명으로 옳은 것은?

1) 왼쪽에 발생빈도가 높다.
2) 남자보다 여자에게서 흔히 발생한다.
3) 직접탈장이 간접탈장보다 흔하다.
4) 발살바 조작(Valsalva's maneuver)이나 기침을 유발하면 진단에 도움이 된다.
5) 근본수술은 고위결찰이다.

해설

성인탈장은 내려온 탈장주머니를 고위결찰하는 것으로 충분하지 않고 후벽을 보강해야 한다.

22-5 5)

긴장 없는(lichtenstein tension-free) 헤르니아 복구 수술의 장점은?

가. 국소마취가 가능하다.	나. 통원 수술도 가능하다.
다. 통증이 적다.	라. 재발이 적다.

1) 가, 나, 다 2) 가, 다 3) 나, 라
4) 라 5) 가, 나, 다, 라

해설

가, 나, 다. lichtenstein tension-free repair는 외래에서 국소마취로 수술이 가능하며, 긴장이 없기 때문에 통증이 적다.
라. inguinal floor를 보강시켜 재발을 현저히 줄인다.

22-6 1)

다음 중 서혜부탈장수술의 원칙으로 옳은 것은?

가. 탈장 주머니(hernia sac)의 후벽의 repair
나. 탈장 주머니의 근위부에서의 결찰
다. 복부층을 긴장 없이 approximation
라. 근막의 보강

1) 가, 나, 다 2) 가, 다 3) 나, 라
4) 라 5) 가, 나, 다, 라

해설

서혜부탈장의 수술
1) 간접탈장
① peritoneal cavity의 위치에서 탈장 주머니를 결찰
② 성인에서 후벽을 보강한다.
③ 소아에서 고위결찰로 충분하고 후벽보강은 필요없다.
④ 깊은 샅굴구멍(internal inguinal ring)을 조여준다.
2) 직접탈장
탈장 주머니를 정복한 후 후벽을 강화한다. 근막을 보강하는 것은 넙다리탈장의 수술에 해당한다.

22.4 기 타

1) 넙다리탈장(femoral hernia)

넙다리탈장은 장치골도(상측), 쿠퍼인대(하측), 대퇴정맥(외측), 쿠퍼인대와 장치골도가 만나는 부분(내측)으로 이루어지는 대퇴관을 통해 탈장이 일어나는 것을 말한다.

다분만 여성(그러나 여성에서 가장 흔한 탈장은 간접 서혜부탈장)에서 흔하며, 서혜인대(inguinal ligament) 아래쪽에 덩어리가 만져지거나, 기침 시 크기 변화가 적고 누울 시 완전히 소실되지 않는 덩어리로 나타나는 특징이 있다. 치료는 McVay, preperitoneal, laparoscopic approach이고 교액(strangulation)의 빈도가 높다.

2) 활주탈장(sliding hernia)

내부장기가 탈장 주머니 안에 포함하는 경우를 말하며, 가장 흔하게 결장 또는 방광이 탈장 주머니 내에 존재한다.

대부분 간접 서혜부탈장에서 일어나며 직접탈장, 대퇴탈장에서도 가능하다.

치료는 탈장 주머니를 확인하여 내용물을 복강 내로 밀어 넣고 앞서 언급한 방법 가운데 한 가지 방법으로 탈장 교정을 시행한다. 탈장 주머니 내의 결장이나 방광을 확인하지 못한 경우 결장이나 방광에 손상을 줄 수 있다.

3) 교액성탈장(strangulated hernia)

Preperitoneal approach를 이용하는 것이 가장 쉬운 방법이다. 직접 전복강 공간으로 접근하여 탈장 주머니 내의 구조물을 쉽게 확인하고 그 생존 유무를 확인할 수 있다. 교액이 일어난 장을 절제해야 하는 경우에는 복막을 절개하여 장절제를 시행한다.

4) 양측성탈장(bilateral hernia)

양측성탈장을 동시에 치료하는 경우에는 재발률이 편측성에 비해 2배에 이른다. 양쪽을 각각 전방 교정술을 이용하여 교정할 수 있지만 두 개의 절개를 가해야 한다는 단점이 있기 때문에, 대형 메시를 사용하는 Stoppa repair 또는 복강경을 이용하여 치료한다.

5) 배꼽탈장(umbilical hernia)

영아에서 흔하고(선천성) 2세까지 자연적으로 닫힌다. 5세 이후 지속되는 경우에는 수술적 치료를 한다. 성인의 경우는 후천성으로 여성에서 더 흔하고 임신, 비만, 복수, 복부팽만과 관련이 있다.

교액(strangulation)은 드물고 재발도 흔하지 않다. 꼬임(incarceration)은 성인에서 흔하다.

증상이 있고 크기가 크거나, 꼬임이 있거나, 덮고 있는 피부가 얇거나, 조절이 안 되는 복수가 있을 때는 수술적 교정을 시행한다.

치료는 pants-over-vest repair by Mayo, primary repair, mesh repair, laparoscopic repair를 한다.

6) 절개반흔탈장(incisional hernia)

과도한 긴장과 이전 절개의 부적절한 치유가 주원인으로 수술부위 감염과 흔하게 연관이 있으며 개복술의 약 10%에서 발생한다. 선행 요인으로 가장 중요한 것은 수술 부위 감염이며 그 밖에, 비만, 나이, 영양실조, 복수, 임신, COPD, 당뇨, 스테로이드, 화학요법, 혈종, 요독증이 있다.

작은 절개반흔탈장(<4cm)은 일차봉합(primary repair)하고 큰 절개반흔탈장(>4cm)은 메시를 이용하여 교정한다. 재발률은 10～50%이다.

22.5 합병증 : 발생률 10%

1) 수술 부위 감염

서혜부탈장 개복수술 후 1～2%에서 발생하고 laparosopic repair는 드물다. 중한 기저 질환이 있는 환자는 예방적 항생제를 투여해야 한다. 합성 메시가 감염의 위험을 높이지는 않는다. 감염 위험요소는 이전 탈장절개부위 감염, 만성피부감염, 원위부 감염이 있다.

2) 신경 손상

탈장개복수술 시에 엉덩샅굴신경(ilioinguinal nerve), 음부넙다리신경의 음부가지(gentital branch of genitofemoral nerve), 엉덩아랫배신경(iliohypogastric nerve) 손상이 있을 수 있고 복강경 수술 시에는 가쪽넙다리피부신경(lateral femoral cutaneous nerve), 음부넙다리신경(genitofemoral nerve)이 손상될 수 있다.

개복 수술 또는 복강경 수술 후에 넓다리신경(femoral nerve)의 주분지(main trunk)가 손상되는 경우는 드물다. 가쪽넙다리피부신경이 압박을 받게 되면 대퇴부의 전측방(anterolateral)에 통증과 감각이상이 발생하는 이상 지각성 넓다리신경통(meralgia paresthetica)이 생길 수 있다. 일시적인 신경통은 저절로 좋아지거나 수주 후에 회복된다.

3) 허혈성 고환염(ischemic orchitis)

덩굴정맥얼기(pampiniform plexus)의 작은 정맥들의 혈전으로 생기며, 수술 2~5일 후 고환이 붓고 압통이 발생한다.

6~12주 후 고환이 위축되고 드물게 고환절제술이 필요하다.

4) 정관(vas deference)과 장기(viscera) 손상

드문 합병증으로, 장기 손상은 활주탈장(sliding hernia)시에 발생할 수 있으며, 정관 손상은 큰 탈장의 경우 발생할 수 있다.

5) 탈장의 재발

수술 후 10년 후에도 재발률은 1~3%로 낮고, 대부분 2년 안에 재발한다. 재발된 탈장을 수술하고 나서 다시 재발하는 확률(re-recurrence rate)은 4~5%이다. 무긴장 교정이 재발률이 가장 낮다.

심화학습

◆재발률이 가장 낮은 서혜부탈장

- 간접 서혜부탈장 : 1~7%
- 직접 서혜부탈장 : 4~10%
- 넙다리탈장 : 1~7%
- 재발된 탈장 : 5~35%

◆재발을 결정하는 요인들

- 기술적 요인 : 과도한 긴장, 놓친 탈장들, 부적절한 margin, 부적절한 메시 크기와 위치
- 상승된 복강 내 압력, 만성 기침, 심부 절개 감염, 상처 내 콜라겐 형성 문제

직접탈장에서 더 흔하고 메시를 사용한 경우 재발률이나 재-재발률이 60% 감소한다.

PACIFIC Surgery

23 급성 복증

Acute Abdomen

23.1 정 의

복부 통증 및 압통을 동반하고 종종 외과적 응급처치를 요하는 증상 및 징후(symptom and sign)를 의미한다. 한편 외과적 수술을 요하지 않는 복증 또는 복강 내 질환이 원인이 아닌 복증도 있으므로 치료방법을 정하는데 정확한 진단이 필요하다.

외과적 수술을 요하는 통증〈표 23-1〉과 수술을 요하지 않는 통증〈표 23-2〉이 있다.

표 23-1 외과적 수술을 요하는 복증

구분	원인	
출혈	• 고형 장기 손상 • 동맥류 출혈 혹은 파열 • 이소성 임신 파열 • 위장관 게실 출혈 • 위장관 동정맥 기형 • 장관 궤양	• 대동맥 치환술 이후의 대동맥-샘창자루 • 출혈성 췌장염 • 말로리-바이스 증후군 (Mallory-Weiss syndrome) • 비장의 자발성 출혈
폐색	• 유착으로 인한 소장 및 결장 폐색 • S자결장염전 • 맹장염전 • 꼬임탈장	• 염증성 장질환 • 위장관 암종 • 장중첩증
감염	• 막창자꼬리염 • 쓸개염 • 멕켈게실염	• 간농양 • 게실 농양 • 허리근 농양(Psoas abscess)
천공	• 위장관 궤양 천공 • 위장관 암종 천공 • 뵈르하베 증후군(Boerhaave's syndrome : 구토로 인해 식도압력이 증가하여 식도가 파열되는 현상) • 게실 천공	
허혈	• 버거씨병 • 색전으로 인한 창자간막 혈전증 • 난소 염전	• 허혈성 결장염 • 고환 염전 • 교액 탈장

표 23-2 외과적 수술을 요하지 않는 급성 복증

내분비 및 대사성 원인	요독증 당뇨 발증(diabetic crisis) 에디슨 발증(Addisonian crisis) 급성 간헐 포르피린증(acute intermittent porphyria) 유전성 지중해열(hereditary Mediterranean fever)
혈액학적 원인	낫적혈구병 발증(sickle cell crisis) 급성 백혈병(acute leukemia)
독소 및 약물	납중독 급성 중금속 중독 마약 금단증(narcotic withdrawal) 흑거미 독(black widow spider poisoning)

23.2 해부학 및 생리학

1) 발생학

태생 3주에 앞창자, 중간창자, 뒤창자로 분화된다.

(1) 앞창자(foregut)

① 인두(pharynx)에서 샘창자 근위부(proximal duodenum)까지

② 구심성 신경섬유(afferent fiber)가 복강축(celiac axis)을 따라가기 때문에 앞창자로 인한 통증은 명치부(epigastrium)에서 느껴진다.

(2) 중간창자(midgut)

① 샘창자 제 4부에서 횡행결장 중간부위(midtransverse colon)까지

② 구심성 신경섬유가 위창자간막동맥(SMA)을 따라 가며 앞창자와 마찬가지로 배꼽주위(periumbilical)에서 통증이 느껴진다.

(3) 뒤창자(hindgut)

① 원위부 횡행결장에서 직장까지

② 구심성 신경섬유가 아래창자간막동맥(IMA)을 따라가며 두덩뼈 상부(suprapubic)에 통증이 온다.

2) 통증

(1) 내장통(visceral pain)

① 명치, 배꼽 주위, 두덩뼈 상부의 분명하지 않고 국소화되지 않는(vague, not localized) 통증으로 나타난다.

② 보통 속빈 장기(hollow viscus)의 확장(distention)으로 통증이 발생한다.

(2) 체성통(somatic pain or parietal pain)

① 벽측 복막에 분포한 체성 신경섬유의 자극으로 발생하며 날카롭고, 국소화되는(sharp, localized) 통증으로 나타난다.

② 화학적 자극제(chemical irritant), 염증, 농양, cytokine 등에 의해 유발된다.

(3) 연관통(referred pain)

① 원인 부위에서 멀리 떨어진 곳에서 통증을 느끼는 현상을 말한다.

② 연관통의 위치와 원인

표 23-3 연관통의 위치와 원인

오른쪽 어깨	왼쪽 어깨	음낭 및 고환
간 쓸개 오른쪽 가로막	심장 췌장 미부 비장 왼쪽 가로막	요관(ureter)

3) 복막염

복막은 염증에 반응하여 투과도(permeability)의 증가와 섬유성 삼출물(fibrinous exudates)을 생산한다. 또한 염증에 의해 장의 운동이 저하되어 장마비(paralysis)를 일으키고 장이 복막의 섬유성 표면(fibrinous surface)에 붙어 유착(adhesion)을 일으킨다. 결과적으로 날카로운 체성통이 발생하게 된다.

(1) 원발성 복막염(primary peritonitis)

① 별다른 외부의 원인이 없이 발생하는 복막염을 의미하며, 어린이에서 pneumococcus나 hemolytic streptococcus에 의해 발생한다.

② 성인에서는 간경화가 있는 환자에서 *E. coli*, klebsiella에 의해 발생한다.

③ 말기신질환(ESRD) 환자가 복막투석을 하는 경우 그람양성균의 감염으로 복막염이 발생한다.

(2) 속발성 복막염(secondary peritonitis)

① 장천공, 괴저(gangrene), 수술 후 문합 부위 누출 등에 의한 gram negative enteric organism, anaerobe의 감염으로 발생한다.

② 췌장염과 같이 감염이 없는 염증에 의해서도 발생한다.

23.3 진 단

1) 병력

(1) 통증

통증의 위치, 심각도, 시작 양상, 시간에 따른 통증의 강도, 방사통의 여부 등을 문진을 통해 알아낸다〈그림 23-1〉.

(2) 구토

① 심한 복부통증, 기계적 장폐색, 장마비 등에 의해 발생할 수 있다.

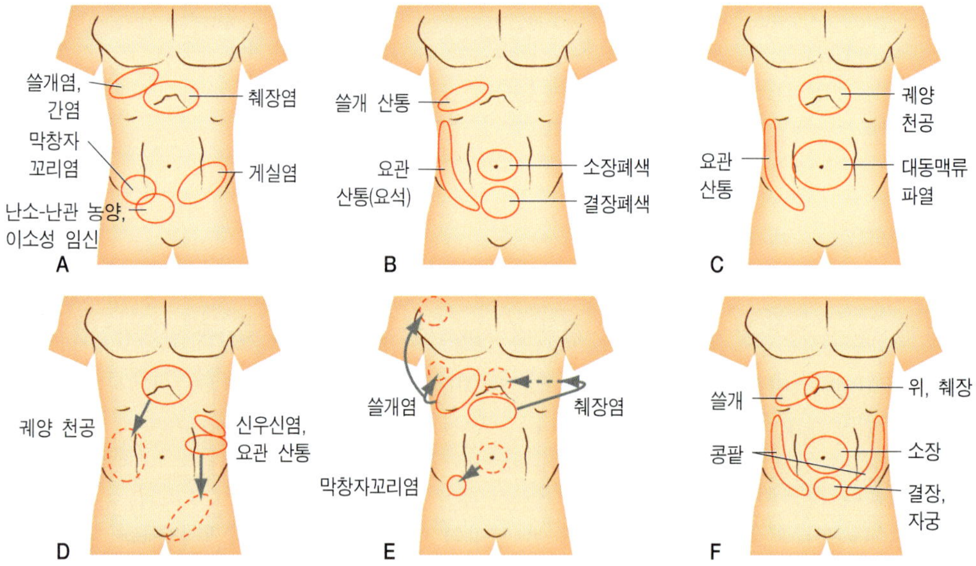

그림 23-1 질환별 통증의 위치 및 양상

A, 통증의 양상 : 서서히 진행하며 악화되는 통증
B, 통증의 양상 : 간헐적으로 쥐어짜는 듯한 산통
C, 통증의 양상 : 급작스럽고 극심한 통증
D, 연관통 : 실선이 원발 통증 부위로 통증이 가장 심하며, 연관통의 위치는 점선으로 표시되어 있다.
E, 연관통 : 실선이 원발 통증 부위로 통증이 가장 심하며, 연관통의 위치는 점선으로 표시되어 있다.
F, 내장성 통증의 흔한 위치

② 내과적 질환의 경우 구토가 발생한 후에 복통이 생기는 경우가 많으나, 외과적 질환의 경우에는 복통이 발생한 후 연수의 원심성 신경(medullary efferent fiber) 자극으로 구토가 발생하는 경우가 많다.

③ 소장 근위부의 폐색 시 흔하고 결장폐색의 경우에는 드물다.

④ 바터씨 팽대부(ampulla of Vater)를 통해 쓸개즙이 배출되기 때문에 바터씨 팽대부보다 근위부가 막혔을 경우에는 쓸개즙이 섞여있지 않으며 원위부가 막혔을 경우에는 쓸개즙성 구토를 하게 된다.

(3) 변비

① 기계적 폐색 혹은 장 연동운동의 감소로 발생한다.

② 방귀(gas passing)가 나오지 않는 경우는 완전폐색을 고려해야 하며, 장 팽창에 따른 장허혈 및 천공이 있을 수 있다.

(4) 설사

① 감염성 장염, 염증성 장질환, 기생충 감염 등 내과적 질환이 많다.

② 결장 허혈에서 혈성 설사(bloody diarrhea)가 나타날 수 있다.

(5) 과거력

① 과거 요로 결석 여부, 막창자꼬리절제술 및 쓸개절제술의 수술력, 골반염증(PID)의 병력 등은 감별진단을 하는데 도움을 준다.

② 복부 검진상 복부의 창상(abdominal scar) 등을 면밀히 관찰하고 병력을 알아내야 한다.

(6) 약물 복용 여부

① 약물 복용 자체가 급성 복통을 유발하기도 하고, 진통제를 복용하면 약물 복용으로 인해 복통이 감추어지기도(masking) 한다.

② 환각제(narcotics) : 장운동을 억제해서 변비를 유발하기도 하며, Oddi 괄약근(sphincter of Oddi)의 경련(spasm)으로 담관 췌장성 통증(biliary or pancreatic pain)을 유발시킬 수 있다. 또한 통증 감각을 저하시켜서 정확한 진단을 어렵게 한다.

③ NSAIDs : 상부 위장관의 궤양 및 천공을 유발시킬 수 있다.

④ 스테로이드 : 위점액의 생산을 억제하여 보호기능이 약해지며, 감염에 대한 염증반응 억제로 복막염을 악화시킬 수 있다.

⑤ 면역억제제(immunosuppressant) : 세균, 바이러스의 감염에 취약하며 면역 반응을 약화시켜 통증을 포함한 전반적 생리 반응(physiologic response)을 약화시킨다.

⑥ 응고억제제(anticoagulant) : 위장관 출혈, 후복막 출혈, 배곧은근집 혈종(rectus sheath hematoma)을 유발할 수 있다. 수술 시 대량 출혈을 유발시킬 수 있는 약물이므로 수술 전 약물 복용 여부에 정확히 파악해야 한다.

⑦ 알코올 중독 : 응고장애, 간경화에 따른 간문맥 고혈압을 일으킨다.

⑧ 코카인, 필로폰 : 강력한 혈관 경련(intense vasospastic reaction)을 일으켜 치명적인 고혈압 및 심근, 장허혈이 발생할 수 있다.

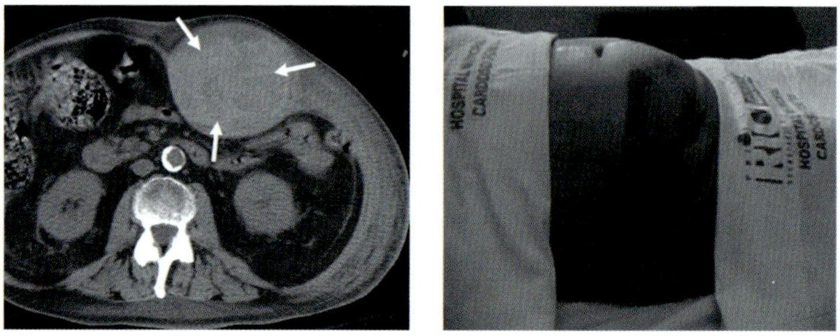

A B

그림 23-2 배곧은근집 혈종
A, 배곧은근집 혈종의 CT 소견, 배곧은근 내의 혈종. B, 배곧은근집 혈종의 육안적 소견

(7) 부인과력

① 월경력(menstrual history)은 하복부 통증의 감별진단에 중요하다.

② 골반염(PID)이나 자궁내막증(endometriosis)의 병력을 확인한다.

2) 신체검진

환자의 전반적 외모(overall appearance), 의사소통 능력을 알아야 한다.

환자가 누워서 움직이지 않으려고 하면 심각한 복강 내 병변의 가능성이 높다.

(1) 활력징후

① 심하지 않은 발열(low fever) : 게실염, 막창자꼬리염, 쓸개염

② 심한 발열(high fever) : 폐렴, 요로감염(UTI), 패혈성 담관염(septic cholangitis)

③ 빈맥 또는 저혈압은 심한 복막염을 암시한다. 즉 복막의 투과성 증대로 복강 내 체액이 고이면서 혈관 내 혈장량이 부족하게 되어 빈맥이나 저혈압이 발생하게 된다.

(2) 시진

① 누워 있는 모습을 관찰한다.

② 황달, 호흡 수, 혀의 탈수 정도, 복부의 팽만 정도, 수술 상처 등을 검사한다.

(3) 청진

① 장운동음, 잡음(bruit), 청진 시 압통 등을 판별할 수 있다.

② 장운동음이 들리지 않을 때 : 장마비(ileus)

③ 장운동음이 심할 때(hyperactive bowel sound) : 장염, 장허혈 초기

④ 높은 음조의 튀는 듯한 소리(high pitch tinkling sound) : 장폐색(intestinal obstruction)

⑤ 잡음(bruit) : 혈관 내 와류(turbulent flow)가 있을 때 들리며 심한 동맥 협착에서 나타나며, 동정맥루(arteriovenous fistula)에서도 들린다.

표 23-4 복부 검진 소견

소 견	내 용	상태 및 진단
Aaron sign	McBurney point에 지속적인 압력을 가할 때 명치 또는 흉부 앞쪽에 느껴지는 통증 또는 압력	급성 막창자꼬리염
Bassler sign	복벽과 엉덩근(장골근; iliacus) 사이를 압박할 때 느껴지는 날카로운 통증	만성 막창자꼬리염
Blumberg's sign	복벽의 일시적인 반발통	복막의 염증
Carnett's sign	복근을 수축시킬 때 복부 압통이 사라지는 현상	복강 내의 원인을 시사
Chandelier sign	자궁 경부 촉진 시 하복부와 골반의 통증이 나타나는 현상	골반 염증성 질환
Charcot's sign	간헐적인 우상복부 통증, 황달, 발열	총담관 결석증
Courvoisier's sign	우상복부에서 촉지되는 쓸개와 황달	팽대부 주위 종양
Cruvilhier sign	배꼽 주변의 정맥류(caput medusae)	문맥 고혈압
Cullen's sign	배꼽 주변의 멍든 현상	혈복강(hemoperitoneum)
Danforth sign	흡기 시에 어깨 통증이 나타나는 현상	혈복강
Fothergill's sign	복벽의 종괴가 복근의 중앙선을 넘지 않으며, 배곧은근을 수축시켜도 만져지는 현상	배곧은근집 혈종(rectus muscle hematoma)
Grey Turner's sign	배꼽과 옆구리 주변이 변색되는 현상	급성 출혈성 췌장염
Iliopsoas sign	다리를 거상시키고 신전시킬 때 통증이 나타나는 현상	맹장 뒤쪽에 농양을 동반한 막창자꼬리염
Murphy's sign	우상복부에 압력을 가한 상태에서 흡기 시에 통증이 유발되는 현상	급성쓸개염
Obturator sign	오른쪽 대퇴부를 굴곡시키고 외회전시킬 때 복통이 나타나는 현상	복강 내의 염증성 종괴
Ransohoff sign	배꼽 주변이 노랗게 변색되는 현상	온쓸개관의 파열
Rovsing's sign	좌하복부를 누를 때 반대편의 McBurney's point에 통증이 나타나는 현상	급성 막창자꼬리염
Ten Horn sign	오른쪽 고환을 부드럽게 당겼을 때 통증이 나타나는 현상	급성 막창자꼬리염

(4) 타진

① 장의 팽창 정도, 복수의 양, 복강 내 자유공기(free air)의 양, 복막염 유무를 평가한다.

② 과공명음(hyperresonance) : 장폐색이나 장마비로 장이 팽창되었을 때 들린다.

③ 탁음(dull sound) : 간이 위치한 우상복부 외에서 탁음이 들린다면 복부의 종괴를 의심할 수 있다. 한편 우상복부에는 간이 있기 때문에 정상적으로 탁음이 나타나지만 이곳에 탁음이 없다면 복강 내 자유공기를 의심한다.

④ 복막염이 있을 경우 타진 시 압통이 발생한다(percussion tenderness).

(5) 촉진

① 통증 부위에서 먼 곳으로부터 시작한다. 통증 부위를 먼저 촉진하면, 자의적인 복벽 강직(voluntary muscle guarding)이 발생하여 다른 부위의 진단이 어렵다.

② 비자의적인 복벽 강직, 경련(involuntary muscle guarding, spasm)은 복막염 징후이다.

3) 혈액검사

(1) 급성 복증에서 유용한 혈액검사〈표 23-5〉

표 23-5 급성 복증에서 도움이 되는 검사

Hemoglobin	Total and direct bilirubin
White blood cell count with differential	Alkaline phosphatase
Electrolytes, blood urea nitrogen, creatinine	Serum aminotransferase
Urinalysis	Serum lactate levels
Urine human chorionic gonadotropin	Stool for ova and parasites
Amylase, lipase	*Clostridium difficile* culture and toxin assay

(2) 일반 혈액검사

백혈구 수의 증가가 항상 나타나는 것은 아니다. 하지만 감별혈구계산(differential blood count)에서 중성구(neutrophil)의 비율이 높아지는 좌방 이동(left shift)이 나타나는 것은 중요한 소견이다.

(3) 전해질, 콩팥기능 검사

구토, 설사 등에 의한 전해질 이상, 탈수 여부의 판단하는 데 도움을 준다.

(4) 아밀라아제

췌장염, 샘창자 천공, 소장폐색 시 상승한다.

(5) 소변검사

방광염, 신우신염, 혈뇨, 단백뇨 여부의 검사에 도움이 된다.

(6) β-hCG

가임기 여성에서 임신 여부 확인을 위해 필요하다.

4) 영상 진단

(1) 단순 방사선 촬영

① 기복(pneumoperitoneum)의 진단

- Chest PA : 1ml의 자유 공기(free air)도 진단 가능하다고 알려져 있다.
- 좌측와위(left lateral decubitus view) : 일어서지 못하는 환자에서 유용한 자세로, 좌측와위는 왼쪽이 아래로 가고 오른쪽이 위로 가는 자세이며, 5～10ml의 자유 공기를 진단할 수 있다. 간이 오른쪽에 있기 때문에 오른쪽을 위로 하는 것이 왼쪽을 위로 하는 것보다 자유 공기를 발견하기에 유리하다.
- 샘창자 천공 : 75%에서 자유 공기가 확인된다.
- 위, 결장 천공 : 자유 공기가 심하게 나타난다.

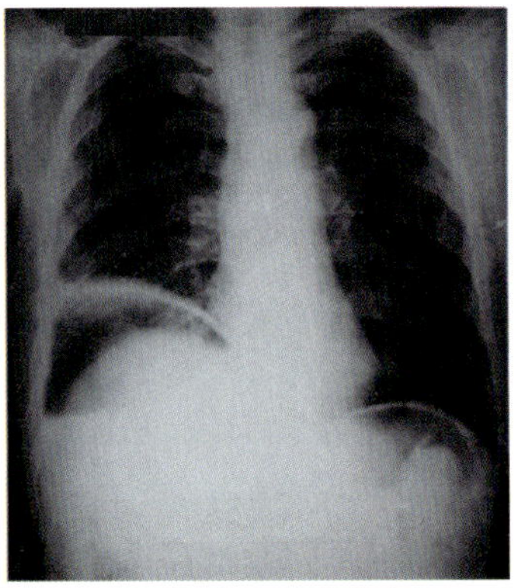

그림 23-3 기립하여 찍은 흉부 X선 검사에서 보이는 기복증 소견
복부 장기의 천공을 시사한다.

② 석회화(calcification)의 진단

- 콩팥 결석(renal stone)은 90%에서 보이지만 담석(gall stone)은 10%에서만 발견된다.
- 막창자꼬리결석(appendicolith)의 5%가 단순 방사선 사진에 나타나기 때문에 막창자꼬리결석이 보이면 단순 방사선 사진만으로도 막창자꼬리염을 진단할 수 있다.
- 만성 췌장염(chronic pancreatitis)
- 복부 대동맥류(abdominal aortic aneurysm)
- 복강 내 혈관의 동맥 경화(atherosclerosis of visceral vessel)

③ 장마비, 장폐색의 진단

- 담도, 간문맥, 요로, 후복막의 공기 음영을 볼 수 있다.

(2) 초음파

① 장점

- 간, 담도, 비장, 췌장, 막창자꼬리, 콩팥, 난소, 자궁, 복강 내 체액 등의 진단이 가능

하다.

- 저렴하고, 안전하며, 신속하게 시행할 수 있다.
- 컬러 도플러(color doppler)로 혈류의 흐름을 검사할 수 있다.

② 단점

- 환자가 비만할 때, 공기가 차있는 경우 검사에 한계가 있다.

(3) CT

① 급성 복증 환자의 진단에 가장 중요한 검사이며 거의 모든 질환의 진단이 가능하다.

② 막창자꼬리염, 창자간막정맥혈전증(mesenteric venous thrombosis), 게실염 및 그의 합병증(diverticulitis), 췌장염의 진단, 결장 천공에 의한 합병증, 장중첩증 등의 진단이 가능하다.

5) 감별진단

(1) 외과적 질환을 시사하는 소견〈표 23-6〉

표 23-6 급성 복증에서 외과적 수술을 필요로 하는 소견

이학적 검사와 혈액검사 소견	복부의 구획 압력(abdominal compartment pressure)이 30mmHg 이상일 때 비위관 감압 후에도 복부팽만이 지속될 때 비수의적인 복부 경직 또는 반발 통 위장관 출혈 시 4unit 이상을 수혈해도 환자가 안정화되지 않을 때 설명하기 어려운 전신적인 패혈증 관류저하의 증상(산혈증, 이학적 검사에 비해 심한 통증, 간기능 검사 소견의 악화)
영상검사	장이 심하게 확장되어 있거나 장의 루프가 지속적으로 확장될 때 기복증 장관 내강으로 주입한 조영제가 복강으로 유출될 때 혈관촬영에서 혈관이 막힌 것이 확인될 때 전신 패혈증과 동반된 장벽의 비후
진단적 복강세척술 (1,000ml)	백혈구 수치가 250/ml 이상일 때 적혈구 수치가 300,000/ml 이상일 때 빌리루빈 수치가 혈장 빌리루빈 수치보다 높을 때(쓸개즙 유출을 시사) 분변과 같은 덩어리가 발견될 때 크레아티닌 수치가 혈장 크레아티닌 수치보다 높을 때(소변 유출을 시사)

(2) 진단적 복강세척술(DPL)

배꼽 아래쪽을 절개하고 카테터(catheter)를 삽입한 후 1,000ml 정도의 생리식염수를 주입한다. 주입한 생리식염수를 다시 복강 밖으로 흡인하여 세포 검사, 생화학 검사를 하여 출혈이나 감염을 진단한다.

문제

23-1 4)

35세 여자 환자가 이틀 전에 발생한 우하복부 통증을 주소로 내원하였다. 처음에는 배꼽 주위가 아팠고, 식욕부진, 구토, 구역이 동반되었다. 장음은 감소, 우하복부에 압통과 반발압통이 있었다. 진단은?

체온 : 38.2℃ 호흡 : 15회/분, 맥박 68회/분

소변적혈구 3~6/HPF, WBC 6~10/HPF

1) 요관돌
2) 만성변비
3) 급성포피린증
4) 게실염(diverticulitis)
5) SMA occlusion

해설

배꼽 주위에서 우하복부로 통증이 이동하는 증상, 식욕부진, 구토, 구역은 모두 게실염에 합당한 소견이며, 요관 주위에 염증을 일으켜 소변 내에 백혈구와 적혈구가 관찰될 수 있다. 그러나 이 모든 증상 및 소견은 막창자꼬리염에서도 똑같이 생길 수 있으며 감별이 사실상 불가능하다. 감별을 위해서는 CT가 필요하다. 보기에 막창자꼬리염이 없으므로 게실염이 올바른 진단이다. 위창자간막동맥 폐쇄는 매우 빠른 진행을 보이며, 우하복부에 국한되지 않는 복부 전반의 압통과 반동압통을 보이게 된다. 보기의 환자는 증상 발생이 이틀 되었으므로 부적절하다.

23-2 4)

복부팽만과 간헐적인 복통을 호소하는 환자가 왔을 때, 보존적 치료보다는 외과적 처치를 고려해야 하는 상황으로 보기 힘든 것은?

1) 지속적인 복통양상으로 변할 때
2) 백혈구 증가증
3) 반발 압통
4) 기계적 장음
5) 발열

해설

기계적 장음은 소장폐색일 때의 진찰 소견이다. 소장폐색이 있을 때 복막염의 증상이 없다면 보존적 치료를 먼저 시도한다.

23-3 4)

외상으로 일어설 수 없어 기립상 흉부 촬영이 불가능한 환자에게 기복증을 진단하기 위한 방사선 촬영 방법은?

1) 측부 복부 촬영
2) 좌측 측와위 흉부 촬영
3) 우측 복와위 흉부 촬영
4) 좌측 측와위 복부 촬영
5) 우측 측와위 복부 촬영

해설

간의 해부학적 위치 때문에 왼쪽이 아래로 가는 좌측와위(left lateral decubitus)가 우측와위보다 유리하다.

23-4 4)

23세 남자가 갑자기 생긴 심한 복통을 호소하며 응급실에 왔다. 혈압은 110/60mmHg, 맥박은 120회/분이었다. 복부 청진에서 창자소리는 들리지 않았으며, 복부 전체가 판자처럼 단단하고 반동압통(rebound tenderness)이 심했다.(한 가지)

1) 급성 쓸개염(cholecystitis)
2) 급성 쓸개관염(cholangitis)
3) 급성 췌장염
4) 샘창자(duodenum) 궤양 천공
5) 급성 막창자 꼬리염
6) 골반내 감염
7) 난소 비틀림(torsion)
8) sigmoid colon 꼬임

해설

갑자기 생긴 심한 복통인 경우 염증성 질환보다 천공, 염전, 동맥폐쇄 등을 먼저 생각한다. muscle guarding이 있고 반동압통이 심하다는 것은 복막염을 시사하며 샘창자 궤양 천공이 가장 합당하다.

23-5 4)

35세 남자가 복통을 주소로 내원하였다. 흉부 X선 소견은 다음과 같았다. 다음 단계로 실시할 것은?

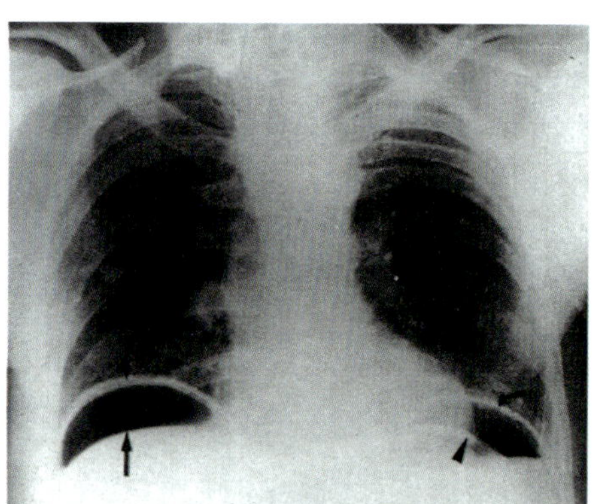

1) 경과 관찰
2) 관장
3) 진정제 투여
4) 응급수술
5) 상부 위장관 내시경

해설

기복이 관찰된다. 기복이 있을 때는 환자 상태를 신속히 안정화시킨 후 응급수술을 시행한다.

23.4 응급수술 준비

1) 정맥 주사로 확보 : 탈수 및 전해질 교정

(1) 저칼륨혈증(hypokalemia)의 교정

우선 수액 치료를 통해 소변이 잘 나오는 것을 반드시 확인한 후 교정한다. 말초 정맥을 통한 칼륨 투여는 통증과 정맥염(phlebitis)이 생길 수 있기 때문에, 급속한 교정이 필요한 경우에는 중심정맥관(central venous catheter)을 사용한다.

(2) 산혈증

중탄산염(bicarbonate)을 정맥 주사한다. 하지만 장허혈(ischemia)나 장경색(infarction)이 있는 경우에는 호전되지 않을 수 있다.

2) 항생제

급성 복증 환자에서 감염을 일으키는 균주는 대부분 그람음성균과 비호기균이기 때문에 이들을 cover할 수 있는 항생제를 사용한다. 흔히 cephalosporin 계열과 metronidazole을 함께 사용한다.

3) 장마비 환자에서의 비위관(nasogastric tube)

구토에 의한 흡인의 가능성을 낮춘다.

4) Foley catheter

소변량 체크를 통해 탈수의 교정을 평가할 수 있다. 소변량이 0.5cc/kg/hour 이상, 수축기 혈압이 100mmHg 이상, 심박수 100beats/min 이하인 경우 적당한 혈관 내 혈장량에 도달했다고 생각할 수 있다.

5) 혈액준비

수술 전 혈액형 검사(blood typing)와 교차 반응 검사(cross-matching)를 한다.

6) 스테로이드를 지속적으로 사용해 왔던 환자

수술의 스트레스에 적절한 양의 스테로이드가 분비되지 않으므로 수술 전후에 스테로이드를 투여한다.

7) 장경색(bowel infarction) 있는 환자

수술 전 교정을 시도하고 수술을 하기보다 신속하게 수술을 먼저 시행해서 원인을 교정하는 것이 환자의 활력징후(vital sign) 및 산혈증(acidosis)을 빠르게 안정화하는데 효과적이다.

23.5 비전형적인 환자

1) 임산부

① 복통, 오심, 구토, 식욕부진의 증상은 임신 자체에서도 유발될 수 있기 때문에 진단이 지연될 수 있다. 막창자꼬리의 경우 임신 3기에는 오른늑골가장자리(right anterolateral costal margin)까지 올라가기 때문에 신체검진이 어렵다.

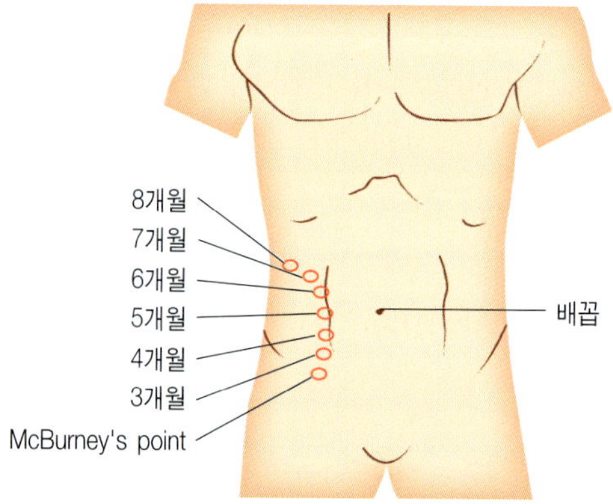

그림 23-4 임신기간 중 정상 막창자꼬리의 위치

② 방사선 사진이나 CT 사용을 주저하게 되므로 진단이 어려울 수 있다.

③ 급성 막창자꼬리염

- 비교적 흔하여 1,500 임신 중 1례의 비율로 발생한다.
- 임신만으로도 백혈구 수치가 16,000cells/mm^3, 출산 시에는 21,000cells/mm^{3}까지 올라갈 수 있기 때문에 진단이 어렵다.
- 진단
  - 초음파 : 방사선 노출의 위험이 없기 때문에 막창자꼬리염의 진단에 매우 중요한 검사이다.
  - 나선형 CT(helical CT) : 과거의 일반 CT보다 빠르기 때문에 태아의 방사선 노출이 상대적으로 적다.

- MRI : 초음파가 가능하다면 시행하지 않는 것이 안전하다.
- 임산부에서 진단의 위양성으로 negative appendectomy(막창자꼬리 절제를 시행하였으나 막창자꼬리염 소견이 없는 정상 막창자꼬리를 제거한 경우)를 시행하는 비율이 15~35%에 이른다.
- 수술에 의한 유산율(fetal loss)은 3~5%이며, 막창자꼬리 천공 시에는 20% 이상에 이르기 때문에 진단의 역치를 낮추어 막창자꼬리염을 놓치지 않는 것이 중요하다.

④ 급성쓸개염

- 10,000 임신 중 1~6례의 비율로 발생한다.
- 임신 1기는 태아의 기관이 형성되는 시기이고, 임신 3기는 조기 진통(preterm labor)의 가능성이 있기 때문에 가능하면 임신 2기나 출산 후로 수술을 미룬다.

2) 중환자에서의 급성 복증

(1) 급성 복증이 발생하면 사망률이 거의 두 배로 증가한다.
(2) 사망률 관련 인자로는 수술 평가의 지연, 수술 지연, 입원 시 APACHE score, 콩팥기능 저하, 장허혈 등이 있다.
(3) 수술이 지연되는 이유로는 환자의 의식이 저하되어 있고, 마약성 진통제의 사용, 기계호흡, 항생제 사용으로 인해 의사전달 및 신체검진이 어렵다는 점이 있다.
(4) 강한 의심(high clinical suspicion)을 가지고 접근하도록 한다.

3) 면역억제 환자에서의 급성 복증

(1) 면역 억제의 정도가 경도에서 중등도일 때

- 노인, 영양결핍, 당뇨, 신부전, 암환자, 장기 이식 후 면역억제 중인 환자, AIDS 환자에서 $CD_4^+ > 200/mm^3$
- 급성 복증이 늦게 진단되거나 진행된 상태에서 발견되는 경우가 많다.
- 발생 질환의 차이는 없다.

(2) 심한 면역 억제 환자

- AIDS 환자에서 $CD_4^+ < 200/mm^3$, 항암치료 후 호중성백혈구 감소증 상태(neutropenic state)
- 염증반응이 거의 없기 때문에 대망(omentum)이나 복막에 의한 감염의 국소화 작용이 일어나지 않아 증상이 모호하며 발열이나 배곧은근 강직 등이 잘 나타나지 않는다.
- Fungus, mycobacteria, virus, parasite등의 감염증이 생긴다.
- GI의 NHL, CMV 장염, M.avium-intracellulare 장염, GI의 카포시 육종

23.6 급성 복증의 치료

1) acute onset severe abdominal pain의 검사 및 치료

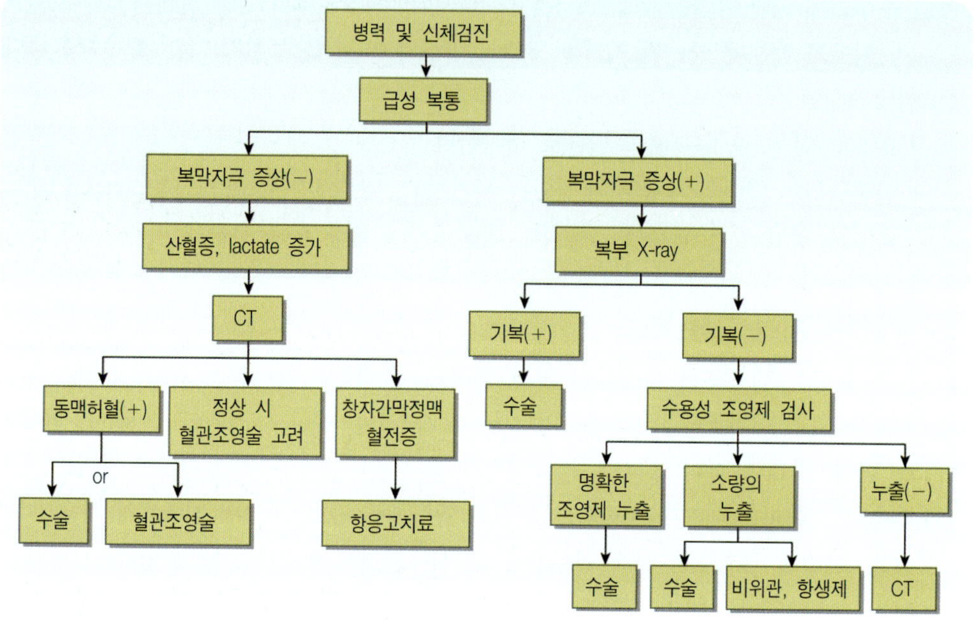

그림 23-5 증상 발현이 빠른 극심한 복통에서의 치료 알고리즘

2) gradual onset severe abdominal pain의 검사 및 치료

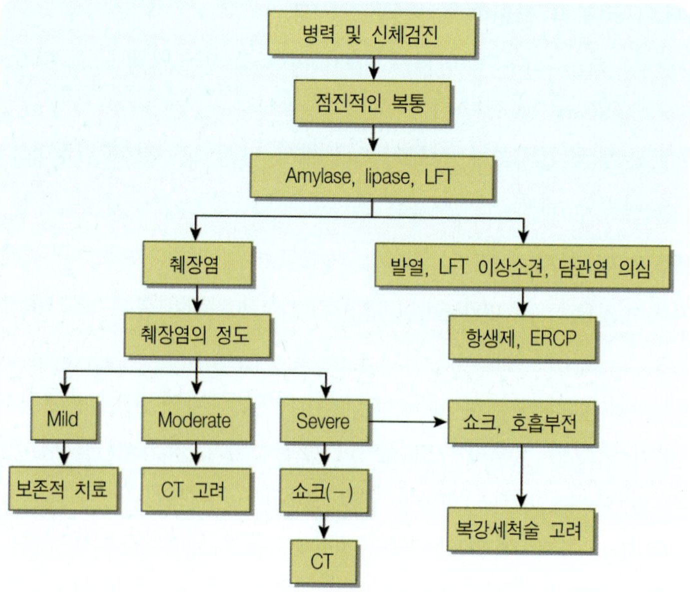

그림 23-6 서서히 진행하는 극심한 복통에서의 치료 알고리즘

3) RUQ pain의 검사 및 치료

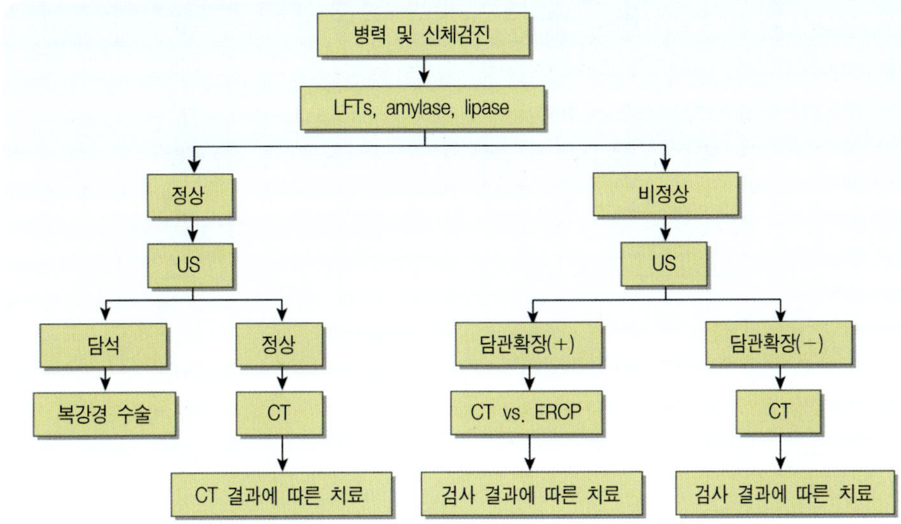

그림 23-7 우상복부 복통에서의 치료 알고리즘

4) LUQ pain의 검사 및 치료

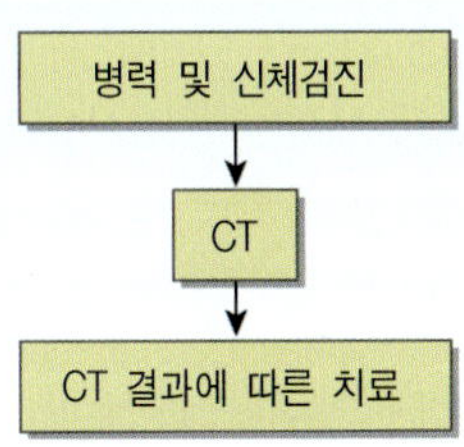

그림 23-8 좌상복부 복통에서의 치료 알고리즘

5) RLQ pain의 검사 및 치료

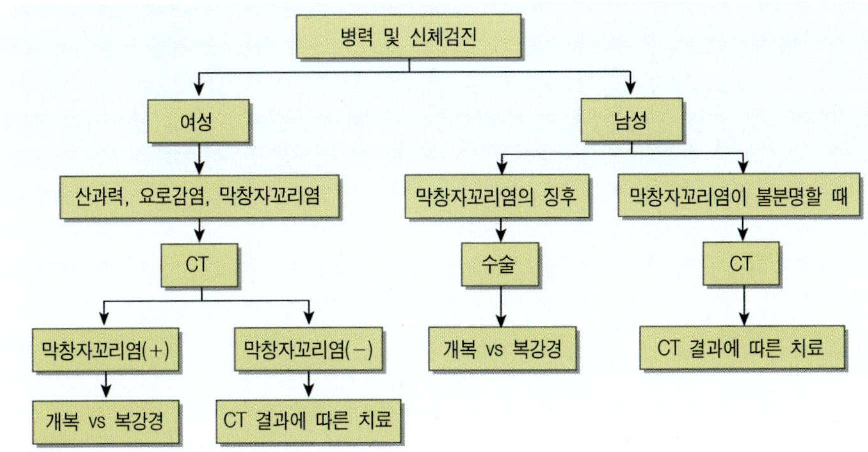

그림 23-9 우하복부 복통에서의 치료 알고리즘

6) LLQ pain의 검사 및 치료

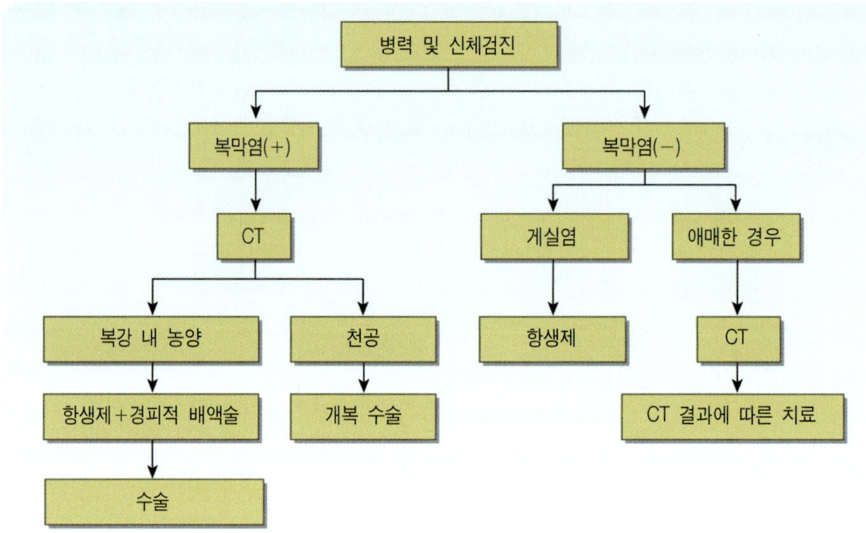

그림 23-10 좌하복부 복통에서의 치료 알고리즘

24

급성 위장관 출혈

Acute Gastrointestinal Hemorrhage

24.1 급성 위장관 출혈의 개요

1) 특징 및 원인

(1) 특징

① 10,000명당 170명의 비율로 발생하며, 고령인구에서 흔하고 여자보다 남자에서 잘 발생한다.

② 출혈로 병원에 입원하는 환자의 85% 이상은 저절로 출혈이 멈추지만, 5~10%는 수술적 치료를 요한다.

③ 급성 위장관 출혈의 사망률은 약 5% 이상이고 다른 동반질환이 있는 경우 사망률이 더 높다.

④ 상부 위장관 출혈(Treitz ligament 상부의 출혈)이 80% 이상을 차지하고 그 중 소화성 궤양 출혈 및 식도정맥류의 출혈이 대부분을 차지한다.

⑤ 하부 위장관 출혈의 대부분은 결장의 게실에서 발생하거나 혈관이형성(angiodysplasia)으로 인해 발생하고, 소장 출혈은 5% 미만이다.

⑥ Obscure bleeding : 내시경 상 확인되지 않는 출혈로, 심한 빈혈의 증상이 없는 이상 발견하기가 어렵다.

(2) 위장관 출혈의 4가지 주요 원인

① 소화성 궤양 출혈(peptic ulcer disease)

② 식도정맥류 출혈(variceal hemorrhage)

③ 결장 게실 출혈(colonic diverticulosis)

④ 혈관이형성(angiodysplasia)

2) 급성 위장관 출혈의 접근방법

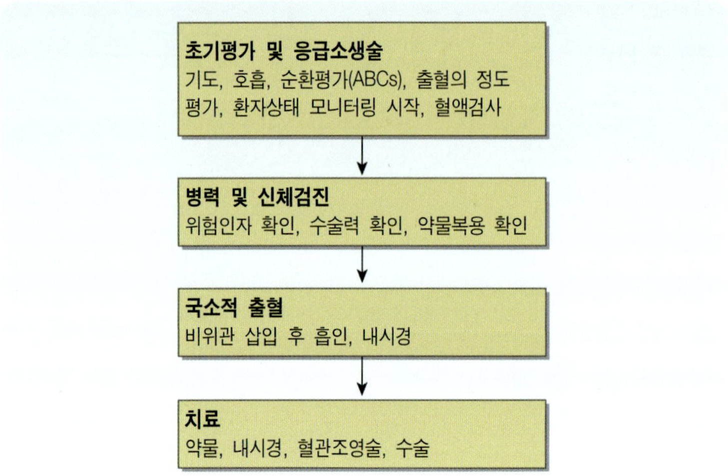

그림 24-1 급성 위장관 출혈 환자에 대한 접근

(1) 초기 평가

① 40% 이상의 실혈(blood loss)이 있을 때 : 둔감(obtundation), 초조(agitation), 저혈압(수축기 혈압 90mmHg 이하), 사지의 차가운 피부(cool and clammy extremities) 등의 증상을 보인다.

② 20~40%의 실혈이 있을 때 : 혈압의 감소, 심박수 100회/분 이상의 증상이 나타난다.

③ 기립성 저혈압(orthostatic hypotension)이 있는지를 확인한다. 검사방법은 누워 있다가 일어날 때 혈압이 10mmHg 이상 감소하거나, 심박수가 20회/분 이상 증가하면 기립성 저혈압이 존재하는 것을 의미하며, 적어도 20%의 실혈을 의미한다.

④ 그보다 적은 정도의 실혈에서는 혈역학적 변화(hemodynamic change)가 잘 나타나지 않는다.

⑤ Hematocrit은 급성 출혈의 정도를 잘 반영하지 못한다(Hb의 감소가 적다고 해서 출혈이 경미하다고 판단해서는 안 된다).

⑥ 심한 출혈 시 미주신경의 작용으로 오히려 심박수가 느려질 수 있다(빈맥이 없다고 해서 출혈이 경미하다고 판단해서는 안 된다).

(2) 위험도 평가

① 급성 위장관 출혈에서 나쁜 예후를 시사하는 인자들은 다음과 같다.

② 콩팥 질환이 있는 환자에서 급성 위장관 출혈이 발생할 경우 사망률이 30%, 신부전 환자에서는 사망률이 65%에 이른다.

꼭 알아둡시다!!!

◆급성 위장관 출혈 시 이환율, 사망률의 위험인자

1. 60세 이상의 나이
2. 동반질환
   - 신부전
   - 간질환
   - 호흡기능 부전
   - 심장질환
3. 출혈량
   - 수축기 혈압이 100mmHg 미만일 때
   - 수혈이 필요할 때
4. 지속적인 혹은 반복적인 출혈
5. 수술이 필요할 때

③ BLEED classification : 다음 5개 인자 중 1개라도 해당되면 합병증, 재출혈, 수술 가능성 사망률이 모두 3배 이상 높다.
- **B**leeding : 지속적인 출혈
- **L**ow systolic pressure : < 100mmHg
- **E**levated prothrombin time : > 1.2배
- m**E**ntal status change
- **D**iseases : 동반질환

(3) 응급처치

① 2개 이상의 대구경 정맥로(large bore Ⅳ line)를 확보해야 하고, 체액과 전해질 구성이 비슷한 lactated Ringer solution(Hartmann's solution)을 주사한다.

② 호흡부전의 위험이 있는 환자에서는 기관내삽관 및 인공환기(intubation and ventilation)를 시행한다.

③ Transfusion
- 수액 치료에 대한 반응 정도, 환자의 나이, 재출혈의 가능성, 순환-호흡기계 질환(cardio-pulmonary disease) 유무를 고려하여 수혈을 결정한다.
- 젊고 건강한 환자에서 25% 정도의 출혈이 있을 때 수액 치료에 반응이 있어서 혈역학적으로 안정화된 경우 수혈은 필요 없다.
- 고령 환자에서 심혈관 질환이 있고 25% 정도의 출혈이 있다면 수혈이 필요하다.
- 일반적으로 고령 환자에서는 Hct >30%, 젊거나 건강한 환자에서는 Hct >20% 유지되도록 한다.
- 출혈이 지속되는지, 재출혈의 가능성이 있는지에 따라 수혈의 필요성이 결정된다. 예를 들면 식도정맥류는 출혈이 지속될 가능성이 높으므로 수혈을 고려해야 하며, Mallory-Weiss tear는 재출혈의 가능성이 낮기 때문에 수혈의 필요성이 적다.

(4) 병력 청취 및 신체검진

① 토혈(hematemesis) : 상부 위장관 출혈로 발생하며 드물게 비인두(nasopharynx)의 출혈로 발생하기도 한다.

② 흑변(melena) : 검고 끈적끈적한 양상으로 배출되며, 일반적으로 상부 위장관 출혈을 의미하나 하부 위장관 출혈로도 나타날 수 있다.

③ 혈변(hematochezia) : 주로 하부 위장관 출혈로 나타나나 상부 위장관 출혈이 심한 경우에는 출혈양이 많아 혈액이 산화될 시간이 부족하여 혈변으로 나올 수 있다. 즉 상부 위장관 출혈로 인한 혈변이 발생한다면 신속한 조치가 필요하다.

④ 만성적인 실혈로 실신, 허혈, 심근경색 등의 위장관 외 증상이 나타나기도 한다.

⑤ 구토로 인해 Mallory Weiss tear가 발생한다.

⑥ 체중감소가 있으면 악성 종양으로 인한 출혈을 의심해 보아야 한다.

⑦ 고령 환자 : 혈관이형성, 결장 게실, 허혈성 결장염, 암에 의한 출혈

⑧ 젊은 환자 : 소화성 궤양, 식도정맥류, 멕켈게실에 의한 출혈

⑨ NSAIDs, 항응고제 등의 사용 여부

⑩ 간질환 : 황달, 복수, caput madusae, palmar erythema 등으로 식도정맥류 예상 가능

⑪ 직장 수지 검진 : 치핵, 직장암

(5) 출혈 위치 진단(localization)

① 비위관(nasogastric tube) : 토혈로 상부 위장관 출혈의 진단이 가능하지만, 비위관을 넣음으로 출혈의 지속여부를 알 수 있고 위장 세척을 통해 내시경 시야를 확보할 수 있다는 장점이 있다.

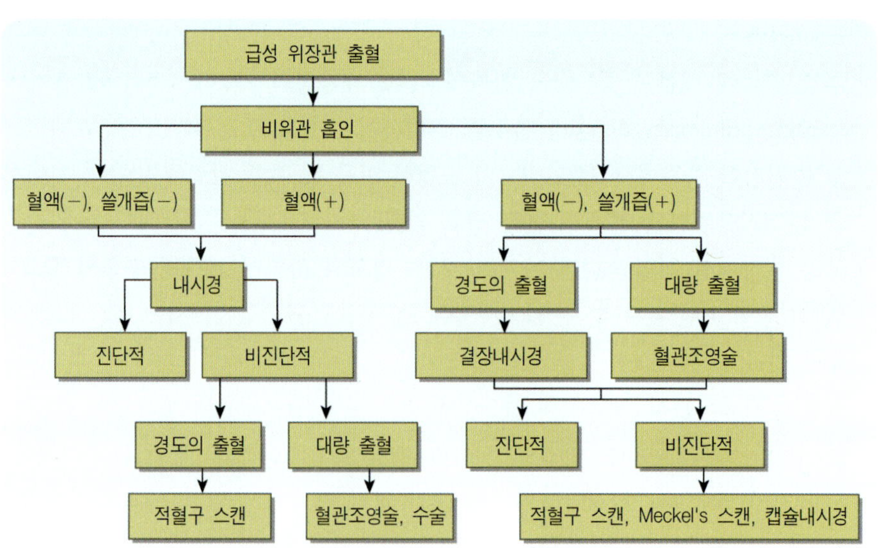

그림 24-2 급성 위장관 출혈의 진단 알고리즘

② 날문(pylorus)에 의해 샘창자－위역류(duodenogastric reflux)가 어렵기 때문에 비위관 흡인물이 깨끗하다고 해서 상부 위장관 출혈을 배제하면 안 된다.

(6) 치료

① 급성 위장관 출혈 환자의 대부분은 출혈이 저절로 멈추기 때문에 치료의 초점은 재출혈 방지에 중점을 두어야 한다.

② 재출혈 방지를 위한 치료는, 출혈 위치, 출혈양, 동반질환 등에 의해 결정된다. 예를 들면 관상동맥 질환이 있는 환자에서 결장 게실 출혈이 발생했다면 재출혈로 인한 심근허혈이 악화될 수 있기 때문에 결장 절제를 시행한다.

24.2 상부 위장관 출혈

1) 특징 및 원인

(1) 특징

① 위장관 출혈의 80%에 해당한다.

② 상부 위장관내시경(Esophagogasroduodenoscopy; EGD)가 진단 및 치료에 중요하다.

③ 연구에 따르면 24시간 이내에 EGD를 시행하는 것이, 수혈 및 수술의 필요성을 낮추고 병원 재원기간을 줄인다고 한다.

④ EGD를 시행하는 환자에서 치료적 내시경중재술(therapeutic endoscopic intervention)이 20～35%에서 시행되고, 수술적 치료는 5～10%에서 시행된다.

⑤ EGD상 대량 출혈로 시야 확보가 안 되는 환자에서는 다음과 같은 조치를 취한다.

- 환자 상태가 안정적일 때 : 혈관조영술을 시행하여 혈액 누출 부위를 찾아 색전술을 시행하여 출혈을 멈춘다.
- 환자 상태가 불안정할 때 : 혈관조영술은 상대적으로 시간이 오래 걸리고 혈액 누출 부위를 찾지 못할 수 있으며, 성공 여부가 확실하지 않다. 따라서 환자 상태가 불안정할 때에는 무엇보다 신속한 조치가 우선이기 때문에 즉시 개복한다.

(2) 상부 위장관 출혈의 원인〈표 24-1〉

표 24-1 상부 위장관 출혈의 흔한 원인

비정맥류 출혈(80%)	%	문맥 고혈압과 관련된 출혈(20%)	%
소화성 궤양(peptic ulcer)	30∼50%	위식도정맥류	> 90%
Mallory–Weiss tears	15∼20%	고혈압성 문맥 위병증(hypertensive portal gastropathy)	< 5%
위샘창자염	10∼15%	위 정맥류	Rare
식도염	5∼10%		
동정맥루 기형	5%		
종양	2%		
기타	5%		

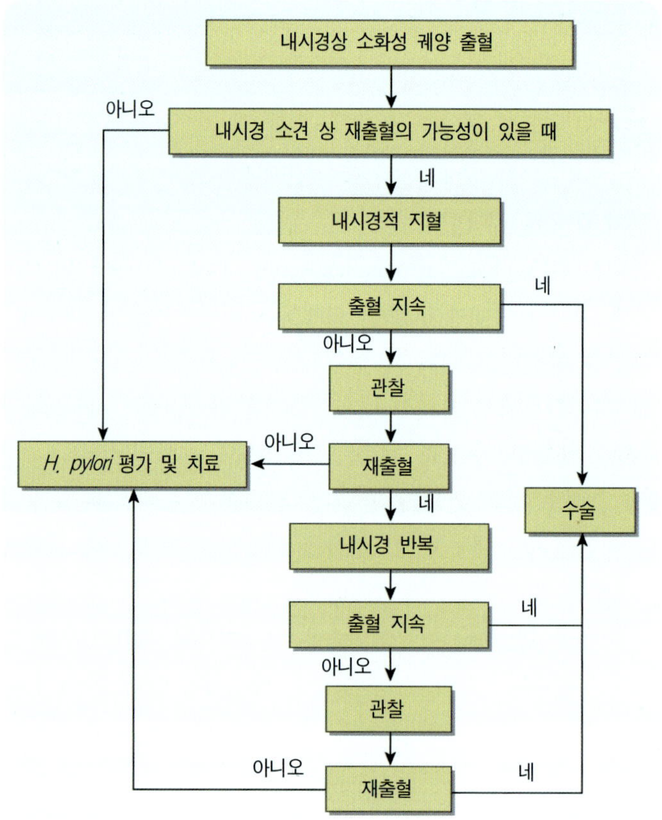

그림 24-3 정맥류가 아닌 상부 위장관 출혈의 진단 및 치료 알고리즘

2) 비정맥류 출혈(nonvariceal bleeding)

(1) 소화성 궤양(peptic ulcer disease)

① 특징

- 상부 위장관 출혈의 40%를 차지한다.
- 궤양 환자의 10～15%에서 출혈이 발생한다.
- 궤양 천공의 수술 빈도는 줄어들고 있으나 출혈의 수술 빈도는 큰 변화가 없다.
- 궤양이 점막하층에 있는 동맥을 침범하거나, 위벽을 관통하여 주변의 큰 혈관(위샘창자동맥, 좌위동맥)을 침범할 때 심한 출혈이 발생한다.

② 약물치료

③ 내시경 치료

- 에피네프린 주사(epinephrine injection) : 병변의 모든 4분절(all four quadrant)에 1 :10,000 epinephrine을 주사하며 지혈에 매우 효과적인 방법이다. 특히 13ml 이상을 주사하게 되면 압박 효과(tamponade)로 지혈이 더욱 잘된다는 보고도 있다. 하지만 재출혈의 가능성이 높기 때문에 응고 치료를 같이 시행한다.
- 응고치료(coagulation) : 단극성 혹은 양극성 프로브(monopolar, biopolar probe), 또는 ABC(argon beam coagulator) 등을 epinephrine injection과 같이 시행할 경우 출혈의 90% 이상을 멈출 수 있다.
- 지혈 클립(hemoclip) : 혈액이 뿜어져 나오는 혈관(spurting vessel)에 사용한다.
- 최근 연구에 의하면 재출혈 환자에서 내시경을 다시 시행할 경우 75% 이상에서 지혈에 성공하며, 25%에서 수술적 치료를 시행한다고 보고하고 있다. 즉 재출혈이 있다 해도 수술적 치료보다 내시경을 먼저 시도한다.

④ 수술적 치료(stomach part의 소화성 궤양의 치료 참조)

- 궤양 출혈의 약 10%는 수술적 치료를 하게 된다.

(2) Mallory-Weiss tear

① 보통 구토 이후에 발생하며, 위식도경계부(gastroesophageal junction, GE junction) 점막, 점막하층의 열상으로 인해 생긴다.

② 상부 위장관 출혈의 5～10%를 차지한다.

③ 90% 이상이 저절로 지혈되고 점막은 72시간 내에 재생된다.

④ 출혈이 지속되는 경우 내시경 치료를 시행한다.

⑤ 내시경 치료가 실패한 경우, 혈관 색전술을 시행한다.

⑥ 매우 드물게, 모든 방법으로 지혈이 안 될 때에는 위절개(gastrotomy) 후 점막 열상을 봉합한다.

꼭 알아둡시다!!!

◆ 위장관 출혈에서 수술의 적응증

1. 6단위 이상의 수혈에도 혈역학적으로 불안정할 때
2. 내시경적 지혈에 실패했을 때
3. 내시경적 지혈에 성공 후에도 출혈이 반복될 때
4. 출혈에 의한 쇼크
5. 하루에 3단위 이상의 수혈을 요구하는 느린 출혈이 지속될 때

◆ 수술의 상대적 적응증

1. 적합한 혈액을 구하기 어려울 때
2. 환자의 수혈 거부
3. 고령
4. 심각한 동반질환이 있을 때
5. 악성 종양이 의심될 때

(3) 스트레스성 위염

① 위 전체에 걸친 다발성, 표재성 미란이 특징이다.

② 위벽의 저관류(hypoperfusion)로 인한 허혈 상태에서 산과 펩신의 공격으로 발생한다.

③ NSAIDs보다 심한 출혈을 일으킨다.

④ 스트레스성 위염에서 출혈의 위험을 높이는 요인

- 48시간 이상의 인공호흡기(ventilator)
- 혈액응고 이상(coagulopathy)

⑤ 치료

- 약물치료 : H_2 blocker, PPI, antacid, sucralfate
- 내시경 치료
- 혈관조영술을 이용한 치료
  - 좌위동맥(left gastric artery)을 통해 octreotide나 vasopressin을 주입한다.
  - 색전술(embolization)
- 수술
  - 위아전절제술(near total gastrectomy)
  - 미주신경절단술 및 날문성형술과 출혈 부위의 결찰술(vagotomy with pyloroplasty, oversewing of the hemorrhage)

(4) 식도염

① 위식도 역류(GERD)가 주원인이다.

② 면역억제 환자에서의 감염, 약물, Crohn's disease, radiation에 의해서도 발생한다.

③ 위산 억제 치료 및 내시경 치료로 잘 지혈되며 수술하는 경우는 거의 없다.

(5) 악성종양

① 위 선암(adenocarcinoma)보다는 위 육종(GIST)에서 출혈이 있는 경우가 많다.

② 심한 출혈보다는 빈혈이나 잠혈 반응 양성으로 나타나는 경우가 많다.

③ 진단되면 수술적 절제를 시행한다.

(6) 대동맥 장관루(aorto–enteric fistula)

① 대동맥과 장관 사이에 샛길(fistula)이 형성되는 것을 말하며, 주로 대동맥에 graft를 대는 수술 후에 발생한다.

② 대동맥 샘창자루(aorto-duodenal fistula)는 대동맥 graft 수술의 1% 미만에서 나타나는 드문 합병증이다.

③ 대량의 치명적인 출혈이 발생하며 바로 수술을 시행해야 한다.

3) 문맥 고혈압성 출혈(portal hypertensive bleeding)

(1) 특징

① 간경화로 인한 간문맥 고혈압에 의해 발생한다.

② 원위부 식도의 정맥류(esophageal varix)로 가장 흔하게 나타나며, 문맥 고혈압성 위병증(portal hypertensive gastropathy), 치핵 등의 형태로 나타나기도 한다.

③ 식도정맥류의 30%에서 출혈이 발생한다.

④ 정맥류 출혈은 다른 상부 위장관 출혈에 비해 다음과 같은 특징이 있다.

- 재출혈의 위험이 크고, 따라서 수혈의 필요성이 크다.
- 병원 재원 기간이 길다.
- 사망률이 높다.

⑤ 첫 출혈이 있은 후 6주 안에 사망할 확률이 약 20%이다.

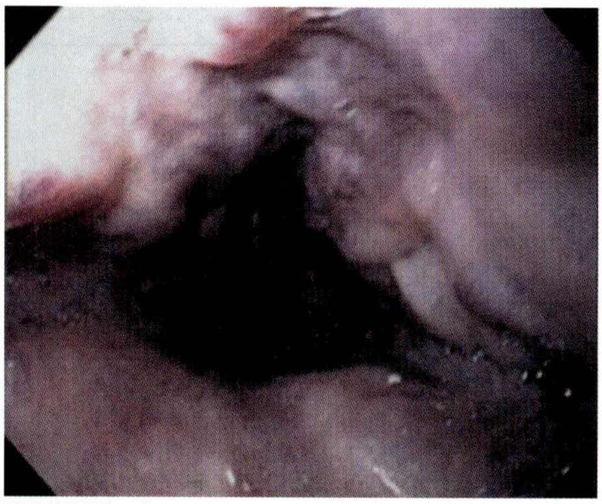

그림 24-4 식도정맥류의 내시경 소견

(2) 치료

간경화 환자에서는 수분 저류(fluid retention) 및 복수와 관계된 고알도스테론증(hyperaldosteronism)이 잘 나타난다.

출혈 시 급속한 수액 교정은 혈압을 올려서 출혈이 지속되게 만든다. 혈액응고 장애를 교정해야 하며, 토혈에 의한 흡인의 위험이 있으므로 필요 시 기관내삽관을 한다.

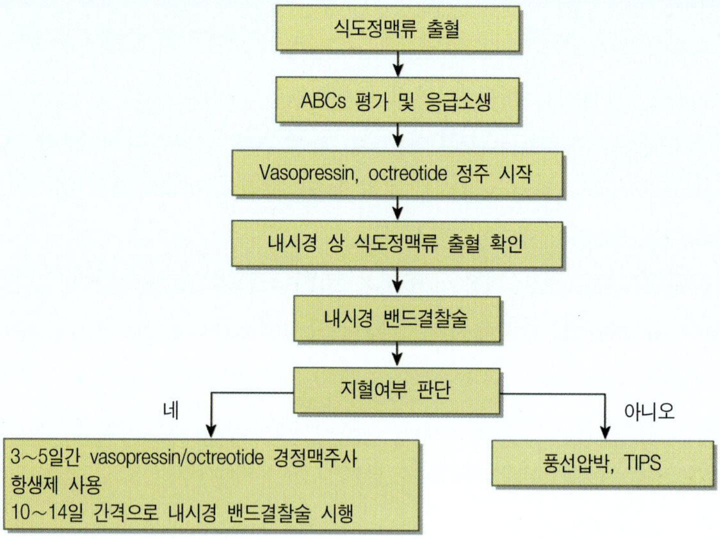

그림 24-5 문맥고혈압과 연관된 상부 위장관 출혈의 진단과 치료 알고리즘

① 약물치료

- vasopressin : 내장성 혈관 수축(splanchnic vasoconstriction)을 일으켜 출혈을 줄인다. 한편으로는 심장 혈관에도 작용하여 심근경색이 발생할 위험이 있다.
- somatostatin, octreotide : 심장 혈관의 수축 없이 내장성 혈관 수축을 일으킨다. 지속적인 정맥주입으로 출혈양을 줄일 수 있으며, 내시경 치료까지의 시간을 벌 수 있다.

② 내시경 치료

- 식도정맥류 출혈이 확인되면, 경화요법(sclerotherapy)이나 밴드결찰술(band ligation)을 시행한다.
- 경화요법 : 간편하게 시행할 수 있으나, 식도 천공, 종격동염(mediastinitis), 식도협착(stricture)의 부작용이 있을 수 있다.
- 밴드결찰술 : 부작용의 위험이 적고 숙련자가 할 경우 가장 우선적으로 시행할 치료 방법이다〈그림 24-6〉.
- 90% 이상의 환자에서 지혈이 가능하다.
- 위 정맥류(gastric varices)에서는 내시경 치료가 적합하지 않다.

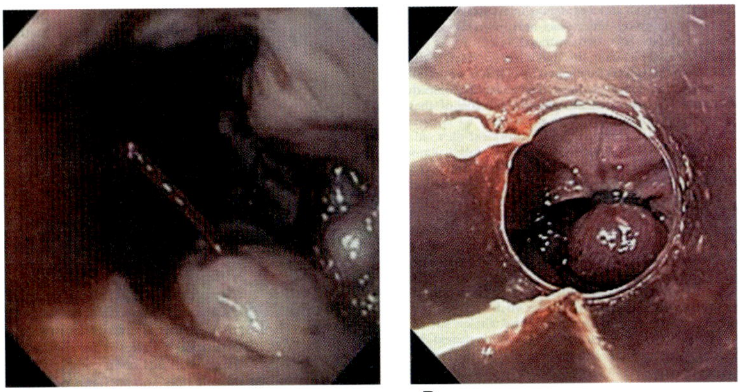

A B

그림 24-6 식도정맥류의 밴드결찰술

- SB tube(Sengstaken-Blakemore tube) : 풍선으로 압박하여 지혈시키는 방법이다. 풍선을 수축시킬 경우 50%에서 다시 출혈한다.

③ **목정맥경유 간속문맥 전신순환 연결술**

목정맥경유 간속문맥 전신순환 연결술(Transjugular Intrahepatic Portosystemic Shunt, TIPS)은 목정맥을 통해 간정맥(hepatic vein)으로 접근하여 간실질을 뚫어 문맥과 간정맥을 연결하여 문맥압을 낮추는 시술이다. 혈역학적으로 불안정한 환자에서 약물, 내시경 치료로 지혈되지 않을 때 시행하며 수술에 비해 안전한 치료이다. 연구에 의하면 정맥류 출혈환자의 95%에서 성공률을 보인다. 또한 복부에 상처를 남기지 않고 정맥류를 효과적으로 치료할 수 있기 때문에 간이식 예정인 환자에서 좋은 방법이다. 하지만 장기적으로 볼 때 혈전으로 막힐 위험이 높다.

④ 재출혈의 예방

- 첫 출혈이 지혈된 후 더 이상의 치료가 없으면 2개월 내에 재출혈이 70%에서 발생한다.
- 내시경 밴드결찰술을 2주마다 반복 시행하면서 예방적 약물치료(β-blocker+Anti ulcer agent)를 병행한다. 이렇게 치료할 경우 재출혈이 20% 미만으로 감소한다.

꼭 알아둡시다!!!

1. 혈역학적으로 안정적인 환자에서 지속적인 출혈이 있을 때는 12시간 내에 상부위장관 내시경을 시행한다.
2. 흑변(melena) 및 혈변(hematochezia)이 있고 토혈(hematemesis)이 없을 때
   - 혈역학적으로 안정적이라면 비위관을 삽입하여 피가 나오면 상부위장관 내시경을 시행하고 피가 나오지 않으면 위, 십이지장이 아닌 다른 곳의 출혈을 시사하기 때문에 혈관조영술, 대장내시경, 적혈구 스캔 등을 시행한다.
   - 혈역학적으로 불안정하다면 비위관의 삽입 없이 일단 상부위장관 내시경을 즉시 시행한다.

24.3 하부 위장관 출혈

1) 특징 및 원인

(1) 특징

① 상부 위장관 출혈에 비해 빈도가 낮다.

② 하부 위장관 질환의 95% 이상이 결장에서 발생한다.

③ 고령 환자에서 많이 발생한다. 특히 혈관 질환, 게실증은 나이가 많을수록 발생률이 높아진다.

④ 장중첩증(intussusceptions)에 의한 출혈은 어린이에서 많고, 멕켈게실(Meckel's diverticulum)은 청소년기에서 많이 나타난다.

(2) 원인

표 24-2 하부 위장관 출혈의 감별진단

결장 출혈(95%)	%	소장 출혈(5%)	결장 출혈(95%)	%	소장 출혈(5%)
게실 질환	30~40	혈관이형성증	염증성 장질환	3~4	대동맥-소장루 (aortoenteric fistula)
허혈성 장질환	5~10	미란/궤양			
항문 직장 질환	5~15	크론병	혈관이형성증	3	
종양	5~10	방사선 조사	방사선 결장염/직장염	1~3	
염증성 결장염	3~8	멕켈게실	기타	1~5	
용종절제술 후의 출혈	3~7	종양	원인 미상	10~25	

2) 진단

간헐적으로 출혈을 하기 때문에, 검사 시 출혈을 멈춘 경우가 많다. 또한 하부 위장관 환자의 40%에서는 검사 상 2개 이상의 출혈 가능성을 가진 병소가 있다. 따라서 치료를 시작하기 전에 어떤 것이 출혈을 일으켰는지에 대해 확인하는 것이 중요하다. 이럴 경우 진단을 확실하게 하기 위해서 출혈이 있을 때마다 내시경을 반복적으로 시행하기도 한다.

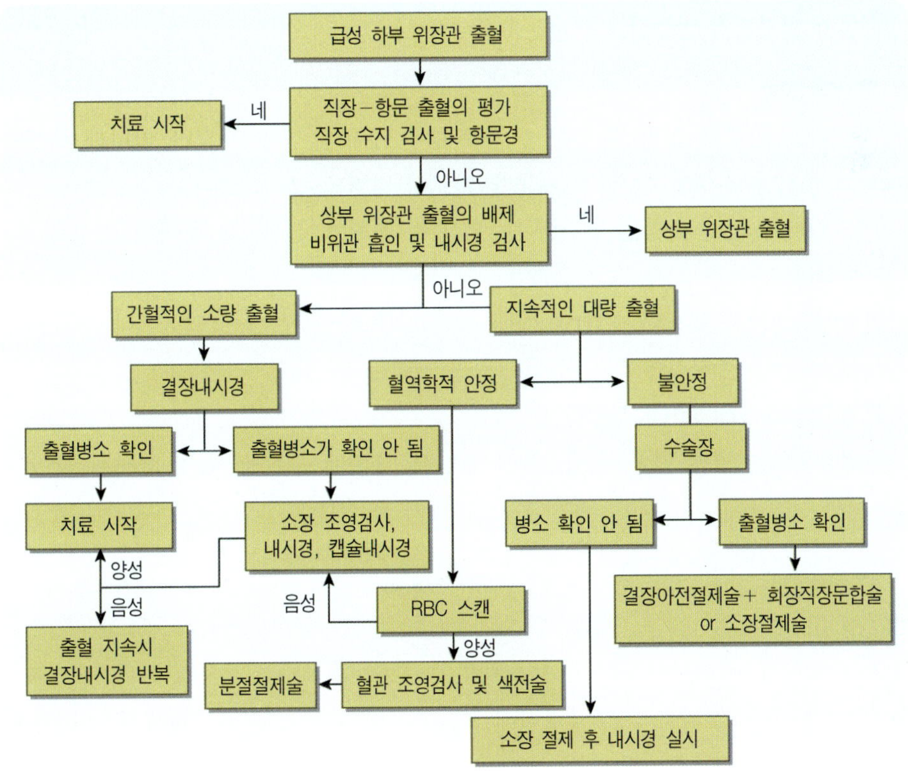

그림 24-7 하부 위장관 출혈의 진단과 치료 알고리즘

(1) 결장내시경

① 소량－중등도의 출혈에서 가장 적합한 검사이다. 하지만 대량 출혈의 경우 시야확보가 안되기 때문에 적당하지 않다.

② 최근 연구 결과에 의하면 95% 이상에서 출혈 병소를 확인 가능하다고 알려져 있다.

③ 게실증, 용종, 암, 염증성 장질환은 쉽게 확인이 가능하지만, 혈관이형성은 불안정한 환자에서는 장혈관 수축(mesenteric vascular constriction)으로 발견이 어려운 경우가 많다.

(2) 핵의학 검사

① ^{99m}TC-labeled RBC scan : 민감도는 높으나 위장관 출혈 병소를 정확히 나타내 주지는 못한다. 따라서 수술 전 확진 검사라기보다는 혈관조영술 시행 여부를 결정하기 위한 검사로서 쓰인다.

② 90%의 민감도를 가지며 0.1ml/min의 출혈까지 진단 가능하지만, 해상도가 높지 못하고 결장의 역행 운동(retrograde movement)로 인해 출혈의 위치 파악이 정확하지 못하고 정확도는 40～60%이다.

③ ^{99m}TC-labeled RBC scan 검사에서 양성인 경우 혈관조영술을 시행하여 위치의 진단 및 치료를 시행할 수 있다. 하지만 검사에서 음성인 경우에는 혈관조영술을 시행해도 출혈이 발견되지 않는다.

(3) 혈관조영술

침습적이라는 단점이 있긴 하지만, 진단에 매우 유용한 방법일 뿐만 아니라 색전술 및 vasopressin 주사를 시행할 수 있기 때문에 치료의 방법으로도 쓰인다.

① 0.5～1.0ml/min의 출혈을 발견할 수 있으며, 출혈이 진행되는 중에만 검사로 진단이 가능하다.

② 혈관이형성에서 혈관의 형태(vascular pattern)를 확인하는데 효과적이다.

③ vasopressin을 주사하여 일시적으로 출혈을 멈출 수 있다.

④ 색전술(embolization)을 시행할 수 있다.

⑤ 합병증으로는 혈관 천공, 혈종, 동맥 혈전증, 조영제 부작용, 급성 신부전 등이 있다.

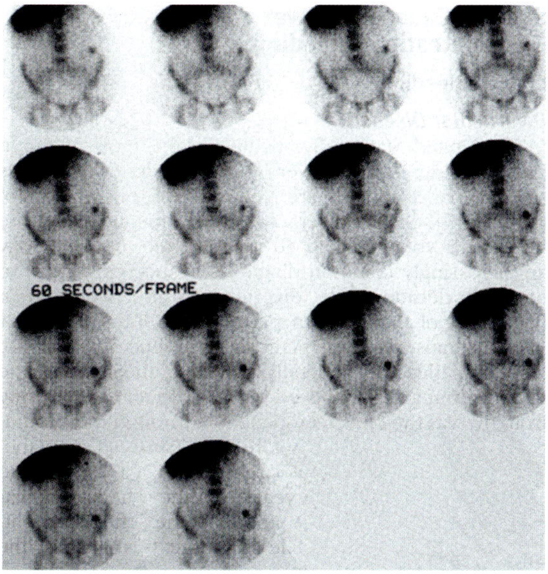

그림 24-8 좌하복부의 출혈을 나타내는 적혈구 스캔 소견

3) 게실증(diverticular disease)

(1) 특징

① 하부 위장관 출혈의 55%를 차지한다.

② 고령 환자에서 많으며 서양의 경우 80대의 2/3에서 게실증이 있다.

③ 게실증 환자의 3∼15%에서 출혈이 발생한다.

- 75%는 저절로 멈춘다.
- 10%는 1년 내에 재출혈이 발생하며
- 50%는 10년 내에 재출혈이 발생한다.

④ 진단 및 치료

- 결장내시경 : 출혈이 확인되면 에피네프린 주사나 전기소작기(electrocautery), 내시경 클립(endoscopic clip)을 사용하여 지혈할 수 있다.
- 혈관조영술 : 내시경으로 지혈이 되지 않고 또는 재출혈이 발생했다면, 혈관조영술 및 색전술을 고려한다. 하지만 색전술 시 허혈성 합병증이 발생할 수 있다.
- 수술 : 수술 전에 출혈 부위를 정확히 확인하는 것이 중요하고 확인 시 분절절제술(segmental resection)을 시행한다. 위치를 정확히 모르면 광범위하게 절제(blind hemicolectomy or subtotal colectomy)한다고 해도 재출혈 가능성이 있다.

4) 혈관이형성(angiodysplasia)

(1) 특징

① 점막하 혈관의 점진적인 팽창 때문에 발생하는 동정맥 기형(arteriovenous malformation)으로 후천적 퇴행성 질환(acquired degenerative lesion)이다.

② 남녀 비는 같고, 50세 이상에서 주로 발견된다.

③ 맹장(cecum)에서 가장 많이 발생한다.

④ 출혈은 대부분 저절로 멈추며 5년 이내 재출혈률은 50%이다.

(2) 진단 및 치료

① 결장내시경을 통해 경화요법(sclerotherapy)이나 전기소작(electrocautery)으로 지혈 가능하다.

② 혈관조영술을 통해 vasopressin injection, 색전술 등으로 지혈한다.

③ 수술 : 위의 방법들이 실패할 경우 분절절제술, 우반결장절제술(right hemicolectomy)을 시행한다.

5) 종양(neoplasia)

(1) 출혈의 매우 드문 원인이지만 감별진단이 꼭 필요하다.

(2) 철 결핍성 빈혈과 동반되는 경우가 흔하다.

(3) 20세 이하에서는 소아용종(juvenile polyp)이 하부 위장관 출혈의 두 번째 원인이다.

6) 결장염(colitis)

(1) 궤양성 결장염(ulcerative colitis) : 하루에 20회 이상의 혈성 설사를 한다. 독성 거대결장(toxic megacolon)이 동반되거나, 약물치료에 반응이 없는 출혈에는 수술을 시행한다.

(2) 크론병(Crohn's disease) : 심한 결장 출혈은 1% 정도에서 나타난다. 수술을 시행하는 경우는 매우 드물다.

(3) 방사선 치료 후 직장염(radiation proctitis) : 직장암, 전립샘암, 부인과암 등의 방사선 치료 후 발생한다. 선홍색 혈변, 설사, 통증의 증상이 나타나며 스테로이드를 이용한 관장(steroid enema), 내시경적 지혈술 등을 시행한다.

24.4 원인이 불분명한 위장관 출혈(주로 소장 출혈일 경우)

1) 특징 및 원인

(1) 특징

① 위장관 출혈로 내시경 시행 시 특별한 병소가 보이지 않는 경우가 있다.

② Obscure-occult bleeding

철결핍성 빈혈, 대변 잠혈반응 검사 양성을 보이지만 육안적 출혈은 없는 상태를 말한다. 내시경에서 원인을 밝혀내지 못한 경우 소장의 종양을 배제하기 위해 CT를 시행한다. CT에서 특별한 이상이 없으면 철분 보충을 시행하며 80%의 환자에서는 철 결핍 증상이 호전된다.

③ Obscure-overt bleeding

재발성 혹은 지속성의 육안적 출혈이 있으나 내시경 검사에서 원인을 밝혀내지 못한 경우이며 전 위장관 출혈의 1%에 해당한다.

(2) 원인

표 24-3 원인이 불분명한 위장관 출혈의 가능한 원인 질환

상부 위장관	소장	결장
혈관이형성증	크론병	결장염
소화성 궤양	멕켈게실	궤양성 결장염
대동맥－장루(aortoenteric fistula)	림프종	크론 결장염
종양	방사선 조사 소장염	허혈성 결장염
HIV와 연관된 질환	허혈	방사선 조사 결장염
림프종	HIV와 연관된 질환	감염성 결장염
사코이드증(sarcoidosis)	세균감염	직장 궤양
혈액담즙증(hemobilia)	전이성 종양	아밀로이드증(amyloidosis)
전이성 종양	혈관이형성증	림프종
		자궁내막증
		혈관이형성증
		종양
		HIV와 연관된 질환
		치핵

2) 진단

(1) 내시경

① 반복적으로 시행할 경우 이전에 놓쳤던 출혈 병소를 찾아낼 수 있다. 첫 번째 내시경 검사에서 병소가 발견되지 않은 경우의 35%는 두 번째 검사에서 발견된다.

② 반복적 내시경 검사에도 발견되지 않았으면 소장 출혈을 의심해야 한다.

(2) 영상진단

① ^{99m}TC-labeled RBC scan

② 혈관조영술

출혈이 있을 경우에만 가능하다. 하지만 항응고제(anticoagulants), 섬유소 용해제(fibrinolytics), 혈관 확장제(vasodilator) 등을 이용한 유발 검사(provocation test)로 출혈 병소를 검사하기도 한다.

③ 고위 관장법(enteroclysis)

소장의 종괴, 점막이상을 진단할 수 있으나 소장 출혈의 가장 흔한 원인인 혈관이형성의 진단이 어렵기 때문에 잘 쓰이지 않는다.

④ ^{99m}Tc-pertechnetate scan

멕켈게실(Meckel's diverticulum)의 진단에 유용하다.

(3) 비디오 캡슐내시경(video-capsule endoscopy)

비디오카메라가 내장된 캡슐을 삼킨 후 내장의 이상을 검사하는 방법이다. 소장은 상부 위장관내시경이나 하부 위장관내시경으로 접근이 용이하지 않기 때문에 비디오 캡슐내시경이 유용하게 사용된다. 90% 이상의 소장 병소를 확인할 수 있고, 출혈이 지속되는 안정된 환자에서 매우 훌륭한 검사법이다. 하지만 장폐색이나 운동이상에서는 사용할 수 없다는 단점이 있다.

(4) 수술 중 내시경(intraoperative endoscopy)

① 멸균처리된 내시경을 장관에 구멍을 내고, 이 구멍을 통해 내시경을 삽입하여 장을 관찰한다.

② 개복한 상태이기 때문에 병소의 절제 문합(resection and anasomosis)이 용이하다.

3) 혈관이형성(angiodysplasia)

(1) 소장 출혈의 가장 흔한 원인이다.

(2) 공장 > 회장 > 샘창자의 빈도로 발생한다.

(3) 혈관조영술에서도 잘 진단되지 않는 경우가 많으며 비디오 캡슐내시경이나 수술 중 내시경을 필요로 한다.

4) 크론병(Crohn's disease)

- 말단 회장염(terminal ileitis)에 의해 출혈이 발생한다.

5) 멕켈게실(Meckel's diverticulum)

(1) Omphalomesenteric duct의 잔존 구조물로 선천 질환이다.

(2) 이소성 위점막(ectopic gastric mucosa)에 의한 산 분비 및 그로 인한 소장 점막 출혈이 나타난다.

PACIFIC
SURGERY

25 위 Stomach

25.1 해부학

1) 위의 구조

(1) 위의 구분

① **위식도경계부**(gastroesophageal junction) : 가로막으로부터 2∼3cm 아래에 위치한다.

② **분문**(cardia) : 위의 가장 근위부(proximal)

③ **위저부**(fundus) : 분문부로부터 위쪽으로 돌출된 부위이며 가장 위쪽(superior) 부분

④ **위체부**(body) : 위의 가장 큰 부분을 차지한다.

⑤ **각절흔**(incisura angularis) : 위체부와 전정부의 경계를 이룬다.

⑥ **전정부**(antrum) : 위체부와 날문 사이에 위치한다.

⑦ **날문**(pylorus) : 위의 근육이 비후되어 있는 부분으로 음식물의 위배출(gastric emptying)을 조절한다.

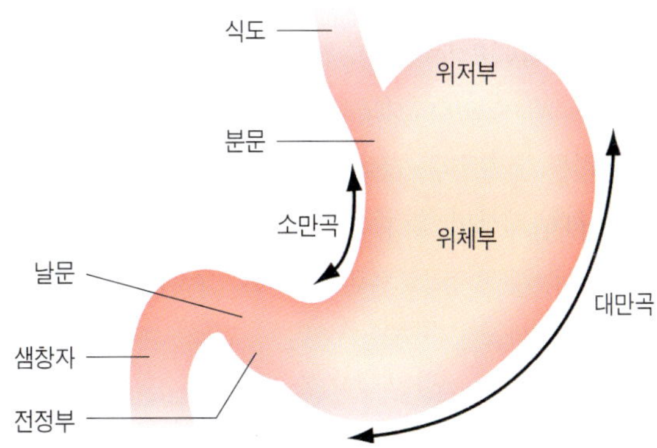

그림 25-1 위(stomach)의 해부

(2) 혈관 분포

복강동맥(celiac artery)이 대부분의 혈액공급을 담당한다.

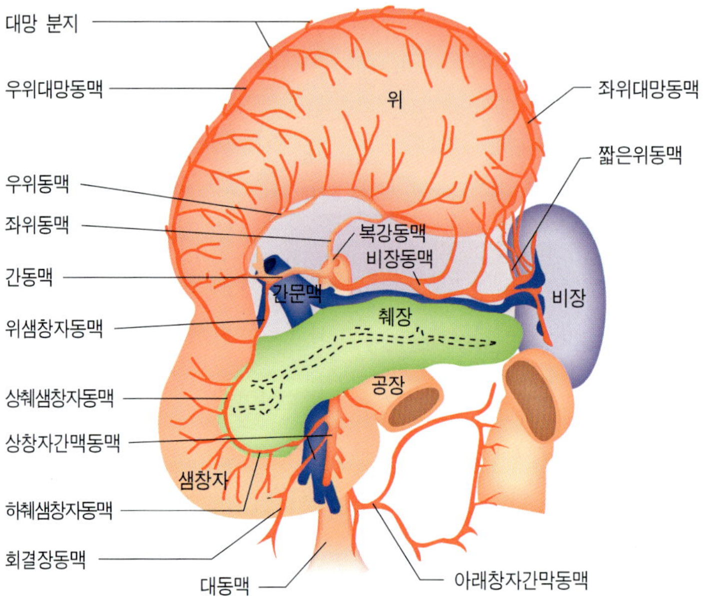

그림 25-2 위와 샘창자의 동맥혈 공급

① **동맥**

- 좌위동맥(left gastric artery) : 복강동맥에서 기시하며 위에 가장 많은 혈류를 공급한다. 15~20%에서는 좌위동맥에서 간좌엽을 공급하는 혈관이 나가기도 한다(aberrant left hepatic artery).
- 우위동맥(right gastric artery)
- 좌위대망동맥(left gastroepiploic artery)
- 우위대망동맥(right gastroepiploic artery)
- 짧은위동맥(short gastric artery) : 위아전절제술(subtotal gastrectomy) 후 하가로막동맥(inferior phrenic artery)과 더불어 위 근위부의 혈액공급을 담당한다.

② **정맥**

- 좌위정맥(left gastric vein, coronary vein) : 간문맥(portal vein)으로 배액된다.
- 우위정맥(right gastric vein) : 간문맥으로 배액된다.
- 좌위대망정맥(left gastroepiploic vein) : 비장정맥(splenic vein)으로 배액된다.
- 우위대망정맥(right gastroepiploic vein) : 위창자간막정맥(superior mesenteric vein)으로 배액된다.

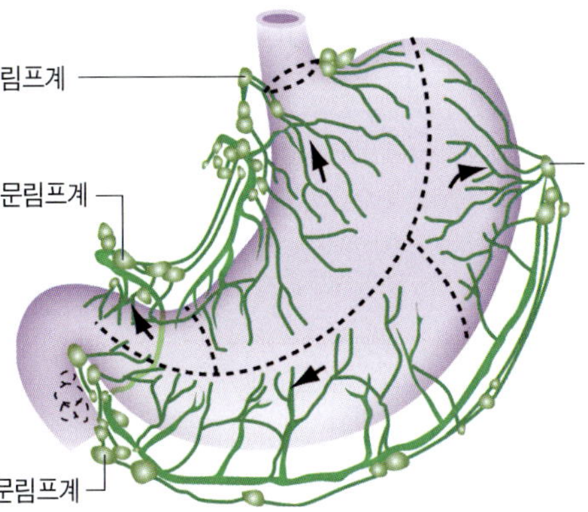

그림 25-3 위의 림프 배액 경로

(3) 림프배액

위의 림프액은 대개 혈관의 주행을 따라가며 크게 다음 4개의 군으로 배액된다.

① 상위림프계(superior gastric group) : 상부소만부(upper lesser curvature)의 림프액이 모여 좌위림프절(left gastric node), 분문부림프절(paracardial node)로 배액된다.

② 상날문림프계(suprapyloric group) : 날문부(antral segment of lesser curvature)의 림프액이 우측상부췌장림프절(right suprapancreatic node)로 배액된다.

③ 췌비장림프계(pancreaticolienal group) : 상부대만곡부(upper greater curvature)의 림프액이 좌위대망림프절(left gastroepiploic node), 비장림프절(splenic node)로 배액된다.

④ 하위림프계/하날문림프계(inferior gastric and subpyloric group) : 우위대망부의 림프액이 배액된다.

4개의 군으로 배액된 림프액은 최종적으로 복강림프절(celiac group)을 통해 가슴관(thoracic duct)로 배액된다. 4개의 군으로 구분하긴 했지만 점막하층에서 림프 배액총(submucosal plexus)을 이루고 있기 때문에 위암의 위치에 상관없이 모든 위치의 림프절로 전이될 수 있다.

(4) 신경지배

미주신경 및 복강신경총(celiac plexus)을 통하여 각각 부교감, 교감신경의 지배를 받는다.

① 미주신경(vagus nerve)

- 좌미주신경 : 식도 앞(anterior)에 위치하고 간분지(hepatic branch)와 위의 소만곡 앞부분을 따라 내려가는 anterior nerve of Latarjet으로 나누어진다.
- 우미주신경 : 식도 뒤(posterior)에 위치하고 복강분지(celiac branch)를 내고 위의 소만곡 뒷부분을 따라 내려간다(미주신경의 위치는 좌앞우뒤(Left Anterior, Right Posterior, LARP)로 외우면 쉽습니다).
- 미주신경섬유의 90% 이상은 구심성 신경섬유(afferent fiber)이며 원심성 신경섬유

(efferent fiber)는 위의 운동과 분비를 조절한다.

② 교감신경

• 복강신경총(celiac plexus) → postganglionic fiber가 위혈관을 따라 지배한다.

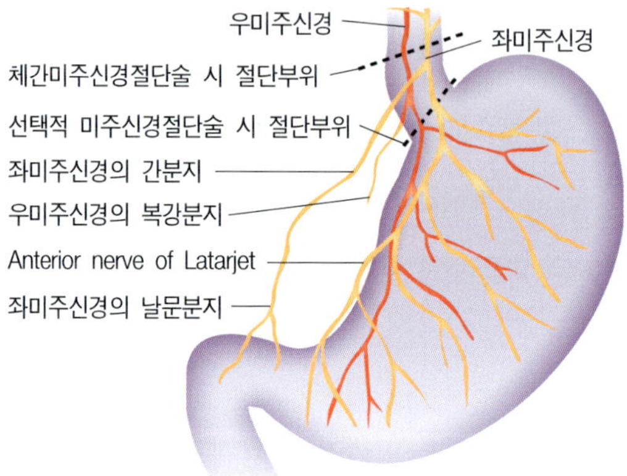

그림 25-4 위의 미주신경 분포도
체간미주신경절단술 시의 미주신경 절제 부위가 표시되어 있으며, 우미주신경의 복강분지와 좌미주신경의 간분지의 위쪽에서 시행한다. 선택적 미주신경절단술은 두 분지의 아래쪽에서 시행한다.

2) 위벽과 위분비샘의 구성

(1) 위벽

① 점막층(mucosa) : surface epithelium, lamina propria, muscularis mucosa로 구분된다.

② 점막하층(submucosa) : 결체조직이 풍부한 가장 질긴 조직이며, 림프와 혈관이 풍부하게 분포되어 있다. Meissner's plexus 역시 점막하층에 분포한다.

③ 고유근층(muscularis propria) : inner oblique, middle circular, outer longitudinal 3개의 근층으로 구성되어 있다. Auerbach's plexus가 분포한다.

④ 장막층(serosa)

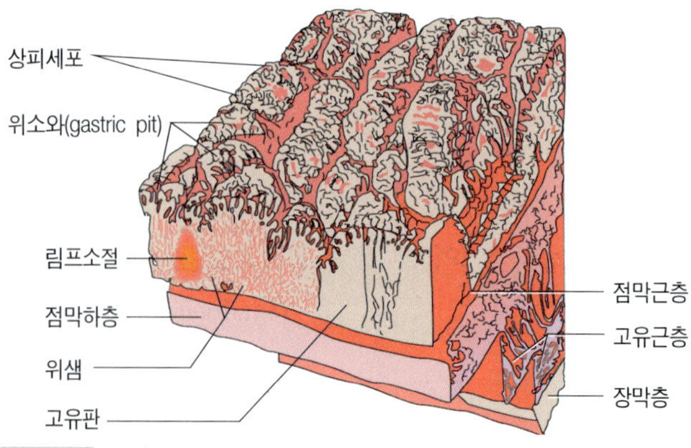

그림 25-5 위점막 표면

(2) 위 분비샘의 구성

① 위점막은 단층의 원주상피세포(columnar glandular epithelia)로 구성된다.

② 분문부는 점액 분비세포가 많이 분포하며 위체부에는 벽세포와 주세포가 많이 분포한다. 위저부와 근위 전정부에는 벽세포의 수가 적으며, 분문부와 원위 전정부에는 벽세포가 존재하지 않는다.

③ 위점막 전체적으로 주세포가 44%로 가장 많다.

- 주세포(chief cell) : 44%
- 점액세포(mucus cell) : 40%
- 벽세포(parietal cell) : 13%
- 내분비세포(endocrine cell) : 3%

표 25-1 위분비샘을 구성하는 세포와 위치 및 기능

세 포	위 치	기 능
벽세포(parietal)	체부	산과 내인자의 분비
점액세포(mucus)	체부, 전정부	점액 분비
주세포(chief)	체부	펩신 분비
표면 상피세포(surface epithelial)	위 전체	점액, 탄산염 분비
장크롬 친화성세포(enterochromaffin cell)	체부	히스타민 분비
G세포	전정부	가스트린 분비
D세포	체부, 전정부	소마토스타틴 분비

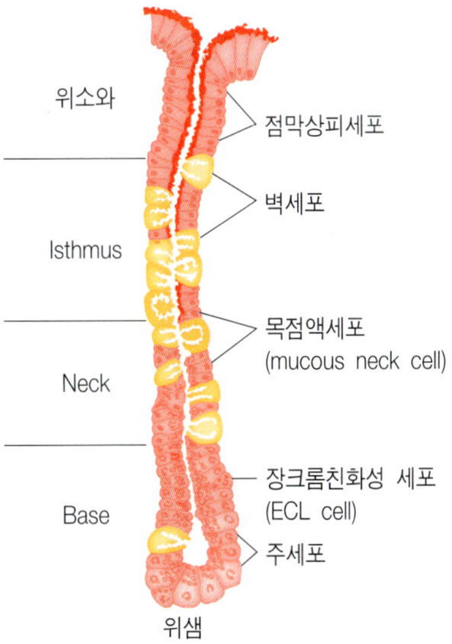

그림 25-6 위샘 내부의 세포 분포

25.2 생리학

1) 위의 주요 기능(소화와 흡수를 위한 준비 과정)

(1) 저장기능

위의 근위부는 음식물 섭취 시 수용성 이완(receptive relaxation)을 일으켜 음식물의 저장소 역할을 한다.

(2) 배출기능

위 전정부와 날문부는 음식물을 배출하는 기능을 한다.

(3) 소화기능

대부분 샘창자, 공장에서 이루어지나 위에서도 침의 아밀라아제, 위에서 분비되는 펩신에 의해 소화가 이루어진다.

- 유동식(liquid diet) : 위의 소만곡을 따라 샘창자로 빠르게 배출된다.
- 고형식(solid diet) : 위 근위부의 수용성 이완으로 위저부에 저장되었다가 전정부와 날문부의 협동운동(coordination)에 의해 대만곡을 따라서 배출된다.

2) 위의 호르몬

(1) 가스트린(gastrin)

위 전정부의 G세포에서 생산된다. 단백질 섭취 시 분비가 촉진되며 위내부의 산도가 높아지면($pH < 3$) 소마토스타틴의 paracrine action에 의해 분비가 억제된다. 가스트린은 위상(gastric phase)에서의 위산 분비에 중요한 역할을 하며 벽세포 및 장크롬 친화성세포(enterochromaffin cell, ECF cell)를 증가시키기도 한다(trophic effect).

(2) 고가스트린혈증(hypergastrinemia)

위산억제 치료를 하게 되면 위산분비가 줄어들면서 소마토스타틴에 의한 음성 되먹이기 기전(negative feedback)이 억제되어 고가스트린혈증이 생긴다.

(3) 소마토스타틴(somatostatin)

위저부와 전정부의 D세포에서 생산된다. 위 전정부의 산도가 높아질 때($pH<3$) 분비가 촉진되며 미주신경의 아세틸콜린에 의해 분비가 억제된다. 직접적으로 벽세포에 작용하여 위산 분비를 억제한다. 또한 G세포의 가스트린 분비를 억제하여 장크롬 친화성세포의 히스타민 분비를 억제하게 되어 결과적으로 벽세포의 위산분비가 억제된다.

(4) 히스타민(histamine)

장크롬 친화성세포에 의해 분비되며 위산분비의 조절에 있어 가장 중심이 되는 물질이다. 가스트린, 아세틸콜린, 에피네프린 등에 의해 분비가 촉진되며 소마토스타틴이 gastrin-stimulated histamine release를 억제한다.

3) 위산의 분비 및 기능

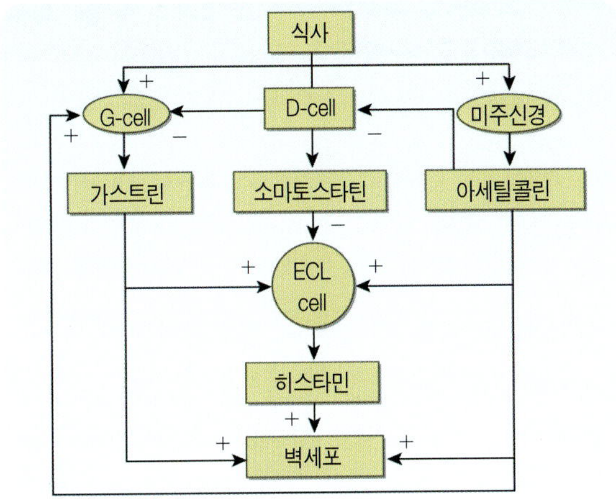

그림 25-7 위산분비의 기전

(1) 기초 산분비(basal acid secretion)

① 공복 시에는 최대산분비량(Maximal Acid Output, MAO)의 10% 정도에 해당하는 시간당 1～5mmol의 위산이 분비된다.

② Circadian variation을 보여 낮보다 밤에 분비량이 더 많다.

③ 미주신경절단술(vagotomy)이나 아트로핀의 투여로 기초 산분비를 75～90% 감소시킨다.

④ H_2 수용체 길항제(H_2 receptor blocker) : 기초 산분비를 90% 감소시킨다.

(2) 자극에 의한 산분비(stimulated acid secretion)

① 뇌상(cephalic phase)

- 음식에 대한 시각, 후각 등이 원인으로 작용한다. 대뇌 피질, 시상하부를 통한 미주신경의 자극으로 전정부 G cell에서 가스트린 분비, 벽세포의 위산분비가 일어난다.
- 총 위산배출량의 20～30%에 해당한다.

② 위상(gastric phase)

- 음식물이 위에 들어가면서 시작되며 위가 비워질 때까지 지속된다. 음식물에 의한

위의 팽창(distention)이 가장 중요한 자극이며 그 외 단백질 및 그 분해 산물에 의한 가스트린 분비로 위산이 분비되기도 한다.

- 총 위산배출량의 60~70%를 차지하는데 30~40%가 위의 팽창으로 인한 위산분비(pyloro-oxyntic reflex)이고 나머지가 단백질 섭취에 의한 분비이다.

③ 장상(intestinal phase)

- 소장에 음식물이 들어가면서부터 시작되고, 근위부 공장에 음식물이 있을 때까지 지속된다.
- 아마도 혈청 가스트린 레벨과는 상관이 없고, 장에서 분비되는 어떤 호르몬(enterooxyntin)에 의해 산이 분비될 것으로 생각된다.
- 총 위산배출량의 10%를 차지한다.

(3) 위산의 기능

① Pepsinogen을 pepsin으로 전환시킨다. Pepsin은 단백질을 가수분해시키며 가스트린의 분비를 촉진시킨다.

② 샘창자에서 중탄산염(bicarbonate)의 분비를 유도한다.

③ 박테리아의 colonization을 막는다.

- 무산증(achlorhydria)이나 산억제 치료 시 위, 샘창자의 세균 colonization이 관찰된다.
- 병원 내 폐렴(nosocomoal pneumonia) : 전신상태가 좋지 않은 중환자의 경우 위의 세균 colonization에 의해 폐렴이 발생할 수 있다.

(4) 그 외 위액의 성분

① 내인자(intrinsic factor) : 벽세포에서 분비되며 말단 회장부(terminal ileum)에서 Vit B_{12} 흡수에 필요하다. 악성 빈혈(pernicious anemia)나 위전절제술(total gastrectomy)의 시행 후 내인자가 결핍되기 쉬우므로 Vit B_{12}의 주사가 필요하다.

② 펩시노겐(pepsinogen) : 위산에 의해 펩신으로 전환되며 단백질을 가수분해 한다.

③ 점액(mucus) : 위점막을 보호하는 기능을 한다. 미주신경자극, 프로스타글란딘, 박테리아 독소 등에 의해 분비가 촉진되며 NSAIDs, anticholinergic drug에 의해 분비가 억제된다.

④ 중탄산염(bicarbonate)

4) 위의 운동

위 근위부에 위치한 카잘세포(interstitial cell of Cajal)가 pacemaker 역할을 하며 여기서 발생한 전기적 신호가 위의 수축과 이완을 일으킨다.

(1) 공복 시

날문 쪽으로 진행하는 환형(circumfenrental)의 연동파가 분당 3회의 사이클로 진행된다.

(2) 식사 후

① **수용성 이완**(receptive relaxation) : 음식물 섭취 시 미주신경의 자극으로 근위부 위의 휴지기 압력(resting tone)이 감소하여 수용성 이완을 일으킴. 체간미주신경절단술(truncal vagotomy) 시행 시 수용성 이완이 되지 않기 때문에 조기 포만감이 생기고 유동식은 더욱 빠르게 배출된다.

② **Mixing and grinding** : 위의 중간부, 전정부의 강한 반복적 수축으로 음식물 입자를 1mm이하로 분쇄하고 섞는다.

③ **위배출**(gastric emptying)

- 고형식보다 유동식이, 지방식보다 탄수화물식이 빠르게 배출된다.
- 고농도식일수록, 음식의 산도가 높을수록 느리게 배출된다.
- 뜨겁거나 차가운 물이 미지근한 물보다 느리게 배출된다.

5) 위 점막의 방어 기능

위벽의 세포막, 세포의 재생, 점액 분비, 알칼리의 분비, 동맥혈의 산도, 혈류량 등이 관여한다.

위의 혈류량이 50%까지 줄어도 방어 기능에 영향을 미치지 않으나 75% 이상 감소하게 되면 위 점막의 방어 기능이 약해지면서 위점막 손상이 발생한다.

표 25-2 위 점막의 방어 기능

방어인자	공격인자
중탄산염 분비, 점액 분비	위산 분비, 펩신 분비
혈류	에탄올, NSAID
성장인자	쓸개즙의 역류
세포 재생	허혈, 저산소증
내인성 프로스타글란딘	*H. pylori*

25.3 소화성 궤양

1) 역학

(1) 과거 20년간 소화성 궤양에 의한 입원율은 감소하였으나 궤양 합병증에 의한 입원율은 거의 변동이 없었다.

(2) 샘창자 궤양에 의한 입원율은 감소하였는데 이는 실제 유병율의 감소이기보다는 입원치료의 적응증이 이전에 비해 엄격해졌기 때문으로 생각된다. 한편 위궤양의 입원율은 거의 변동이 없는데 고령인구의 증가 및 위궤양 출혈로 인한 입원이 증가했기 때문으로 보인다.

(3) 위궤양 합병증의 증가는 NSAID 사용의 증가와 관련이 있다.

(4) 소화성 궤양의 발생빈도가 남자에서 감소한 반면 여자에서 증가한 것은 여성에서 흡연율 증가 및 NSAID 복용 증가와 관련이 있는 것으로 생각된다.

2) 궤양의 종류와 위치

궤양은 고유근층(proper muscle) 이상손상된 것을 의미하며 주로 점막 경계부(mucosal junction)에서 발생한다.

(1) 샘창자 궤양

주로 날문－샘창자 경계부(duodenal pyloric junction)에 발생한다.

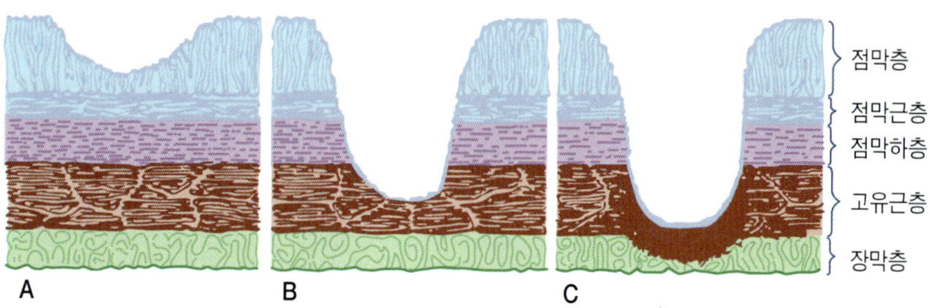

그림 25-8 위궤양의 종류와 위치
A, 미란(erosion). B, 활동성 궤양. C, 만성 위궤양

(2) 위궤양

① 위산과다

- Type 2(15%) : 벽세포－위전정 경계부(oxyntic-antral junction)＋샘창자 궤양
- Type 3(20%) : 위전정－날문 경계부(antral-pyloric junction)

② 위산과다 없는 경우(위벽 방어인자의 약화 시)

- Type 1(60～70%) : 벽세포－위전정 경계부의 소만부에 호발한다.
- Type 4 : 위식도경계부(GE junction), 분문부에 발생한다.

표 25-3 위궤양

	Type 1 GU	Type 2 GU	Type 3 GU	Type 4 GU
빈도	가장 흔함 60~70%	15%	20%	10% 미만
위산	정상-감소	과다분비	과다분비	정상
위치	소만곡, 각절흔 근처(위전정-체부 경계부위)	위전정-체부 경계부위	날문부 2cm 이내	위 근위부(분문부)
특징	Diffuse antral gastritis 및 Multifocal atrophic gastritis와 대부분 관련	샘창자 궤양과 동반		주로 라틴 아메리카에서 발생(백인에서는 드묾)

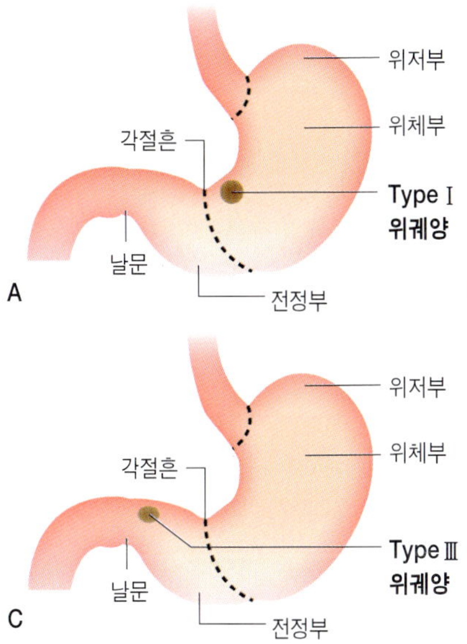

그림 25-9 위궤양의 위치에 따른 Type

3) 발병기전

(1) *Helicobacter pylori* 감염

① 샘창자 궤양의 90%, 위궤양의 75%에서 감염이 확인된다.

② 그람음성 나선형의 미세호기성(microaerophilic) 미생물이다. 또한 요소분해효소(urease)를 생산하여 요소를 암모니아와 중탄산염(bicarbonate)으로 분해하여 주변을 알칼리화한다.

③ 위점막 내에 존재하며 이소성 위점막(heterotropic gastric mucosa-바렛 식도, 샘창자 점막의 위점막 화생, 멕켈게실) 등에도 감염될 수 있다.

④ 한번 감염되면 자연 치유가 힘들다.

⑤ 사람-사람 감염경로 : 분변-구강, 구강-구강 경로로 전파된다.

⑥ 감염률과 사회경제적 지위는 반비례한다. 밀집된 가족생활(clustering crowding)을 하거나 불량한 위생 상태와 관계가 있다.

⑦ *H. pylori*의 위점막 손상 기전
- 국소적 조직 손상을 일으키는 독성 물질의 생산.
- 주화성(chemotactic) : 국소 점막 면역반응의 활성화로 중성구 및 대식세포가 모여든다.
- 위 상피세포의 인터류킨-8(IL-8) 생산을 자극함 → CD_4^+ T cell 활성화 → B cell 활성화 → IgM, G, A 생산
- *H. pylori* 감염이 위전정부의 D-cell을 감소시킴 → somatostatin 감소 → gastrin 분비 증가 → 위산분비의 증가

⑧ 위장관 질환과의 연관성
- 위암 : *H. pylori* 감염과 연관성이 있다고 생각된다.
- MALT(mucosa associated lymphoid tissue) lymphoma : 감염과 연관성이 있어서 chemotherapy 전에 *H. pylori* 치료가 먼저 시도된다.
- 위궤양보다 샘창자 궤양에서 감염률이 높으며, 감염 치료 시 확실히 궤양 재발이 적다.

(2) NSAID

① *H. pylori* 다음으로 흔한 유발인자이다.

② NSAID의 사용 증가로 상부 위장관 출혈과 같은 합병증 발생이 증가하였다.

③ 궤양 발생 빈도는 복용한 NSAID의 양(daily dosage)에 비례한다.

④ 급성 손상 : 복용 후 1~2주 내에 발생하며, 점막 충혈(mucosal hyperemia), 표재성 미란(superficial erosion) 등이 생기게 된다.

⑤ 만성 손상 : 일반적으로 1개월 이상 복용 시에 발생하며, 위전정부의 미란 및 궤양, 샘창자 궤양이 발생한다.

심화학습

◆ *H. pylori* 감염에 의한 궤양
- 상대적으로 샘창자 궤양이 더 많다.
- 거의 만성 위염을 동반한다.
- *H. pylori*를 근치하지 않으면 50~80%에서 재발한다.

◆ NSAIDs 사용에 의한 궤양
- 위궤양이 더 많다.
- 25%에서만 위염이 동반된다.
- NSAID만 끊으면 재발하지 않는다.

(3) 산

① 최대산분비량(MAO)이 12～15mmol/hr인 경우 샘창자 궤양의 선행요인이 된다.

② 위산과다와 직접적인 관계가 없는 Type 1, 4 위궤양의 경우 위산과다가 궤양 발생의 주요 보조인자(important cofactor)로 작용한다.

(4) 샘창자 궤양의 분비 이상

표 25-4 샘창자 궤양 환자에서의 분비 이상의 빈도

샘창자 궤양의 분비 이상	빈도
샘창자 중탄산염 분비의 감소	70%
야간 산분비의 증가(nocturnal acid secretion)	70%
샘창자로 넘어오는 산의 증가(duodenal acid loading)	65%
주간 산분비의 증가(daytime acid secretion)	50%
펜타가스트린 자극 최대산분비량의 증가(pentagastrin stimulated MAO)	40%
가스트린에 대한 민감도 증가(sensitivity to gastrin)	35%
기초 가스트린 레벨의 증가(basal gastrin)	35%
식후 가스트린 분비의 증가(postprandial gastrin release)	25%
산도 증가에 따른 가스트린 분비 억제의 감소(inhibition of gastrin release)	25%

4) 임상증상

(1) 샘창자 궤양

① **복통**(가장 흔하다) : 명치 근처의 간헐적 통증이며 음식물 섭취 시 완화된다. 하지만 통증이 지속적일 경우 궤양의 침습이 깊어진 것을 의미하며 등쪽으로 방사통이 동반될 경우에는 췌장까지 침범했을 가능성이 있다.

② **천공**(5%) : 통증의 시작 시간(onset time)이 명확하고, 고열, 빈맥, 탈수, 장마비(paralysis)의 증상이 동반된다. 신체검진 상 압통, 반발통, 복부 강직 등의 증상이 나타나며 흉부 방사선 검사상 가로막 아래쪽의 자유 공기(free air) 음영이 나타난다.

③ **출혈** : 토혈(hematemesis) 및 흑색변(melena)의 증상이 나타나며 출혈이 많은 경우 혈변(hematochezia)이 나오기도 한다. 대량 출혈의 경우 샘창자 후방으로 지나가는 위샘창자동맥(gastroduodenal artery)의 천공으로 발생할 수 있다.

④ **폐색**(obstruction) : 급성 염증으로 인한 부종, 협착 등으로 폐색증상(위배출 지연, 오심, 구토)이 나타날 수 있다. 만성 염증 시 샘창자의 섬유화 및 협착으로 위가 심하게 팽창(massive distention)할 수 있으며 체중감소 및 영양결핍의 증상이 나타난다.

“ 참고하세요 ”

위 또는 샘창자 궤양의 천공은 외과적 응급 질환이기 때문에 내과적 질환과 감별이 중요하다. 비교적 뚜렷한 차이점은, 궤양 천공인 경우에는 그 시작 시간이 명확하여 언제부터 통증이 시작되었는지를 환자가 명확하게 아는 경우가 많다. 반면 급성 췌장염, 담관염, 쓸개염, 급성 막창자꼬리염과 같은 질병에서는 통증 시작 시간이 명확하지 않는 경우가 많다.

(2) 위궤양

① **복통** : 샘창자 궤양과 비슷한 양상의 통증이나 음식물 섭취 후 악화된다. 반면 샘창자 궤양은 음식물 섭취 후 호전되는 경우가 많다.

② **천공** : 소만곡부의 전면(anterior aspect of lesser curvature)에서 호발한다.

③ **출혈** : 위궤양 환자의 35~40%에서 발생하며 샘창자 궤양 출혈보다 사망률이 높다. Type 2, 3에서 호발하며 Type 4의 경우 출혈이 동반되면 치명적이다.

④ **폐색** : Type 2, 3에서 많으며 위암과의 감별이 반드시 필요하다.

5) 진단

(1) *H. pylori* 검사

소화성 궤양이 의심되면 모든 환자에서 시행한다.

① 비침습적 검사

- 혈청학적 검사(serology) : 주로 내시경이 어려운 상황에서 시행하며 IgG 매개성 면역 반응을 이용한다. 민감도 및 특이도가 90%이다. 하지만 치료 후 장기간 양성소견이 지속되기 때문에 완치 여부를 평가하기 위해서 사용하지 않는다.
- 요소호기 검사(urea breathe test) : 요소분해효소에 의해 요소가 암모니아+중탄산염으로 분해되는 원리를 이용한다. 탄소동위원소(C_{13}, C_{14})를 이용하며 호기시 배출된 탄산가스(CO_2)를 검사한다. 민감도 및 특이도가 95%에 이르며 치료 끝난 4주 후에 박멸을 확인하기 위해 시행한다.

② 침습적 검사

- Rapid urease assay : 점막 생검 조직을 요소를 함유한 시약에 넣어 요소분해효소에 의한 pH 변화를 검사한다. 민감도 90%, 특이도 98%이며 내시경 검사 시 *H. pylori*를 진단하는데 좋은 방법이다.
- 조직 검사(histology) : *H. pylori* 진단의 표준검사(gold standard)이며 민감도 95%, 특이도 99%에 이른다.
- 배양 검사(culture) : 민감도 80%, 특이도 100%이며 상대적으로 비싸고 오래 걸리기 때문에 진단 목적으로 사용되는 경우는 적고, 주로 항생제 감수성 검사를 위해 사용한다.

✤ 이 것 만 알 아 두 세 요 ✤

내시경을 시행하여 rapid urease assay 또는 조직 검사를 통해 *H. pylori*를 진단하며, 양성 반응이 나올 경우 항생제 치료 후 박멸 여부를 판단할 때에는 비침습적인 요소호기 검사를 시행한다.

(2) 상부 위장관조영술

궤양속 바륨의 여부로 진단하며, 궤양의 위치, 위벽 침투의 정도, 섬유화로 인한 반흔 등을 확인하는데 유용하다.

상부 위장관조영술에서 악성을 시사하는 소견은 다음과 같다.

- 큰 사이즈
- 궤양과 동반된 종괴
- 점막 주름이 끊기면서 모아지는 모양(interrupted, fused mucosal fold)
- 궤양 내부의 불규칙한 충만 결손(irregular filling defect)

(3) 위내시경

① 내시경 시 소화성 궤양의 97% 이상을 진단 가능하다.

② 여러 곳을 생검하여 악성(malignancy)을 배제해야 한다.

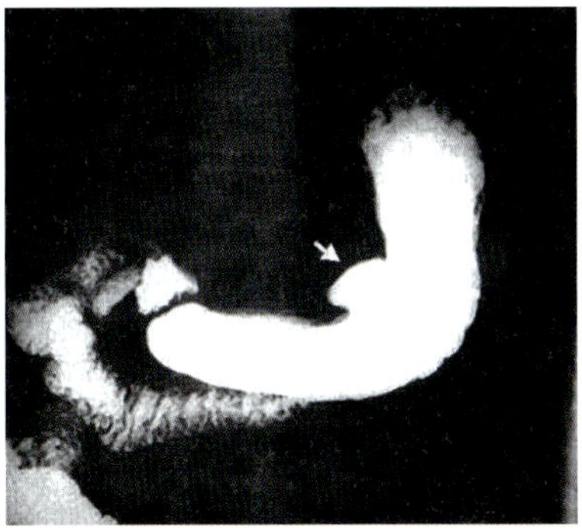

그림 25-10 위의 소만곡에 위치한 위궤양

6) 치료

(1) 약물치료

① 생활습관 개선 : 술, 담배, 커피를 중단하고, NSAID 복용을 금지한다(필요 시 COX2 inhibitor를 사용하거나 prostaglandin 유사체인 misoprostol을 함께 복용하도록 한다).

② 제산제(antacids) : 위산을 중화시켜 위산의 소화 작용을 억제시킨다. 마그네슘 제제의 경우 설사, 알루미늄 제제의 경우 저인산혈증 및 변비의 부작용이 있다.

③ H_2 수용체 길항제(H_2-receptor antagonist) : 벽세포의 히스타민 수용체를 억제시켜 기초위산분비(BAO)를 감소시키며 cimetidine, ranitidine, famotidine의 약제가 있다. 샘창자 궤양에서 4주간 치료 시 70～80%, 8주간 치료 시 80～90%가 치유된다.

④ 양성자 펌프 억제제(proton pump inhibitor) : 산분비의 최종 경로를 차단하는 가장 강력한 위산분비 억제제이며 기초위산분비를 거의 100% 감소시킨다. 산성 환경에서 활성화 되므로 H_2 수용체 길항제나 제산제와 병용 시 효과가 떨어진다.

⑤ Sucralfate : 위에서 분해된 후 sucrose가 궤양에 보호막을 형성하고, 점막 재생을 도와줄 것으로 생각된다.

⑥ *H. pylori* 감염 치료

- *H. pylori* 박멸 시 궤양 재발률은 2% 정도로 매우 낮으며, 궤양이 있는 환자에서 *H. pylori* 감염 시에는 치료가 필수적이다(궤양이 없는 경우에는 반드시 *H. pylori*를 박멸할 필요는 없다).
- 양성자 펌프 억제제 포함 삼제 요법(PPI triple therapy) : 최근에 많이 사용하는 요법이며 1～2주 치료로 80～95%의 치료효과를 보인다.
  - PPI(omeprazole)
  - Amoxicillin(1000mg bid)
  - Metronidzaole(500mg bid) of Clarithromycin(500mg bid)
- 완치 판정은 치료 종결 4주 후 요소호기검사(UBT)를 이용한다.

(2) 소화성 궤양 치료의 수술적 방법

난치성 궤양(intractability)에서 NSAIDs를 끊기 어렵거나 *H. pylori* 근치가 어려운 경우, 출혈, 천공, 폐색 등의 합병증이 있는 경우 수술적 치료를 고려할 수 있다.

미주신경절단술을 시행할 경우 최대산분비(MAO)의 50%가 감소하며, 미주신경절단술과 전정부절제술을 같이 시행할 경우 최대산분비의 85%가 감소한다.

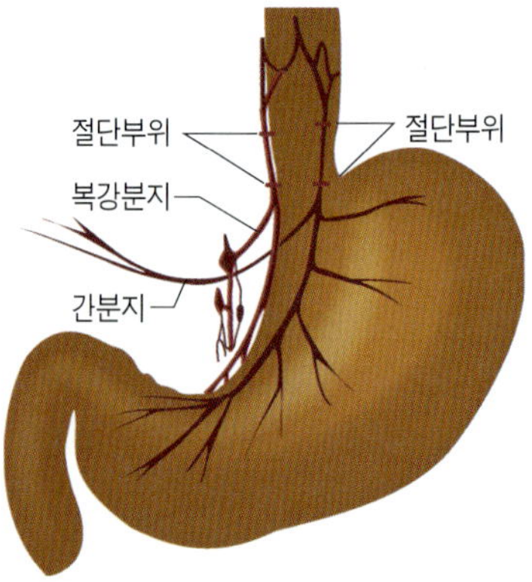

그림 25-11 체간미주신경절단술

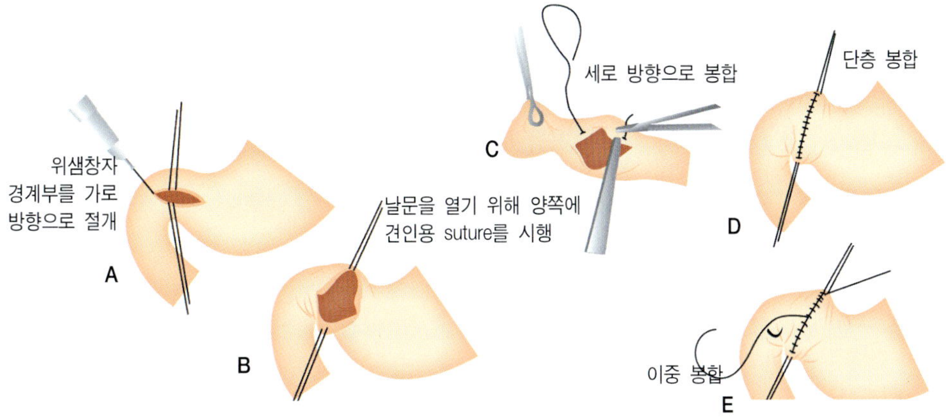

그림 25-12 Heineke-Mikulicz 날문성형술
날문을 따라 가로 방향으로 절개(longitudinal incision)를 가한 후 위쪽으로 2~3cm, 샘창자 쪽으로 2~3cm 절개를 연장하여 세로 방향으로 봉합한다.

① **체간미주신경절단술 및 배액술**(truncal vagotomy with drainage)

- 간분지(hepatic branch)와 복강분지(celiac branch)를 내기 전의 왼-오른쪽 체간미주신경을 절단하는 방법으로 수술 중 동결절편검사(frozen biopsy)로 2개 이상의 체간미주신경을 확인해야 한다.
- 체간미주신경절단술을 시행할 때에는, 미주신경 절단에 따른 위의 수용성 이완(receptive relaxation) 및 위 배출기능의 장애로 위내저류(gastric stasis)가 발생하기 때문에 날문의 수축기능을 없애기 위해 날문을 절개하는 배액술을 반드시 시행한다.
- Heineke-Mikulicz 날문성형술이 가장 흔히 시행되고, 샘창자 팽대부의 반흔 협착이 심한 경우에는 Finney pyloroplasty, Jaboulay gastroduodenostomy 등을 시행하기도 한다.
- 출혈로 인해 혈역학적으로 불안정한 환자에서 짧은 시간 내에 수술할 수 있다는 장점이 있으나 쓸개즙 역류, 설사와 같은 부작용이 있다.

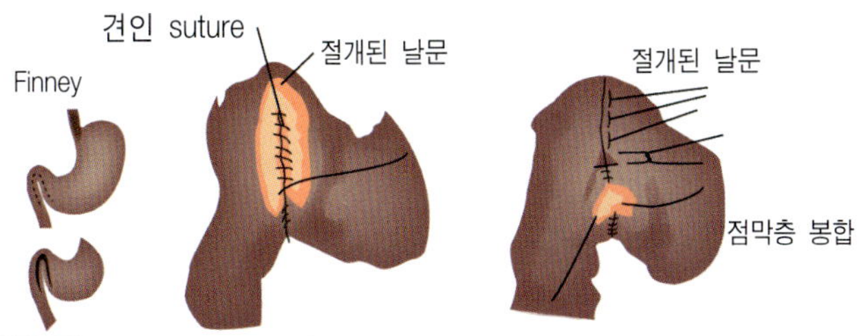

그림 25-13 Finney 날문성형술
흡수성 봉합사를 이용하여 날문 안쪽을 봉합하고 실크를 이용하여 외벽을 보강한다.

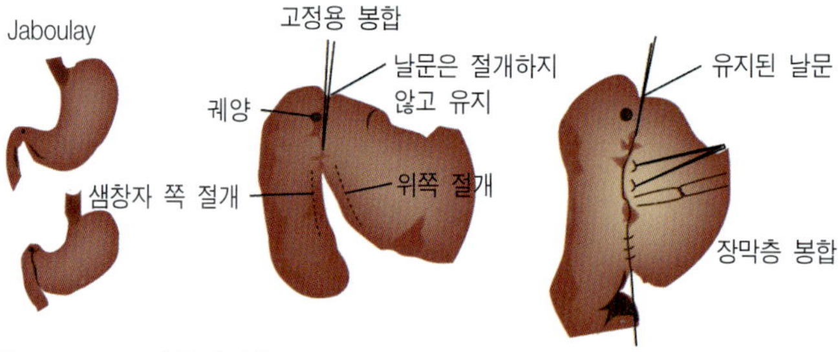

그림 25-14 Jaboulay 날문성형술
위 원위부와 샘창자 근위부를 4~5cm가량 같은 길이로 절개한 이후에 봉합하여 음식물이 날문을 우회하도록 한다. 날문은 손상되지 않은 채로 유지된다.

② **고도선택 미주신경절단술**(highly selective vagotomy=parietal cell vagotomy)

- 위의 소만곡을 따라 미주신경의 분지인 Latarget신경이 있고, 여기서 Crow's feet으로 불리는 분지가 나온다.
- 날문부 상방 7cm부터 위식도경계부(GE junction) 상방 5cm까지의 Crow's feet을 절단하고, 전정부와 날문부로 분지하는 2~3개의 Crow's feet은 보존한다.
- 'Criminal nerve of Grassi'라 불리는 후미주신경의 가장 근위부 분지를 절단하지 않을 경우 궤양 재발의 원인이 되므로 반드시 절단하도록 주의한다.
- 숙련된 수술자가 수술할 경우 재발률은 10~15%이며 재발해도 내과적 치료에 잘 반응한다.
- 날문 앞 전정부(prepyloric antrum)의 궤양은 재발률이 높기 때문에 적응증에 해당하지 않는다.

③ **체간미주신경절단술 및 위전정부절제술**(truncal vagotomy with antrectomy)

- 위산 분비를 최소화할 수 있는 수술이며 궤양 재발률은 2% 이하이다.
- 약 2%의 사망률을 보이며 덤핑 증후군이 약 20%에서 나타날 수 있다.

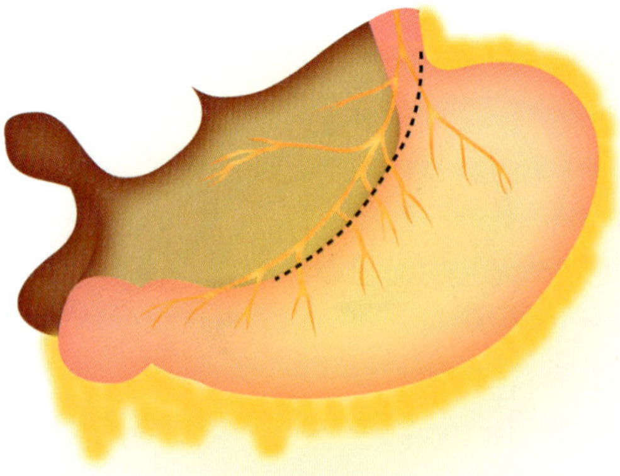

그림 25-15 고도선택 미주신경절단술 시 미주신경의 절단 부위

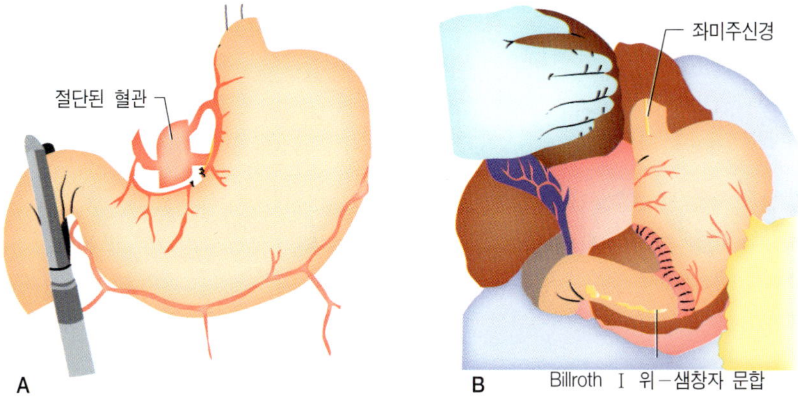

그림 25-16 체간미주신경절단술 및 위전정부절제술

- 날문 앞 전정부(prepyloric antrum) 궤양의 계획된 수술(elective operation)에 좋은 방법이다.
- 전정부 절제 후 위와 장의 연결은 Billroth Ⅰ 및 Billroth Ⅱ 술식을 시행한다.
- 대부분 Billroth Ⅰ 술식이 가능하며, 샘창자 잘린 끝의 누출(duodenal stump leakage)나 수입각 증후군(afferent loop syndrome)이 발생할 위험이 없으나 궤양이 심하여 샘창자 팽대부의 반흔 변형이 심한 경우에는 시행하지 않는다.
- Billroth Ⅱ 술식의 경우 수입각(afferent loop)의 길이를 최소화하여 꺾임이나 꼬임(kinking or twisting)을 방지해야 하므로 위－공장 문합술을 횡행결장 후방으로 공장을 끌어올려 시행(retrocolic gastrojejunostomy)하는 것이 좋다.

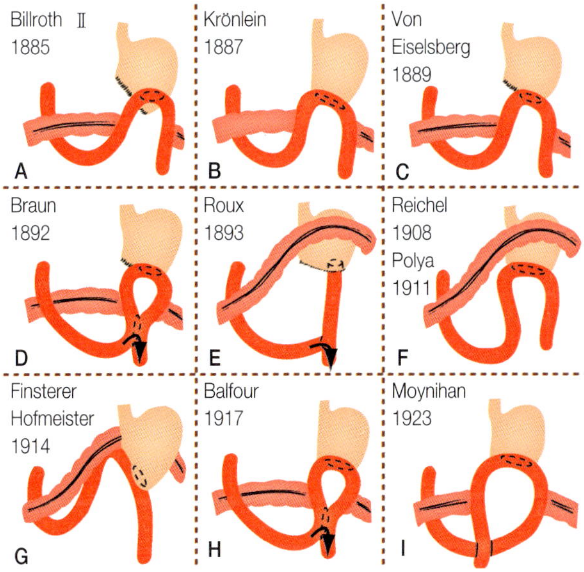

그림 25-17 위와 소장의 문합 방법

④ **위아전절제술**

위암이 의심되거나 체간미주신경절단술이나 전정부절제술 후 재발한 경우를 제외하고는 거의 시행되지 않는다.

표 25-5 샘창자 궤양 시 수술 치료의 임상 결과

		TV(truncal vagotomy)+pyloroplasty	TV+antrectomy	HSV
사망률(%)		<1	1	0
재발률(%)		5~15	<2	5~15
덤핑(%)	경증	10	10~15	<5
	중증	1	1~2	0
설사(%)	경증	25	20	<5
	중증	2	1~2	0

(3) 수술적 치료의 적응증

계획된 수술 시 균의 과증식 및 오염을 줄이기 위해 위장을 산성화시키는 것이 필요하므로 72시간 전부터 위산 억제제의 사용을 중단한다.

① **난치성 샘창자 궤양**

- 8~12주의 치료에도 반응이 없거나 치료 중단 시 재발하는 경우에 수술적 치료를 고려한다.
- 수술은 고도선택 미주신경절단술이 가장 좋은 방법이다(laparoscopy로도 가능).

② **난치성 위궤양**

- Type Ⅰ
  - 악성을 배제하였을 때 : 원위부 위절제술+Billroth Ⅰ 문합
  - 악성이 의심될 때 : 위아전절제술
  - 체간미주신경절단술은 재발 측면에서 이점이 없으며 설사를 유발하기 때문에 시행하지 않는다.
- Type Ⅱ, Ⅲ
  - 원위부 위절제술+체간미주신경절단술

③ **출혈이 동반된 샘창자 궤양**

- 체간미주신경절단술+날문성형술 및 출혈하는 혈관의 결찰
- *H. pylori* 양성인 경우 bleeding control+*H. pylori* 치료를 주장하는 group도 있으나 과거 *H. pylori* 치료에 실패했거나 출혈이 많다면 미주신경절단술을 시행하는 것이 좋다.
- 고도선택 미주신경절단술은 시간이 많이 걸려 시행하지 않는다.

④ **출혈이 동반된 위궤양**

- Type Ⅰ : 원위부 위절제술+Billroth Ⅰ 문합
  - NSAIDS를 계속 복용해야 하는 경우 미주신경절단술을 시행하는 것은 이득이 없다. Selective COX-2 inhibitor로 바꾸거나 prostaglandin 유사체인 misoprostol을 병용한다.
- Type Ⅱ, Ⅲ : 원위부 위절제술+미주신경절단술

⑤ **천공이 동반된 샘창자 궤양**

- 대망 패치(omental patch)를 이용한 단순 봉합술+*H. pylori* 치료
  - *H. pylori* 양성인 경우
  - 전신 상태가 좋지 않은 경우
  - 혈역학적으로 불안정한 환자(hemodynamically unstable)
  - 24시간 이상 누출로 인한 삼출성 복막염
- 대망 패치를 이용한 단순 봉합술+고도선택 또는 체간미주신경절단술
  - *H. pylori* 음성인 환자
  - NSAIDs를 지속적으로 사용해야 할 경우
  - 치료에 반응이 없는 경우

⑥ **천공이 동반된 위궤양**

- Type Ⅰ 위궤양
  - 환자의 상태가 안정된 경우 : 원위부 위절제술+Billroth Ⅰ 문합
  - 환자의 상태가 안정되지 않은 경우 : 궤양조직생검+패치를 이용한 단순봉합+*H. pylori* 치료
- Type Ⅱ, Ⅲ
  - 궤양조직생검+패치를 이용한 단순봉합+*H. pylori* 치료
  - 전신 상태, 혈역학적 상태, 복막염의 정도에 따라서 추가적으로 체간미주신경절제술을 시행하는 것을 고려할 수 있다.

⑦ **위장폐색**(gastric outlet obstruction)

- 샘창자 궤양과 Type 3 위궤양에서 흔하며 Type 2에서도 발생 가능하다.
- Type 1에서 발생할 경우 악성을 의심해봐야 한다.
- 위배출부 폐색(gastric outlet obstruction)이 있는 모든 환자에서 비위관(nasogastric tube, Levin tube)을 이용하여 배액을 시행하며, 수분 및 전해질 교정을 시행한다. 내시경 및 조직 검사를 시행하여 병변의 위치, *H. pylori* 감염, 악성여부를 판단할 수 있다.
- 급성 폐색 : 보존적 치료를 유지하면서 내시경적 풍선확장술(endoscopic balloon dilatation)을 해볼 수 있다.

• 만성 폐색 : 고도선택 미주신경절단술+위-공장 문합술을 시행한다. 체간미주신경 절제의 경우 만성적으로 위배출(gastric emptying)의 장애가 발생할 수 있다. Type 2, 3 위궤양에 의한 폐색시에는 위절제술+미주신경절제술을 시행한다.

⑧ **Type 4 위궤양**

• 궤양의 크기, 위식도경계부에서의 거리, 주위조직 염증의 정도에 따라 술식이 결정된다.

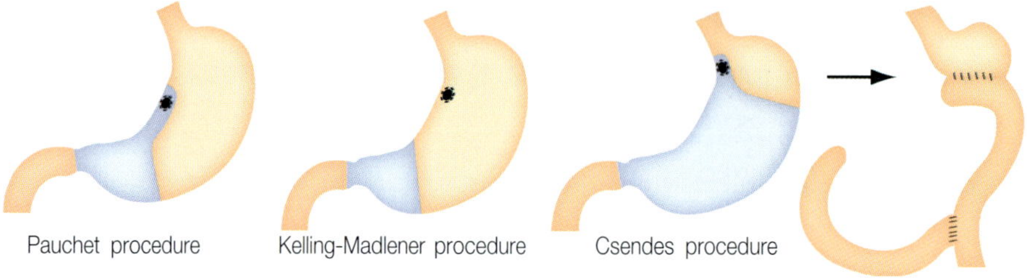

그림 25-18 Type Ⅳ 위궤양의 수술방법

7) 위절제 후 증상(postgatrectomy syndrome)

(1) 덤핑증후군(dumping syndrome)

위절제 후 날문부의 괄약근 기능이 없어짐으로 인해 음식물이 위에서 저장되지 못하고 빠르게 소장으로 내려감으로써 발생하는 증상들을 말한다.

조기 덤핑(early dumping)의 빈도가 후기 덤핑(late dumping)보다 흔하다.

① **조기 덤핑**(early dumping)

• 증상 : 식사를 하던 중 혹은 식사 후 20~30분 내에 나타나며, 위장관계 증상이 심혈관계 증상보다 흔하게 나타난다.
  - 위장관계 증상 : 오심, 구토, 팽만감, 복통, 갑작스런 설사
  - 심혈관계 증상 : 심계항진, 빈맥, 발한, 어지러움, 홍조, 창백

• 위부분절제술(특히 2/3 이상 절제한 경우)+Billroth Ⅱ 문합에서 많이 발생한다.

• 원인 : 고삼투성 음식이 소장으로 급속히 배출되면서 세포외액(ECF)이 소장 내로 이동하게 되어 혈액량이 감소하게 되고, 소장이 확장되면서 여러 호르몬(serotonin, bradykinin-like substances, neurotensin, enteroglucagon)들이 분비되어 일어난다.

• 진단 : 증상만으로 충분히 진단 가능하며, gastric emptying scan이나 50% glucose solution 200ml를 이용한 유발검사도 진단에 도움이 된다.

② **후기 덤핑**(late dumping)

• 식사 2~3시간 후에 나타난다.

• 원인 : 조기 덤핑이 음식물의 삼투압에 의한 반면 후기 덤핑은 고혈당에 의해 발생한다. 즉 음식물의 급속한 위배출로 인해 탄수화물의 급속한 소장 이동이 생기고 음식

물이 흡수되면서 고혈당(hyperglycemia)이 발생하게 된다. 이후 다량의 인슐린 분비 → 저혈당(hypoglycemia) → 부신에서 카테콜아민(catecholamines) 분비 → 발한, 떨림, 빈맥, 심계항진 등의 심혈관계 증상이 나타난다.

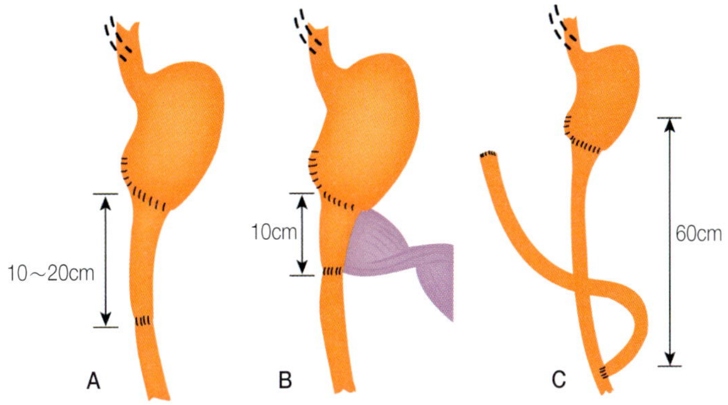

그림 25-19 덤핑 증후군을 치료하기 위한 수술적 접근법

A, isoperistaltic jejunal interposition, 10~20cm의 공장을 위와 소장 사이에 연동운동 방향을 맞추어 연결한다.
B, antiperistaltic jejunal interposition, 10cm의 공장을 창자간막을 회전시켜 연결하여 원위부 공장을 위에, 근위부 공장을 소장에 연결한다. 이와 같은 방법으로 연동 운동 반대 방향으로 공장이 간치되도록 할 수 있다.
C, Long limb Roux-en-Y anastomosis, 위공장 문합으로부터 60cm 하방에 공장-공장 문합을 만들어 쓸개즙과 췌장액의 흐름을 저해시켜 증상을 완화시킨다.

③ 치료

- 소량씩 자주 섭취하여 음식물이 급격하게 소장으로 이동하는 것을 예방한다.
- 고탄수화물식을 피함으로써 급격히 고혈당이 생기는 것을 막는다.
- 고단백질, 고지방식을 섭취한다.
- 고형식 섭취 후 시간 간격을 두고 유동식을 섭취하여 음식물의 급격한 이동을 예방한다.
- Octreotide : somatostatin analogue로 hormonal reflex를 줄이고 설사를 멎게 한다. 위 배출 시간을 지연시키고 장통과 시간(intestinal transit time)이 길어진다.

④ 수술적 치료(1% 미만에서 시행)

- 공장 간치술(jejunal interposition)
  - Isoperistaltic : 10~20cm의 공장을 문합된 위와 장 사이에 연동운동 방향을 맞추어 연결한다. → 공장이 확장되면서 reservoir 역할을 한다.
  - Antiperistaltic : 10cm의 공장을 연동 운동 반대 방향(antiperistaltic)으로 연결 → 날문의 역할을 할 수 있다.
- Long limb Roux-en-Y anastomosis

(2) 대사 이상(metabolic disturbance)

Billroth Ⅱ > Billroth Ⅰ > vagotomy only의 순서로 대사 이상의 빈도가 높으며, 위 절제를 많이 할수록 대상 이상의 심각도(severity)가 높다.

① 거대적아구성 빈혈(megaloblastic anemia)

- 내인자(intrinsic factor)의 결핍으로 인한 Vit. B_{12} 흡수의 장애.
- 50% 이상의 위절제에서 특히 많이 발생하며 위전정부 절제(antrectomy)에서는 드물다.
- Folate 결핍과 동반되기도 한다.
- 3~4개월마다 cyanocobalamin을 근주(IM)한다.

② 철결핍성 빈혈(iron deficiency anemia)

- 가장 흔한 형태의 빈혈로써 위절제 환자의 30%에서 발생한다.
- 원인 : 철분 섭취의 감소, 흡수 장애, chronic subclinical blood loss
- 치료 : 철분 공급

③ 지방변(steatorrhea)

- Billroth Ⅱ 문합 후에 잘 생긴다.
- 지용성 비타민의 흡수 장애도 같이 생길 수 있다.
- 원인 : 지방식 섭취 시 쓸개즙염(bile salt)과 췌장의 지방분해 효소(pancreatic lipase)와 적절히 혼합되지 않아서 발생한다.
- 췌장효소제제(pancreatic enzyme replace)가 도움이 된다.

④ 체중감소

- 열량(calory) 섭취의 감소 및 소화기계 증상(GI symptom)으로 인한 음식물 섭취의 장애로 발생한다.

⑤ Folic acid deficiency

⑥ Osteoporosis and osteomalacia

- 칼슘 흡수의 장애로 발생하며 지방 흡수장애와 동반되면 더 심해진다.
- Billroth Ⅱ 문합 후에 잘 생긴다.
- 수술 후 4~5년 후 발생한다.
- 치료 : 칼슘, Vit. D 공급한다.

8) 위 절제 후 재건에 따른 증상

(1) 수입각 증후군(afferent loop syndrome)

위-공장 연결 부위보다 근위부의 공장이 어떠한 이유로든 폐색되어 늘어남으로써 발생하는 증상들을 말한다.

① 특징 및 원인

- 특징 : 대부분 Billroth Ⅱ 문합 후 afferent loop의 부분적 폐색으로 발생하며 완전폐색이 발생하기도 한다.
- 원인 : 유착, 꼬임 및 각짐(kingking and angulation), 탈장(internal herniation), 협착 등에 의해 발생한다.
- afferent loop의 길이가 30～40cm 이상으로 길면 유착이 생기거나 꼬일 수 있는 확률이 높아지고, antecolic anastomosis 방식으로 문합한 경우에 더 잘 생긴다.
- 만성적으로 진행된 경우 afferent loop가 맹관(blind loop)이 되어 이곳에서 세균이 증식하여 Vit. B_{12} 부족, 지방 흡수 장애의 증상을 보이는 맹관 증후군(blind loop syndrome)이 발생하기도 한다.

심화학습

◆수입각 증후군

1. 수입각(afferent loop)은 위－공장 연결 부위보다 근위부의 공장을 의미하며, 수출각(efferent loop)은 원위부의 공장을 의미한다.
2. 위에 연결할 공장을 끌어올릴 때 횡행결장의 앞으로 올려 위－공장 연결을 하는 방식을 antecolic anastomosis라고 말하며, 반대로 결장간막(mesocolon)에 구멍을 내어 결장의 뒤로 공장을 빼내어 위－공장 연결을 하는 것을 retrocolic anastomosis라고 말한다. Antecolic anastomosis의 장점은 수술이 간편하다는 점이고, retrocolic은 수술이 비교적 번거롭긴 하지만 기술적으로 어렵지 않고, 수입각을 짧게 만들 수 있다는 장점이 있다. 즉 antecolic은 수입각의 길이가 비교적 길어지게 되어 수입각 증후군이 발생할 확률이 높아진다.

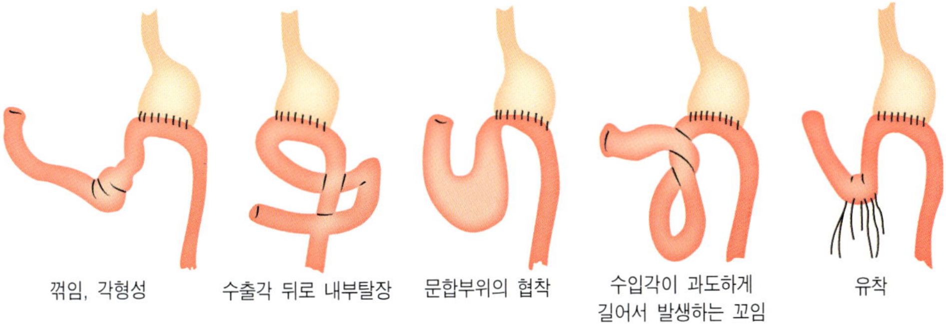

그림 25-20 수입각의 폐색이 발생하는 기전

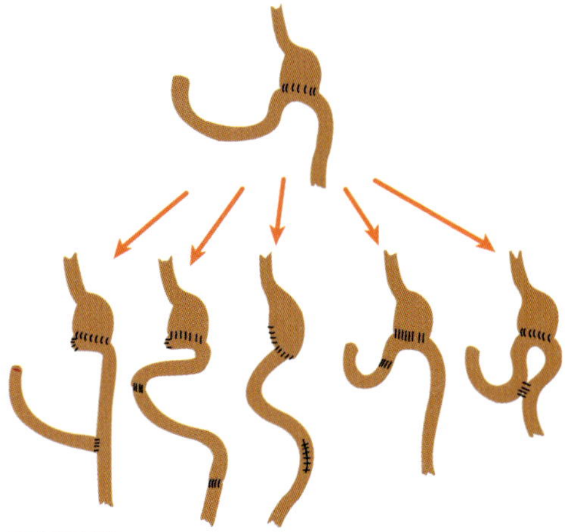

그림 25-21 수입각 폐색의 다양한 수술적 치료법

② 증상

- **부분적 폐색**(partial obstruction) : 식사 후 수입각으로 쓸개즙, 췌장액이 분비 → 수입각이 팽창하면서 복통 발생 → 음식물은 수출각으로 넘어감 → 수입각의 압력이 높아지면서 쓸개즙 췌장액이 위장 내로 갑자기 배출 → 음식물이 섞이지 않은 쓸개즙성 구토 → 증상 완화
- **완전폐색**(complete obstruction) : 극심한 통증이 발생하고 우상복부에 종괴가 만져지기도 한다. 천공이 발생하여 복막염 증상이 나타날 수 있다.

③ 치료(수술적 치료가 원칙임)

- Billroth Ⅱ 문합 → Billroth Ⅰ 문합으로 전환.
- Billroth Ⅱ 문합 → Roux-en-Y 문합+미주신경절제
- Braun anastomosis : 공장－공장 문합(jejunojejunostomy)

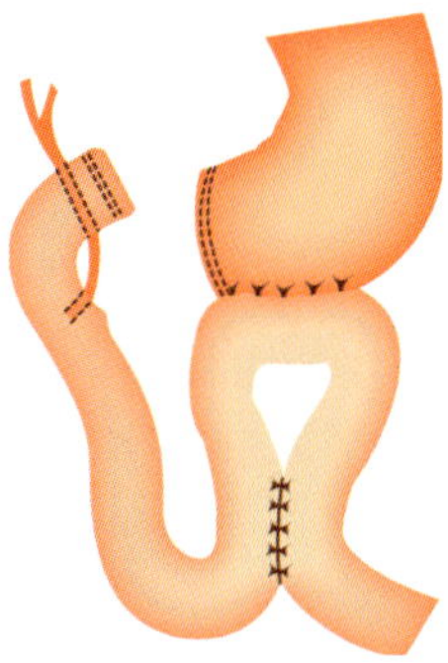

그림 25-22 Braun anastomosis
쓸개즙과 췌장액이 수입각에서 위를 거치지 않고 수출각으로 바로 넘어가도록 하여 쓸개즙과 췌장액의 흐름을 원활하게 만들어 수입각 폐색을 예방한다.

(2) 수출각 폐색(efferent loop obstruction)

- 특징 : 드물게 Billroth Ⅱ 문합 뒤쪽으로 수출각이 탈장(herniation)되면서, 또는 장중첩, 협착 등으로 발생할 수 있다. 50%에서 수술 1개월 이내 발생한다.
- 증상 : 좌상복부 통증, 쓸개즙성 구토, 복부팽만
- 진단 : 상부 위장관조영술(UGIS)
- 치료 : 대개 수술이 필요하며 Billroth Ⅱ 문합 뒤쪽으로 탈장이 일어난 경우, 원위치로 정복(reduction)한 다음 Billroth Ⅱ 문합 뒤의 공간을 닫도록 한다.

(3) 알칼리 역류성 위염(alkaline reflux gastritis)

- 대부분 Billroth Ⅱ 문합에서 발생하며, 샘창자를 통해 분비된 쓸개즙과 췌장액이 위로 역류하여 발생한다.
- 증상 : 오심, 쓸개즙성 구토와 동반된 명치 부위의 극심한 통증이 발생한다. 증상의 발생 및 호전은 식사와 상관이 없다. 제산제로도 호전이 되지 않는다.
- 진단 : 병력으로 대개 진단이 가능하며 내시경 상 쓸개즙 역류 소견, 위점막의 궤양 소견을 볼 수 있다.
- 치료 : 약물치료가 대부분 효과가 없으며 Billroth Ⅱ 문합을 Roux-en-Y 문합으로 전환한다.

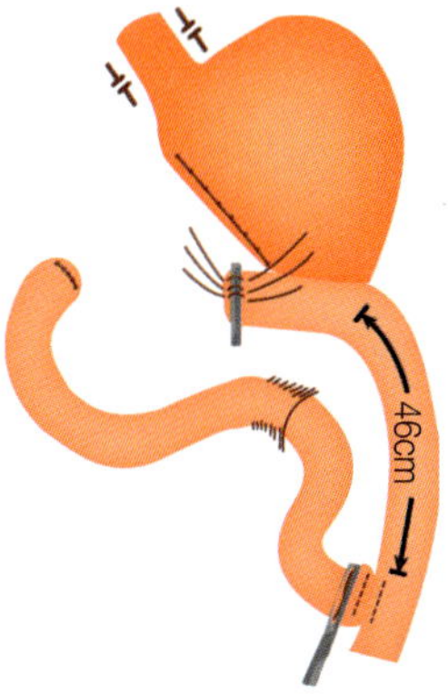

그림 25-23 Billroth Ⅱ 문합을 Roux-en-Y 위공장 문합으로 전환하는 수술
Billroth Ⅱ 수술 시 만들었던 공장 loop를 절제하여 근위부를 위공장 문합 하방 46cm에 연결한다. 샘창자를 통해 분비된 쓸개즙과 췌장액이 위공장 문합에서 충분히 원위부로 배액되기 때문에 역류가 발생하지 않는다.

표 25-6 수입각 증후군과 알칼리 역류성 위염의 감별 진단

수입각 증후군	알칼리 역류성 위염
기계적 폐색	폐색이 없다.
식사 후 심해지는 통증	지속적인 통증 및 타는 듯한 통증
구토 후에는 통증 완화	구토 후에도 통증이 지속
주로 쓸개즙만을 토한다.	쓸개즙과 음식물을 함께 통한다.
분출성 구토	분출성 구토가 아니다.

(4) 전정부 잔류 증후군(retained antrum syndrome)

① 특징

- 전정부 점막은 날문부를 넘어 0.5cm까지 존재하는데 위부분절제시 샘창자 부위에 전정부 점막이 남아 있는 경우 발생하게 된다.
- 궤양 수술 후 재발하는 경우의 약 9%이며 점막이 남아 있을 경우 80%에서 궤양이 재발한다.
- 쓸개즙, 췌장액으로 샘창자가 알칼리화 → 잔류 전정부 점막에서 가스트린을 분비 → 위산 분비를 자극 → 재발성 궤양이 발생한다.

② 진단 : Technetium scan

③ 치료

- H_2 수용체 길항제, 양성자 펌프 억제제
- 약물치료에 반응 없을 경우 Billroth Ⅱ 문합을 Billroth Ⅰ 문합으로 전환하거나 샘창자 부위의 잔류 전정부 조직을 절제한다.

9) 미주신경 절단 후 증상(postvagotomy syndrome)

(1) 설사

① 원인

- 조절되지 않는 위배출(dumping syndrome)
- 장운동 빈도의 증가

② 대부분 3～4개월 내에 증상이 호전된다.

③ 치료

- 약물치료 : cholestyramine을 1～4주 정도 사용
- 수술 : 1년 이상 설사가 지속되고, 약물치료에 반응이 없으며 다른 원인이 배제되었을 때 고려해볼 수 있다. 미주신경 절단을 시행한 환자의 1% 미만에서 시행한다.
- Antiperistaltic jejunal loop interposition : 10cm의 공장을 Treitz 하방 70～100cm에 연동 운동 반대 방향(antiperistaltic)으로 연결시킨다.

(2) 위무력증(postvagotomy gastric atony)

① 전정부, 날문부의 배출운동 저하로 고형식 배출이 지연된다.

② 위의 수용성 이완(receptive relaxation)의 저하로 유동식은 빨리 배출된다.

③ 증상 : 복부팽만감, 통증, 구토

④ Scintigraphy, 내시경 → 물리적으로 폐색이 된 경우를 감별해야 한다.

⑤ 당뇨, 전해질 불균형, 약물독성, 신경근육계 질환 등 기능적 폐색(functional obstruction)의 원인을 감별해야 한다.

⑥ 치료 : metoclopramide, erythromycin 등의 장운동 촉진제

(3) 불완전 미주신경 절단

체간미주신경절단술(TV)에서 주로 발생하며 고도선택 미주신경절단술(HSV)에서는 드물다. 오른쪽 미주신경이 식도의 뒤에 있기 때문에 불완전 절단이 흔하고, 동결절편 검사(frozen biopsy)를 시행하여 예방 가능하다.

문제

25-1 3)

40세 남자가 1주 전부터 설사 후 구토가 있어서 병원에 왔다. 1년 전부터 소화불량과 복통 자주 있었다. 1개월 전 시행한 위내시경에서 날문부에 궤양이 있었으나 조직 검사 상 정상이었다. 치료는?

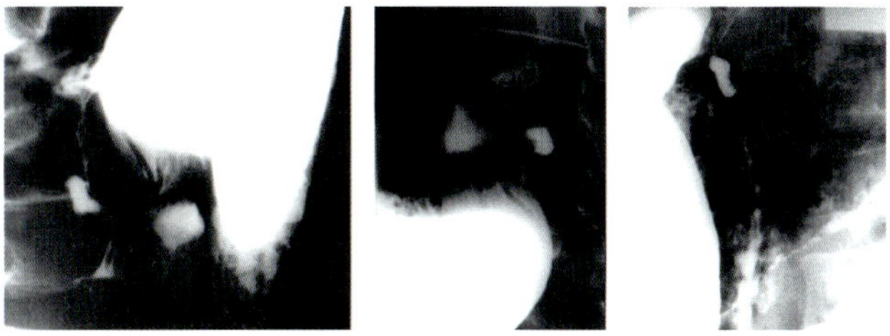

1) highly selective vagotomy
2) selective wedge resection
3) truncal vagotomy
4) total gastectomy
5) pancreaticoduodenectomy

해설

날문부의 궤양은 위산 과다분비와 관련이 있기 때문에 체간미주신경절단술(trunkal vagoomy)을 시행한다. 고도선택 미주신경절단술(highly selective vagotomy)은 날문부 상방 7cm부터 위식도경계부(GE junction) 상방 5cm까지의 Crow's feet을 절단하고, 전정부와 날문부로 분지하는 2~3개의 Crow's feet은 보존하는 방법으로 날문부 주변의 신경이 보존되기 때문에 날문 앞 전정부(prepyloric antrum)의 궤양은 재발률이 높아서 적응증에 해당하지 않는다.

25-2 1)

샘창자(duodenum)에 대한 설명으로 맞는 것은?

가. 날문(pylorus)에서 샘창자길이인대(Treitz lig.)까지를 말한다.
나. 둘째 부분 이하는 복막 뒤 장기이다.
다. 셋째 부분은 윗창자간막동맥(sup. mesenteric a.)의 뒤쪽에 위치한다.
라. 소화성 궤양은 셋째 부분에 가장 흔하다.

1) 가, 나, 다
2) 가, 다
3) 나, 라
4) 라
5) 가, 나, 다, 라

해설

소화성 궤양은 첫째 부분에서 가장 흔하다. 셋째 부분은 위창자간막동맥의 뒤쪽에 위치하며, SMA와 척추 사이에 샘창자의 셋째 부분이 압박되는 질환인 SMA syndrome이 발생할 수 있는 해부학적 근거가 된다.

25-3 5)

다음 중 샘창자 천공 궤양에 관한 설명 중 맞는 것은?

가. 궤양이 샘창자 전벽에 있는 경우 호발한다.
나. 75%의 환자에서 단순흉부 X선 사진 상 자유공기(free air)가 보인다.
다. 궤양 병력이 없는 경우 단순 봉합할 수 있다.
라. 위궤양 천공보다 흔하다.

1) 가, 나, 다　　2) 가, 다　　3) 나, 라
4) 라　　5) 가, 나, 다, 라

해설
샘창자 궤양 천공이 위궤양 천공에 비해 2~3배가량 흔하다.

25-4 2)

의료 시설이 없는 외딴섬의 한 청년이 샘창자 궤양 천공으로 육지로 전원 되었다. 향후 추적치료가 어렵다고 생각할 때 가장 좋은 치료방법은?

1) Subtotal gastrectomy
2) Truncal vagotomy + Antrectomy
3) Truncal vagotomy + Pyloroplasty
4) Truncal vagotomy + Gastrojejunostomy
5) Proximal vagotomy

해설
샘창자 궤양 천공은 체간미주신경절단술로 치료하는 것이 일반적인 치료원칙이지만 이 경우에서와 같이 의료시설로의 접근이 어려운 경우에는 재발률이 가장 적은 치료를 선택하는 것이 바람직하다. 체간미주신경절단술 및 위전정부절제술은 사망률과 합병증 발생률이 높지만 위산 분비를 최소화할 수 있는 수술이며, 궤양 재발률은 2% 이하이다.

25-5 1)

***H. pylori*균 양성인 샘창자 궤양 천공 환자에서 가장 적절한 처치는?**

1) 단순봉합 후 *H. pylori*제균
2) 단순봉합 후 근위부 미주신경절단술
3) 체간 미주신경절단 및 날문성형술
4) 체간 미주신경절단 및 전정부절제술
5) 위아전절제술

해설
단순봉합으로 충분하며, 수술 후 *H. pylori*제균 요법을 시행한다.

25-6 1)

40세 남자가 위암으로 위 전절제술을 받았다. 수술 후 가슴의 동통이 있고, 소량의 유동식에도 쓴 물이 올라오고 목이 따갑다고 한다. 가장 의심되는 질환은?

1) 역류성 식도염　　2) 덤핑 증후군
3) 변연 궤양　　4) 가로막하 농양
5) 장마비

해설
샘창자를 통해 분비된 쓸개즙과 췌장액이 식도로 역류하여 발생한다. 오심, 쓸개즙성 구토와 동반된 명치 부위의 극심한 통증이 증상이다.

25.4 위의 양성종양

1) 위 용종(gastric polyp)

위 용종은 조직학적으로 샘종성, 증식성, 과오종성, 염증성, 이소성 용종의 5종류로 구분되며, 이중 증식성 용종이 75%로 가장 흔하게 발견된다. 그 다음으로 샘종성 용종이 10～15%에서 발견되며, 증식성 용종과 샘종성 용종은 악성화 가능성이 있다.

증상이 있거나, 크기가 2cm이상이거나, 샘종성 용종의 경우에는 반드시 제거하여야 한다. 대부분은 내시경을 통하여 제거할 수 있으며, 추적 관찰을 통하여 다른 이상이 없는지 확인하여야 한다.

표 25-7 위 상피성 용종의 조직학적 분류

Ⅰ. 신생물성 용종 (neoplastic)	• 양성 : 샘종(adenoma) – 편평 샘종(대롱샘종, tubular adenoma) – 유두모양 샘종(융모샘종, villous adenoma) • 악성 – 일차성 용종모양 암 및 카르시노이드 – 이차성 상피 종양
Ⅱ. 비신생물성 용종 (non-neoplastic)	• 증식성 용종 – 국소적 오목 증식(focal foveolar hyperplasia) – 증식성(재생성) 용종 – 형성이상이 동반된 증식성 용종(hyperplastic polyp with dysplastic lesion) • 과오종성 용종 – 포이츠-예거 용종 – 소아용종(juvenile polyp) – 위 바닥샘 용종(fundic gland polyp) • 염증성 용종 – 염증성 거짓용종(inflammatory pseudopolyp) – 염증성 용종(inflammatory polyp) – 이소성 용종(heterotropic polyp) • 이소성 췌장 조직 – 브루너샘(샘창자샘) 증식(Brunner's gland hyperplasia) – 샘근종(adenomyoma) • 결절성 점막 잔유물(nodular mucosal remnant)

(1) 증식성 용종(hyperplastic polyps)

① 위 용종의 28～75%를 차지하며, 1.5cm 미만의 크기를 가진다.

② *H. pylori* 감염에 의한 만성 위축성 위염에서 가장 많이 발생하며, *H. pylori* 치료 시 용종이 자연 소실되기도 한다.

③ 용종 자체는 nonneoplastic이나 이형성 변화(dysplastic change)가 있을 때 2% 미만에서

선암이 발견된다.

④ 용종 발견 시 내시경적 용종절제술과 조직 검사가 필요하다.

(2) 선종성 용종(adenomatous polyps)

① 위 용종의 10%이며, 전정부에서 대부분 발생하고 악성화의 위험이 있다.

② 조직학적으로 tubular, tubulovillous, villous adenoma로 분류된다.

③ 용종의 21%에서 암이 발견되며 크기가 클수록, villous 조직형에서 암의 빈도가 늘어난다.

④ 특히 4cm 이상일 경우 40%에서 암이 발견된다.

⑤ 위 선종이 있을 경우 위의 다른 부분에 암이 있을 가능성이 높아진다(8~59%).

⑥ 치료는 내시경적 용종절제술이고 조직 검사를 확인하여 암이 없음을 확인한다.

⑦ 수술적 절제 : sessile lesion, 2cm 이상, 암이 있을 때, 출혈이나 통증 등의 증상이 있을 때는 수술적 절제를 한다.

2) 평활근종

전형적인 평활근종은 점막하층에 생기며 단단하다. 궤양이 동반되면 배꼽 모양으로 보이며 출혈이 있을 수 있다. 2cm 미만의 병변은 대부분 증상이 없으며, 조직학적으로 양성이다. 크기가 큰 병변은 악성 종양의 가능성이 있으며 출혈, 위장관 폐쇄 및 통증 등의 증상을 일으킬 수 있다. 2cm 미만의 병변은 경과 관찰하거나 핵 제거술(enucleation)을 시행할 수 있으나, 크기가 크고 증상이 있는 종양은 쐐기 절제술을 시행하여야 한다.

3) 지방종

지방종은 위 점막하층에 생기는 종양으로 대부분 증상이 없으며, 내시경이나 상부 위장관 조영술에서 우연히 발견되는 경우가 많다. 내시경이나 내시경 초음파상 특징적인 모습을 보이며, 증상이 없으면 제거할 필요는 없다.

문제

25-7 1)

56세 남자가 식후 30분경 식은땀이 나고, 전신에 힘이 빠지며, 어지러워지는 증상이 반복되어 병원에 왔다. 증상은 누우면 완화되었다. 환자는 2개월 전 위암으로 원위위부분절제술을 시행 받았다. 진단은?

1) 덤핑 증후군　　2) 주변부 궤양
3) 부분 장폐색증　　4) 알칼리 역류성 위염
5) 들창자 증후군(afferent loop syndrome)

해설
덤핑 증후군의 전형적인 증상이다.

25-8 3)

60세 남자 환자가 2개월 전 위암으로 subtotal gastrectomy, gastro-jejunostomy를 시행 받은 후, 한 달 전부터 가슴, 명치 부위 화끈거리는 통증을 주소로 내원하였다. 증상은 물만 먹어도 악화되었고 노란 쓴 물의 구토를 하였고 통증은 구토로 완화되지 않았다.

1) 가장자리 궤양
2) 덤핑 증후군
3) 알칼리 역류위염
4) 들고리 증후군
5) 날고리 폐쇄

해설
알칼리성 쓴물이 지속적으로 넘어오기 때문에 통증은 구토로 완화되지 않는다는 것이 매우 특징적인 증상이다.

25-9 3)

수입각 증후군(afferent loop syndrome)에 대한 설명으로 맞는 것은?

가. Billroth Ⅰ 수술 후 발생
나. CT로 진단
다. 구토 후에도 복통 계속됨
라. 치료는 Roux-en-Y gastrojejunostomy이다.

1) 가, 나, 다
2) 가, 다
3) 나, 라
4) 라
5) 가, 나, 다, 라

해설
Billroth Ⅱ 수술 후에 발생하며, CT에서 늘어난 수입각이 확인된다. 알칼리 역류성 위염과 달리 구토 후에는 폐색이 완화되어 복통이 완화된다.

25-10 2)

내시경 검사상 위 용종이 발견되었다. 내시경적 절제보다 수술적 절제가 필요한 경우는?

가. 용종의 크기가 3cm
나. 증식성 용종
다. 출혈이 동반된 용종
라. 십이지장 궤양의 병력

1) 가, 나, 다
2) 가, 다
3) 나, 라
4) 라
5) 가, 나, 다, 라

해설
2cm 이상의 크기, sessile lesion, 출혈이나 통증 등의 증상이 있을 때는 수술적 절제가 추천된다.

25.5 위의 악성종양

1) 위선암(adenocarcinoma)

(1) 역학

미국에서는 1930년대 암에 의한 사망 중 위암이 남자에서 1위, 여자에서 3위를 기록하였으나 이후 발병률과 사망률 모두 꾸준히 감소하고 있다. 이는 미만형 위암보다 장형 위암의 감소에 따른 것으로 밝혀졌다. 우리나라에서도 위암은 발병률이 감소하고 있으나 아직도 가장 많이 발생하는 암이다. 서구를 제외한 아시아와 동유럽에서는 여전히 위암에 의한 사망률이 높다. 현재 위암의 5년 생존률은 22%로, 1975년의 15%에 비해서 많은 향상이 있었다.

(2) 위험인자

위암은 악성 빈혈, A형 혈액형이나 가족력이 있는 환자에서 흔하다. 위암 유병률이 높은 지역에 거주하던 사람이 유병률이 낮은 지역으로 이주하면 이후 세대에서 위암의 유병률이 낮아지는 것으로 알려지면서, 위암의 발병에 환경적인 요인이 큰 것으로 생각되고 있다.

환경적인 요인은 미만형 위암보다 장형 위암의 발병과 더 큰 관련이 있는 것으로 조사되었고, 이러한 점이 서구에서 위암 발병률의 저하와 관계가 있다.

표 25-8 위선암(adenocarcinoma)의 위험인자

식습관 관련 인자	저지방 저단백 식이(low fat or protein consumption) 소금에 절인 고기 또는 생선 질산염의 과다 섭취(high nitrate consumption) 복합 탄수화물의 과다 섭취
환경 관련 인자	음식물 저장의 문제 냉장 시설의 부재 비위생적인 음료수 흡연
사회적 인자	낮은 사회 계층
의학적 인자	위 수술의 과거력 *H. pylori* 감염 위 위축 및 위염(gastric atrophy and gastritis) 선종성 용종 남성

① 음식 및 약물

- 일반적으로 절인 음식, 훈제 음식 등 녹말이 많은 음식을 섭취하는 지역에서 위암 발병률이 높으며, 이는 음식에 포함된 질산염(nitrate)이 위암 발병의 원인으로 생각되

고 있다. 위 내 세균이 질산염을 발암 성분인 아질산염(nitrite)으로 전환시킨다. 질산염이 풍부한 식품 섭취의 감소는 북미와 서구 유럽에서 위암 발생을 급격히 감소시켰다.

- 신선한 과일이나 채소 및 비타민 C, E가 풍부한 음식은 위암 발생을 감소시킨다.
- 흡연은 위암 발생을 증가시키는 것으로 생각되나, 음주는 위암 발생과 관련이 없다.
- 정기적인 아스피린 복용은 위암 발생을 감소시키는 효과가 있다.

② H. pylori 감염

만성적인 H. pylori 감염은 위암의 발생을 3배 증가시키는 것으로 보고되었다. H. pylori에 감염된 환자에서 위 궤양이 있는 경우 위암이 1.8배 더 많이 발생하였으나, 십이지장 궤양이 있는 경우 위암의 발생이 0.6배 감소하였다. 이러한 차이는 환자의 위산 생성 정도에 따라 다른 것으로 생각된다.

최근 만성 H. pylori감염 환자에서 골수에서 기원한 줄기 세포가 위암의 발병에 중요한 역할을 한다는 것이 밝혀졌으나, 아직 더 많은 연구가 필요하다.

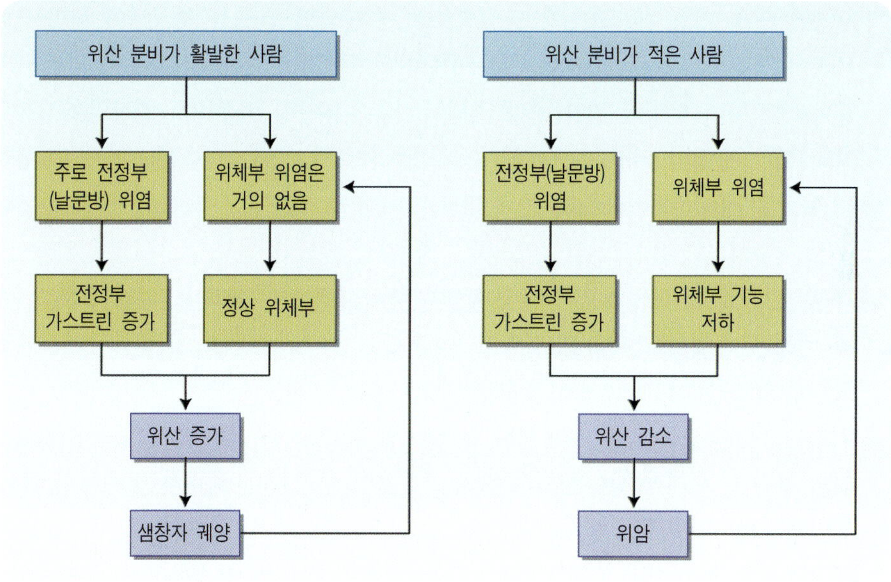

그림 25-24 만성 헬리코박터 파이로리 감염

③ Epstein-Barr 바이러스(EBV)

약 10%의 위암 환자에서 EBV 바이러스가 발견된다. 위암세포에서 EBV 바이러스의 유전 정보가 발견되나, 장형화생 세포(intestinal metaplasia cell)에서는 발견되지 않는 것으로 보아, 이 과정에서 위암의 발병에 관여할 것으로 추정된다.

④ 유전적 요인

다양한 유전자 이상이 위암 발병에 관여한다. 위암에서 발견되는 가장 흔한 유전자 이상은 p53과 COX-2 유전자의 이상이다. 위암의 2/3에서 종양 억제 유전자인 p53의 이상이 발견되며, 비슷한 정도로 COX-2의 과발현이 있었다. 이러한 COX-2의 과발현은 암 전이와 관련이 있는 것으로 생각된다.

최근 E-cadherin을 발현하는 CDH1 유전자의 이상이 유전성 미만성 위암과 관련이 있다는 사실이 밝혀졌고, 이러한 경우 예방적인 위 전절제술 시행을 고려해야 한다.

⑤ 위암의 전암병변

• 위 용종

위의 양성 질환에서 기술한 바와 같이, 위 상피에 생기는 용종은 조직학적 분류에 따라 염증성 용종, 과오종성 용종, 이소성 용종, 증식성 용종 및 샘종성 용종 등 5가지 종류가 있다. 이 중 염증성 용종, 과오종성 용종과 이소성 용종은 악성화 가능성이 거의 없다.

위 용종의 75%를 차지하는 증식성 용종은 간혹 암과 동반되는 경우가 있다. 샘종성 용종은 악성 가능성이 20%정도 있으므로, 진단되면 반드시 제거해야 한다.

가족성 샘종성 용종증(FAP)에서는 50%의 환자에서 위 샘종성 용종이 발견되고, 정상인보다 10배 정도의 위암 발병 위험이 있다. 유전성 비용종성 결장암(HNPCC) 환자도 위암 발병의 위험이 증가한다.

• 위축성 위염(atrophic gastritis)

만성 위축성 위염은 위암의 전암 병변 중 가장 빈도가 높고, 특히 장형 위암의 발생과 관계가 있다. 주로 노인에서 위축성 위염의 유병률이 높으나, 위암이 흔한 지역에서는 젊은 층에서도 위축성 위염이 흔하다.

• 장형화생(腸形化生, intestinal metaplasia)

위암은 장형화생이 있는 부분에서 잘 일어난다. 또한 위 점막에 장형화생이 있는 범위가 클수록, 비례적으로 환자의 위암 발병률이 증가한다. 이러한 점에서 장형화생은 위암의 전암 병변으로 생각된다.

H. pylori를 치료하면 장형화생과 위축성 위염이 상당히 감소하므로, 장형화생과 H. pylori 감염이 동시에 있는 환자에서는 H. pylori 제균이 추천된다.

• 양성 위 궤양

조직검사에서 양성 위 궤양으로 판정되었으나 수술시 암이 발견되는 경우가 있어, 위 궤양이 있는 조직에서는 항상 위암을 염두에 두어야 한다. 예전에는 양성 위 궤양을 전암 병변으로 간주하였으나, 현재는 적절한 방법으로 조직검사한 후 추적 관찰하여 양성임을 확인하기 전 까지는 위 궤양과 위암을 동일하게 생각한다.

- 잔위암(gastric remnant cancer)

  다른 질환으로 위 수술을 하고나면, 남은 위에서 위암의 발병률이 높아지는 것으로 생각되었다. 최초 수술 후 10년이 경과하면 만성 위염, 장형화생 및 이형성이 증가하며 이에 따라 위암의 발생이 증가한다. Billroth Ⅱ 술식에서 발병이 더 많았으나, Billroth Ⅰ 술식에서도 잔위암의 발생이 보고되었다.

- 기타

  위암 환자의 직계 가족에서는 위암의 발생이 2~3배 증가한다. 유전성 비용종성 결장암의 경우 10%의 위암 발병 확률이 있으며, 대부분은 장형 위암이다. 비후성 위염(Menetrier's disease) 환자는 5~10%의 위험이 있다.

표 25-9 1900 Cases

전암성 병변	사례 수		%
증식성 용종	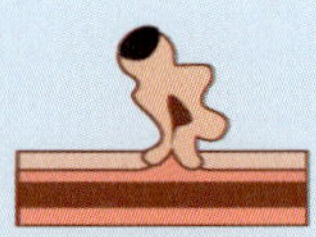	10	0.53
샘종	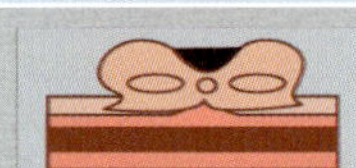	47	2.47
만성 궤양	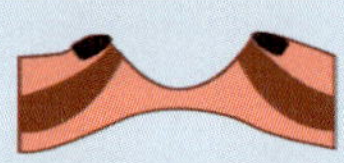	13	0.68
위축성 위염	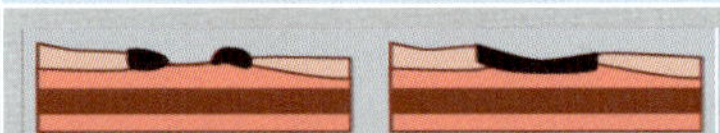	1802	94.84
사마귀모양 위염	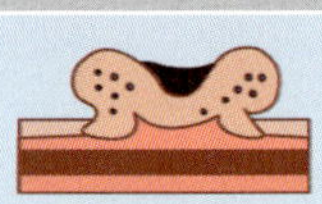	26	1.37
잔위	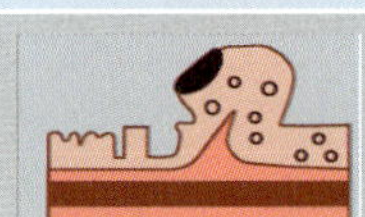	2	0.11
딴곳 췌장	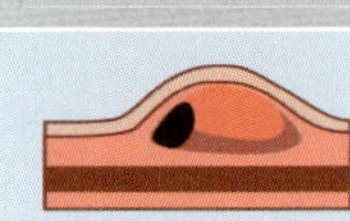	0	0
		Total 1900	100

(3) 발병기전 및 병리학적 분류

① 발병기전

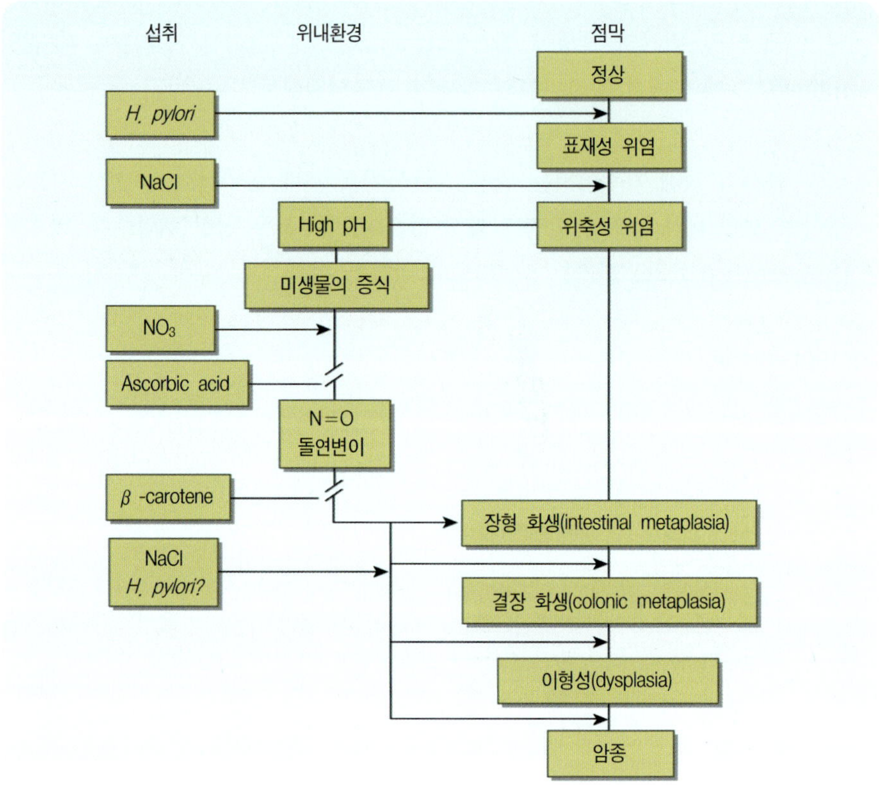

그림 25-25 위암 발생의 병태생리

② 병리학적 분류

다음의 어떤 분류법보다도 AJCC(American Joint Cancer Commission)의 TNM staging 이 예후예측(prognostic information)에 더 유용하다.

표 25-10 병리학적 분류

Borrmann classification(1926) : 내시경 소견에 의한 분류	Type 1 : polypoid or fungating Type 2 : ulcerating lesions, well defined elevated border Type 3 : ulcerating lesion, infiltration into the gastric wall Type 4 : diffusely infiltrating lesion, Linitis plastica	
Lauren system(1965)	장형(intestinal)	환경적 요인으로 발생(environmental) 위 위축, 장형 화생과 관련 남성 > 여성 나이가 들수록 증가 샘(gland) 형성 혈행성 전파 Microsatellite instability APC 유전자 변이 p53, p16 불활성화
	미만형(diffuse)	가족력 A형 혈액형 여성 > 남성 젊은 나이에서 발생 저분화도의 인환세포 암 근층/림프계를 통해 전파 E-cadherin의 감소 p53, p16 불활성화
WHO classification(1990)	현미경적 세포 형태에 따른 분류로 papillary, tubular, mucinous, signet-ring cell type 으로 나뉜다.	

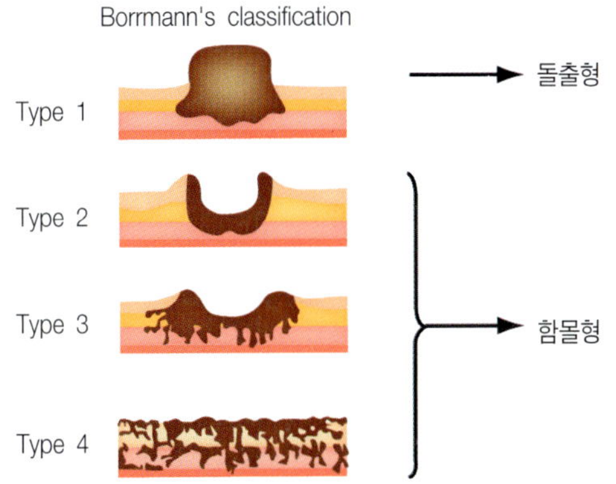

그림 25-26 육안적 소견에 따른 Borrmann의 위암 분류

(4) 병기(staging)

① **AJCC**(American Joint Cancer Commission) 분류법

2010년 AJCC 7차 개정판에서 위암의 병기 설정에 변화가 있었다.

첫 번째로 T병기에서 장막하층(subserosa)의 침범이 T_2에서 T_3로 병기가 상승하였고, 종양이 장막을 침범한 경우가 T_3에서 T_4로 병기가 상승하였다.

두 번째로 림프절 침범을 의미하는 N 병기의 림프절 수에 수정이 있었다.

세 번째로 TNM stage에서 T_4나 N_3를 stage IV에서 제외하고, 원격전이가 있을 때에만 stage IV로 정의하였다.

그 외의 기준은 과거와 동일한 원칙이 적용되었다. 이러한 기준의 설정에는 우리나라와 일본의 위암 학회의 의견을 받아들인 것으로, 위암 연구에 있어 우리나라의 위상을 더욱 높이게 된 일이었다.

표 25-11 AJCC(American Joint Cancer Commission) 분류법

원발 종양의 침윤 (Primary tumor, T)	Tis : carcinoma in situ-고유판(lamina propria)을 침범하지 않은 상피내암 T_1 : 고유판, 점막하층(submucosa)까지 침범 　T_1a : 고유판이나 점막근층(muscularis mucosae)까지 침범 　T_1b : 점막하층까지 침범 T_2 : 고유근층(muscularis propria)까지 침범 T_3 : 장막하층을 통과하였으나 장막이나 주위 장기의 침범이 없을 때 T_4 : 종양이 장막을 침범하거나 주변 장기의 침범이 있을 때(간, 비장, 가로창자, 소장, 부신, 신장, 복벽, 가로막 등의 침범은 T_4) 　T_4a : 종양이 장막을 침범한 경우 　T_4b : 주변 장기의 침범
국소 림프절 침윤 (Regional lymph node, N)	N_0 : 국소 림프절 전이 없을 때 N_1 : 림프절 전이 1~2개 N_2 : 림프절 전이 3~6개 N_3 : 림프절 전이 7개 이상 　N_3a : 림프절 전이 7~15개 　N_3b : 림프절 전이 16개 이상
원격전이 (Distant metastasis, M)	M_0 : 원격전이 없을 때 M_1 : 원격전이

* N staging을 위해서는 적어도 15개 이상의 림프절을 수술로써 절제하고 병리검사를 시행해야 한다.

표 25-12 **위암의 병기**

Group	T	N	M
0	Tis	N0	M0
ⅠA	T1	N0	M0
ⅠB	T2 T1	N0 N1	M0 M0
ⅡA	T3 T2 T1	N0 N1 N2	M0 M0 M0
ⅡB	T4a T3 T2 T1	N0 N1 N2 N3	M0 M0 M0 M0
ⅢA	T4a T3 T2	N1 N2 N3	M0 M0 M0
ⅢB	T4b T4b T4a T3	N0 N1 N2 N3	M0 M0 M0 M0
ⅢC	T4b T4b T4a	N2 N3 N3	M0 M0 M0
Ⅳ	Any T	Any N	M1

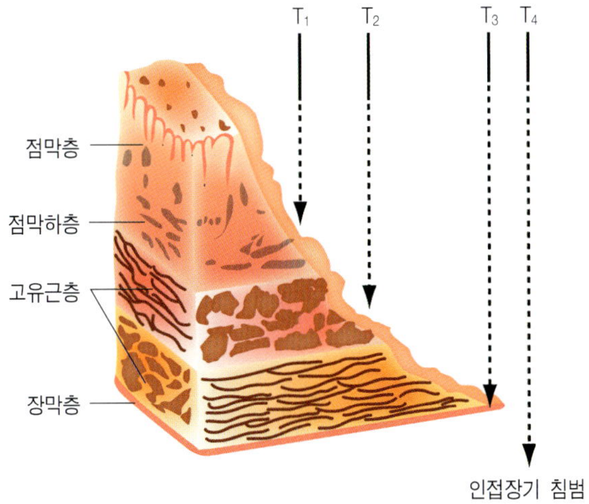

그림 25-27 위암의 T병기

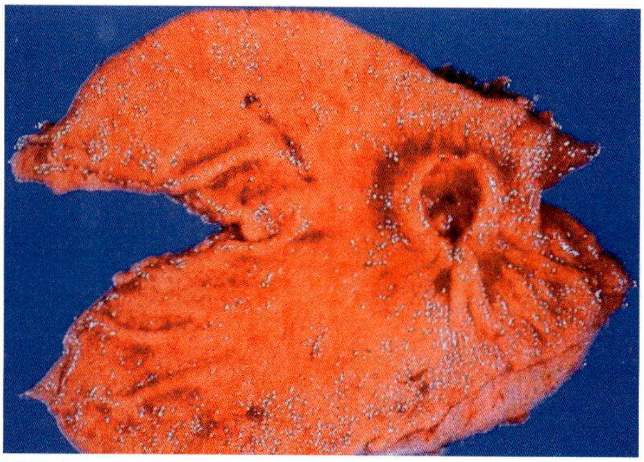

그림 25-28 위암 수술표본
위 아전절제술 후 수술 표본, 위 체부에 Borrmann type 2의 병변이 관찰된다.

② **R status by Hermanek**(1994) : 절제 정도에 따라 분류

- R_0 : 육안, 현미경적으로 잔존암이 없는 수술
- R_1 : 현미경적 잔존암이 있는 수술(microscopically positive)
- R_2 : 육안적 잔존암이 있는 수술(gross residual disease)

③ **JGCA**(Japan Gastric Cancer Association)에 의한 림프절 분류

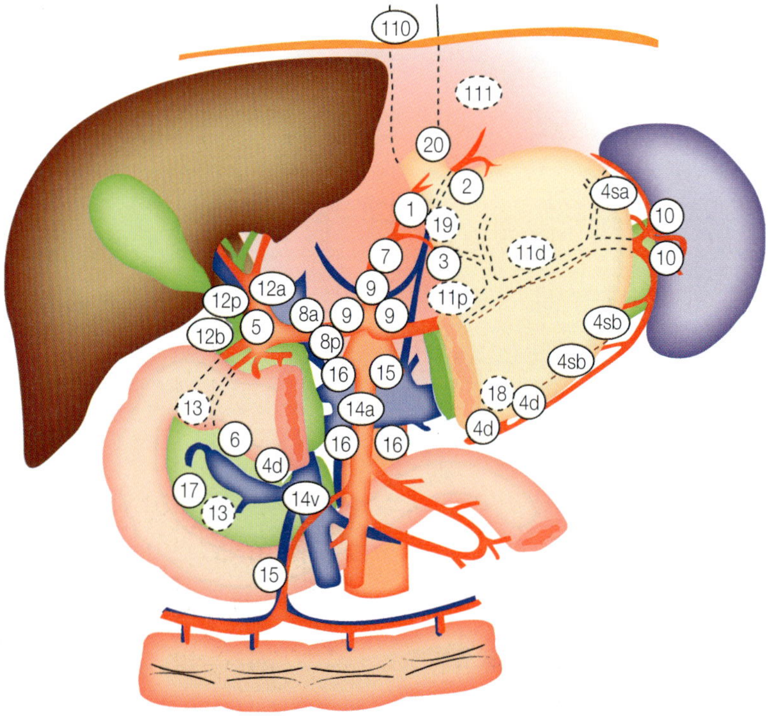

그림 25-29 일본 위암학회에 따른 림프절 그룹의 번호

표 25-13 원발 종양의 위치에 따른 구역 림프절의 그룹

림프절 번호	해당 위치	원발 위암의 위치		
		위 1/3	가운데 1/3	아래 1/3
1	Right paracardial	1	1	2
2	Left paracardial	1	3	M
3	Lesser curvature	1	1	1
4sa	Short gastric	1	3	M
4s	Left gastroepiploic	1	1	3
4d	Right gastroepiploic	2	1	1
5	Suprapyloric	3	1	1
6	Infrapyloric	3	1	1
7	Left gastric artery	2	2	2
8a	Anterior comm. hepatic	2	2	2
8p	Posterior comm. hepatic	3	3	3
9	Celiac artery	2	2	2
10	Splenic hilum	2	3	M
11p	Proximal splenic	2	2	2
11d	Distal splenic	2	3	M
12a	Left hepatoduodenal	3	2	2
12b, p	Posterior hepatoduodenal	3	3	3
13	Retropancreatic	M	3	3
14v	Superior mesenteric vein	M	3	2
14a	Superior mesenteric artery	M	M	M
15	Middle colic	M	M	M
16a1	Aortic hiatus	3	M	M
16a2, b1	Para-aortic, middle	M	3	3
16b2	Para-aortic, caudal	M	M	M

M, lymph nodes regarded as distant metastasis.

〈표 25-13〉를 보면 위암의 위치(상부, 중간부, 하부)에 따라 group 1, 2, 3에 속하는 림프절이 달라진다. 일본 위암학회의 위암의 림프절 전이에 따른 병기 결정에서는 비록 간, 폐, 부신 등의 다른 장기로의 원격전이가 없다고 하더라도 림프절의 위치에 따라 림프절 전이만으로도 원격전이로 간주한다. 예를 들어 위의 아래 1/3에 해당하는 부위에 위암이 있을 때 10, 11d, 14a, 15, 16a1, 16b2와 같은 림프절에 전이가 있으면 원격전이로 간주한다. 따라서 그러한 위치에 림프절 전이가 있다면 T stage 또

는 N stage와 관계없이 그 환자는 stage Ⅳ가 되는 것이다.

④ 조기 위암(early gastric cancer)의 정의 및 분류

- 정의 : 림프절 전이에 상관없이 점막과 점막하층에 국한된 위암
- 림프절 전이 : 약 10%(T1a는 약 1~3%에서, T1b는 약 18~20%에서 림프절 전이가 있음)

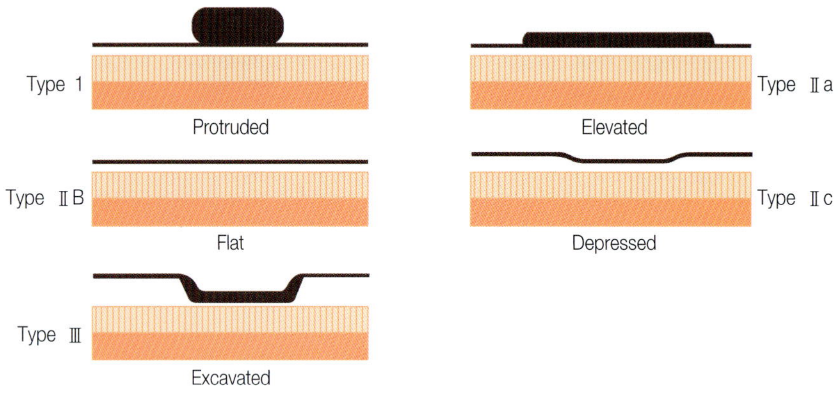

그림 25-30 조기위암의 육안적 분류

(5) 임상양상 및 진단

① 증상

초기에는 특별한 증상이 없는 경우가 많다.

- 지속적이고 음식 섭취에 호전이 없는 명치 부분의 통증
- 진행된 위암의 경우 체중감소, 식욕부진, 피로, 구토가 나타날 수 있다.
- 위식도경계부 암은 연하곤란(dysphagia)의 증상을 나타내기 쉽다.
- 전정부암은 폐색증상(gastric outlet obstruction)을 나타내기 쉽다.
- Linitis plastica(Borrmann Type 4) : 위의 확장이 잘되지 않기 때문에 조기 포만감 발생하기도 한다.
- 15%에서 토혈(hematemesis)이 발생하며, 40%에서 빈혈이 나타남.
- 원격전이를 시사하는 소견(stage Ⅳ이므로 반드시 알아둘 것)
  - 촉지되는 빗장위림프절의(palpable supraclavicular lymph node, Virchow's node)
  - 촉지되는 배꼽주위림프절(palpable periumbilical lymph node, Sister Mary Joseph's node)
  - 직장선반(Blummer's rectal shelf) :복막 전이가 있을 때 나타난다.
  - 난소의 전이성 종양(ovarian mass, Krukenberg's tumor)
  - 간전이에 의한 간종대, 복수, 황달

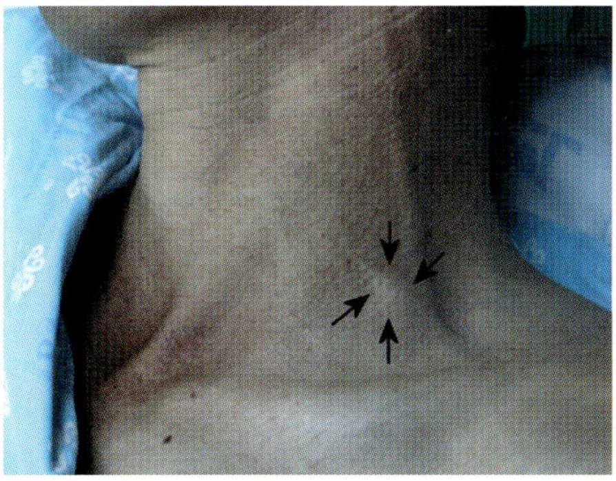

그림 25-31 Virchow's node
빗장위림프절 전이를 시사한다.

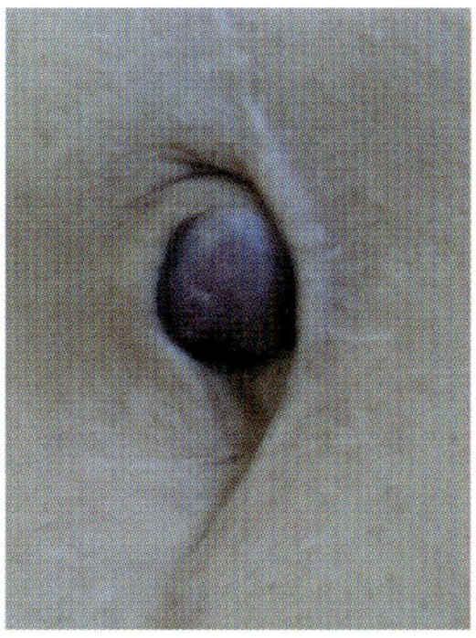

그림 25-32 Sister Mary Joseph's node
배꼽 주변으로의 림프절 전이를 시사한다.

② 진단

- **상부 위장관조영술** : 위암 진단에서 90%의 정확도(accuracy)를 가지나 양성과 악성의 구별이 어려운 점이 있다.
- **내시경** : 궤양 테두리(ulcer crater)에서 7곳 이상의 조직생검을 시행할 때 진단 정확도가 98%에 이른다. 이에 더하여 brush를 이용한 세포진(cytology) 검사시 진단이 더욱 정확해진다. 진행된 위암에서는 laser ablation, dilatation, stenting등 다양한 고식적 치료가 가능하다는 장점도 있다.
- **초음파내시경**(endoscopic ultra sonography) : 일반적으로 시행되는 검사는 아니지만 위암의 위벽 침윤정도, 국소 림프절을 평가하는데 도움이 된다. 또한 조기위암에서 내시경적 점막절제술(EMR-endoscopic mucosal resection)이나 축소수술의 적응증 여부를 판단하는데 도움을 준다.
- **CT**
  - 위벽의 비후를 통해 위암을 진단할 수 있다. 따라서 고유근층을 침범하지 않은 조기위암의 경우 진단이 어렵다.
  - 간전이, 복강 내의 복수 등에 의한 전이 여부를 판단할 수 있으나 5mm 미만의 nodule은 감별하기 어렵다.
  - CT상 림프절 전이의 정확도는 25~86%를 가진다.
- **진단적 복강경**(diagnostic laparoscopy) : CT로 발견되지 않는 복강 내 전이를 진단할 수 있어 비치료적인 개복(nontherapeutic laparotomy)의 가능성을 낮출 수 있다.
- **복강 세포진검사** : 복강세척(peritoneal lavage)을 통한 세포진검사(cytology)로 복강 내의 위암세포 여부를 판별할 수 있다. 세포진검사 양성인 경우 육안적 전이가 있을 때와 마찬가지로 예후가 좋지 않음이 보고되고 있으나 위양성의 가능성이 있고 아직 예후 인자로서의 동의가 이루어지지 않은 상태이다.

(6) 수술적 치료(대한위암학회의 위암 진료 권고안－2004년 12월 대한위암학회지)

① 근치적 절제(curative resection)의 정의

- 원격전이가 없음(M_0)
- 주변장기에 침윤이 없거나, 침윤이 있을시 근치적 합병절제
- 육안적 잔류암이 없음(R_0)
- D_2 이상의 림프절 절제
- 양쪽 절단면에 암 침윤이 없음

② 위암의 위치와 범위(location and extent)

수술의 방식이 결정되며, 원격전이가 없는 경우 일반적으로 절제술을 시행한다.

③ 절제의 범위

암세포가 없는 절제연(free margin)을 얼마나 확보할 수 있느냐가 관건이다. 위암이 근층 사이에서의 전파(intramural spread)를 하는 특징이 있기 때문에 절제연에서의 재발을 막기 위해서 적어도 6cm의 free margin을 확보해야 한다. 대한 위암학회의 위암치료 권고안에는 조기위암(EGC)의 경우 2cm 이상, 진행위암(AGC)는 3～5cm 이상의 free margin을 확보하기를 권하고 있다. 권장한 절제연이 확보되지 않을 경우, 수술 중 동결절편검사를 시행하여 암 침윤 여부를 확인하는 것이 좋다.

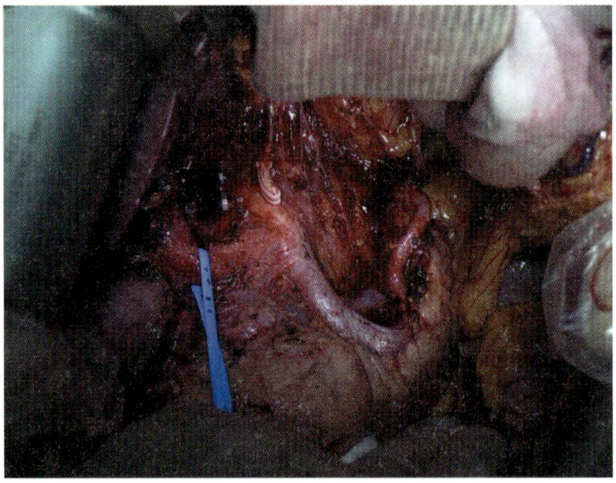

그림 25-33 위암 수술 장면
위를 절제하고 림프절 절제를 시행하고 있다. 좌위동맥이 클립으로 결찰이 되어 있으며, 총간동맥에 파란 슬링(sling)이 걸려있으며 총간동맥 주변의 림프절이 깨끗이 절제되어 있다.

④ 위벽 침윤도에 따른 림프절 절제범위

- **T1 병변** : 점막암의 경우 림프절 전이의 빈도가 매우 낮으므로 제한적 림프절절제술(D_2 절제술보다 범위가 작은 림프절절제술)만으로도 가능하며, 종양의 위치, 크기 및 조직형에 따라 다양한 치료방법의 적용이 가능하므로 림프절 절제범위를 일률적으로 정할 수는 없다. 복강경 쐐기절제술(laparoscopic wedge resection)의 경우 림프절 절

제를 생략하거나 병변 주위의 일부 림프절절제술을, 복강경 위절제술(laparoscopic gastrectomy)나 개복 근치적 수술의 경우 D_1 이상의 림프절절제술을 권장한다. 점막하층암의 경우 림프절 전이의 빈도가 20% 내외로 보고되고 있으며 제2군 림프절의 전이 가능성도 있으므로 D_2 림프절절제술을 권장한다. 따라서 점막하층(T1b) 이상 침범한 위암의 표준 술식인 위절제술+D_2 림프절절제술(D_2 lymphadenectomy)을 시행한다(D_2 림프절절제술은 group 1, 2의 림프절을 절제하는 것을 뜻한다).

- **T2, T3 병변** : D_2 림프절절제술을 권장한다.
- **T4 병변** : D_2 림프절절제술을 권장하며, 침습된 인접 장기를 포함하는 합병 절제를 할 수도 있다.

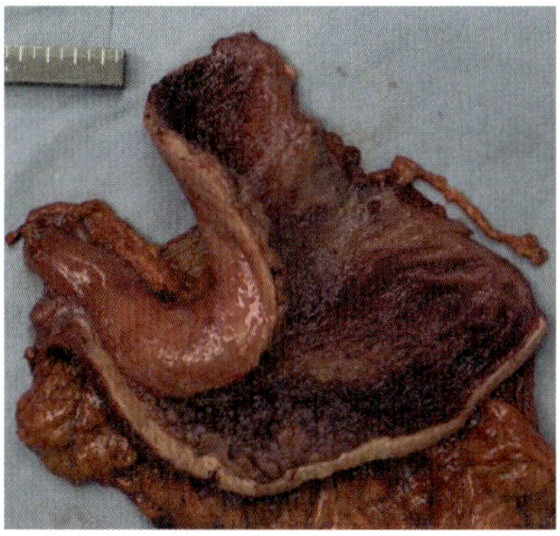

그림 25-34 위암 수술직후(Linitis plastica)
위 전체에 걸쳐 암의 침윤이 있으며, D_2 림프절 절제술을 시행한다.

⑤ 대동맥주위 림프절절제술

대동맥주위 림프절의 절제 후 상당수에서 림프절 전이가 실제로 확인되고 대동맥주위 림프절을 절제하는 확대림프절 절제(extended lymphnode dissection)로 환자의 생존율이 향상되었다는 일부의 보고가 있다. 그러나 수술에 따른 높은 합병증을 고려하여 고도 진행성 위암의 치료 시 연구적인 목적으로 시행할 수 있다.

⑥ 재건방법

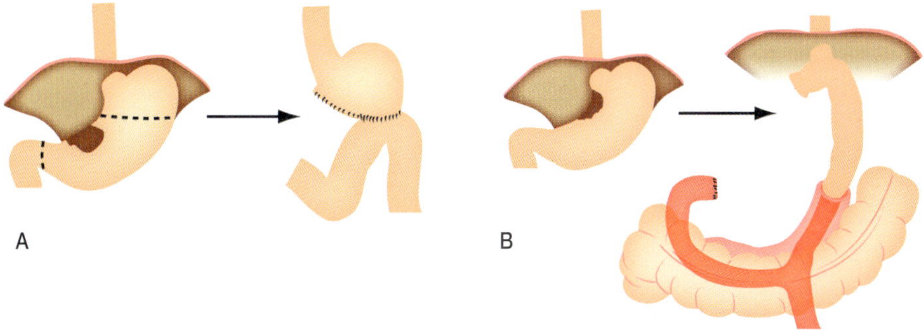

그림 25-35 위 부분절제/전절제 후 재건방법

- **원위부 위부분절제술**(subtotal gastrectomy) **후 재건술** : 위와 샘창자를 이어주는 위－샘창자 문합술(Billroth Ⅰ)과 위와 공장을 이어주는 위－공장 문합술(Billroth Ⅱ 혹는 Roux-en-Y)을 시행할 수 있다. 경우에 따라 위와 샘창자 사이에 공장을 이용하여 연결하는 공장간치술(jejuna interposition)도 시행할 수 있다. Billroth Ⅱ 방법을 시행하는 경우 공장－공장 문합술(Braun anastomosis)을 함께 시행할 수도 있다. 문합은 결장의 전방(antecolic) 또는 후방(retrocoloic)에서 할 수 있다.

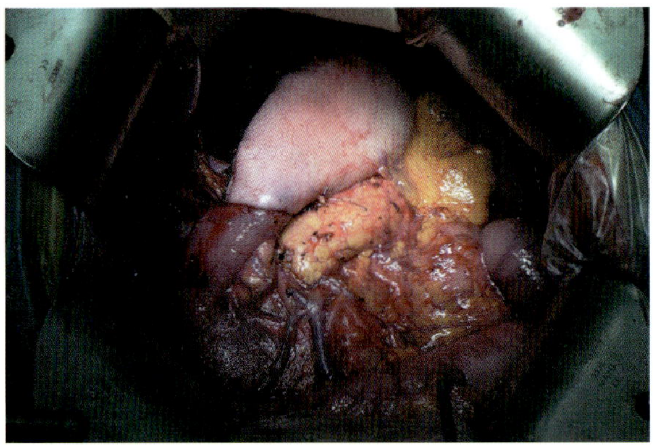

그림 25-36 BI. 절제 후 남은 위와 샘창자를 스테플러를 이용하여 문합한 사진. 위 아래쪽으로 췌장이 관찰된다.

- **위전절제술 후 재건술** : Roux-en-Y 식도－공장 문합술, loop 식도－공장 문합술, 공장간치술 등을 시행할 수 있으며, 위 전절제술 후에 나타날 수 있는 저장기능의 상실을 보완하기 위해 저장낭을 만드는 재건방법을 시행할 수 있다. 문합은 결장의 전방 또는 후방에서 할 수 있다.
- **근위부 위부분절제술**(proximal gastrectomy) **후 재건술** : 식도－위 문합술, 공장간치술(식도－공장－위 문합술), 공장낭간치술(jejuna pouch interposition), 회맹장간치술(식도－회맹장－위 문합술) 등을 시행할 수 있다.

⑦ 저침습 치료법 및 기능보존치료법의 적용

최근 고령 환자가 증가하고 검진 및 내시경의 발달에 힘입어 조기위암의 발견 빈도가 증가하고 있고 삶의 질을 고려한 치료법에 대한 관심의 증가로 저침습 또는 장기의 기능을 유지시킬 수 있는 다양한 치료법이 개발되어 시도되고 있다. 저침습 치료와 기능보존 치료는 이러한 목적을 위하여 위 절제범위나 림프절 절제범위를 축소하거나 특정부분을 보존하여 그 기능을 유지시키기 위해 이루어지는 모든 치료를 의미한다. 저침습 치료와 기능보존 치료는 조기위암 환자에서 제한적으로 시도될 수 있는 치료법으로 그 적응증은 아직 확립되어 있지 않으며, 장기적인 효과를 알아보기 위하여 일부의 조기위암에서 시행할 수 있다.

- 내시경적 점막절제술(Endoscopic Mucosal Resection, EMR)

- 국소절제술(local resection), 분절절제술(segmental resection)
- 날문보존 위절제술(Pylorus Preserving Gastrectomy, PPG)
- 미주신경보존 위절제술(vagus nerve preserving gastrectomy)
- 근위부 위부분절제술(proximal gastrectomy)
- 복강경을 이용한 저침습, 기능보존 수술

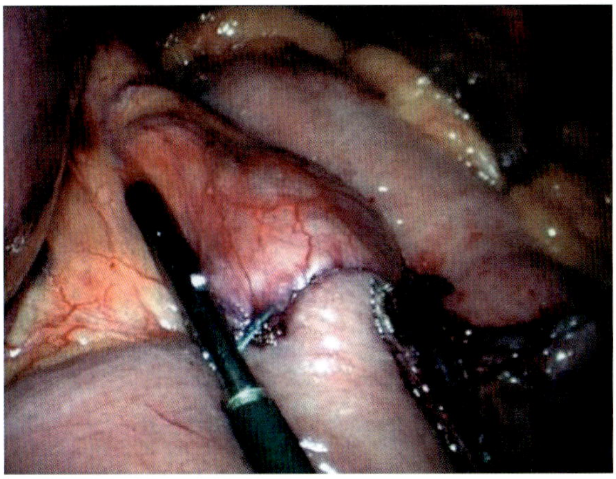

그림 25-37 복강경으로 위를 절제
조기 위암에서는 복강경을 이용한 위 절제술을 시행할 수 있다.

심화학습

◆복강경 위 절제술과 개복 위 절제술

조기 위암에 대한 복강경 위 절제술은 1991년 일본의 Kitano에 의해 처음 시행되었다. 이후 복강경 위 절제술의 안전성과 단기적 이점에 관한 대규모의 다양한 연구들이 진행되어 왔다.

복강경을 이용한 위암 절제술은 T1N0M0, T1N1M0, T2aN0M0(AJCC 6판 기준 병기)에서만 안전성이 입증되어 있으며, 이보다 진행된 위암에 있어서는 아직 제대로 된 연구가 이루어져 있지 않다.

흔히 알려진 복강경 위 절제술의 장점으로는 호흡기 합병증이 적고, 병원 재원기간이 짧고 침상 안정기간이 적게 필요하며, 소화기계의 기능 회복이 더 빨리 일어난다고 밝혀져 있다.

그렇지만 장기적인 이점에 대한 연구는 아직 많이 되어 있지 않으며, 우리나라와 일본이 공동으로 KLASS trial을 통하여 이에 대한 연구를 진행하고 있다. 중간 결과 발표에 따르면 복강경 그룹과 개복 그룹간의 합병증이나 사망률의 차이가 없는 것으로 보고되었으나, 아직 이에 대한 연구는 더 필요한 실정이다.

Kim, Hyung-Ho et al: Morbidity and Mortality of Laparoscopic Gastrectomy Versus Open Gastrectomy for Gastric Cancer: An Interim Report-A Phase Ⅲ Multicenter, Prospective, Randomized Trial (KLASS Trial), Annals of Surgery. 251(3):417-420, March 2010.
Huscher et al: Laparoscopic Versus Open Subtotal Gastrectomy for Distal Gastric Cancer: Five-Year Results of a Randomized Prospective Trial, Annals of Surgery. 241(2):232-237, February 2005.

⑧ 확대 수술 및 고식적 수술의 적용

- 비장의 동시절제 : 비문부(splenic hilum)로의 직접 침윤 또는 비문부 림프절의 전이가 의심될 경우에는 비장을 절제하는 것을 권장한다.
- 주변장기를 침윤한 국소진행성 위암의 수술 : 비장, 횡행결장, 결장자간막, 췌장, 간 등을 침윤한 경우는 환자의 전신 상태를 고려하여 침윤된 주변장기를 절제하는 것을 권장한다.
- 복막전이를 동반한 위암의 수술 : 전이 병소의 절제술과 위절제술을 시행하는 것을 연구적인 목적으로 시행할 수 있다. 환자의 증상을 완화하는 목적의 수술을 시행할 수 있다.
- 간전이를 동반한 위암의 수술 : 전이병변이 있는 경우에는 전이 병소의 절제술과 위절제를 시행하는 것을 연구적인 목적으로 시행할 수 있다. 또는 환자의 증상을 완화하는 목적의 수술을 시행할 수 있다.
- 기타장기의 전이를 동반한 위암 또는 재발 위암의 수술 : 환자의 증상을 완화하는 목적의 수술을 시행할 수 있다.

"참고하세요"

국소적으로 위암이 침윤한 경우(T_4)에는 침윤한 주변 장기를 동반 절제하는 것이 원칙이다. 한편 간을 포함한 복막 및 기타 장기에 전이가 있는 경우에 최근 들어 연구 목적으로 이들에 대한 수술이 시행되고 있기는 하지만 이러한 경우 위의 원발 병소에 대해서조차 수술을 시행하지 않는 것이 현재까지의 치료 원칙이다.

(7) 고식적 치료(palliative treatment)

① 목표 : 적은 이환율로 환자의 증상을 덜어주기 위한 치료이다.

② 방법 : 위암으로 인한 폐색 시에 절제 혹은 우회술을 시행하거나 내시경적 스텐트 설치술을 시행할 수 있다.

(8) 항암화학 치료

① **고식적 화학요법**(palliative chemotherapy)

수술불능(심한 국소진행, 전신상태 불량, 수수거부 등)이거나 원격전이가 있거나, 비근치적 절제(R_1, R_2)후, 수술 후 재발했으나 수술불능인 경우에 적용할 수 있으며 치료기간, 치료주기, 투여 약제의 종류, 투여경로는 진료 의사가 결정한다.

② **보조화학요법**(adjuvant chemotherapy)

근치적 절제가 시행된 진행위암과 림프절 전이가 있는 조기위암의 일부가 보조화학요법의 적응증이 된다. 조기위암 중 $T_1N_1M_0$, 진행위암 중 $T_2N_0M_0$에 대한 보조화학요법은 이견이 있다.

③ **선행화학요법**(neoadjuvant chemotherapy)

국소진행이 심하여 근치적 절제가 불가능하다고 판단되는 경우, 수술을 전제로 하여 시행할 수 있다. 근치적 절제가 가능하다고 판단되는 경우에는 수술을 원칙으로 하고 선행화학요법은 연구적인 목적으로 시행할 수 있다.

④ **복강 내 항암요법**(intraperitoneal chemotherapy)

장막의 침윤이 의심되거나 그 이상의 진행위암과 복막전이가 있는 진행위암의 경우에 연구적인 목적으로 시행할 수 있다.

⑤ **방사선 치료**

증상완화 목적으로 시행할 수 있으며 근치적 절제 후 보조요법으로 시행하는 경우에는 연구적인 목적으로 시행할 수 있다.

(9) 결과

① 생존율

표 25-14 위암의 병기별 5년 생존율 비교(미국 vs 일본)

	Maruyama(Japan), 1971~1985	American College of Surgeons, 1982~1987	Memorial Sloan Kettering, 1985~1994
환자 수	3,176	18,365	675
Ⅰ기	91%	50%	84%
Ⅱ기	72%	29%	61%
Ⅲ기	44%	13%	29%
Ⅳ기	9%	3%	25%
수술 사망률	1%	7%	3%

② 재발

- 위절제 후 재발률 : 40~80%
- 대부분의 재발은 3년 이내에 발생한다.
- 국소적 복강 내 재발이 38~45%이며, 복강 내 파종(dissemination)이 54%이다.
- 국소적 복강 내 재발의 장소
  - 문합 부위의 남은 위(gastric remnant at the anastomosis)
  - 문합 부위가 아닌 나머지 위(in the gastric bed)
  - 구역 림프절(regional nodes)

심화 학습

◆재발한 위암에 관련한 용어 정리

1. 잔위 초발암 : 1차 병변의 악성－양성에 관계없이 수술 후 10년 이상 경과 후 발생한 위암을 가리키는 말로, 잔존 위에 새로 생긴 암을 의미한다.
2. 잔위 유잔암
   • 1차 수술 후 10년 이내에 발견되었지만, 1차 병변이 양성이었던 경우 또는
   • 1차 수술 후 10년 이내에 발견되었고 1차 병변이 악성이었지만, 문합부가 아닌 곳에 발생한 경우를 의미한다.
3. 잔위 재발암 : 1차 병변이 악성이었으면서, 수술 후 10년 이내에 문합부에서 발생한 암을 말한다.

(10) 추적 관찰

① 첫 1년은 4개월마다 그 후 2년은 6개월마다 그 후 1년마다 추적검사를 시행한다.
② 추적 검사는 혈액검사, 흉부 방사선 사진, 복부 CT를 시행한다.
③ 위부분절제를 시행한 경우 매년 내시경을 시행한다.

2) 위 림프종(gastric lymphoma)

(1) 특징

① 위 악성종양의 15% 미만, 전 림프종의 2%가 위에 발생한다. 하지만 위장관 림프종이 가장 많이 발생하는 장소이다.
② Constitutional B symptom은 매우 드물다.
③ 고령(50～60세)에 많이 발생하고 남자에서 흔하다.
④ 전정부에 호발한다.
⑤ 빈혈이 50% 이상에서 나타나고, 출혈은 드물다.

(2) 병리

① Diffuse large B cell lymphoma : 위 림프종의 55%를 차지하고 대부분 원발성이나 follicular lymphoma, MALT lymphoma에서 생길 수도 있다.
② MALT(Mucosa Associated Lymphoid Tissue) lymphoma : 위 림프종의 40%를 차지하고, *H. pylori* associated gastritis가 대개 선행한다.

(3) 검사

① 내시경 : 대개 비특이적인 위염 양상으로 보이며, mass lesion 잘 안보이고 점막하 성장(submucosal growth) 보이는 경우도 있다.
② 초음파내시경 : 침윤 깊이를 알 수 있어 천공 가능성을 아는데 유용
③ CT

(4) 병기

표 25-15 위장관의 비호지킨 림프종의 병기

ANN ARBOR 분류	RAO ET AL 분류	MUSSHOFF 분류	설 명	비율(%)
ⅠE	ⅠE	ⅠE	위장관에만 국한된 종양	26
ⅡE	ⅡE	ⅡE	지역 림프절에 전이된 종양	26
ⅡE	ⅢE	ⅡE	지역 림프절을 넘어 전이된 종양	17
ⅢE－Ⅳ	ⅣE	ⅢE－Ⅳ	간 또는 비장과 같은 복강 내의 다른 장기에 전이되었거나 복강을 넘어 흉강이나 골수에 전이된 종양	31

(5) 치료

① 대부분 항암치료＋방사선치료로 치료되기 때문에 수술적 치료는 논란이 있다.

② 항암치료중 위천공의 위험은 약 5%

③ Stage ⅠE, ⅡE에서 수술＋항암＋방사선 치료가 항암＋방사선 치료와 차이가 없다.

④ 방사선 치료

- 3cm 이하의 종양 : 100% 치료
- 6cm 이상의 종양 : 60～70% 치료
- 30Gy 치료시 30%에서 10년 후 협착, 장염, 종양 등의 합병증이 발생

⑤ Early MALT lymphoma, 일부 diffuse large B-cell lymphoma : *H. pylori* 치료만으로도 75%에서 치료 가능하다는 보고 있다. 치료 후 내시경 추적 검사를 시행한다.

⑥ 치료 후 5년 생존율 : E : 95%, ⅡE : 75% 이상

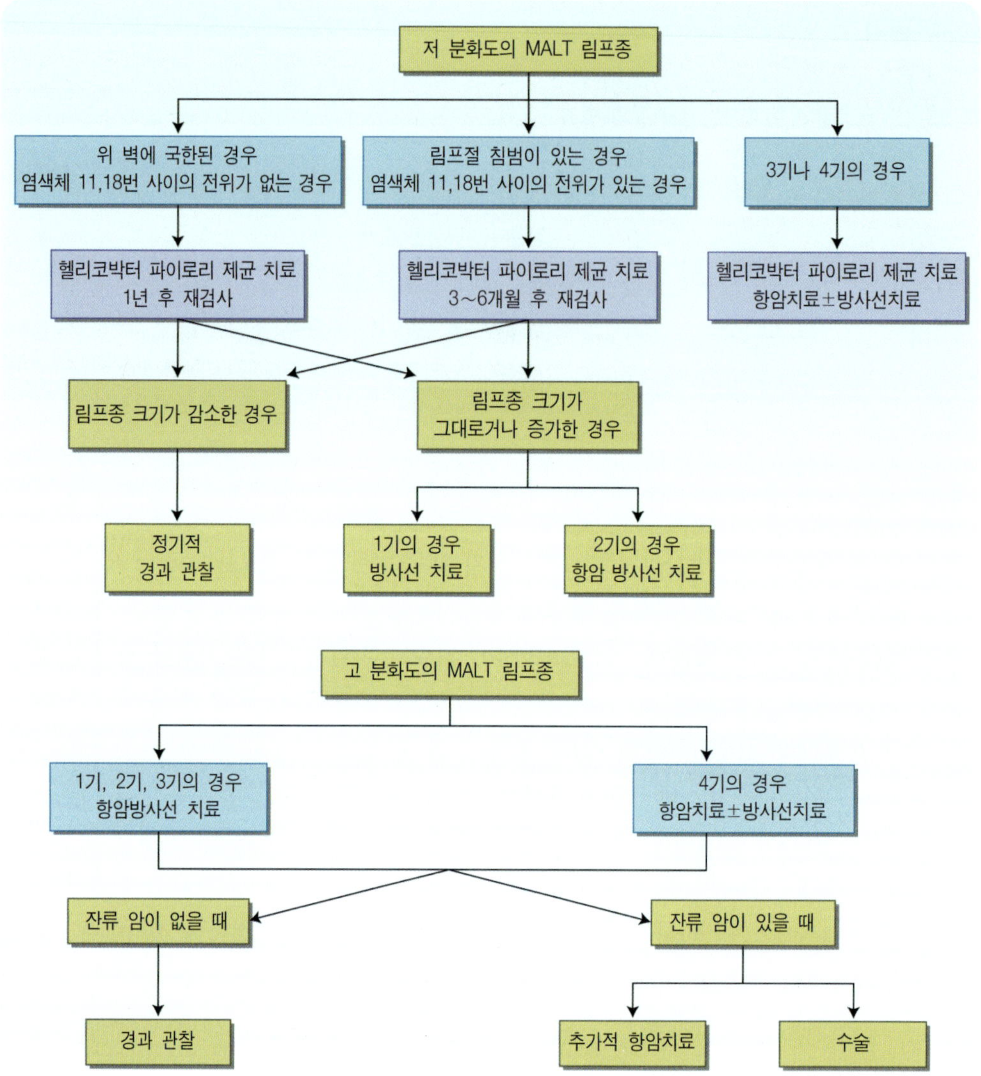

그림 25-38 위 림프종의 치료방침

3) 위 육종(sarcoma)

(1) 역학

① 중간엽 조직(mesenchymal component)에서 발생한다.

② 위의 악성 종양의 3%를 차지한다.

③ GIST(gastrointestinal stromal tumor)가 가장 흔한 종류의 중간엽 종양(mesenchymal tumor)이이고 GIST 중에서도 gastric GIST가 가장 많다.

(2) 병리학

① GIST는 pacemaker cell인 카잘 세포(interstitial cell of Cajal)에서 발생한다.

② 면역조직화학 염색에서 c-Kit(CD 117) 양성 반응을 보인다.

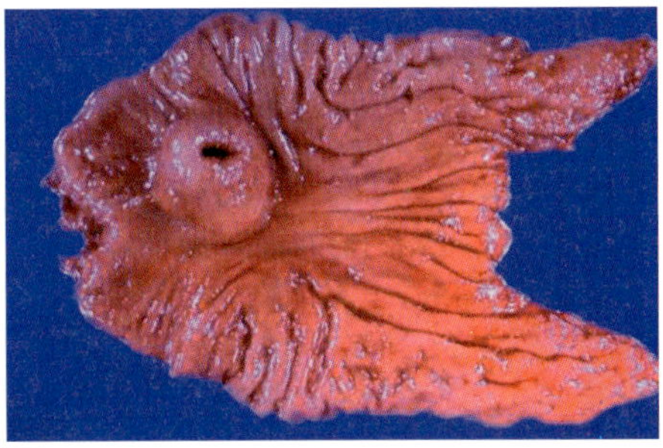

그림 25-39 GIST 수술 표본
위 전정부 점막층 아래에 종양이 있다. 병리 검사상 GIST로 확인되었다.

(3) 병기

AJCC 7차 개정판에서는 GIST에 대한 병기를 처음으로 설정하였다. 지금까지 GIST는 별도의 병기 체계가 확립되어 있지 않았으며, 세포의 유사분열 정도와 크기에 기초한 재발의 위험도만을 평가하여 왔다.

그러나 이번 AJCC 7차 개정판에서 GIST에 대한 병기를 설정함으로써 GIST를 연구하는 의사들 간의 공통된 표준을 확립하였고, 앞으로의 연구에도 많은 도움이 되리라고 생각된다. 병기 체계는 재발의 위험도에 따른 기준을 상당 부분 수용하였으며, 자세한 기준은 다음과 같다.

표 25-16 AJCC(American Joint Cancer Commission)의 GIST 병기

원발 종양의 크기 **(Primary tumor, T)**	T_x : 원발 종양에 대한 평가를 하지 못하였을 때 T_0 : 원발 종양의 증거가 없을 때 T_1 : 원발 종양의 크기가 2cm 이하인 경우 T_2 : 원발 종양의 크기가 2cm 초과 5cm 이하인 경우 T_3 : 원발 종양의 크기가 5cm 초과 10cm 이하인 경우 T_4 : 원발 종양의 크기가 10cm 초과인 경우
국소 림프절 침윤 **(Regional lymph node, N)**	N_0 : 국소 림프절 전이에 대한 평가를 하지 못하였을 때 N_0 : 국소 림프절 전이가 없을 때 N_1 : 림프절 전이가 있을 때
원격전이 **(Distant metastasis, M)**	M_0 : 원격전이 없을 때 M_1 : 원격전이

* T stage에서는 가장 긴 직경을 기준으로 평가한다.

표 25-17 GIST의 병기

Group	T	N	M	유사분열 정도
ⅠA	T1 or T2	N0	M0	Low
ⅠB	T3	N0	M0	Low
Ⅱ	T1 T2 T4	N0 N0 N0	M0 M0 M0	High High Low
ⅢA	T3	N0	M0	High
ⅢB	T4	N0	M0	High
Ⅳ	Any T Any T	N1 Any N	M0 M1	Any rate Any rate

(4) 임상증상 및 진단

① 출혈, 복통, 소화불량

② CT로 종양의 범위를 평가한다.

③ EGD : 상피성 병변이 아니기 때문에 조직 검사 진단이 어려운 경우가 많다.

(5) 치료

① 수술적 절제 : 2~3cm 정도의 margin을 두고 절제한다.

② 림프절 전이가 드물기 때문에 림프절 절제는 하지 않는다.

③ 수술 중 GIST가 터지지 않도록 조심한다.

④ 재발 : 대부분 국소 재발 또는 간전이로 나타난다.

⑤ Gleevec(imatinib mesylate)

- c-Kit(+)인 경우에 사용할 수 있다.

• 수술 후 재발위험이 높을 때, 전이가 있거나 절제가 불가능할 때 사용
• 54%에서 최소한 partial response가 있음

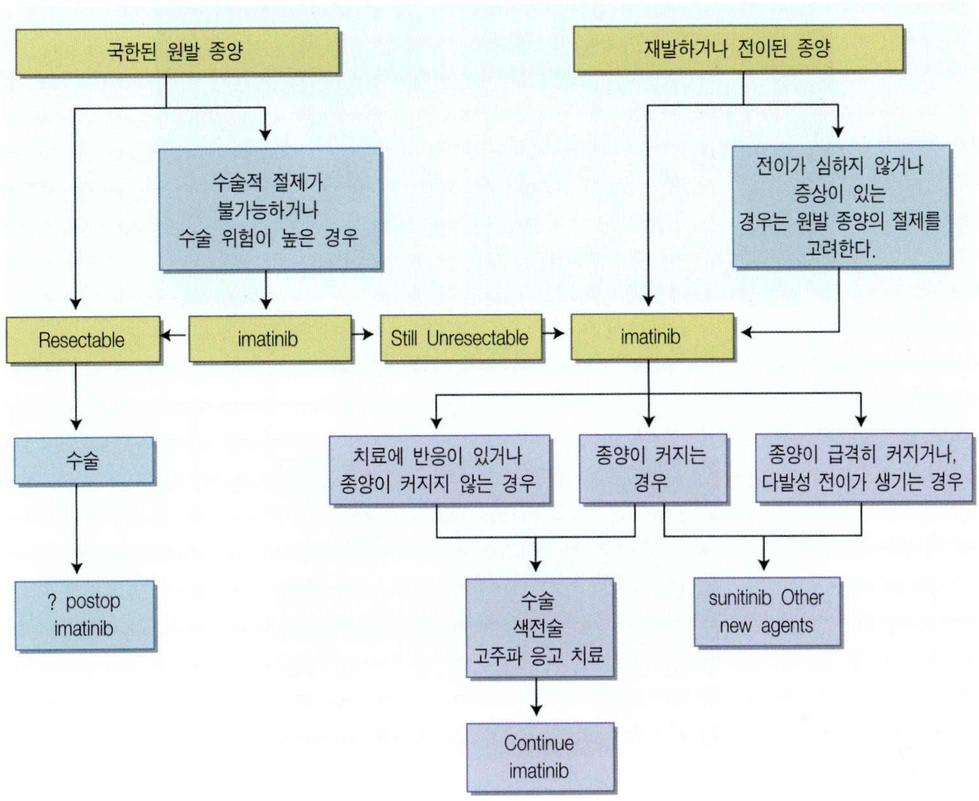

그림 25-40 GIST의 치료 원칙

4) 위석(bezoars)

① 소화가 어려운 음식을 반복적으로 섭취 시 위에 모여서 축적된다.
② 주로 씨앗과 같은 식물성 음식으로 인해 생긴 위석을 식물위석(phytobezoar)이라고 하며 모발을 먹어서 생긴 위석을 모발위석(trichobezoar)라고 하며, trichobezoar가 있을 때는 정신 감정이 요구된다.
③ 수술 후 위배출의 장애가 있는 사람이나, 당뇨 환자에서 발생한다.
④ 조기 포만감, 오심, 구토 등의 증상을 나타낸다.
⑤ 신체검진 상 덩어리가 만져지는 경우도 있으며 위장관조영술이나 내시경으로 진단한다.
⑥ 치료 : Papain/cellulase같은 용해제를 내시경을 통해 위석에 주입하여 녹여서 꺼내며, 최근에는 콜라를 이용하여 위석을 녹이는 예가 많이 보고되고 있다. 내시경적인 치료

실패 시에는 수술로 위석을 꺼내며 수술 시 소장까지 확인하여 남은 위석이 없는지를 확인하도록 한다.

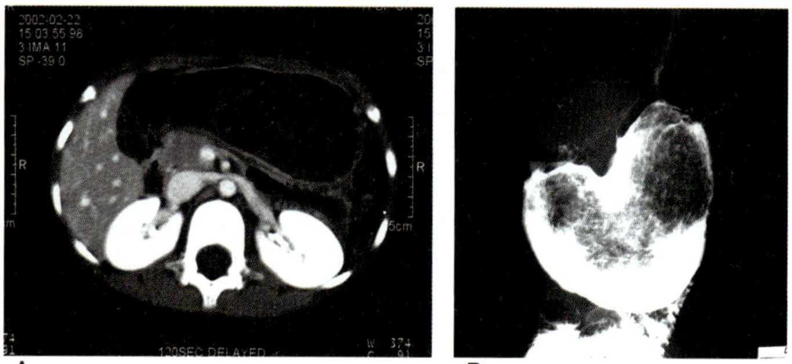

A B

그림 25-41 위석의 CT와 사진과 상부 위장관조영술 사진
거대한 위석이 위 내강에 관찰된다.

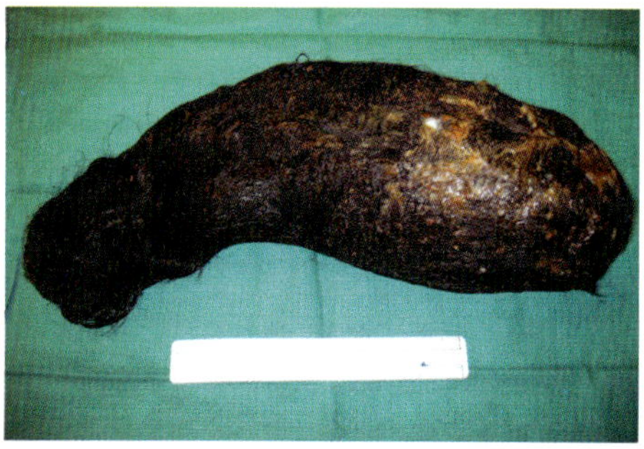

그림 25-42 수술로 제거한 거대한 모발위석의 육안 소견

문제

25-11 3)

65세 남자환자가 위암으로 왔다. 몇 개월 동안 물도 먹지 못하고 토했다. 위내시경 상 위출구가 막혀 있었다. CT상 간전이 췌장머리로 전이 확인되었다. 적절한 처치는?

1) 위창냄술(gastrostomy)
2) 위－샘창자연결술(gastroduodenostomy)
3) 위－공장연결술(gastrojejunostomy)
4) 위전절제술(total gastrectomy)
5) 췌샘창자절제술(pancreatoduodenectomy)

해설

원격 전이가 있는 4기에 해당하는 위암이다. 고식적인 수술로써 gastrojejunostomy를 시행하고 식이를 진행할 수 있도록 해준다. 이후 항암치료를 생각해 볼 수 있다.

25-12 4)

67세 남자가 구토 때문에 왔다. 위내시경 및 복부전산화단층촬영에서 위날문방(antrum)의 진행위암에 의한 완전폐쇄 및 다발성 간전이가 관찰되었다. 먼저 시행할 치료는?

1) 항암화학요법
2) 방사선 치료
3) 위창냄술(gastrostomy)
4) 위－공장연결술(gastrojejunostomy)
5) 확대위전절제술(extended total gastrectomy)

해설

방사선 치료는 완전폐쇄를 해결할 수 없다. 암으로 인한 폐색 시에는 좁아진 부위를 절제하거나 우회술을 시행할 수 있으며 잔여 수명이 얼마 남지 않은 경우에는 내시경적 스텐트 설치술을 시행할 수 있다.

25-13 5)

72세 남자환자가 종합검진 위내시경 검사에서 위날문(antrum)에서 1cm 크기의 융기형 덩이가 발견되었다. 내시경초음파에서 점막에 국한된 조기위암으로 확인되었고 복부 CT상 복강내 림프절 비대소견 없었다. 조직검사 상 분화도가 높은(well differentiated) 위암으로 확인되었다. 가능한 적합 치료는?

1) 전체 위절제술
2) 방사선치료
3) 전신항암요법
4) 내시경적 지짐술
5) 내시경점막절제술

해설

조기위암, 림프절 음성, 높은 분화도, 1cm의 크기이기 때문에 내시경점막절제술의 적응증에 해당한다.

25-14 1)

위절제술 중 절제 범위를(전위절제/부분위 절제) 결정하는데 가장 중요한 인자는?

1) 종양 위치
2) 종양 크기
3) 림프절 전이
4) 종양 위벽 침윤도
5) 종양 세포 분화도

해설

위암의 수술 방법은 크게 두 가지로 나뉘며, 하부 1/3에 위치할 경우 위아전절제술(subtotal gastrectomy), 그보다 상부에 위치하면 위전절제술(total gastrectomy)을 시행한다. 종양의 크기, 림프절 전이, 종양의 침윤도, 분화도는 위 절제범위에 전혀 영향을 미치지 않는다. 단, 림프절 전이에 따라 위 주변 림프절 절제 범위는 달라질 수 있고, 종양의 침윤도에 따라 절제연의 범위가 달라질 수 있다.

25-15 3)

57세 남자가 토혈과 흑색변이 있어 내원하였다. 위내시경 검사에서 위전정 소만부(antrum lesser curvature)에 4cm의 출혈이 있는 궤양성 종괴가 발견되었고 조직 검사상 선암이었다. 입원 후에도 토혈이 반복되었다. 개복결과 방광과 직장사이 복막과 간에 좁쌀 모양의 결절들이 보이며 동결 조직 검사 상 전이성 선암(샘암)으로 판명되었다. 가장 적절한 처치는?

1) 미주신경 절단술
2) 위－공장문합술(위－빈창자연결술)
3) 위아전절제술
4) 폐복
5) 폐복 후 방사선 치료

해설

임상적으로 의미 있는 정도의 출혈이 있는 전이성 위암이다. 이러한 경우 완치를 기대할 수 없다고 하더라도, 출혈 조절 및 출혈의 재발을 방지하기 위해 반드시 위를 절제해야 한다.

25-16 2)

위암의 진찰소견상 수술이 불가능하다고 생각되는 소견은?

가. 빗장뼈위림프절 촉지	나. 복강동맥 주변 림프절 촉지
다. 복수 내의 악성 세포 발견	라. 암에 의한 날문부 폐색

1) 가, 나, 다
2) 가, 다
3) 나, 라
4) 라
5) 가, 나, 다, 라

해설

복강동맥(celiac artery) 주변의 림프절은 2군 림프절로 일반적인 진행성 위암 수술 시 절제해야 하는 림프절이다. 암에 의한 폐색은 병기와는 관계가 없다.

25-17 2)

위선암으로 위아전절제술을 시행하였다. 조직검사에서 원발암은 근층까지 침범하였으며 절제된 림프절은 34개 중 4개가 전이되었다. 다른 장기로의 전이는 없었다. 병기는?

1) Ⅰ
2) Ⅱ
3) Ⅲa
4) Ⅲb
5) Ⅳ

해설

T2N1에 해당한다.

25-18 3)

45세 여자 환자가 간헐적인 상복부 불쾌감으로 내원하였다. 위내시경 및 식도초음파에서 위 체부(body) 큰 굽이(great curvature) 부위 5cm 크기의 중심부 궤양을 가진 점막하종양이 관찰되었다. 올바른 처치는?

1) 경과관찰
2) 내시경적 위 점막절제술(endoscopic mucosal resection)
3) 쐐기절제술(wedge resection of stomach)
4) 위 전절제술
5) 항암제 치료

해설

GIST와 같은 점막하종양은 쐐기절제술이 표준치료법이다.

25-19 1)

위에서 발생한 GIST의 치료 원칙은?

가. 수술 불가시 글리벡우선투여
나. 위 날문 주위에 큰 종양이 있으면 날문부절제술
다. 정상조직 1~2cm와 함께 부분절제
라. 주위 림프절을 제거해야 한다.

1) 가, 나, 다　　2) 가, 다　　3) 나, 라
4) 라　　5) 가, 나, 다, 라

해설

날문부위는 위에서 내강이 가장 좁은 부위이다. 그 위치에 큰 종양이 있을 때 쐐기절제술을 시행하면 절제 후 봉합이 불가능한 경우가 많고 봉합이 가능하다고 하더라도 내강이 매우 좁아져 협착이 올 수 있기 때문에 쐐기절제술이 불가능하다. 따라서 날문부위의 큰 종양의 경우에는 날문부절제술 후 Billroth Ⅰ 또는 Billroth Ⅱ 문합을 시행한다.

25-20 3)

60세의 남자가 소화불량으로 왔다. 내시경 검사에서 위 전정부 전벽이 돌출되어 있었고 중앙부 궤양이 있다. 생검 결과 만성위염이다. 복부 CT에서 직경 7cm의 위 점막하 종양이 있다. 수술에 대한 설명 중 옳은 것은?

1) 5cm 이상의 절제연이 필요
2) 광범위 림프절 절제가 필요
3) 검체의 냉동절편 검사 필요
4) 절제 후 보조항암 화학요법 시행
5) 주위장기 침윤 시에도 원발병소 절제로 충분

해설

절제연은 2~3cm으로 충분하다. 림프절 절제는 필요 없다. 항암치료에 반응하지 않는다. 주변장기 침윤 시에는 가능한 모두 합병절제한다.

25-21 2)

위암의 위험인자이다. 맞는 것은?

가. 소금에 절인 음식	나. Ascorbic acid
다. H. pylori 감염	라. β-carotene

1) 가, 나, 다　　2) 가, 다　　3) 나, 라
4) 라　　5) 가, 나, 다, 라

해설

나, 라는 예방인자

26 소 장

Small Intestine

26.1 발생학

원시 장관(primitive gut)은 제태 4주째부터 형성되기 시작하며 5주째에 장관(intestine)의 길이가 빠르게 증가하게 되고 배꼽(umbilicus)을 통하여 중간창자 탈장(midgut herniation)이 일어난다.

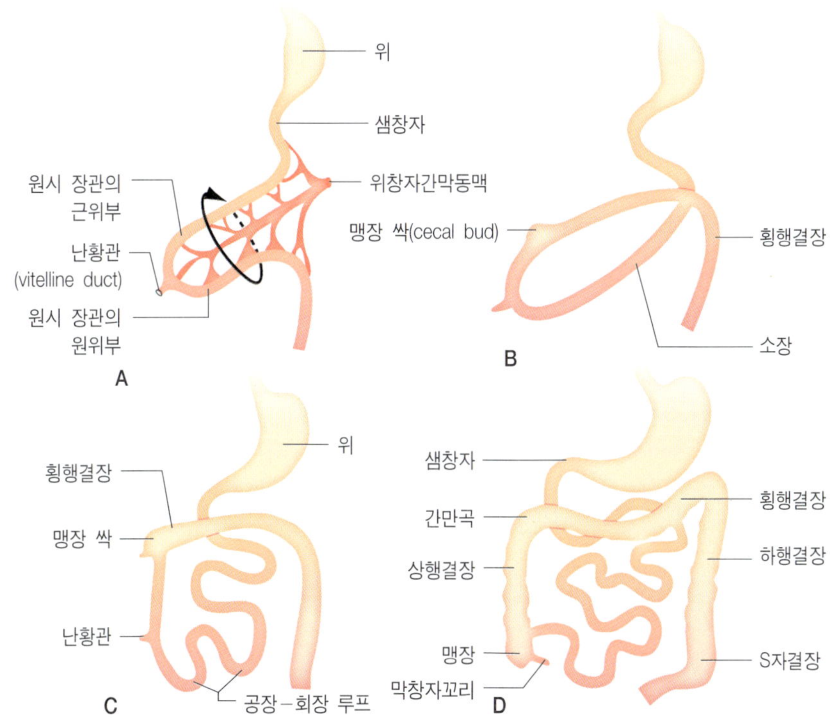

그림 26-1 장관의 회전
A, 위창자간막동맥 축을 중심으로 90도 회전한 후, 근위부는 오른쪽에, 원위부는 왼쪽에 위치한다.
B, 추가로 180도를 더 회전한 후의 모식도. 횡행결장이 샘창자의 앞을 지나게 된다.
C, 복강 내로 다시 들어간 이후의 장관의 모습. 소장의 길이가 증가했으며 루프의 형성이 보인다.
D, 맹장이 오른쪽 엉덩뼈오목(장골와; iliac fossa)으로 내려온 후의 최종적인 장관의 위치

중간창자 탈장은 10주째까지 지속되며 270도 회전 후 장관은 복강 내로 다시 들어가서 고정된다. 중간창자의 앞부분은 샘창자 원위부(distal duodenum), 공장(jejunum), 회장 근위부(proximal ilium)를 형성하고 뒷부분은 회장 원위부(distal ilium), 횡행결장의 앞 2/3(proximal 2/3 of transverse colon)을 형성한다. 즉 앞창자로부터 형성되는 샘창자 근위부를 제외한 소장은 중간창자에서 형성된다. 10주째에 복강 내로 들어간 장관은 공장이 왼쪽에 고정되고 그 이후의 장관 loop는 보다 더 오른쪽에 고정되게 된다.

마지막으로 맹장(cecum)은 복강 내로 들어가게 되며 일시적으로 우상부에 위치한 후 이후 우하부로 내려오게 된다. 이 과정에서 선천 기형인 장이상회전(intestinal malrotation)이 일어날 수 있다.

26.2 해부학

1) 육안적 해부학

(1) 소장의 부위별 길이

- 소장 전체의 길이는 날문(pylorus)에서 맹장(cecum)까지의 길이이며, 270~290cm가량이다.
- 샘창자의 길이는 20cm가량이다.
- 공장의 길이는 100~110cm, 회장의 길이는 150~160cm이다.

표 26-1 공장(jejunum)과 회장(ileum)의 해부학적 비교

특 징	공장(jejunum)	회장(ileum)
색(color)	진한 붉은색	연한 분홍색
내강의 크기(caliber)	2~4cm으로 회장보다 크다.	2~3cm
장벽(wall)	두텁고 무겁다	얇고 가볍다
혈관(vascularity)	많다	적다
곧은 혈관(vasa recta)	길다	짧다
혈관의 연결성(arcades)	적고 길다(1~2개)	많고 짧다(4~5개)
창자간막의 지방층(fat in mesentery)	적다	많다
윤상주름(plicae circulares)	크고 길고 촘촘하다	낮고 수가 적고 원위부에는 존재하지 않는다.
장관 림프절(Peyer's patches)	적다	많다

(2) 소장의 부위별 특징

소장은 duodenojejunal angle에서 시작되며 트라이츠 인대(Treitz ligament)에서 복막에 고정되어 있고 ileum이 cecum으로 합류하는 곳에서 끝나게 된다.

소장은 첫 2/5를 공장, 뒤 3/5를 회장으로 임의적으로 나누며 이 둘을 나누는 명확한 경계는 없으나 일반적으로 다음과 같은 특징을 지닌다.

> **✤ 이 것 만 알 아 두 세 요 ✤**
>
> 공장은 흡수력을 최대화하기 위해 회장에 비해 더 넓고, 두껍고, 윤상주름이 잘 발달되어 있다. 곧은 혈관의 모양으로 구분이 용이하며, 곧은혈관이 회장에 비해 길고, 수가 적다.

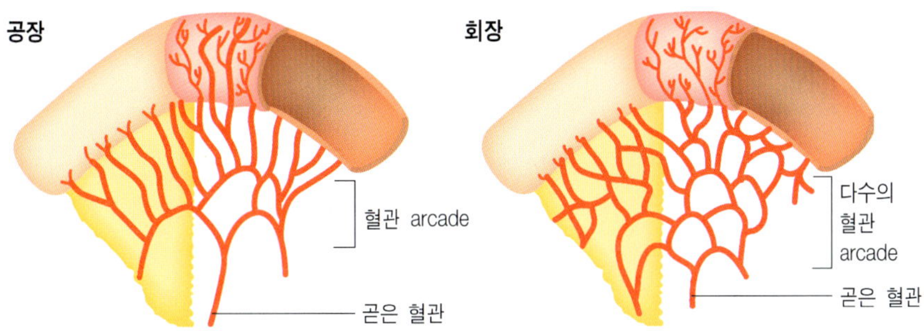

그림 26-2 공장과 회장
공장의 점막은 상대적으로 두껍고 점막 주름이 발달되어 있다. 창자간막동맥은 한 개나 두 개의 arcade를 형성하며 긴 곧은 혈관을 낸다. 회장은 내강의 크기가 보다 작으며 장벽의 두께가 얇다. 창자간막동맥은 다수의 혈관 arcade를 형성하고 짧은 곧은 혈관을 낸다.

2) 현미경적 해부학

4개의 층으로 이루어져 있으며 바깥쪽부터 장막층(serosa), 고유근층(muscularis propria), 점막하층(submucosa), 점막층(mucosa)으로 이루어져 있다.

(1) 장막층(serosa)

장측 복막(visceral peritoneum)으로 이루어져 있다.

(2) 고유근층(muscularis propria)

얇은 외종주층(thin outer longitudinal layer)과 두꺼운 내윤주층(thicker inner circular layer)로 이루어져 있으며 myenteric(Auerbach) plexus가 존재한다. Myenteric plexus에는 신경절세포(ganglion cell)가 두 근육 층 사이에 위치해 있으며, 각 근육층으로 신경 섬유를 내어 두 층간의 전기 전도를 가능하게 한다.

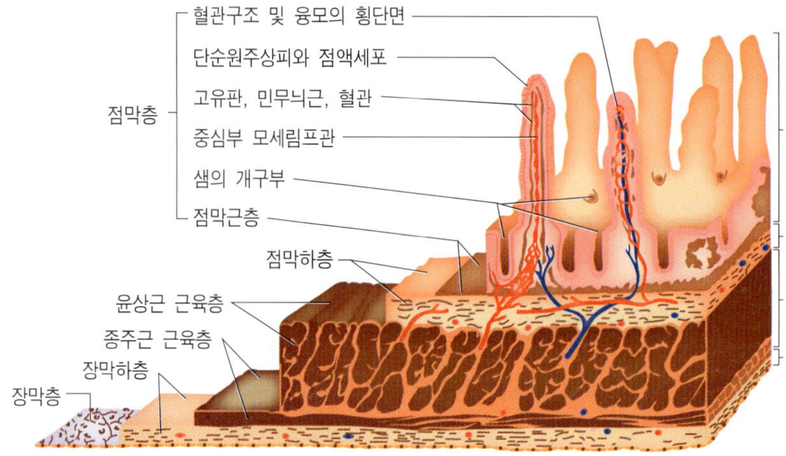

그림 26-3 소장의 층
점막층에 융모가 존재함으로써 표면적이 넓어지고 영양소 흡수를 원활하게 만든다.

(3) 점막하층(submucosa)

탄력섬유 조직(fibroelastic connective tissue)으로 이루어져 있어 장벽 구성에 있어 가장 강한 층이며, 따라서 장 문합 시 반드시 포함시켜야 하는 층이다. 또한 동맥, 정맥, 림프, 신경 network가 이 층에 위치하며 신경 섬유와 신경절세포가 cell이 존재하는 Meissner plexus가 분포한다.

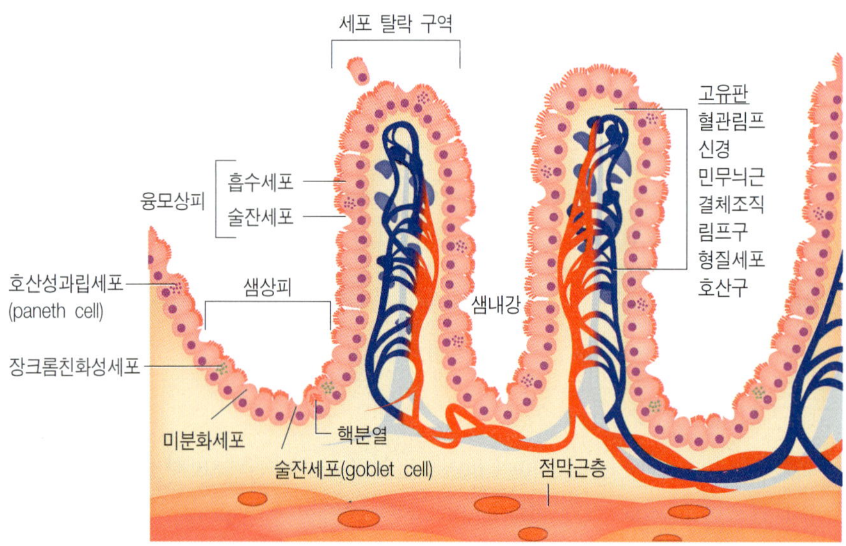

그림 26-4 소장 점막의 조직학적 모식도

(4) 점막층(mucosa)

① **점막근층**(muscularis mucosa) : 점막하층과 점막층을 분리한다.

② **고유판**(lamina propria) : 점막근층과 상피층 사이의 결체조직으로써 면역세포가 풍부하여 상피 세포를 통해 침범한 미생물로부터의 보호작용을 한다. 또한 면역글로불린(immunoglobulin)을 생성하고 cytokine 등의 매개물질(mediator)을 분비하는 형질세포(plasma cell)가 이 층에 존재하여 상피층의 기능을 조절한다.

③ **상피층**(epithelial layer) : 상피세포가 막힌틈(crypt)과 융모(villi)를 덮고 있으며, 장샘 상피세포의 주된 기능은 세포재생(cell renewal), 내분비 및 외분비(exocrine, endocrine), 물과 이온의 분비(water, ion secretion)이고 융모 상피세포의 주된 기능은 소화와 흡수이다. 융모는 장 표면적을 넓혀 흡수를 용이하게 해주며 원위 샘창자(distal duodenum)와 근위 공장(proximal jejumun)에서 가장 길고 원위 회장(distal ileum)에서 가장 짧다.

문제

26-1 3)

소장벽 중 가장 강한 층으로 창자를 연결할 때 반드시 포함하여야 하는 것은?

1) Mucosa
2) Lamina propria
3) Submucosa
4) Muscularis propria
5) Serosa

해설

점막하층에는 혈관 및 신경이 분포하며, 장벽 가운데 가장 튼튼한 조직이다.

26.3 소장의 혈관 분포

풍부한 혈관, 신경, 림프계를 형성하고 있으며 창자간막(mesentery) 전체에 걸쳐 위치한다. 창자간막은 후 복벽에 고정되어 있으며 두 번째 요추 level(L2)에서 기시하여 오른엉치엉덩관절(right sacroiliac joint) 방향으로 우하방으로 진행한다.

위창자간막동맥(Superior Mesenteric Artery, SMA)은 창자간막에 싸여 있는데 중간창자 기원인 원위 샘창자(distal duodenum), 소장 전체, 상행결장(ascending colon), 및 근위부 횡행결장(transverse colon)의 혈류공급을 담당하게 된다. 소장의 정맥혈 흐름은 동맥과 평행하게 위창자간막정맥(SMV)에서 비장정맥(splenic vein)을 통해 문맥(portal vein)으로 유입된다.

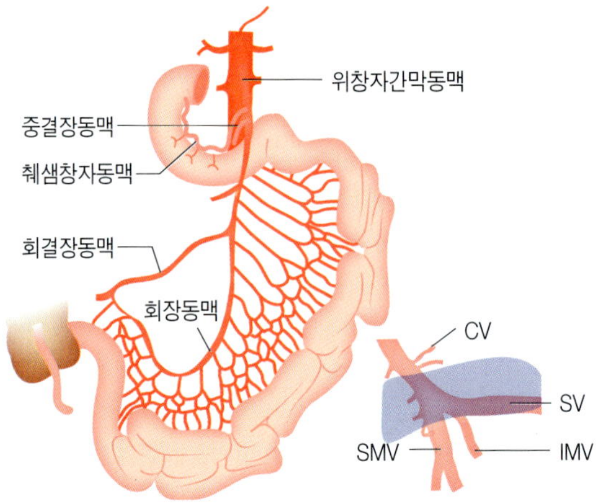

그림 26-5 **소장의 혈관 분포**
공장, 회장, 원위부 샘창자의 혈액공급은 전적으로 위창자간막동맥에 의존하며, 위창자간막동맥은 샘창자의 제3부 앞을 지나게 된다. 근위부 샘창자는 복강동맥에 의해 혈액을 공급받는다.

26.4 운동성

소장의 근육들은 체계적으로 수축함으로써 그 내용물을 원위부 방향으로 밀어내는 데 이와 같은 운동을 장연동(peristalsis)이라고 하며, 그 속도는 1~2cm/sec이다.

음식물을 섭취하는 동안과 그렇지 않은 동안의 장연동의 양상은 매우 다르다. 음식물을 섭취하고 있는 동안에는 페이스메이커 자극이 체계적인 수축을 일으켜 음식물을 밀어낼 수 있게 만든다. 반면 금식기에는 주기적인 수축이 일어나서 장이 규칙적으로 비워지게 되는데 이는 약 75분에서 90분마다 한 번씩 일어나게 된다. 이러한 수축운동은 신경 경로(neural pathway)와 체액성 경로(humoral pathway)를 따라 이루어진다.

소장의 신경 경로는 미주신경 경로, 교감·부교감신경 경로가 있다. 미주신경 섬유는 흥분성(excitatory)인 콜린성(cholinergic) 작용과 억제성(inhibitory)인 펩티드성(peptidergic) 작용의 상이한 역할을 한다. 교감신경 경로는 장운동을 억제하며 부교감신경은 장운동을 촉진한다. 한편 소장의 호르몬들이 소장의 운동성에 영향을 미치는 것이 알려지긴 했지만 그 기능이 명확하게 밝혀진 것은 음식물 섭취 중 혈중 최고 농도에 이르는 motilin이라는 펩티드가 유일하다.

심화학습

◆신경 경로

1. 미주신경
   - 콜린성 : 촉진
   - 펩티드성 : 억제
2. 교감신경 : 억제
3. 부교감신경 : 촉진
4. 체액성 경로(motilin : 촉진)

26.5 장폐색

장폐색(obstruction)은 염전(volvulus)과 같은 기계적인(mechanical) 원인과 장마비(ileus)와 같은 비기계적인(nonmechanical) 원인으로 생기는 장관의 막힘(blockage)을 뜻한다.

기계적인 소장 폐색은 소장에 생기는 가장 흔한 외과적 질환이며, 이러한 소장 폐색을 일으키는 원인은 다양하지만 소장 벽과의 관계에 따라 다음 세 가지로 구분된다.

① 소장 벽 안의 원인(intraluminal)

② 소장 벽 자체의 원인(intramural)

③ 소장 벽 바깥의 원인(extrinsic)

가장 흔한 원인은 이전 수술에 의한 복강 내 유착으로, 전체 소장 폐색의 75%정도를 차지하고 있다. 그 다음으로 악성 종양에 의한 폐색, 탈장, 그리고 크론병에 의한 유착 순으로 많은 빈도를 차지하고 있다.

1) 원인

(1) 장유착(adhesion)

소장폐색의 가장 흔한 원인은 장유착이며 장유착은 주로 개복 수술을 경험했던 사람에게 일어나며 개복 수술 경험이 없는 환자에서는 매우 드물다. 따라서 임상에서 장유착이라는 말은 곧 수술 후의 장유착(postoperative adhesion)을 의미하는 것으로 생각할 수 있다.

수술 후의 장유착은 상복부 수술보다는 하복부 수술(예, 산부인과 수술, 막창자꼬리절제술, 직장 및 결장 수술) 후에 더 흔한데, 이는 상복부보다는 하복부에서 장이 보다 더 많이 움직일 수 있고(more mobile in the pelvis) 따라서 유착의 가능성이 더 높기 때문인 것으로 생각된다.

(2) 종양(tumor)

수술 후 장유착 다음으로 흔한 소장폐색의 원인은 장관의 종양이다. 장관의 종양은 일차성(primary)과 전이성(metastatic)으로 나뉘며 소장폐색을 일으키는 것은 대부분 복막 파종(peritoneal seeding)을 통한 전이성 종양이며, 주로 난소, 췌장, 위, 결장의 일차성 악성 종양으로부터 기원하는 것들이다.

일차성 장관 종양 역시 소장폐색을 일으킬 수 있는데, 그 대부분은 결장암(colon cancer) 및 직장암(rectal cancer)이며, 소장은 전체 장관 길이의 80%가량을 차지함에도 불구하고 소장의 일차성 종양은 전체 위장관 종양의 1~2%만을 차지할 정도로 극히 드물다.

✤ 이것만 알아두세요 ✤

◆소장폐색의 원인 빈도 순

1. 수술 후 유착
2. 종양
3. 탈장
4. 크론병

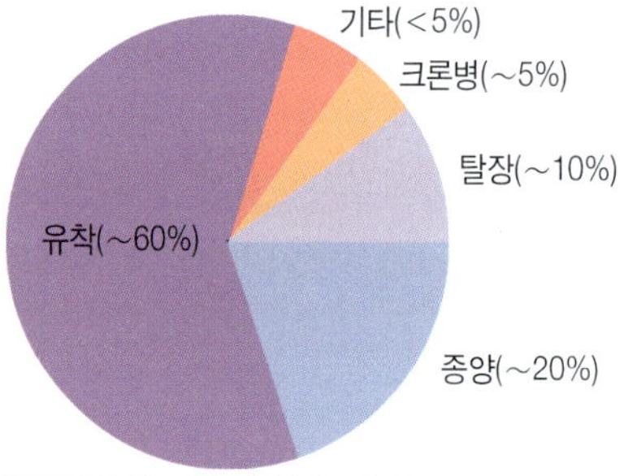

그림 26-6 소장폐색의 원인

(3) 탈장(hernia)

소장폐색을 일으킬 수 있는 원인 중 세 번째로 흔한 것은 탈장이며 전체 원인의 약 10%를 차지한다. 탈장은 대부분 복측 탈장(ventral hernia) 및 서혜부탈장(inguinal hernia)으로 나타나며 예전 수술로 인한 내부탈장(internal hernia) 또한 소장폐색을 일으킬 수 있다.

표 26-2 소장폐색의 원인이 되는 질환

장관벽 외부의 질환	장관벽 내부의 질환	장관내의 질환
장유착(adhesions, usually postoperative) 탈장(hernia) • 외부탈장(서혜부탈장, 넙다리탈장, 배꼽탈장, 복벽탈장) • 내부탈장(선천적 결함으로 인해 생기거나, 수술 후 창자간막에 결함이 생겨 발생한다) 종양 암종의 복막 내 파종(carcinomatosis) 장관 외 종양 복강 내 농양	선천성 장이상회전(malrotation) 장중복증(duplications/cysts) 염증 크론병 감염 장관 결핵 방선균증(actinomycosis) 게실염(diverticulitis) 종양 일차성 종양(primary neoplasms) 전이성 종양(metastatic neoplasms) 외상 혈종 허혈성 협착(ischemic stricture) 기타 장중첩증 자궁내막증 방사선 장염(radiation enteropathy/stricture)	담석 장관석(enterolith) 위석(bezoar) 이물질

(4) 크론병(Crohn's disease)

소장폐색의 네 번째 흔한 원인은 크론병(Crohn's disease)이며 약 5%를 차지한다. 폐색은 급성 염증이나 부종에 의해 일어나게 되며 보존적 치료로 대부분 호전된다. 만성 크론병 환자에서는 크론병의 합병증으로 협착(stricture)이 생겨 수술이 필요한 경우도 있다.

(5) 기타

그 외에 소장폐색을 일으키는 원인으로는 복강 내 농양(intra-abdominal abscess)이 있으며 그 원인으로는 막창자꼬리 천공(ruptured appendix), 게실 천공(ruptured diverticulum), 수술 후 봉합부위의 천공 등이 있다. 그 밖의 원인으로는 장중첩증(intussusceptions), 담석성 장마비(gall stone ileus), 장관석, 위석, foreign body 등이 있다. 담석성 장마비란 쓸개 장관루(cholecystenteric fistula)를 통해 담석이 장관으로 들어가 장 내강을 막아서 생기는 장마비를 의미한다.

2) 병태생리

(1) 장폐색 초기

장폐색의 초기에는 장 내용물이 막힌 지점을 지나도록 밀어내기 위해서 장의 운동성과 수축 활동이 증가한다. 이 시기에는 폐색 지점의 앞 뒤 모두에서 연동운동이 증가하게 되어 설사가 일어나게 되는데, 이는 장의 부분폐색(partial obstruction)뿐만 아니라 완전폐색(complete obstruction)의 초기에서도 관찰된다.

(2) 장폐색 후기

장폐색의 후기에는 장이 피로해지고 팽창(dilation)됨에 따라 수축 운동의 횟수가 적어지고 약해지게 된다. 또한 장이 늘어나면서 수분과 전해질이 장 내강 및 장벽 자체에 쌓이게 되며, 따라서 급격하게 third space loss가 발생하게 되고, 탈수와 저혈량증이 발생하게 된다(third space loss란 fluid가 혈관이나 세포 내에서 장 내강이나 장벽으로 빠져나가는 현상을 말한다).

(3) 장폐색으로 인한 대사이상 및 합병증

수분손실이 대사에 미치는 영향은 폐색 위치와 폐색의 기간에 달려있다. 근위부 폐색의 경우에는 구토가 발생하여 저염산성 저칼륨성 대사성 산증(hypochloremic hypokalemic metabolic alkalosis)이 발생하게 되고, 원위부 폐색의 경우에는 장 내에 보다 많은 양의 수분이 쌓여 third space loss가 더 심하지만 구토는 비교적 덜하고 따라서 전해질 이상도 근위부 폐색에 비해 심하지 않다.

탈수가 진행되면 핍뇨(oliguria), 질소혈증(azotemia)이 발생할 수 있고 심해지면 저혈량성 쇼크 또한 일어날 수 있다. 장폐색의 또 다른 합병증으로는 복강 내압 증가, 정맥혈 환류의 감소, 그리고 복막의 상승에 따른 호흡곤란 등이 있다.

✤ 이것만 알아두세요 ✤

- 근위부 폐색 : 구토 증가, hypochloremic hypokalemic metabolic alkalosis
- 원위부 폐색 : third space loss가 심하다. 전해질 이상은 경미

근위부가 막히면 장 내용물을 저장해 둘 공간이 적으니 구토가 증가하게 되고, 구토가 심하면 위산, chloride, potassium이 많은 위액, 쓸개즙, 췌장액이 몸에서 빠져나가서 hypochloremic hypokalemic metabolic alkalosis가 생긴다. 반대로 원위부 폐색은 저장해 둘 공간이 많아 구토가 심하지 않아서 전해질 이상이 적은 대신 장 내에 fluid가 많아 volume loss가 심해진다.

"참고하세요"

1. 장폐색 시 장 내용물로는 수분, 전해질 외에도 가스가 있는데 주된 source는 사람이 직접 삼킨 것이고, 장 내에서 생긴 가스도 있다.
2. 장폐색이 진행되면 내강의 압력이 증가함에 따라 점막의 혈류도 감소하게 된다. 특히 장이 꼬여서(twist) 생기는 오메가(Ω) 모양의 closed-loop obstruction이 있을 때에는 장 내강의 압력 증가가 더욱 심해져 점막 혈류의 감소도 더욱 심해진다. closed-loop obstruction 시에 일찍 치료를 하지 않으면 동맥의 폐쇄와 허혈이 발생하게 되고 결국은 장 천공 및 복막염으로 진행하게 된다. 따라서 이러한 기계성 장폐색이 의심되는 환자에서는, 특히 과거 복부 수술력이 있는 환자에서는 강한 의심과 빠른 진단 및 적절한 치료가 필수적이다.
3. 장폐색이 없을 때에는 공장과 근위 회장은 실질적으로 무균상태이다. 그러나 장폐색이 진행되면 소장의 정상 세균총(flora)들이 그 종류와 양에 있어 급격하게 변화하는데, 그 종류로는 주로 Escherichia coli, Streptococcus faecalis, Klebsiella 등이 있으며 그 양은 $10^9 \sim 10^{10}$/ml에 이르게 된다.

3) 임상증상과 진단

(1) 병력

장폐색의 전형적인 증상은 간헐적인 복부 통증(colicky abdominal pain), 오심, 구토, 복부 팽만, 그리고 가스와 대변 모두가 나오지 않는 것이다(심한 변비와의 차이점은 심한 변비에서는 대변은 나오지 않지만 가스는 나온다). 이러한 증상들은 장폐색의 위치와 기간에 따라 다르지만 전형적인 쥐어짜는 듯한 통증(crampy pain)은 약 4～5분 간격으로 일어나며 상부 폐색일수록 보다 더 빈번하게 일어난다.

오심과 구토는 상부 폐색일수록 보다 더 흔하며 위장폐색(gastric outlet obstruction)이나 상부 소장폐색일 때에는 다른 증상 없이 오심과 구토가 유일한 증상으로 나타나기도 한다. 반대로 원위부 폐색일 때에는 구토 증상이 덜 흔하며, 가장 두드러지는 증상은 쥐어짜는 듯한 복통이다.

복부팽만은 장폐색이 진행됨에 따라 나타나게 되며 폐색 근위부의 장이 점차 늘어나게 된다. 앞에서 언급한 대로 장폐색 초기에는 설사가 있을 수 있고 변비는 보다 더 뒤에 나타나게 되기 때문에, 초기에 설사가 있었다고 해서 장폐색을 배제하는 것은 잘못된 판단이다. 폐색이 진행되고 세균 증식이 이루어짐에 따라서 토사물(vomitus)은 보다 더 분변 냄새가 나고(feculent), 이러한 냄새 자체로 장폐색이 진행되었다는 것을 진단할 수 있다.

(2) 이학적 검사

① 시진

복부의 수술 반흔(surgical scar)을 확인하여 장폐색이 수술로 인한 유착 때문에 발생했는지 알 수 있다. 복부팽만(abdominal distension) 정도를 확인한다. 장폐색의 level에 따라 팽만 정도가 다른데, 상부 폐색일 경우 팽만 정도가 덜하며 하부 폐색일수록 팽만 정도가 심하다.

② **청진**

장폐색의 초기에는 연동운동이 있을 수 있고 복부 청진상 과운동성 장음(hyperactive bowel sound)이 청진될 수 있다. 장폐색이 진행하면 장음이 거의 들리지 않거나 아예 들리지 않게 된다.

③ **촉진**

경한 복부 압통이 있을 수 있고 종괴가 만져지기도 한다. 교액성 장폐색(strangulation)으로 인한 복막염이 있을 경우에는 특정 부위의 압통(localized tenderness), 반발통(rebound tenderness) 및 복부 근육 강직이 나타난다. 직장 수지 검사(rectal examination)를 반드시 시행하여 직장이나 항문관 내의 종괴나 잠혈(occult blood)을 확인하여 악성 종양, 장중첩증, 혹은 장경색(infarction)을 배제하여야 한다.

④ **빈맥**(tachycardia)과 **저혈압**(hypotension)

장폐색 초기에는 빈맥이나 저혈압이 발생하는 경우는 매우 드물지만 장폐색이 진행하여 third space loss 등으로 인한 탈수가 심해지면 빈맥과 저혈압이 나타날 수 있다.

✤ 이 것 만 알 아 두 세 요 ✤

◆교액성 장폐색(strangulation)을 의심할 수 있는 증상

• 발열	• 국소압통	• 근육 경직
• 저혈압	• 반발통	• 백혈구 증가증

⑤ **열**

열이 있다면 교액성 장폐색을 의심해야 한다.

(3) 방사선학적 검사 및 혈액검사

① **단순 X선 촬영**(plain radiographs)

- 소장 폐색은 대부분 영상학적 검사로 확진된다. 1) 앙와위 복부 사진, 2) 기립 복부 사진, 3) 기립 흉부 사진으로 구성된 복부 시리즈(abdominal series)를 시행하는 것이 진단에 도움이 된다.
- 장폐색을 단순 X선 촬영을 통해 진단 내릴 수 있는 확률은 60~80%가량이며 전형적인 장폐색은 앙와위(supine) 촬영에서 결장 팽만 없이 소장 루프가 3cm 이상 확장되어 있는 소견을 보인다.

- 기립(erect) 촬영 시에는 여러 곳에서 공기－액체층(multiple air-fluid level)이 관찰되며 때로는 사다리 모양(step ladder)의 패턴을 보인다.
- 드물지만 이물질이나 담석으로 인한 장폐색의 경우에는 이물질이나 담석이 X선 촬영에 보이기 때문에 이 검사만으로도 진단을 내릴 수 있다.

심화학습

◆소장 폐색의 특징적인 삼주징(triad)

1. 3cm이상으로 확장된 소장 루프
2. 기립 사진에서 보이는 공기－액체층
3. 대장에 공기가 없는 소견

이러한 소견으로 60～80%에서 소장 폐색을 진단한다.

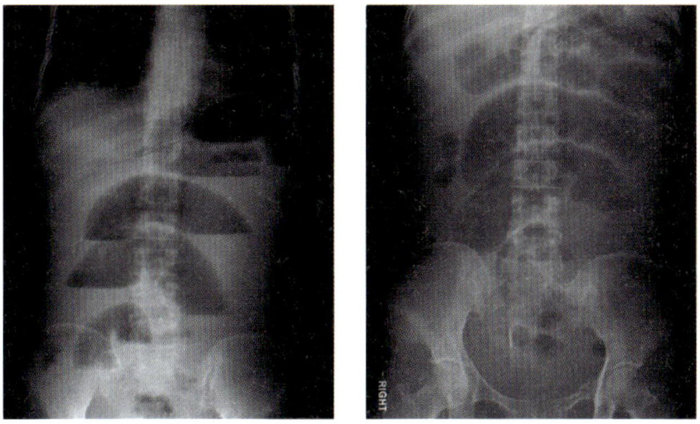

A B

그림 26-7 소장폐색 환자의 기립 및 앙와위 단순촬영 영상
기립 사진에서 여러 곳의 공기－액체층 및 사다리 모양이 관찰된다. 앙와위 사진에서 소장 루프의 확장 소견이 보인다.

② **전산화 단층 촬영**(Computed Tomography, CT)

- 단순 X선 촬영으로는 부분적 폐색과 완전폐색을 감별하기 힘들며 이런 경우에는 CT가 도움이 된다.
- 전산화 단층 촬영은 소장 폐색을 진단하는데, 80～90%의 민감도와 70～90%의 특이도를 가지고 있다.
- 장폐색의 진단이 불확실할 경우에도 CT가 도움이 되며, 부분폐색일 경우에는 민감도가 떨어지지만, 완전폐색이나 근위부 폐색시의 진단에 도움이 되며 폐색의 정확한 위치 및 원인 감별에 도움을 준다.
- 교액성 장폐색을 진단하는데 도움이 되기도 하는데, 이때는 허혈(ischemia)이나 괴사(necrosis) 소견을 보이게 된다.
- CT는 특히 복부 수술력이 없는 사람이 장폐색 증상을 나타날 때 더욱 유용한데 이

러한 사람은 장폐색의 원인으로 장유착 외에 허혈성 질환이나 종양성 질환 등 다른 원인을 감별해야 하기 때문이다.

③ **바륨조영술**(barium study)

입을 통해 샘창자까지 튜브를 위치시키고 그 튜브를 통해 바륨을 주입하여 소장을 조영하고 단순 X선 촬영을 통해 그 흐름을 추적하는 것이 바륨조영술이며, 이 방법을 통해 간헐적인 폐색을 진단할 수 있으며 폐색의 레벨 및 원인을 알아낼 수 있다. 이 방법의 단점은 튜브를 삽입해야 하는 점, 조영제가 소장을 통과하는 시간이 오래 걸린다는 점, 숙련된 전문가가 있어야 한다는 점이다.

④ **초음파 검사**(ultrasonography test)

방사선 조사가 없기 때문에 특히 임산부에 유용하며, MRI(Magnetic Resonance Imaging)는 CT에 비해 장점이 없어 장폐색의 진단을 위해서 쓰이지는 않는다.

✤ 이 것 만 알 아 두 세 요 ✤

- 소장폐색은 병력 청취와 이학적 검사만으로 대부분에서 진단을 내릴 수 있다.
- 단순 X선 촬영으로 장폐색의 60% 이상을 진단할 수 있으나 나머지 환자에서는 CT 또는 바륨조영술이 필요하다.
- CT는 복부 수술 과거력이 없는 환자에서 유용하다.
- 바륨조영술은 폐색 부위와 정도를 파악해야 할 때 유용하다.

⑤ **혈액검사**

- 혈액검사는 장폐색의 진단에는 도움이 되지 않지만 탈수의 정도 파악에는 매우 중요하다.
- 혈장 전해질을 측정하여 수액공급이 적절히 이루어지고 있는지 파악해야 하며 탈수가 심하면 혈액 농축이 일어나 헤마토크릿이 상승하게 된다. 헤마토크릿이 지속적으로 감소하는지를 파악하여 수액공급이 제대로 되고 있는지를 파악하는 것이 중요하다.
- 교액성 장폐색 환자에서는 일반적으로 백혈구 수치가 상승하여 leukocytosis를 보이나, 백혈구 수치가 상승해 있다고 해서 반드시 교액성 장폐색이 있는 것은 아니며 마찬가지로 백혈구 수치가 상승해 있지 않다고 해서 교액성 장폐색의 가능성이 없는 것은 아니다. 즉 백혈구 수치는 참고 사항일 뿐 교액성 장폐색의 진단 기준으로 삼아서는 안 된다.

4) 단순 장폐색과 교액성 장폐색의 감별

단순 장폐색(simple obstruction)은 장벽의 생존(viability)에는 이상이 없이 단순히 장 내용물이 내려가지 장폐색을 말하며 대부분의 폐색 환자가 이에 해당한다.

반대로 교액성 폐색(strangulating obstruction)은 주로 폐쇄 루프 폐색인 경우를 말하며, 이환된 장 segment에 혈관 공급이 제한되어 장경색(intestinal infarction)을 초래하게 된다. 교액성 장폐색이 생기면 사망률이 높아지게 되기 때문에 조기진단이 매우 중요하다. 단순 장폐색과의 차이점은 빈맥, 발열, 백혈구 증가가 있으며 통증은 지속적인 양상(constant non-cramping pain)으로 나타난다. 하지만 교액성 장폐색을 진단할 수 있는 객관적인 진단 기준은 존재하지 않는다.

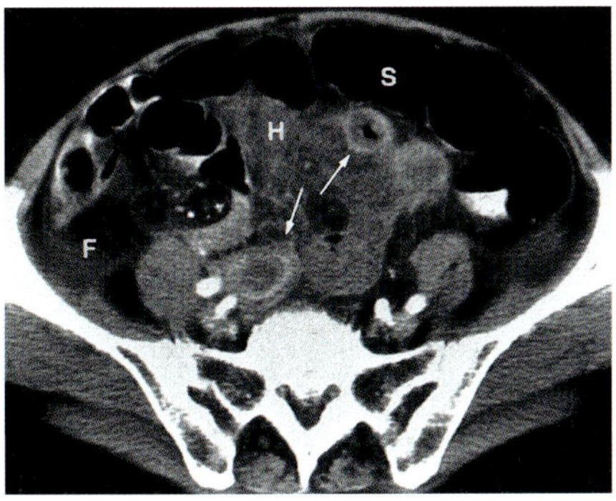

그림 26-8 교액성 장폐색의 CT소견
늘어난 소장이 관찰된다(S). 점막하층의 부종으로 인해 두터워진 소장벽이 관찰되며 과녁징후(target sign)를 보인다(화살표). 창자간막의 출혈(H)과 복강 내에 액체(F)가 관찰된다.

5) 치료

(1) 수액공급 및 항생제의 사용

장폐색 환자에서는 일반적으로 탈수 및 나트륨, 염소, 칼륨의 부족이 동반되기 때문에 생리식염수 또는 lactated Ringer's solution(하트만 수액)으로 적극적인 경정맥 수액 요법을 해야 한다. Foley catheter를 삽입하여 소변 배설량을 모니터해야 하고 소변이 적정량 나오는 것을 확인한 다음에 KCl을 투여할 수 있다. 헤마토크릿, 혈장 전해질, 백혈구 수치를 연속적으로 측정하여 수액공급의 적절성을 평가하고 세균 전위(bacterial translocation)에 대비하여 예방적으로 광범위 항생제를 투여한다.

(2) 튜브 감압(tube decompression)

수액공급을 시작하고 나면 그 다음으로는 비위 감압(nasogastric suction)을 시행해야 한다. Levin tube(L-tube)를 코를 통해 넣어 위를 감압시켜 구토물이 폐로 흡인되는 것을 막고 들이마신 공기가 장을 더 팽창시키지 않도록 한다.

부분 장폐색 환자는 수액공급과 튜브 감압만으로 성공적으로 치료될 수 있으며 증상의 호전되어 수술 없이 퇴원하는 경우가 60~85%에 이른다고 알려져 있다. 그 나머지 경우에 있어서는 즉, 튜브 감압 치료 중에 소장의 팽창이 진행하거나 환자의 상태가 지속적으로 악화되는 경우에는 수술이 필요하다. 즉 비수술적 치료를 지속할지 아니면 중간에 수술적 치료를 시행할지는 비수술적 치료의 경과 기간이 아니라 환자의 상태에 따라 결정해야 한다.

심화학습

Levin tube가 아닌 더 긴 튜브(cantor or baker tubes)를 이용해서 소장까지 튜브를 거치시켜 장을 감압하는 것은 Levin tube에 비해 감압효과가 뛰어나지 않다고 증명되었다. 또한 오히려 병원 재원기간이 더 길어지고 수술 후 장마비 기간도 길어지며 수술 후 합병증 또한 더 많았다는 보고가 있다. 따라서 더 긴 튜브를 이용하는 것은 도움이 되지 못한다.

(3) 수술적 치료

일반적으로 완전폐색의 경우에는 수술이 필요하다. 반면에 교액의 징후(발열, 빈맥, 국소압통, 백혈구 증가증)가 없는 환자 가운데 일부에서는 비수술적 요법을 적용하는 것도 가능하다. 그러나 교액의 징후가 없다고 생각되는 경우에도 실제로는 교액성 장폐색이 있을 가능성을 무시할 수 없고 장 손상이 심각해진 후에서야 수술적 치료를 시작하게 될 위험성에 대해서도 인식하고 있어야 한다.

심화학습

◆수술적 치료방법

1. 유착 밴드(adhesive band)로 인한 폐색일 경우 단순히 그 밴드를 떼어주는 밴드제거술(lysis of adhesion)로 치료가 끝난다.
2. 꼬임탈장(incarcerated hernia)의 경우에는 탈장을 복원하고 탈장이 일어난 구멍을 메워주는 수술(reduction and closure of defect)을 하게 된다.
3. 종양의 광범위한 복강내 전이로 인한 장폐색의 경우에는 환자의 기대 여명이 길지 않기 때문에 비수술적 치료가 가능하다면 비수술적 치료가 원칙이다. 하지만 대부분의 경우에 비수술적 치료가 효과가 없으며 이러한 경우에는 복잡한 수술보다는 폐색 부위를 우회하는 수술(bypass surgery)이 가장 좋은 치료방법이다.
4. 크론병(Crohn's disease)의 경우, 급성 폐색이면 보존적 치료(conservative management)로 해결이 가능하고 만성적인 폐색이면 장절제 또는 협착성형술(stricturoplasty : 장 절제 없이 협착 부위를 넓혀주는 수술)이 필요하다.
5. 복강 내 농양은 CT로 진단하고 경피적 배액술(percutaneous drainage)로 치료한다.
6. 방사선 치료로 인한 장폐색(radiation enteropathy)은 골반 내 악성 종양으로 방사선 치료를 받은 후에 생기는데 대부분 급성기에는 비수술적 치료로 해결하며 만성적인 경우에는 장절제 또는 우회술로 해결한다.

심화학습

◆장의 생존 가능성(intestinal viability)

1. viability의 기준
   - 정상적인 색깔
   - 연동 운동의 존재(presence of peristalsis)
   - 주변 동맥의 박동성(marginal arterial pulsation)
2. 꼬여있는 장을 풀어준 다음 장의 생존 가능성을 평가하는 것은 어려운데 완전히 장을 풀어준 다음, 따뜻한 생리식염수에 거즈를 적셔 장위에 올려놓고 15~20분 후에 평가하여 정상적인 색깔로 돌아오거나 연동 운동이 보이면 안전하다.
3. 생존 가능성이 의심되는 장의 길이가 짧으면 절제하면 되지만 그 길이가 길어 절제할 수 없을 정도라면 "second look" laparotomy를 시행하게 되는데, second look laparotomy란 첫 수술로 꼬인 부분을 풀어주고 생존이 의심되는 장의 절제 없이 배를 닫고 18시간 내지 24시간 이내에 다시 개복하여 죽은 장만 절제하는 방법을 말한다.

연구에 따르면 교액이 일어난 후 12시간에서 24시간 내에까지는 수술 지연이 가능하며, 24시간이 지나면 교액과 그에 따른 합병증이 심각하게 증가한다고 알려져 있다.

6) 특수한 문제의 해결방법

(1) 재발하는 장폐색

수술 후 장폐색이 계속 재발하는 환자들의 경우에는 비수술적 요법을 일단 시도하는 것이 좋으며, 비수술적 치료에 반응이 없을 경우에는 재수술을 해야 한다.

장폐색을 줄이기 위해 여러 가지 방법들이 소개되었는데, hyaluronate-based, bioresorbable membrane(상품명 Seprafilm)은 수술 시에 폐복 직전 장과 복벽 사이에 위치시켰을 때 장 유착을 막는데 도움이 된다고 알려져 있다. 이를 제외하고는 다른 대부분의 방법들은 별다른 효과가 없었으며, 결국 수술 후 장 유착을 막을 수 있는 가장 중요한 방법은 좋은 수술 술기를 사용하는 것이라고 할 수 있다.

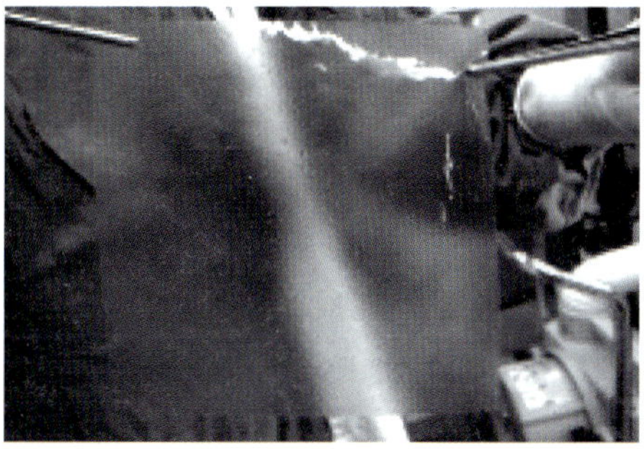

그림 26-9 Seprafilm
장과 복막 사이에 위치시키면 장과 복막 사이의 유착을 줄인다고 알려져 있다.

(2) 수술 후의 급성 장폐색(acute postoperative obstruction)

수술 후의 장폐색은 진단과 치료가 어려운데 그 이유는 수술 후에는 장마비가 흔하기 때문에 장폐색을 장마비로 오인하는 경우가 많기 때문이다.

단순 방사선 촬영으로는 감별이 어려우며 CT 또는 바륨조영술이 폐색의 발견 및 위치를 파악하는데 도움이 될 수 있다.

부분적 폐색은 보존적 치료를 먼저 시도하고 완전폐색은 재수술이 필요하다.

(3) 장마비(ileus)

기계적인 폐색 없이 장 내용물의 흐름이 없거나 감소되어 장이 팽창하는 상태를 말한다. 기계적인 폐색(obstruction)이 없다는 점에서 장폐색과는 다르며, 폐색은 수술이 필요할 수 있으나 장마비는 보존적으로 치료하면 결국 해결된다.

① 장마비의 원인

- 개복 수술 후
- 대사성 및 전해질 이상(hypokalemia, hyponatremia, hypomagnesemia, uremia, diabetic coma, hypoparathyroidism)
- 약물(opiates, psychotropic agents, anticholinergic agents, autonomic blocker, antihistamine)
- 복강 내 염증
- 후복막 출혈 및 염증
- 장 허혈(intestinal ischemia)
- 전신성 패혈증(systemic sepsis)

② 증상

전형적인 증상은 간헐적인 복통 없이 생기는 복부팽만이다. 한편 오심 및 구토는 있을 수도 있고 없을 수도 있다. 가스 배출이 가능하고 설사가 있을 수 있다는 점이 기계적인 장폐색과 감별점이다.

③ 진단

단순 X선 촬영 상 소장 및 결장의 확장이 보이고 폐색과 감별이 되지 않을 경우 CT나 바륨조영술이 추천된다.

④ 치료

- 수액공급 및 비위관 삽입을 통한 감압
  - 패혈증, 대사이상, 전해질 이상 등의 기저 질환의 교정
  - 장마비에 효과 있는 약물치료는 없다.

심화학습

◆장폐색의 수술 시기(operating time for intestinal obstruction)

1. 수시간 내에 수술해야 하는 경우
   - 복부 수술의 과거력이 없을 때(예전의 수술로 인한 단순한 마비나 폐색이 아닐 가능성이 크기 때문)
   - 꼬임탈장(incarcerated hernia)
   - 복막염의 징후가 있을 때
   - 교액성 폐색이 의심될 때
2. 수술을 지연해도 괜찮을 경우
   - 위 날문부의 폐색(pyloric obstruction)
   - 복부 수술 직후(단순 폐색일 경우가 많기 때문)
   - 유아에서의 회장-맹장 장중첩증(ileocecal intussusceptions)
   - S자결장염전(직장 튜브 감압 및 내시경 감압 등의 보존적 치료가 가능하기 때문)

심화학습

◆개복 수술 후 장 유착으로 인한 장폐색이 오는 확률

첫 번째 개복 수술 후에는 약 5%에서 유착으로 인한 장폐색이 오며, 첫 번째 수술 후 생긴 유착으로 인한 장폐색을 유착 박리술을 통해 해결하면 그 가운데 20~30%의 환자에서 다시 유착으로 인한 장폐색이 생긴다.

문제

26-2 3)

2년 전 막창자꼬리염으로 수술 받은 48세 여자가 급성 복통으로 응급실에 내원하였다. 알맞은 진단은?

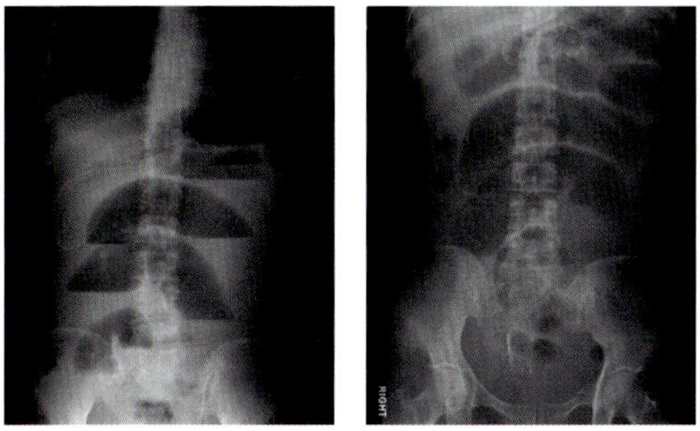

1) 만성 췌장염
2) 급성 장염
3) 소장폐쇄
4) 우측결장 게실염
5) 급성 쓸개염

해설

복부 수술 과거력이 있고 전형적인 step ladder sign이 관찰된다.

26-3 3)

소장의 기계적 장폐색이 있을 때 항생제를 사용하는 이유는?

가. 탈수가 심한 경우에는 감염의 위험이 있으므로
나. 세균 전위(bacterial translocation)가 있으므로
다. 대량 수액공급을 위한 중심정맥관이 삽관되어 있으므로
라. 수술 중에 장천공이나 장 절제 수술 가능성이 있으므로

1) 가, 나, 다　　2) 가, 다　　3) 나, 라
4) 라　　5) 가, 나, 다, 라

해설
탈수가 있다고 해서 감염의 위험이 증가되는 것은 아니다. 중심정맥관이나 도뇨관 등의 카테터를 가지고 있는 경우 예방적 항생제의 사용은 효과가 없다.

26-4 5)

기계적 창자 폐쇄로 튜브 감압술을 시행중인 환자에게서 간헐적 복통이 지속적 복통으로 바뀌었다. 이 환자의 활력징후와 검사 소견이다. 적당한 조치는?

혈압 100/70mmHg　　맥박 115회/분
체온 39℃　　백혈구 20,000/mm^3

1) 진통제를 투여하여 통증을 완화시킨다.
2) 더 굵은 튜브로 바꾸어 감압이 잘되게 한다.
3) 6시간 후에 다시 단순 X선 복부촬영을 실시한다.
4) 바륨 관장을 실시하여 폐쇄 부위를 확인한다.
5) 개복수술을 한다.

해설
기계적 창자폐색은 보존적 치료를 먼저 시도하고 교액이 의심되는 증상이나 소견이 나타나면 수술적 치료를 시도한다. 보기에서 보이는 소견은 모두 교액을 의심할만한 소견이다.

26-5 1)

10년 전에 복막염으로 수술을 받은 중년여성이 복통을 호소하며 응급실에 왔다. 복통은 하루 전에 시작되었으며, 간헐적이었고 세 차례 담즙성 구토가 있었다. 환자의 복부는 팽만되어 있었으며 창자운동음은 항진되어 있었다. 우선 시행할 조치는?

가. 비위관(nasogastric tube) 삽입
나. 수액공급
다. 단순 복부 X선 촬영
라. 진통제 투여

1) 가, 나, 다　　2) 가, 다　　3) 나, 라
4) 라　　5) 가, 나, 다, 라

해설
복통이 간헐적이고 기타 교액을 의심할만한 증상이 없기 때문에 보존적인 치료를 먼저 시행한다. 교액이 강력히 의심되어 응급수술을 시행하기로 결정된 상황인 경우를 제외하고는 진통제를 투여하지 않는다. 소장 폐색 환자에서 발생하는 간헐적인 통증은 진통제로 해소되지 않을 뿐만 아니라 교액으로 진행하는 것을 은폐(masking)할 수 있기 때문이다.

26-6 4)

성인 결장폐색의 가장 흔한 원인은?

1) 탈장
2) 창자꼬임
3) 수술 후 유착
4) 결장암
5) 염증성 창자염(inflammatory bowel disease)

해설
결장폐색의 가장 흔한 원인은 결장암이다.

26-7 5)

장폐색증 환자에서 장폐색의 부위와 심한 정도를 예측할 수 있는 임상적 소견이다. 옳은 것은?

가. 복통의 주기
나. 오심(욕지기) 및 구토의 횟수
다. 지속적인 복통
라. 변 냄새가 나는 구토

1) 가, 나, 다　2) 가, 다　3) 나, 라
4) 라　5) 가, 나, 다, 라

해설
복통의 주기는 원위부 장폐색일수록 길어지고 구토의 횟수는 잦아진다. 장폐색이 심할수록 지속적인 복통이 생기며, 결장 폐색일 경우 변냄새가 나는 구토를 하게 된다.

26-8 3)

다음은 결장폐색에 관한 설명이다. 옳은 것은?

가. 가장 많은 원인은 결장 게실염이다.
나. 폐쇄부위는 좌측결장이 우측결장에서 보다 많다.
다. 응급수술이 원칙이다.
라. 수액 및 전해질 손실은 소장폐색의 경우보다 심하지 않다.

1) 가, 나, 다　2) 가, 다　3) 나, 라
4) 라　5) 가, 나, 다, 라

해설
S자결장은 결장 가운데 내강이 가장 좁아서 결장암으로 인한 폐색이 다른 곳에 비해 흔하다.

26-9 4)

30세 된 남자가 2일 전부터 시작된 복통 및 구토 증세를 주소로 응급실에 내원하였다. 단순복부 촬영상 소장폐색의 소견을 보였다. 병력상 6시간 동안 소변을 보지 못하였다고 한다. 혈액검사 및 요관을 통하여 소변검사를 한 결과 혈중 BUN 40mg/dl, creatinine 3mg/dl, 소변 osm 800mOsm/L, creatinine 150mg/dl, Na 10mEq/L일 때 우선적 처치로서 맞는 것은?

1) 신부전 상태이므로 혈액투석을 시행한다.
2) 경정맥 신우조영술을 시행하여 신부전의 원인을 밝힌다.
3) 핍뇨가 있으므로 이뇨제를 즉시 투여한다.
4) lactated Ringer's 용액 500～1,000ml를 30～60분에 걸쳐 투여한다.
5) 장폐색이므로 응급 개복술을 시행한다.

해설
구토, 적은 소변량, 증가된 BUN/Cr, 증가된 소변 Osm, 감소된 소변 Na 농도는 모두 탈수를 나타내는 소견이다. 수액 공급을 먼저 시작한다.

26.6 위창자간막동맥 증후군

1) 정의 및 특징

위창자간막동맥 증후군(SMA syndrome, Wilkie's syndrome, cast syndrome)은 비교적 드문 질환으로써 SMA에 의해 샘창자의 제 3부가 압박되어 폐색이 초래되는 것을 말한다.

정상적으로 샘창자는 대동맥과 SMA 사이를 지나게 되는데 마른 체형일수록 대동맥과 SMA가 이루는 각이 보다 더 예각이 되어 샘창자폐색이 쉽게 일어난다. 따라서 이 질환은 대부분 야위고 마른 체형을 가진 사람에서 생기며, 그 밖에 악성 종양 및 소모성 질환과 같은 질병으로 영양상태가 좋지 않는 환자, 바로 누운 자세로 오랫동안 병상에 있는(immobilization) 환자, body cast(척추 손상 환자에서 몸통을 고정시키는 틀)를 하고 있는 환자에서 잘 생긴다.

2) 증상

오심, 구토, 복부팽만, 체중감소, 식후의 심와부 통증(postprandial epigastric pain) 등이 있다. 증상을 완화시키는 자세로는 무릎을 가슴에 붙인 자세(knee chest position), 왼쪽을 아래로 하고 측면으로 누운 자세(left lateral position), 엎드린 자세(prone position) 등이 있다. 이와 같은 자세를 취하게 되면 대동맥과 SMA가 이루는 각이 보다 더 둔각이 되어 샘창자폐색이 완화되기 때문이다.

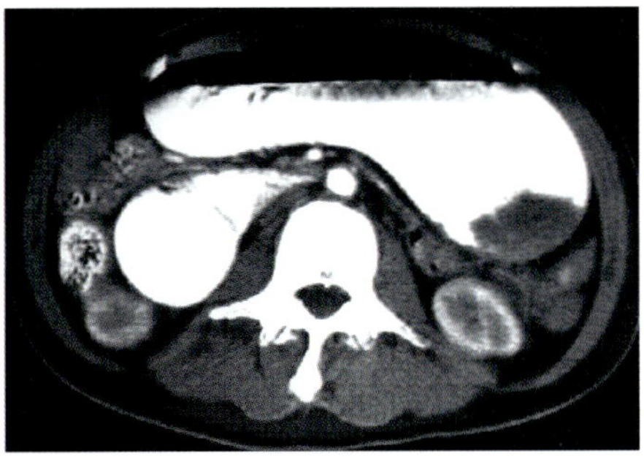

그림 26-10 위창자간막동맥 증후군의 CT
바륨 조영제가 샘창자폐색 부위 이하로 진행되지 않고 그 상부로 장이 늘어나 있는 소견이 각각 CT와 바륨조영술에서 관찰된다.

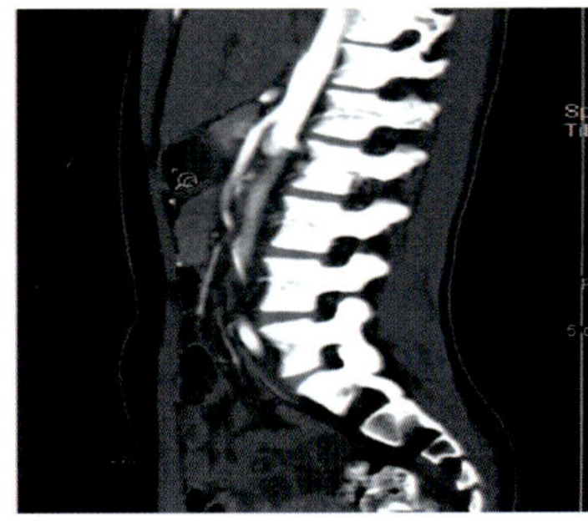

그림 26-11 위창자간막동맥 증후군의 CT sagittal image
대동맥과 SMA가 이루는 각이 매우 좁음을 알 수 있다.

3) 진단

바륨조영술로 샘창자폐색 부위에서 바륨이 그 하방으로 진행하지 않는 것을 조영하거나 CT로 샘창자폐색을 확인함으로써 진단이 가능하다.

4) 치료

일차적으로 수액공급 및 비위관 삽입을 통한 감압을 시도하고 이와 같은 보존적 치료로 효과가 없을 경우 샘창자－공장 연결술(duodenojejunostomy)을 시행한다.

문제

26-10 3)

십이지장(샘창자) 혈관압박증(vascular compression of duodenum, SMA syndrome)의 설명이다. 옳은 것은?

가. 비만형에 호발한다.
나. 샘창자의 3부가 상장간막동맥과 척추 사이에 눌리는 경우이다.
다. 위공장문합술(위빈창자 연결술)이 표준 술식이다.
라. 저장성(hypotonic) 샘창자조영술이 진단에 유용하다.

1) 가, 나, 다　　2) 가, 다　　3) 나, 라
4) 라　　5) 가, 나, 다, 라

해설
마른 사람에게 흔하다. SMA와 대동맥 사이에 샘창자의 3rd portion이 눌리는 경우이다. 표준 술식은 duodenojejunostomy이다.

26-11 2)

60% 전신 화상을 입고 6개월간 침대에서 누워 입원 중인 27세 여자 환자가 10일 전부터 오심과 심한 담즙성 구토를 보였다. 환자는 입원 기간 중 약 10kg의 체중 감소가 있었다. 바륨 상부위장관 조영술 소견이다. 적절한 수술은?

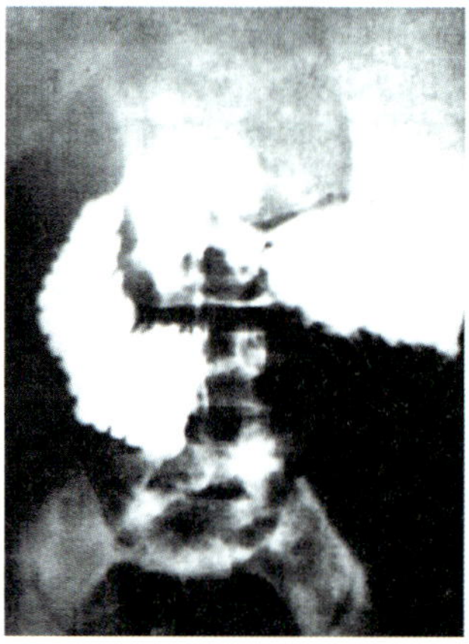

1) 날문 근층절개술
2) 샘창자-공장 문합술
3) 미주신경절제술 및 날문부성형술
4) 미주신경절제술 및 전정부절제술
5) 샘창자절제술 및 위-공장 문합술

해설

장기간 병상에 누워있는 체형이 마른 환자에서 담즙성 구토가 있으면 위창자간막동맥 증후군(SMA syndrome)을 의심해야 하며, 바륨 조영술 또는 CT로 진단한다. 보존적 치료를 먼저 시행하고 보존적 치료가 실패하면 샘창자-공장 문합술로 폐색부위를 우회시킨다.

26.7 소장샛길(fistula) 및 창자피부샛길

소장에 생기는 샛길은 대부분 의인성(iatrogenic) 질환이며, 주로 예전의 수술로 인한 경우가 대부분이다. 자연적으로 생기는 샛길의 빈도는 2%미만이며 그 대부분은 크론병(Crohn's disease)의 합병증으로 생긴 샛길이다.

1) 샛길이 잘 생기는 선행 조건

- 방사선 조사의 과거력
- 장폐색
- 염증성 장질환

- 창자간막 혈관 질환
- 복강 내 패혈증

2) 샛길이 잘 막히지 않는 조건(HFRIEND)

- High output fistula(하루에 샛길로 내용물이 500ml 이상 배출될 때)
- Foreign body
- Radiation injury to fistula site
- Infection of the fistula site
- Epithelialization of fistula tract
- Neoplasm surrounding fistula
- Distal to fistula에 obstruction 존재

3) 진단

열이 있거나 피부에 붉은 발적이 있을 때 의심할 수 있다. 샛길이 의심되면 다음과 같은 방법으로 진단한다.

charcoal이나 Congo red 용액을 환자가 먹도록 하여 샛길로 의심되는 부위로 그 물질들이 배출되는지를 확인한다.

샛길조영상(fistulogram)은 수용성 조영제를 피부를 통해 주입하고 방사선 촬영을 해서 fistula tract이 조영되는지 여부와 샛길의 위치 및 길이에 대한 정보를 얻고 샛길의 원위부에 폐색이 있는지 여부를 알아볼 수 있다.

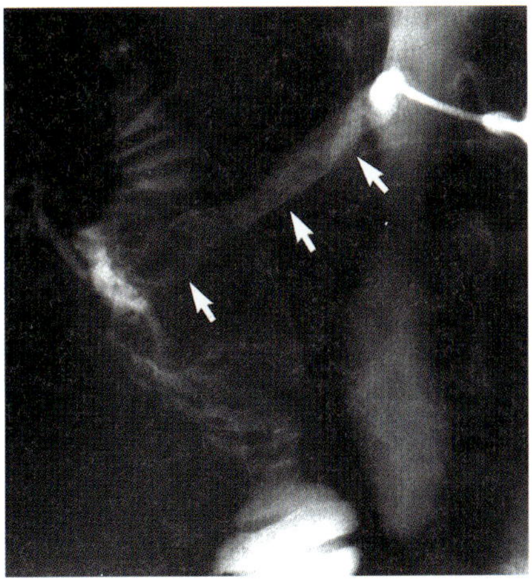

그림 26-12 오른쪽 피부샛길을 통해 조영제를 주입한 후 촬영한 샛길조영상
샛길(화살표)을 통해 왼쪽에 주름이 보이는 소장이 조영된다.

4) 합병증

샛길로 인한 주된 합병증은 패혈증, 전해질 및 수분 고갈, 피부 괴사, 영영 결핍 등이 있으며 사망률은 매우 높아 15~20%에 이른다.

5) 치료

(1) 비수술적 치료

- controlled fistula로 만든다(drain을 fistula tract에 거치하여 다른 곳에 퍼지지 않고 한 곳으로 내용물이 나오도록 조절한다).
- 패혈증의 관리 및 치료
- 수분 및 전해질 고갈의 예방
- 피부 보호(fistula opening에 밀착되는 주머니를 붙인다)
- 총경정맥영양법(Total Parenteral Neutrition, TPN)을 시행한다.

(2) 수술적 치료

비수술적 치료를 4~6주간 시행했는데도 호전이 없을 때 시행한다.

가장 이상적인 방법은 fistula tract를 제거하고 샛길이 있는 소장을 절제하고 건강한 부분끼리 연결하는 것(fistulectomy with segmental resection & reanastomosis)이지만 연결이 불가능할 경우에는 샛길 및 이환된 소장을 절제하고 건강한 소장의 양 끝을 체외로 꺼내는 방법(bouble barrel exteriorization)을 사용하게 된다.

cf) 소장의 문합은 반드시 건강한 부분끼리 연결하여야 하며 샛길이 있었던 부분의 소장은 건강하지 못하기 때문에 샛길을 제거하고 그 부위를 단순 봉합하면 100% 재발하게 된다.

문제

26-12 1)

창자피부샛길(enterocutaneous fistula)을 장기간 치료하였으나 자연폐쇄가 되지 않았다. 그 원인으로 의심할 수 있는 것은?

가. 염증성 장질환
나. 암
다. 방사선 창자염(radiation enteritis)
라. 샛길 몸통 창자 폐쇄(proximal bowel obstruction)

1) 가, 나, 다　　2) 가, 다　　3) 나, 라
4) 라　　5) 가, 나, 다, 라

해설
샛길 원위부의 장폐색이 있을 때 샛길이 잘 막히지 않는다.

26-13 1)

다음 중 창자피부샛길의 자연 폐쇄를 지연시키는 조건은?

가. 누관 내 이물질	나. 샛길의 원위부 장폐색
다. 누관의 상피화	라. 2cm이상의 긴 누관

1) 가, 나, 다　　2) 가, 다　　3) 나, 라
4) 라　　5) 가, 나, 다, 라

해설
샛길이 길면 샛길 중간에 막힐 수 있는 부분이 많아 자연폐쇄가 쉽게 이루어진다.

26-14 5)

개복술 후 배액관으로 장 내용물이 나왔다. 창자피부샛길로 진단 받고 장기간 치료하였으나 치유되지 않았다. 의심할 수 있는 원인은?

가. 병변 부위에 이물질이 있는 경우
나. 누관이 생긴 장관 원위부에 폐쇄가 있는 경우
다. 크론병
라. 장점막이 피부와 연결되어 있는 경우

1) 가, 나, 다　　2) 가, 다　　3) 나, 라
4) 라　　5) 가, 나, 다, 라

해설
창자피부샛길이 막히지 않는 조건들이다.

26.8 멕켈게실

1) 정의 및 특징

멕켈게실(Meckel's diverticulum)이란 배꼽창자간막관(omphalomesenteric duct; vitelline duct)이 불완전하게 막힘으로써 생기는 게실을 말하며, 이환율이 2%에 이르는 소장에 발생하는 가장 흔한 형태의 선천 기형이고 남녀 발생 빈도는 동일하다.

주로 창자간막의 반대 방향(antimesenteric border)에 생기며 돌막창자판막(ileocecal valve; IC valve)의 45~60cm 근위부에 생긴다.

배꼽창자간막관을 이루는 세포들은 다기능성(pluripotent)이기 때문에 멕켈게실 내에 소장 점막 조직이 아닌 이소성(heterotopic) 조직이 흔하게 관찰되며 위장 점막이 가장 흔하게 관찰되고, 모든 멕켈게실의 50%에서 관찰된다. 췌장 점막은 약 5%에서 관찰되고 간혹 결장 점막이 관찰되기도 한다.

2) 증상

(1) 출혈

가장 흔하며 모든 합병증의 25~50%를 차지한다. 멕켈게실의 점막은 50%에서 일반 소장 점막이 아니고 위장 점막(gastric mucosa)으로 이루어져 있기 때문에 궤양 출혈도 흔하게 일어난다. 때로는 대량 출혈을 일으키기도 하지만 일반적으로는 일시적이고 자연히 멈추게 된다.

(2) 장폐색

밴드 주위로 염전(volvulus around band)이 일어나거나, 장중첩증, 탈장 등에 의해 발생한다.

(3) 게실염

급성 막창자꼬리염과 감별해야 한다.

(4) 종양

게실 내에 양성 종양이 생기기도 하고 게실 내의 위장 점막(gastric mucosa)에서 선암(adenocarcinoma)이 생기기도 한다.

3) 진단

진단은 쉽지 않으며 ^{99m}Tc-pertechnetate scan이 대표적인 검사방법이다. ^{99m}Tc-pertechnetate를 정맥으로 주사하면 ^{99m}Tc-pertechnetate가 위장 점막 및 이소성 위장 점막에 흡수되고 이소성 위장 점막이 멕켈게실에 존재한다면 멕켈게실이 scan 영상에 나타나게 된다.

소아에서는 멕켈게실에 이소성 위장 점막이 존재하는 비율이 높고, 성인에서는 낮기 때문에, 소아에서는 ^{99m}Tc-pertechnetate scan 검사가 진단의 정확성이 높지만 성인에서는 낮다. 소아에서의 민감도와 특이도가 각각 85%, 95%인데 비해 성인에서는 62.5%, 9%이다. histamin-2 receptor antagonist를 사용하면 ^{99m}Tc-pertechnetate가 위장 점막에 흡수되는 비율이 높아져 scan의 진단 정확성이 높아지기 때문에 cimetidine을 사용하기도 하며, scan 검사에서 음성이 나오면 성인에서는 barium study 또는 angiography를 시행한다.

4) 치료

(1) 증상이 있을 때

출혈의 증상이 있을 때에는 게실을 포함하여 그 주변의 소장 일부를 절제하는 수술(segmental resection)을 시행하며 출혈 이외의 다른 증상이 있을 때는 게실제거술(diverticulectomy)을 시행한다. 출혈 이외의 다른 증상일 때는 게실만을 제거하고 출혈 증상일 때에는 게실을 포함한 주변 소장까지 절제하는 이유는, 출혈이 게실이 아닌 주변의 소장에서 일어나는 경우가 많기 때문이다.

(2) 증상이 없을 때

증상이 없는 멕켈게실을 수술로 제거할 것인지에 대해서는 의견이 분분하다. 예전에는 소아에서 다른 원인으로 개복 수술을 할 경우에만 게실제거술을 시행하였으나, 최근에는 수술 후 합병증을 높이는 동반질환이 없고, 80세 이전이면 수술적 절제를 권장한다.

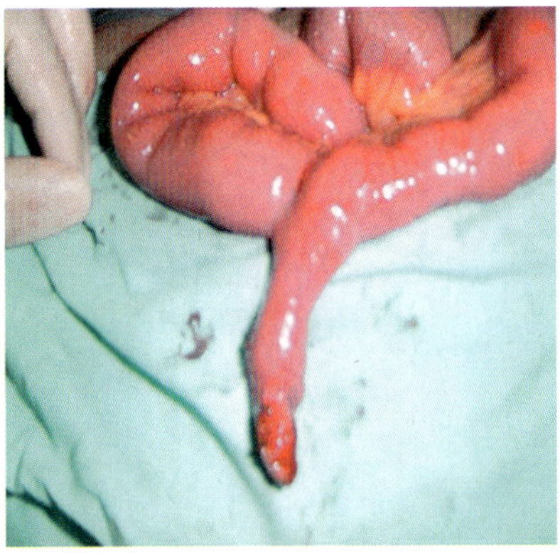

그림 26-13 멕켈게실의 수술

심화학습

◆ 멕켈게실과 관련한 Rule of 2

1. 멕켈게실의 유병률은 2%
2. 2종류의 상피세포(stomach and pancreas)가 멕켈게실을 lining하고 있다.
3. 돌막창자판막에서 60cm 내에 위치한다.
4. 길이는 약 5cm이다.
5. 대략 2세 경에 증상을 나타낸다.

문제

26-15 3)

멕켈게실에 관한 설명이다. 맞는 것은?

가. 주로 결장에 발견되는 질환이다.
나. 배꼽 창자간막관 기형의 한 형태이다.
다. 장출혈보다는 장폐색을 많이 일으킨다.
라. 증상이 없으면 수술할 필요가 없다.

1) 가, 나, 다　　2) 가, 다　　3) 나, 라
4) 라　　5) 가, 나, 다, 라

해설

회장에서 가장 흔하고 출혈이 가장 흔한 증상이다.

PACIFIC
SURGERY

27 막창자꼬리염

Appendicitis

전체 인구의 약 8%는 일생에 있어 막창자꼬리염(충수염; appendicitis)을 경험하게 되며 호발 연령은 10～30세이다. 급성 막창자꼬리염은 외과적 응급질환에 있어 가장 흔한 질병이며 초기에 적절한 수술적 치료를 통해 완치될 수 있다.

막창자꼬리염의 진단은 까다로울 수 있으며 심각한 합병증이 생기기 전에 진단 및 치료가 이루어질 수 있도록 막창자꼬리염의 가능성을 의심하고 환자를 진찰하는 것이 중요하다.

27.1 막창자꼬리의 해부학 및 발생학

막창자꼬리(appendix), 회장, 상행결장은 모두 중장(midgut)에서 기원한다. 막창자꼬리는 제태 8주째에 맹장(cecum)에서 바깥쪽으로 뻗으며 처음 나타나며 장이 회전하여 맹장이 우하복부에 고정되면서 점차 내측(medial)으로 이동하게 된다.

막창자꼬리의 혈류 공급은 막창자꼬리동맥(appendiceal artery)이 담당하며 막창자꼬리동맥은 회장결장동맥(ileocecal artery)에서 기원한다.

막창자꼬리의 기능은 아직 밝혀지지 않았지만 발생 초기에 중요한 면역기능을 담당할 것으로 추정되며 성인에 있어서의 막창자꼬리의 기능은 알려진 바가 없다.

막창자꼬리의 길이는 성인에서 2～20cm로 사람에 따라 편차가 심하며 평균적으로는 9cm이다. 결장에는 3개의 결장띠 또는 결장끈(taniae)이 있는데 맹장의 아래쪽에서 이 결장띠가 만나서 합해지게 되며 이 위치에서 막창자꼬리의 밑부분이 기시한다.

막창자꼬리염 수술 시 막창자꼬리는 복막에 고정되어 있지 않아서 발견하기가 쉽지 않은데, 상행결장과 맹장은 후복막에 고정되어 있기 때문에 상행결장이나 맹장의 결장띠를 아래쪽으로 추적하면 막창자꼬리를 발견할 수 있어서 이 결장띠는 수술 시 좋은 이정표가 된다.

막창자꼬리의 끝부분은 매우 다양한 곳에 위치할 수 있는데 가장 흔한 곳은 맹장 뒤편(65%)이며, 그 다음으로는 골반 내측(30%), 그리고 후복막측(7%) 순서이며 간혹 회장 앞측,

회장 뒤쪽에도 위치할 수 있어 증상이 다양한 양상으로 나타날 수 있다.

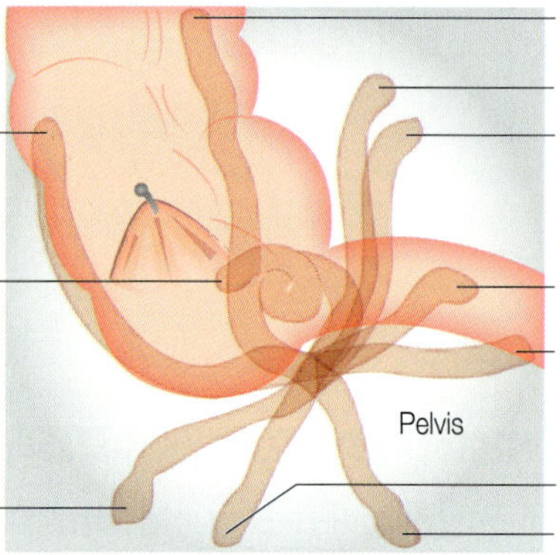

그림 27-1 막창자꼬리의 다양한 위치

27.2 병태생리

급성 막창자꼬리염의 가장 큰 원인은 내강의 폐쇄(obstruction of the lumen)이다. 막창자꼬리의 내강이 막히는 원인으로는 농축된 대변(fecalith), 림프 증식(lymphoid hyperplasia), 식물의 씨, 기생충, 종양 등이 있으며, 성인에서는 농축된 대변이, 소아에서는 림프 증식이 가장 흔한 원인이다. 막창자꼬리의 내강이 막히게 되면 세균의 증식이 일어나게 되며, 점액의 분비가 지속됨에 따라 내강이 확장된다.

따라서 막창자꼬리 벽의 압력이 증가하게 되고 이에 따른 내장성 통증이 오게 되는데 내장성 통증은 배꼽 주변을 중심으로 시작된다. 막창자꼬리 벽의 압력이 증가하면 림프 및 정맥혈의 환류에 장애가 생기며 점막의 허혈이 발생하며 허혈이 진행되면 막창자꼬리의 괴사 및 천공이 생긴다. 염증이 진행됨에 따라 통증은 내장성 통증에서 복막 자극에 의한 통증으로 진행되어 우하복부로 통증이 이동한다. 사람마다 차이는 있지만 증상이 있은 후 최소 48시간이 지나야 천공이 일어나는 것으로 알려져 있으며 드물게는 막창자꼬리염 천공으로 인해 복막염, 패혈증, 또는 다수의 복강 내 농양을 초래하기도 한다.

27.3 진 단

1) 병력 및 증상

복통으로 내원한 모든 환자에 있어서 막창자꼬리염은 항상 고려해야 하는 진단 중의 하나이다. 대부분의 경우에 있어 문진과 이학적 검사만으로 진단을 내릴 수 있다.

전형적인 증상은 처음에 내장성 통증으로 인한 배꼽 주변의 통증이고 이어서 오심과 구토가 동반된다. 이후 염증이 진행됨에 따라 막창자꼬리 주변의 벽측 복막(parietal peritoneum)이 자극되면서 점차로 통증은 우하복부로 국한된다. 이처럼 배꼽 주변에서 우하복부로 이동하는 통증(migratory pain)이 급성 막창자꼬리염을 진단하는 데 있어서 가장 중요한 단서가 된다. 열이 나게 되고 혈액검사 상 백혈구 증가가 보일 수 있다. 하지만 이러한 임상적 특징들은 개인마다 매우 다른 양상으로 나타나기 때문에 진단에 주의를 기울여야 한다.

> **심화학습**
> 오심과 구토보다 통증이 먼저 오는 것이 중요한 감별점이며 흔히 장염이라고 말하는 gastroenteritis 또는 enterocolitis일 경우에는 그 반대로 오심과 구토 이후에 통증이 오는 경향이 있다. 또한 막창자꼬리염 환자는 한 차례의 구토를 하는 반면 장염일 경우에는 여러 차례 구토를 하게 된다.

2) 이학적 검사

급성 막창자꼬리염 환자들은 아파 보이며 침대에 누워서 움직이지 않으려 한다. 38도 미만의 미열이 흔하며 장음은 일반적으로 감소되어 있다. 막창자꼬리가 위치하는 곳에 압통이 있으며 가장 흔한 지점은 위앞엉덩뼈가시(전상장골극; Anterior Superior Iliac Spine, ASIS)에서 배꼽을 연결하는 선의 아래쪽 1/3지점인 맥버니점(McBurney point)이다. 막창자꼬리염을 진단하는데 도움이 되는 이학적 검사들로는 다음과 같은 것들이 있다.

(1) Dunphy's sign : 기침 및 운동 시 증가되는 통증

(2) Rovsing's sign : 좌하복부를 누를 때 우하복부에 생기는 통증

(3) Iliopsoas sign : 오른쪽 엉덩관절을 신전시켰을 때 나타나는 통증(맹장 뒤에 막창자꼬리가 위치할 때 명확하다)

(4) Obturator sign : 굽힌 대퇴부를 수동적으로 내회전시켰을 때 나타나는 통증이다. 검사자는 환자의 고관절을 90도로 굽히고 무릎의 바깥쪽에 저항을 주면서 lower leg을 바깥쪽으로 밀면 대퇴골의 내회전이 일어나게 된다(appendix가 pelvic area에 위치함을 시사한다).

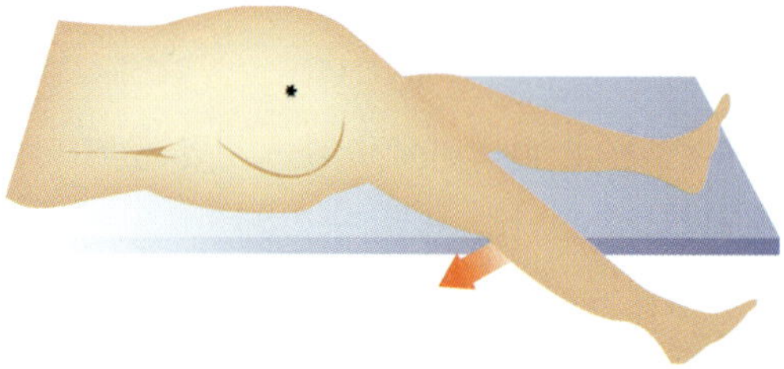

그림 27-2 iliopoas sign
환자를 좌측 측와위로 눕히고 오른쪽 엉덩관절을 신전시킬 때 우하복부 통증이 유발된다.

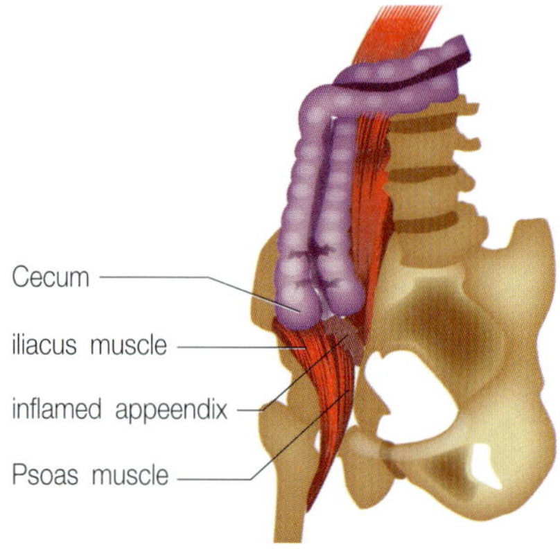

그림 27-3 iliopsoas sign이 나타나는 해부학적 근거
iliacus muscle이 막창자꼬리를 자극해서 증상이 발생한다.

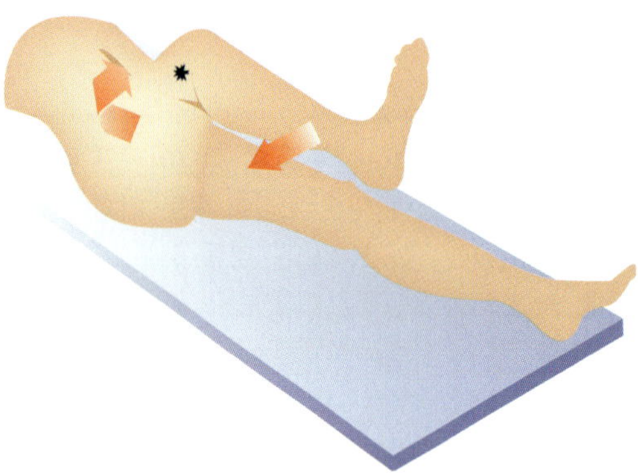

그림 27-4 obturator sign
환자를 앙와위로 눕히고 고관절을 내회전시킬 때 우하복부 통증이 유발된다.

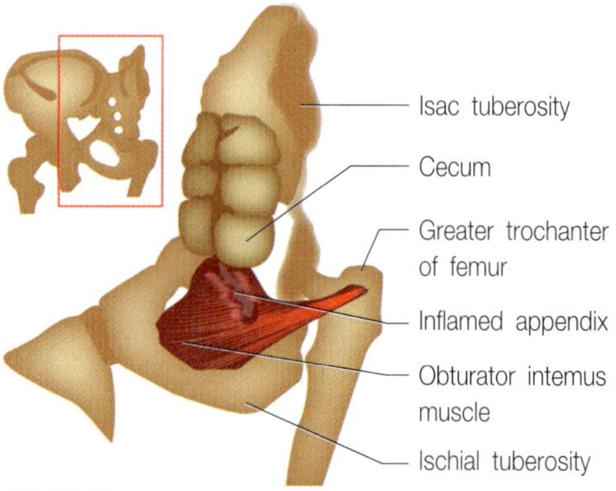

그림 27-5 obturator sign이 나타나는 해부학적 근거
obturator internus muscle이 막창자꼬리를 자극해서 증상이 발생한다.

직장 수지 검사(rectal exam)나 골반 검사(pelvic exam)는 대부분의 경우 음성이다. 하지만 막창자꼬리가 골반에 위치할 때에는 복부 압통이 적은 반면에 직장 수지 검사 시에 전방으로의 압통(anterior tenderness)이 나타날 수 있고, cervical motion을 포함한 골반 검사 시에도 압통이 나타날 수 있다. 막창자꼬리에 천공이 일어난다면 복통은 보다 심해지고 광범위해져서 복부 근육 강직(rigidity)이 오게 된다. 심박수가 상승하고 체온이 39℃ 이상으로 오르게 되며 수술 전 즉시 수액공급과 항생제 치료를 시작해야 한다.

3) 혈액검사 및 소변검사

백혈구 수치가 증가하며 중성구(neutrophil) 비율이 75% 이상이 된다. 하지만 약 10%의 환자에서는 정상 백혈구 수치와 중성구 비율을 보이기 때문에 백혈구 수치가 정상 범위 내에 있다고 해서 막창자꼬리염 진단을 배제해서는 안 된다. 한편 20,000/ml 이상으로의 백혈구 수치의 증가는 막창자꼬리의 괴사 또는 천공을 시사한다.

신우신염이나 요로계 결석을 배제하기 위해 소변검사를 하는 것도 도움이 된다. 현미경적 혈뇨(microscopic hematuria)는 막창자꼬리 주변의 염증이 요관이나 방광으로 진행되어 생기는데 비교적 흔하게 관찰되나 육안적 혈뇨(gross hematuria)는 드물기 때문에 육안적 혈뇨가 보일 때는 요로 결석과 같은 다른 진단을 먼저 생각해야 한다. 그밖에 다른 혈액검사는 막창자꼬리염의 진단에 도움을 주지 못하기 때문에 추천되지 않는다.

4) 방사선학적 검사

(1) 단순 X선 검사

우하복부 통증을 호소하는 환자에 있어 단순 X선 검사는 많은 경우에 있어 별다른 정보를 제공해 주지 않지만 급성 막창자꼬리염 환자의 약 10～15%에서는 석회화된 막창자꼬리석(appendicolith)이 관찰되어 진단에 큰 도움을 준다.

요로 결석, 소장폐색이나 위궤양 천공과 같은 질환을 감별하는 데 있어서 단순 X선 검사가 도움이 되기는 하지만 상기 질환들은 증상 양상이 특징적이기 때문에 병력 청취와 이학적 검사를 통해 막창자꼬리염과 감별되는 것이 대부분이다.

(2) 초음파 검사

초음파 검사는 민감도 85%, 특이도 90%이상으로 막창자꼬리염을 진단하는 데 있어서 비교적 정확한 검사이다.

급성 막창자꼬리염의 특징적인 초음파 소견은 다음과 같다.

① 전후(Anteroposterior, AP) 지름이 7mm 이상인 눌러지지 않는 관상 구조물(과녁 징후; target sign)
② 막창자꼬리석의 존재
③ 막창자꼬리 주변의 액체저류 또는 종괴(periappendiceal fluid collection or periappendiceal mass)
④ 고에코성의 점막하층의 연속성이 깨져 있을 때(interruption of the continuity of the echogenic submucosa)

초음파 검사의 장점으로는 검사 전 처치(금식, 조영제 투여를 위한 정맥로 확보) 등이 필요가 없으며 방사선 조사가 없어 소아나 임산부에서도 안전하게 사용할 수 있다는 점이 있다. 반면 검사자에 따라 진단의 정확도가 차이가 있으며 다른 검사자가 시행한 검사를 다른 사람이 판독하기 어려운 단점이 있다.

막창자꼬리염 천공 시에는 막창자꼬리 주위의 액체 저류나 종괴와 같은 이차적인 소견으로 진단을 내리며 따라서 천공의 의심되는 소견이 있으면 진단의 정확도 및 중재 시술 시행 여부 결정을 위해 CT가 추천된다.

(3) CT

CT는 급성 막창자꼬리염이 의심되는 성인 환자에서 흔하게 시행되며 CT 기계가 발전함에 따라 민감도와 특이도가 모두 90%에 이른다.

일반적으로 막창자꼬리염이 심해질수록 진단의 정확도는 높아지며 막창자꼬리염이 있을 때 막창자꼬리는 CT에서 단면 지름 7mm 이상으로 늘어나 있으며 벽의 비후가 관찰되어 과녁 모양으로 보인다. 염증이 진행하면 막창자꼬리 주변의 부종과 액체 저류, 농양 등이 관찰되기도 한다.

막창자꼬리염 환자의 약 50%에서 막창자꼬리석이 관찰되며 막창자꼬리염이 없는 환자의 아주 일부에서도 막창자꼬리석이 관찰되기도 한다.

CT의 단점으로는 정맥 또는 경구 조영제를 사용해야 한다는 점인데 이로 인한 부작용으로 조영제 알레르기 반응, 조영제로 인한 신부전, 흡인성 폐렴, 이온화 방사선 노출이 있다. 이온화 방사선 노출은 소아에서 특히 문제가 되는데 복부 CT 촬영을 시행한 환자의 0.18%의 환자에서 방사선으로 인한 종양(radiation induced cancer)이 발견되었다는 보고가 있다. 따라서 모든 환자에서 CT를 시행하기보다는 전형적인 병력과 이학적 소견을 보이지 않는 환자, 또는 고령 환자에서 선택적으로 시행하는 것이 바람직하다.

(4) 진단적 복강경(diagnostic laparoscopy)

병력 청취, 이학적 검사, 혈액검사, 영상검사를 통해 대부분의 환자에서 막창자꼬리염을 정확하게 진단할 수 있지만, 그렇지 못한 일부의 환자에서는 진단적 복강경 수술이 필요하다. 진단적 복강경을 통해 막창자꼬리의 상태를 직접 살피고 복통을 유발할 수 있는 다른 복강 내 원인을 살펴볼 수 있다. 특히 가임기 여성에서는 막창자꼬리의 천공이나 복막염이 향후 불임으로 이어질 수 있기 때문에 유용하게 쓰일 수 있다.

심화학습

> 바륨조영술(barium enema)을 시행하여 막창자꼬리에 바륨이 채워지지 않으면 막창자꼬리염을 의심할 수 있으나 정상 막창자꼬리의 약 20%에서도 이러한 소견을 보일 수 있기 때문에 민감도와 특이도가 낮다.

문제

27-1 5)

급성 막창자꼬리염(appendicitis)이 의심되는 영상소견은?

가. 단순 복부 X선 촬영에서 fecalith 발견
나. 복부 초음파상 충수돌기 직경이 7mm 이상
다. 복부 전산화단층촬영에서 충수돌기 주위의 액체 저류
라. 바륨 영상에서 막창자꼬리가 보이지 않음

1) 가, 나, 다　　2) 가, 다　　3) 나, 라
4) 라　　5) 가, 나, 다, 라

해설

병력 청취, 이학적 검사, 혈액검사, 영상검사를 통해 대부분의 환자에서 막창자꼬리염을 정확하게 진단할 수 있다.

27-2 1)

급성 막창자꼬리염(appendicitis) 환자에게서 막창자꼬리의 천공을 의심하게 하는 소견은?

가. 복통과 압통이 심해지고 범위가 넓어짐
나. 복부 근육연축(muscle spasm)이 심해짐
다. 39℃ 이상의 고열과 심박수 증가
라. 청진 시 금속성 장음(metallic bowel sound)이 들림

1) 가, 나, 다　　2) 가, 다　　3) 나, 라
4) 라　　5) 가, 나, 다, 라

해설

라. 복막염이 있을 때에는 소장의 운동이 감소하여 일반적으로 장음은 감소한다. 금속성 장음은 소장의 기계적 폐색일 때 나타나는 소견이다.

27-3 5)

다음 중 급성 충수돌기염이 의심되는 환자의 이학적 소견 상 나타날 수 있는 것은?

가. 오심 및 구토
나. Counter McBurney point에 압통
다. 대퇴부를 신전시키면 통증이 유발된다.
라. 항문수지 검사 시 골반의 통증을 호소한다.

1) 가, 나, 다　　2) 가, 다　　3) 나, 라
4) 라　　5) 가, 나, 다, 라

해설

직장 수지 검사(rectal exam)나 골반 검사(pelvic exam)는 대부분의 경우 음성이다. 하지만 막창자꼬리가 골반에 위치할 때에는 복부 압통이 적은 반면에 직장 수지 검사 시에 전방으로의 압통(anterior tenderness)이 나타날 수 있고, cervical motion을 포함한 골반 검사 시에도 압통이 나타날 수 있다.

27-4 4)

급성 막창자꼬리염 환자가 초기에 배꼽 주위의 통증을 호소하였으나 통증 부위가 옮겨져 우하복부 통증으로 호소하였다. 그 이유에 대한 설명 중 가장 옳은 것은?

1) 장간막 림프절의 부종이 선행되기 때문이다.
2) 소장의 마비성 장 폐쇄가 선행되기 때문이다.
3) 두 부위 모두 통증이 있으나 통증의 심한 정도의 차이에 의한 것이다.
4) 내장성 통증(visceral pain)이 있다가 체성통(somatic pain)으로 이행되기 때문이다.
5) 소화불량으로 인한 비 특이적 증상이기 때문이다.

해설

본문 참조

27.4 감별 진단

막창자꼬리염은 급성 복증 환자를 만났을 때 절대 두 번째 이하의 감별 진단으로 생각하지 말라는 원칙이 있을 정도로 막창자꼬리염은 항상 염두에 두어야 하는 질환이다.

막창자꼬리염의 진단은 특히나 소아와 노인에서 어려운데, 소아와 노인에서는 막창자꼬리염의 진단이 늦어져 막창자꼬리 천공이 일어나는 경우가 많다. 따라서 소아에서는 radiation-induced cancer 때문에 초음파를, 노인에서는 게실염이나 악성 종양과 같은 질환과의 감별을 위해 CT를 적극적으로 시행하는 것이 바람직하다.

각 연령대 별로 막창자꼬리염 진단은 다음과 같다.

1) 영아(infant, 만 24개월 미만)

막창자꼬리염은 드문 질환으로, 영아들은 무력증(lethargy), 보챔(irritability), 식욕 부진(anorexia)과 같은 비특이적인 증상을 보이다가 염증이 진행할수록 구토, 발열, 통증이 생긴다. 날문 협착증(pyloric stenosis)과 같은 응급 질환과의 감별을 위해 초음파를 시행하는 것이 도움이 된다.

2) 취학 전 아동(preschool-aged children)

장중첩증, 멕켈게실염, 급성 위장관염(acute gastroenteritis)을 감별해야 한다.

장중첩증은 쥐어짜는 양상의 통증을 나타내며, 통증 사이에 통증이 없는 기간이 있으며 복막염 증상이 없다.

멕켈게실염은 비교적 드문 질환으로 임상양상이 막창자꼬리염과 비슷하지만 특징적으로 배꼽 주변에 통증과 압통이 국한된다는 점에서 막창자꼬리염과 감별이 가능하다.

급성 위장관염은 어떤 연령대에서도 막창자꼬리염과 감별이 어렵지만 특징적으로 설사와 구토가 질병 초기에서부터 지속적으로 나타나며 국소 압통이나 복막 증상이 드물다는 특징이 있다.

3) 취학 아동(school-aged children)

막창자꼬리염과 가장 흔하게 혼동되는 것이 장관의 다양한 염증으로 인해 생기는 창자간막 림프절염(mesenteric lymphadenitis)이며, 이 질환은 초음파로 회장 주변 창자간막의 커진 림프절을 확인함으로써 감별이 가능하다. 하지만 급성 막창자꼬리염으로 인해 창자간막이 커질 수도 있다는 점을 반드시 염두에 두어야 한다.

이 연령대의 아이들에게 변비로 인한 통증도 흔한데, 변비로 인한 통증은 비교적 심하기도 하지만 복막 자극 증상이나 열, 백혈구 증가증은 보이지 않으며 최근에 단단한 변을 본 병력 및 직장 검사상 단단한 변을 만져보는 것으로 감별이 가능하다. 또한 기능성 통증(functional pain) 또한 비교적 흔하며 다소 통증이 경하며 재발성이고 자연히 멈추는 경향이 있다.

4) 성인

신우신염, 결장염, 게실염과 같은 염증성 질환과 감별하는 것이 중요하다.

신우신염은 통증과 압통이 특징적으로 옆구리에 생기며 거의 항상 고열, 백혈구 증가증, 농뇨(pyuria)가 동반된다.

결장염은 설사가 흔히 동반되며 특징적으로 결장이 위치하는 곳을 따라 통증이 분포한다. 크론 결장염에서는 설사는 드문 반면 증상이 재발하면서 나타나는 경향이 있다.

오른쪽 게실염은 전형적으로 서서히 시작하며 며칠 간에 걸쳐 점차 악화되는데 막창자꼬리염보다 더 광범위한 우하복부 통증을 동반한다. CT를 이용하면 게실염과 막창자꼬리염의 감별진단이 비교적 용이하다.

5) 가임기 여성

막창자꼬리염과 감별해야 할 질환으로는 골반염(Pelvic Inflammatory Disease, PID), 난관난소 농양(tubo-ovarian abscess), 난소 낭종 파열(ruptured ovarian cyst), 난소 염전(ovarian torsion), 이소성 임신(ectopic pregnancy) 등이 있다. 이러한 질환들은 위장관계 증상이 없다는 점에서 막창자꼬리염과 감별이 가능하며 골반 초음파를 시행할 경우 이와 같은 질병들의 감별이 가능하며 만약 정상 막창자꼬리가 보인다면 막창자꼬리염의 가능성은 적다.

막창자꼬리염은 임신기간 동안의 가장 흔한 비산부인과적 외과 질환이다. 임신 중에는 막창자꼬리염의 증상인 오심, 구토, 식욕 부진 및 백혈구 증가증이 정상적으로도 일어날 수 있기 때문에 진단이 어렵다. 더욱이 임신 5개월이 지나면 막창자꼬리는 엉덩뼈능선(장골릉;

iliac crest) 위로 이동하고 막창자꼬리의 tip은 자궁에 의해 내측으로 회전하기 때문에 압통의 위치가 일정치 않아 진단을 더욱 어렵게 한다. 임신 중 막창자꼬리염의 진단과 막창자꼬리의 위치를 파악하는 데 초음파가 도움이 되며 초음파 소견이 애매할 경우 MRI가 도움이 될 수 있다. 임신 중 생긴 복통의 원인으로써 막창자꼬리염을 반드시 생각해야 한다는 점이 매우 중요하다. 막창자꼬리염을 의심하여 개복했을 때 실제 막창자꼬리염이 아니라고 하더라도(negative laparotomy) 유산될 확률은 매우 적은 반면, 막창자꼬리염 진단이 늦어져 그로 인한 복막염이 생기면 fetal loss의 확률이 의미 있게 증가하기(2.6~10.9%) 때문이다. 임신 중 막창자꼬리염은 임신 기수와 관계없이 즉시 수술이 필요하며 임신 2기에는 복강경을 이용한 막창자꼬리절제술이 가능하다.

6) 노인

병원을 찾아오는 데 시간이 걸리고 증상이 비전형적인 경우가 많기 때문에 막창자꼬리염을 진단하기가 어렵다. 발열은 흔하지 않고 백혈구 수치도 정상일 수 있으며 많은 수의 노인들에서는 우하복부 통증조차 없을 수 있다. 약 절반가량의 노인 막창자꼬리염 환자들은 입원 시에 막창자꼬리염으로 진단 받지 못하며 수술이 지연되기 때문에 천공의 위험이 훨씬 높다. 50% 이상의 노인 환자에서 막창자꼬리염 천공이 있는데 이는 젊은 환자에서는 20%에서 천공이 있는 것과 비교하면 매우 높은 비율이다.

노인에서의 막창자꼬리염은 게실염, 장폐색, 위장관계의 악성 종양, 궤양 천공, 쓸개염 등과 감별해야 한다. 따라서 막창자꼬리염이 의심되는 노인 환자에서는 CT가 매우 중요한 검사이며 CT의 사용으로 수술 전 병원 재원기간이 단축되었다.

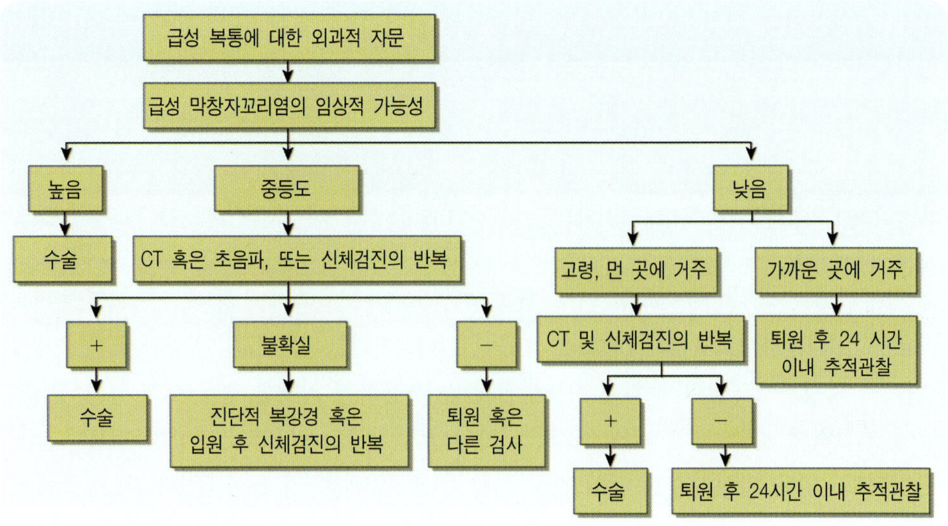

그림 27-6 급성 막창자꼬리염이 의심되는 상황에서의 진단 및 치료의 알고리즘

문제

27-5 1)

노인에게서 급성 충수염은 이환율, 사망률이 높다. 그 이유는?

가. 병원에 가기 꺼려하여 진단이 늦어져 예후가 나쁘다.
나. 비특이적 증상이 많다.
다. 동반 질환이 많다.
라. 천공성 충수염이 드물어 진단이 늦어지기 때문이다.

1) 가, 나, 다　　2) 가, 다　　3) 나, 라
4) 라　　5) 가, 나, 다, 라

해설
증상이 비특이적이기 때문에 진단이 늦어져 천공의 발생 비율이 젊은 사람에 비해 높다.

27-6 6),7)

45세 남자가 3시간 전에 갑자기 발생한 배 오른쪽 아래 통증으로 응급실에 왔다. 통증은 지속적이고 가벼운 발열이 있었다. 오른쪽 아래에 국한된 압통과 반발 압통이 있었다.(두 가지)

1) 간 농양
2) 급성 쓸개염
3) 급성 췌장염
4) 위석(bezoar)
5) 샘창자 궤양천공
6) 급성 막창자꼬리염
7) 결장 게실염
8) 결장암
9) 구불창자 꼬임
10) 창자 중첩증
11) 창자간막 허혈
12) 요관돌

해설
우하복부의 결장게실과 막창자꼬리염은 병력, 이학적 검사, 증상 등이 매우 유사하여 영상검사 없이는 감별진단이 거의 불가능하다.

27-7 4)

임신 29주된 25세 여자 환자가 고열과 복통을 주소로 내원하였다. 이학적 소견상 오른쪽 옆구리에 압통이 있고 혈액 검사상 백혈구 12,300/mm^{3}이었고, 소변검사는 정상이었다. 적절한 처치는?

1) 유산 위험이 있으므로 증상이 호전될 때까지 항생제 투여
2) 즉시 제왕절개술과 동시에 충수절제술을 실시한다.
3) 관찰하면서 산통이 있을 때 제왕절개술과 동시에 충수절제술을 실시한다.
4) 즉시 충수절제술을 한다.
5) 유도 분만 후 충수절제술을 실시한다.

해설
임신 중 막창자꼬리염은 유산 확률이 높기 때문에 임신 주수에 관계없이 수술한다.

27.5 치 료

1) 일반적 원칙

대부분의 급성 막창자꼬리염은 수술 전 혐기성, 호기성균을 cover하는 항생제를 사용하고, 막창자꼬리를 수술적으로 절제함으로써 치료된다.

천공이 없는 막창자꼬리염 환자는 수술전 예방적 항생제를 한차례 사용하면 수술 후의 창상감염 및 복강 내 농양 형성을 줄일 수 있다.

수술 후 경구 항생제는 감염 합병증을 줄이지 못한다고 알려져 있어 추천되지 않는다. 하지만 천공이 있거나 괴사된 막창자꼬리염의 경우 수술 후 열이 없어질 때까지 정맥을 통해 항생제를 사용한다.

심화학습

그동안 복강경을 이용한 막창자꼬리절제술과 기존의 개복 막창자꼬리절제술에 대한 비교 연구가 많이 되었다. 요약하면 개복 수술에 비해 복강경 막창자꼬리절제술의 장점으로는 통증이 적고, 재원기간이 적고, 천공 막창자꼬리염의 경우 창상감염이 적고, 수술 후 2주 후의 삶의 질 점수가 좋고, 재입원 비율이 낮았다. 반면 복강경 수술은 수술비가 비싼 단점이 있었지만 재원기간이 단축됨으로써 전체 치료비는 개복 수술과 같았다. 비만 환자, 가임기 여성, 진단이 확실하지 않은 환자에서 진단적 복강경의 유용성까지 고려한다면 향후 복강경을 이용한 막창자꼬리절제술은 널리 확산될 전망이다.

2) 개복 막창자꼬리절제술

개복 막창자꼬리절제술은 우하복부에 평행 절개(Davis-Rockey) 또는 비스듬한 절개(McArthur-McBurney)를 넣어 쉽게 시행할 수 있다.

피부 절개 후 복근을 젖히고 근막 및 복막을 절개하여 막창자꼬리를 확인하여 수술 시야 밖으로 꺼낸다. 천공이 일어나지 않도록 주의하면서 막창자꼬리간막(mesoappendix)을 결찰 분리하고 막창자꼬리의 기저부를 굵은 봉합사로 결찰하고 막창자꼬리를 클램프로 잡아 절제한다. 막창자꼬리 절제 후 봉합사로 쌈지 봉합(purse-string suture) 또는 Z자 모양 봉합(Z-stitch)을 이용하여 막창자꼬리 절제 후 남은 부분(stump)을 맹장 내로 집어넣는다. 막창자꼬리의 기저부와 맹장이 염증으로 심하게 딱딱해져 있으면 회맹장절제술(ileocecal resection)을 시행할 수 있다. 창상감염률은 5% 이하이기 때문에 일차봉합한다.

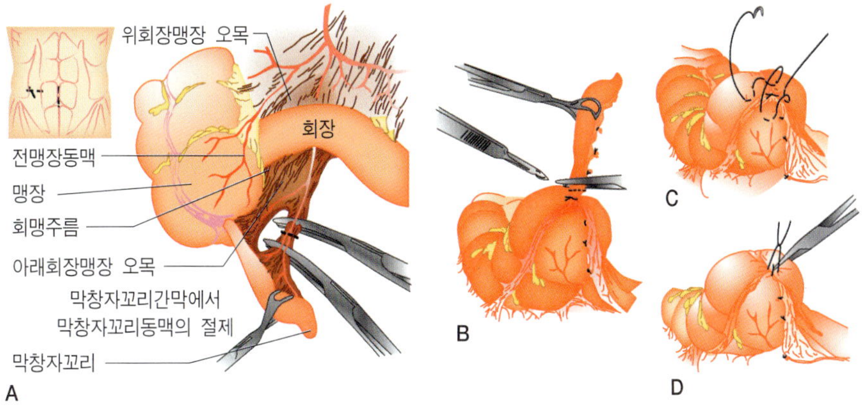

그림 27-7 개복 막창자꼬리절제술

A, 막창자꼬리절제술 시 사용할 수 있는 피부절개의 종류(횡절개, 사선절개, 하복부 중앙절개) 및 막창자꼬리 동맥을 막창자꼬리간막(mesoappendix)에서 절제하는 모습
B, 막창자꼬리의 기저부를 결찰하고 절제하는 모습
C, 쌈지 봉합(purse-string suture)을 시행하는 모습
D, 막창자꼬리 절단 후 잘린 끝(appendiceal stump)을 내번(inversion)하는 모습

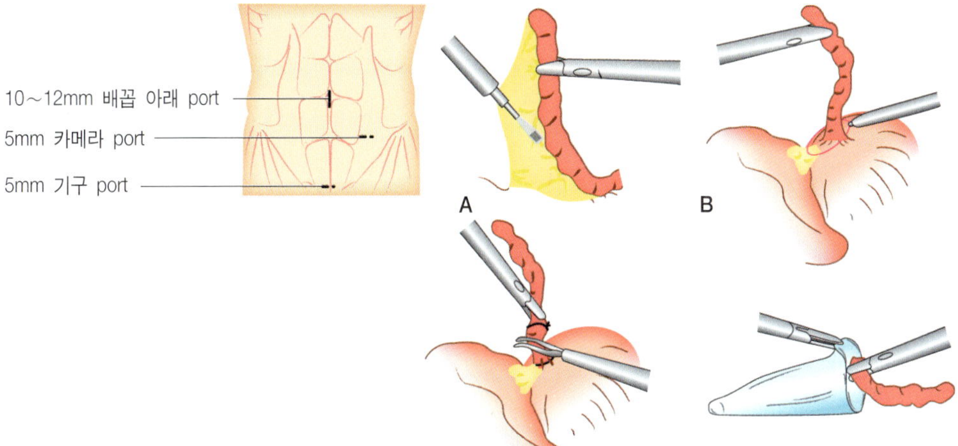

그림 27-8 복강경 막창자꼬리절제술

A, 복강경 막창자꼬리절제술 시 사용할 수 있는 port 위치의 예 및 harmonic scalpel을 이용한 막창자꼬리간막의 절제
B, 흡수성 고리를 이용하여 막창자꼬리 기저부를 묶는 모습
C, 고리 사이에서 막창자꼬리를 절제하는 모습
D, 막창자꼬리를 표본 bag에 넣은 후 port를 통해 밖으로 꺼낸다.

3) 복강경 막창자꼬리절제술

술자에 따라 다양한 방법으로 시행할 수 있는데 일반적으로 투관침(trocar)을 이용하여 배꼽 부위에 복강경(scope)을 넣을 수 있는 5mm 또는 10mm 절개창(port)을 뚫고 두덩뼈 상부(suprapubic area)를 포함한 다른 부위에 두 개의 절개창을 더 내어 총 3개의 절개창을 이용하여 시술한다.

두 개의 절개창을 이용하여 양 손으로 기구를 조작하여 수술을 시행하며 harmonic scalpel 이나 Liga-Sure라는 복강경용 초음파 소작기를 또는 복강경용 클립을 이용하여 막창자꼬리 간막 결찰, 분리한다.

막창자꼬리를 절제하는 방법은 술자에 따라 매우 다양하며 endoloop라는 고리를 이용하거나, 클립을 이용하거나 스테플러를 이용하여 막창자꼬리를 절제한다. 분리된 막창자꼬리는 비닐 백에 담아 꺼내어 복강 내 오염을 막는다. 이후 복부 근막 및 피부 봉합을 하여 수술을 마친다.

4) 수술 후 식이 진행

천공이나 합병증이 없는 막창자꼬리염 환자의 경우 환자는 수술 후 제한 없이 식이를 진행할 수 있고 진통제로 통증 조절을 하며 하루 내지 이틀 후에 퇴원할 수 있다.

예전에는 수술 후 가스 배출이 되어야 식이 진행을 하는 것을 원칙으로 하였으나 근래에는 가스 배출과 관계없이 식이 진행을 하는 추세이다.

문제

27-8 5)

20세 남자환자가 1주된 오른쪽 하복부 통증으로 내원하였다. 통증은 배꼽주위에서 오른쪽 하복부로 옮겨갔고 압통이 있는 복부덩이가 있었다. 치료는?

가. 경피배액 후 지연수술
나. 외과적배액후 지연수술
다. 외과적절제와 배액술(external drainage)
라. 항생제와 수액치료 후 증상 완화되면 수술

1) 가, 나, 다　　2) 가, 다　　3) 나, 라
4) 라　　5) 가, 나, 다, 라

해설

증상이 일주일로 오래되었고 복부에 종괴가 만져지는 경우라면 농양이 형성된 경우이다. 경피배액 또는 외과적 배액 후 지연수술이 일반적인 치료 원칙이다. 또한 전신적인 감염으로 수술이 불가능한 상황이 아니라면 외과적으로 절제하고 배액시키는 것도 가능하다. 따라서 모든 보기가 답이 될 수 있다.

27.6 막창자꼬리염의 특수한 경우의 치료 원칙

1) 소아에서의 급성 막창자꼬리염

소아는 성인보다 급성 막창자꼬리염의 진단을 내리기 힘들다. 소아에게서 정확한 병력의 청취가 힘들고, 여러 소화기계 증상이 훨씬 빈번하게 발생하기 때문이다. 우하복부에 압통이 있으면서, 절뚝거리며 걷거나, 걷기 힘들어 하거나, 기침을 하거나 걸을 때 통증을 호소하면 급성 막창자꼬리염의 가능성을 항상 염두에 두어야한다.

소아에서는 염증의 진행이 빠르며 대망(greater omentum)의 발달이 덜 되어있어, 쉽게 천공이 일어나 복막염을 일으킨다. 5세 이하의 소아에서 수술 시 25%에서는 정상 막창자꼬리가 발견되며, 45%에서는 막창자꼬리의 천공이 발견된다. 5~12세 환자에서는 10% 미만에서 정상 막창자꼬리가 발견되고, 20%에서 막창자꼬리 천공이 발견되는 것에 비하면, 어린 소아에서 진단의 어려움을 알 수 있다.

소아 급성 막창자꼬리염의 심각한 합병증은 대부분 막창자꼬리 천공에 의한 것으로, 의심되면 바로 수술을 하는 것이 권유되고 있으며 소아에서도 복강경 막창자꼬리 절제술이 안전하고 효과적인 것으로 입증되었다.

2) 노인에서의 급성 막창자 꼬리염

소아에서의 막창자꼬리염과 비교해 볼 때, 노인에서의 막창자꼬리염은 더욱 진단하기 어렵다. 대부분 비전형적인 증상을 호소하고, 감별해야 할 질환이 많으며, 의사소통이 힘든 경우가 많기 때문이다. 이러한 점 때문에 노인에서는 막창자꼬리 천공이 50~70%에서 발견되고 있으며, 이는 정상 인구의 20~30%의 천공 확률에 비해 무척 높은 편이다.

체온이 38℃이상이거나 백혈구 중 중성구 수치가 76%이상, 남자이며, 식욕이 없는 경우에는 특히 급성 막창자꼬리염의 가능성을 감별하여야 한다.

노인에서 복강경 막창자꼬리 절제술을 시행할 경우 입원 기간이 짧고, 합병증과 사망률이 감소하는 것으로 알려져, 가능하면 복강경 막창자꼬리 절제술이 권장된다.

3) 막창자꼬리 농양(appendiceal abscess)

2~5%의 환자에서는 막창자꼬리염이 시작되고 수일이 지나 복부 종괴와 발열을 주소로 내원하게 되는데 이러한 상황에서는 비수술적 치료를 먼저 선택하는 것이 좋으며, 합병증 발생률과 재원기간을 단축시킨다.

확진 및 농양의 크기 확인을 위해 CT 혹은 초음파를 시행하며 그 결과 농양의 크기가 4~6cm가량으로 큰 경우, 특히 고열이 동반되는 경우에는 농양 배액을 시행하는 것이 좋다. 배액은 직장을 통하거나(transrectal), 질을 통하거나(transvaginal), 경피적(percutaneous)으로 시행할 수 있다. 반면 농양이 작고 증상이 심하지 않은 경우에는 배농 없이 항생제 치료만으로 초기치료가 가능하다.

비수술적 치료를 수일간 시행해도 고열과 백혈구 증가가 지속되면 입원 기간 중에 막창자꼬리절제술을 시행하는 것이 바람직하고, 비수술적 치료로 증상이 호전되고 정상 백혈구 수치를 보이면 수술하지 않고 일단 퇴원했다가 약 6주 내지 8주 후에 다시 입원하여 간격 막창자꼬리절제술(interval appendectomy)을 시행한다.

4) 만성 막창자꼬리염(chronic appendicitis)

최근 수 년 동안 만성 막창자꼬리염이라는 질환이 있는지에 대한 논의가 있었다. 현재 조직학적인 진단 기준이 만들어졌으며, 임상 양상에 대한 연구가 진행 중이다.

임상적으로 급성 막창자꼬리염에 비해 우하복부에서 약한 통증이 오래 지속되는 것이 특징이며, 구토가 동반되는 빈도는 낮으나 식욕 부진이나 오심, 걸을 때 통증 등은 급성 막창자꼬리염과 비슷하다.

검사상 백혈구 수치는 정상인 경우가 많으며, 전산화 단층 촬영도 진단에 큰 도움이 되지 않는다.

수술 시 94%의 민감도와 78%의 특이도로 만성 막창자꼬리염을 진단할 수 있으며, 수술 후 82∼93%의 환자에서 증상이 없어졌다. 수술 후에도 증상이 호전되지 않거나, 증상이 지속되는 경우는 대부분 크론병으로 진단되었다.

5) 기생충 감염에 의한 막창자꼬리염(appendiceal parasites)

몇 종류의 장 내 기생충이 막창자꼬리염을 일으킬 수 있으며, 회충(Ascaris lumbridoides)이 가장 흔하다. 장 내 기생충에 의한 막창자꼬리염의 경우, 수술이 조금 더 힘든 경향이 있으나 그 외 다른 합병증을 일으키지는 않았다.

막창자꼬리 절제술 후, 기생충에 대한 치료를 추가로 시행하여야 한다.

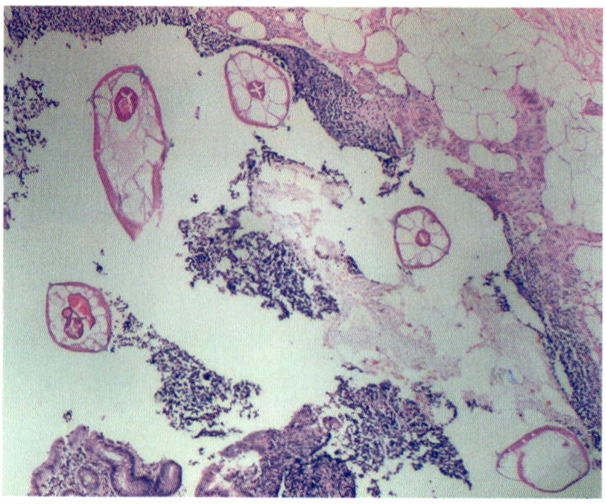

그림 27-9 막창자꼬리 절제술 후 조직검사에서 발견된 기생충

6) 종양에 의한 막창자꼬리염(appendiceal tumor)

막창자꼬리 절제술을 시행한 환자의 0.9~1.4%에서 종양이 발견된다. 수술 전에 종양을 진단하는 것은 무척 힘들고, 수술 시에 종양이 발견되는 경우가 50%정도 된다. 예전에는 막창자꼬리에 발생하는 종양의 50% 이상은 카르시노이드라고 생각하였으나 최근의 연구에 따르면 점액성 샘암종이 38%로 가장 많았으며, 다음으로 샘암종(26%), 카르시노이드(17%), 술잔세포암(15%), 인환세포암(4%) 순서였다.

각각의 종양에 따라 치료 방법의 차이는 있으나, 일반적인 카르시노이드의 치료 원칙은 다음과 같다. 다른 종양의 치료 원칙도 크게 다르지 않다.

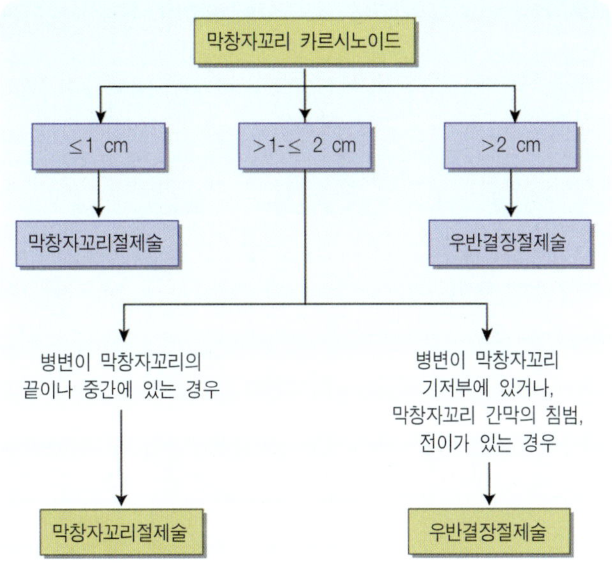

그림 27-10 막창자꼬리 카르시노이드의 치료 원칙

> **심화학습**
>
> 막창자꼬리염인줄 알고 수술을 시행했는데 복강 내에 다른 이상 소견이 없고 막창자꼬리도 정상적으로 보이면 어떻게 할까? 이러한 경우에 논란이 있긴 하지만 막창자꼬리절제술이 이환율을 거의 높이지 않으며 간혹 정상적으로 보이는 막창자꼬리도 병리 조직검사에서 이상을 보이는 경우도 있기 때문에 대체적으로 막창자꼬리절제술을 시행하자는 쪽의 의견이 많다.

7) 치료 원칙

이상의 치료 원칙을 알고리즘으로 정리하였다〈그림 27-11〉.

이 알고리즘의 핵심은 단순한 초기의 막창자꼬리염은 바로 막창자꼬리절제술을 시행하며, 이환된 시간이 길고 농양이 있다면 항생제를 사용하고 그 농양이 클 때는 배액을 시도한다는 점이다.

비수술적 치료 후 증상 호전이 있으면 6주 내지 8주 후 결장내시경을 시행하고 지연 막창자꼬리절제술(interval appendectomy)을 시행하며, 호전이 없으면 바로 수술해야 한다는 점은 앞에서 설명한 바 대로이다.

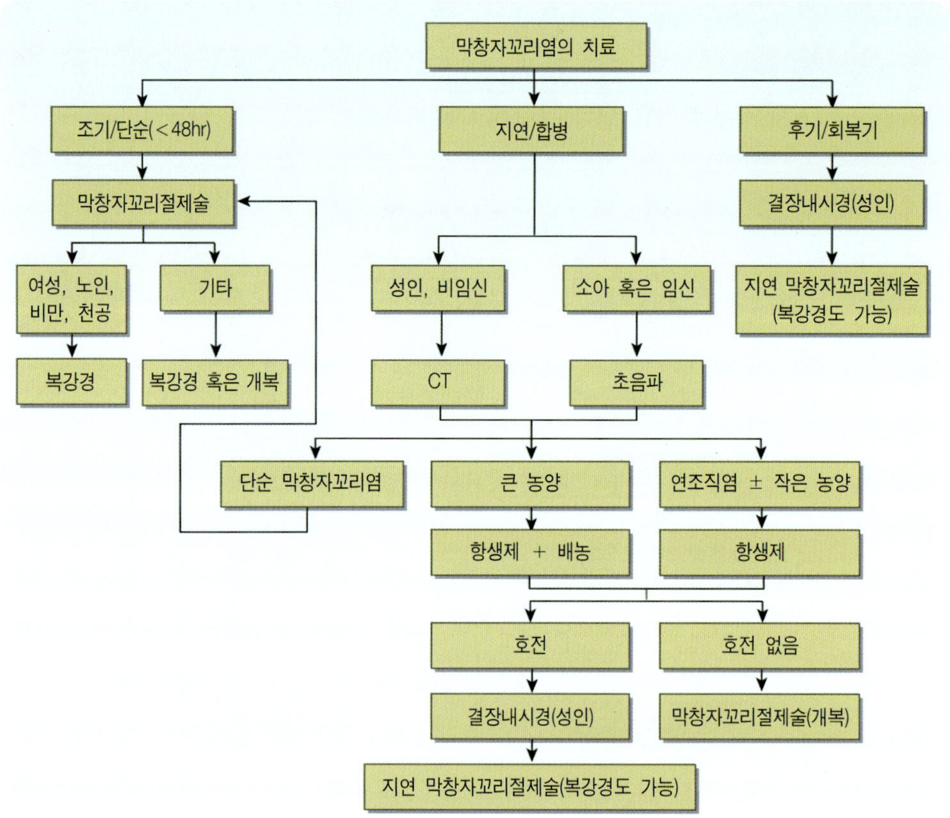

그림 27-11 급성 막창자꼬리염 치료의 알고리즘

8) 수술 후 합병증 및 결과

막창자꼬리절제술 후 사망률은 1% 미만이다.

막창자꼬리절제술 후 합병증 발생률은 천공이 있을 경우에 더 흔하며 창상감염, 복강 내 농양 형성, 소장폐색, 불임, 재원 기간의 연장, 일상생활로의 복귀 기간 연장 등이 있다.

(1) 창상감염

막창자꼬리절제술 후 가장 흔한 합병증이며 단순 막창자꼬리염의 개복 수술 후에는 약 6%, 복강경 막창자꼬리절제술 후에는 약 2%에서 생긴다.

천공된 막창자꼬리염일 경우 그 차이는 더 두드려져 개복 수술 후 26%, 복강경 수술 14%에서 창상감염이 생긴다.

(2) 수술 후 복강 내 농양

단순 막창자꼬리염의 경우 1% 이하에서 생긴다. 창상에서 고름이 나오거나 수술 후에도 열이 지속되면 CT 또는 초음파 검사를 시행하여 복강 내 농양을 확인해야 한다. 복강 내 농양이 확인되면 배액관을 농양에 거치시켜 더 이상의 오염을 막도록 한다.

(3) 소장폐색

막창자꼬리염 수술 후 30년을 추적관찰 했을 때 단순 막창자꼬리염의 경우 1% 미만에서, 천공된 막창자꼬리염의 경우 3%에서 보고되었으며, 그 환자들의 약 반수에서는 수술 후 첫 해에 장폐색이 발생하였다.

(4) 불임

막창자꼬리염 수술 후 불임의 가능성은 매우 적지만 사례가 보고되고 있으며 막창자꼬리-피부 샛길, 막창자꼬리-방광 샛길도 사례가 보고된 바 있다.

"참고하세요"

◆ 막창자꼬리염에서 항생제 치료

예로부터 급성 막창자꼬리염의 치료는 응급 수술이었다. 이는 단순 막창자꼬리염을 그대로 두면 막창자꼬리의 천공이 일어나며, 천공이 일어나면 합병증과 사망률이 증가한다는 이론에 근거하고 있다.

최근 연구에 따르면 단순 막창자꼬리염과 천공성 막창자꼬리염은 발병 기전이 다른 질환으로 생각되고 있으며, 급성 게실염이나 담낭염에서도 초기에 항생제 치료만으로 어느정도 치료 효과를 기대할 수 있다는 점에서 급성 막창자꼬리염에서도 수술없이 항생제 치료만 하는 방법에 대한 연구가 시도되었다.

최근 시행한 막창자꼬리염에서 즉각적인 수술과 항생제 치료를 비교하는 무작위 비교연구를 보면, 즉시 수술을 시행한 경우 천공성 막창자꼬리염이 5%에서 발견되었고, 14%에서 합병증이 보고되었다. 항생제 치료를 시행한 그룹에 있어서 12%에서는 24시간 내 증상의 호전이 없어 수술을 시행하였고, 이 중 5%에서 천공성 막창자꼬리염이 발견되었다. 1년 동안 추적 관찰하였을 때 15%에서 재발하였다. 재발한 경우 31%정도에서 천공이 발견되었다. 이러한 결과를 종합하였을 때, 아직까지는 수술적 치료가 급성 막창자꼬리염의 표준 치료이다.

심화학습

◆ Incidental Appendectomy가 필요한가?

Incidental appendectomy는 다른 질환으로 인하여 개복 수술 시에 향후 생길지 모르는 막창자꼬리염의 가능성을 없애기 위해 정상으로 보이는 막창자꼬리를 절제하는 것을 말한다. 논란이 있긴 하지만 일반적으로 대부분의 경우에 있어 불필요하며, 젊고 건강한 환자에서는 cost effectiveness에 있어서 도움이 되므로 시행할 수 있다. 또한 산부인과적 문제로 인해 수술하는 젊은 여성 또는 장중첩증 환자에서 개복 시 막창자꼬리를 예방적으로 절제해 줌으로써 향후 우하복부 통증이 발생했을 때 감별 진단에 도움이 될 수 있다.

문제

27-9 2)

급성 막창자꼬리염의 합병증에 대한 설명이다. 틀린 것은?

1) 천공을 미리 예견하기는 어렵다.
2) 항생제를 사용하면 천공을 막을 수 있다.
3) 합병증을 방지하기 위해 가급적 빨리 수술해야 한다.
4) 소아의 경우 성인에 비해 천공되면 범발성 복막염이 일어날 위험이 크다.
5) 혈중 백혈구 18,000/mm^3 이상이고, 고열이 동반되면 천공을 의심할 수 있다.

해설

항생제를 사용해도 천공은 발생한다. 소아는 염증의 진행이 빠르며 대망의 발달이 덜 되어있어, 천공 시 복막염의 발생위험이 크다.

28

결장 및 직장

Colon and Rectum

28.1 결장 및 직장

1) 결장과 직장의 발생학

결장(colon)과 직장(rectum)의 해부학에 대해 정확하게 알기 위해서는 그 발생학을 이해하는 것이 좋다.

장관(gastrointestinal tract)의 발생은 난황낭(yolk sac)의 내배엽 지붕(endodermal roof)에서 원시 장관 튜브(primitive gut tube)가 나오면서 시작된다. 그 후 발생 3주가 되면 장관 튜브는 앞창자(foregut), 중간창자(midgut), 뒤창자(hindgut)의 세 구역으로 나뉘는데, 중간창자는 복측(ventrally)으로 열리며 앞창자와 뒤창자 사이에 위치하게 된다. 이후 생리학적 탈장(physiologic herniation)이 일어났다가 다시 복강으로 장이 들어가서 자리 잡게 된다.

(1) 샘창자~근위부 직장의 발생

① 앞창자는 샘창자의 제2부(second portion)까지이며 복강동맥(celiac artery)로부터 혈류를 공급받는다.

② 중간창자는 샘창자 팽대부(ampulla)에서 시작하여 횡행결장(transverse colon)의 원위부에 이르는 부위에 해당하고 위창자간막동맥(superior mesenteric artery)에서 혈류 공급을 받는다.

③ 뒤창자는 횡행결장의 원위부 1/3부터 하행결장 및 직장에 해당하며 아래창자간막동맥(inferior mesenteric artery)로부터 혈류 공급을 받는다.

④ 치아선(치상선; dentate line)을 기준으로 내배엽(endoderm)조직이 끝나며 그 원위부로는 외배엽(ectoderm)조직에 해당한다.

(2) 원위부 직장의 발생

① 원위부 직장의 발생은 조금 더 복잡하다.

② 배설강(cloaca)은 내배엽과 외배엽 모두로 이루어진 원시 원위 직장(primitive distal rectum)의 특수한 구조이며, 이 부위는 항문 이행대(anal transition zone)로 합해져 치

아선을 둘러싸게 된다.

③ 배설강은 뒤창자와 연결되며, 6주째에는 배설강이 분리되어 앞부분은 비뇨 생식기(urogenital)로, 뒷부분은 항문과 괄약근 부위로 나뉘게 되고, 동시에 비뇨 생식막(urogenital septum)이 항문쪽으로 내려오면서 비뇨 생식기와 위장관 트랙은 나뉘게 된다. 발생 10주째에는 비뇨 생식막이 완전히 내려오고 항문 항문밖조임근(external anal sphincter)이 뒷배설강으로부터 형성된다. 항문속조임근(내괄약근)은 12주째에 직장의 윤상근(circular muscle)이 변형되어 형성된다.

2) 결장과 직장의 해부학

결장은 맹장에서 시작하여 직장에 이르며 결장과 직장의 길이는 총 150cm에 이른다. 맹장은 주머니 모양으로 되어 있고, 길이는 약 10cm이며 전체 결장 가운데 지름이 가장 커서 약 7.5cm가량이다. 맹장은 약 12cm까지 늘어날 수 있으며 이 정도로 급격하게 팽창하면 허혈성 괴사 및 천공이 일어날 수 있다. 막창자꼬리는 맹장에서 나오는 8~10cm가량의 길이를 가지는 끝이 막힌 관성 구조물(tubular structure)이며 맹장과 막창자꼬리를 지나면 상행결장이 시작된다.

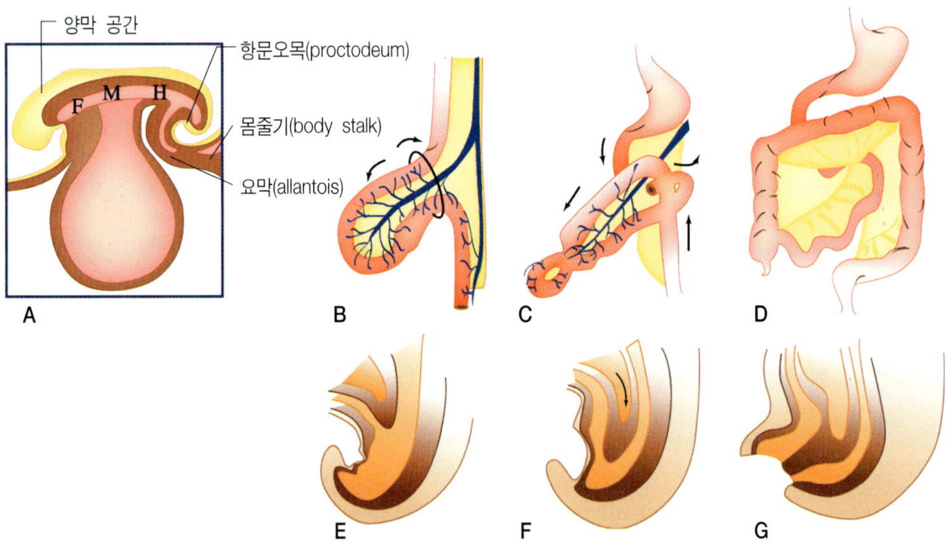

그림 28-1 결장과 직장
A, 발생 3주에 원시 튜브가 앞창자, 중간창자, 뒤창자로 나누어진다.
B, 중간창자의 발생 단계 중 생리적 탈장(physiologic herniation)
C, 복강 내로의 복귀
D, 고정
E, 발생 6주에 비뇨생식중격(urogenital septum)이 미부쪽으로 이동한다.
F, G, 비뇨생식중격이 장관과 비뇨생식기계를 분리시킨다.

(1) 상행결장

① 길이는 약 15cm가량이다.

② 복부의 오른쪽을 따라 간이 위치한 곳으로 상행 주행한다.

③ 뒷벽은 후복막에 고정되어 있고, 그 끝은 간만곡(hepatic flexure)에 고정되어 있다.

(2) 횡행결장

① 약 45cm가량의 길이를 가진다.

② 간만곡과 비만곡(splenic flexure) 사이를 주행하며 후복막에 고정되어 있지 않아 쉽게 움직인다.

(3) 하행결장

① 비만곡부터 시작하는데, 비만곡은 간만곡에 비해 더 머리쪽(cephalad)으로 위치하고, 횡행결장과 하행결장이 이루는 각이 보다 더 예각이며, 보다 더 깊은 곳에 위치한다.

② 길이는 약 25cm이며, 상행결장과 마찬가지로 후복막에 고정되어 있고 상행결장에 비해 지름이 작다.

(4) S자결장

① 골반가장자리(pelvic brim) level에서 하행결장은 S자결장(sigmoid colon)으로 이행하고 S자결장은 구부러진 모양을 하고 있으며 하행결장에 비해 더 두껍고 고정되어 있지 않다.

② S자결장은 결장 가운데 내강이 가장 좁아서 결장암으로 인한 폐색이 다른 곳에 비해 흔한 편이다.

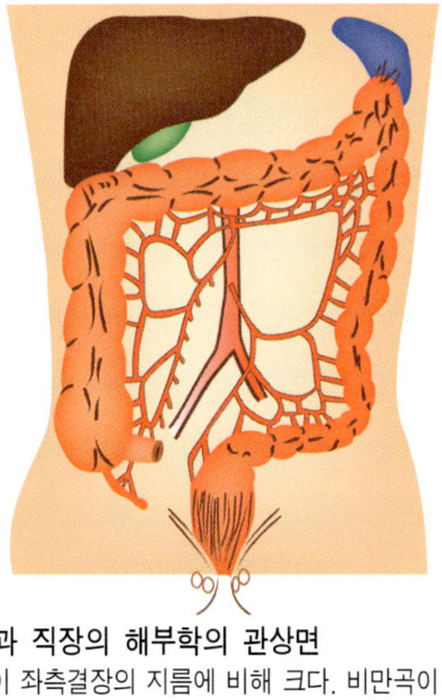

그림 28-2 결장과 직장의 해부학의 관상면
우측결장의 지름이 좌측결장의 지름에 비해 크다. 비만곡이 간만곡에 비해 높게 위치한다. 직장은 후복막에 위치한다.

③ 결장의 다른 부위는 사람에 따라 편차가 크지 않으나 S자결장의 길이는 사람에 따라 매우 달라서 15~50cm이며 평균적으로 38cm가량이다.

(5) 직장

① 직장은 S자결장과 함께 분변의 저장소(fecal reservoir)역할을 한다.

② 길이는 12~15cm가량이며 결장띠(taenia coli)가 없다.

③ 전벽은 복막으로 싸여있는 반면, 후벽은 엉치뼈(천골; sacrum) 앞 연부조직(presacral soft tissue)에 접하여 완전히 복막 외에 위치한다.

④ 직장의 전벽을 싸고 있는 복막은 앞으로 굴곡되어 공간을 만드는데 이를 더글라스와(pouch of Douglas) 또는 cul-de-sac이라고 부르며, 복강 내 악성 종양이 쉽게 전이를 일으키는(drop metastasis) 장소가 된다.

⑤ 복막 내 전이가 덩어리를 이루면 Bloomer's shelf 또는 직장선반(rectal shelf)을 형성하게 되고 직장 수지 검사에서 촉진할 수 있다.

⑥ 직장의 경계에 대해서는 논란이 있는데, 근위부의 경계를 엉치뼈곶(천골곶; sacral promontory)라고 주장하는 사람이 있는 반면, 직장띠가 만나는 부분(taeniae converge)이라고 주장하는 사람도 있다.

⑦ 해부학자들은 치아선을 원위부의 경계로 생각하며, 외과의들은 항문 괄약근의 근위부로 여긴다.

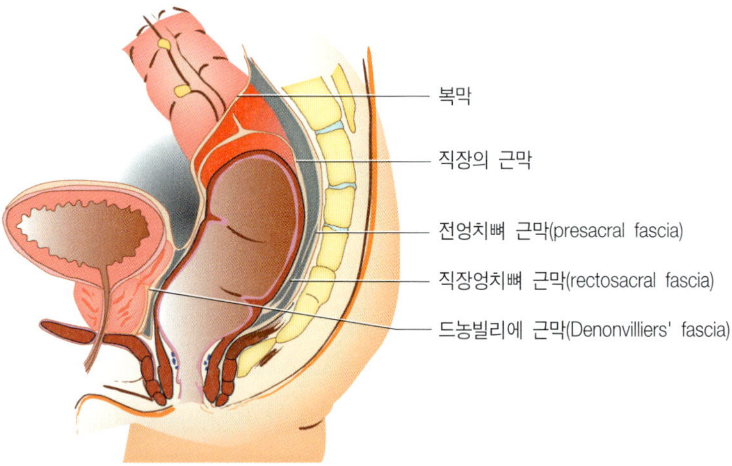

그림 28-3 골반강 내의 근막의 위치와 구조

“ 참고하세요 ”

상행결장, 하행결장은 후복막에 고정되어 있지만 횡행결장과 S자결장은 고정되어 있지 않아서 횡행결장과 S자결장은 쉽게 움직일 수 있다(mobile).

3) 결장과 직장의 동맥 공급

앞창자는 복강동맥(celiac artery), 중간창자는 위창자간막동맥(Superior Mesenteric Artery, SMA), 뒤창자는 아래창자간막동맥(Inferior Mesenteric Artery, IMA)이 주된 동맥혈 공급혈관이다.

(1) 위창자간막동맥

① 횡행결장의 원위부에서 끝나며 아래창자간막동맥은 비만곡 부위에서 시작한다.

② 샘창자 일부, 공장, 회장, 상행결장, 횡행결장의 근위부까지의 혈류 공급을 담당하며 공장 및 회장으로 12~20개 가량의 왼쪽 가지를 내며, 오른쪽으로는 3개의 주요 결장 가지인 회장결장동맥(ileocolic artery), 우결장동맥(right colic artery), 중결장동맥(middle colic artery)을 낸다.

③ 위창자간막동맥의 영역과 아래창자간막동맥의 영역의 가운데 부분인 비만곡부는 혈액 공급이 가장 떨어지는 부위로 watershed area라고 불리며 저혈압이 왔을 때 허혈이 일어나기 가장 쉬운 부위이다.

④ 실제 수술 시 외과의들은 장문합을 비만곡부위에서 하면 혈류공급이 원활하지 않아 누출의 위험이 있어 이부위에서의 장문합을 꺼린다.

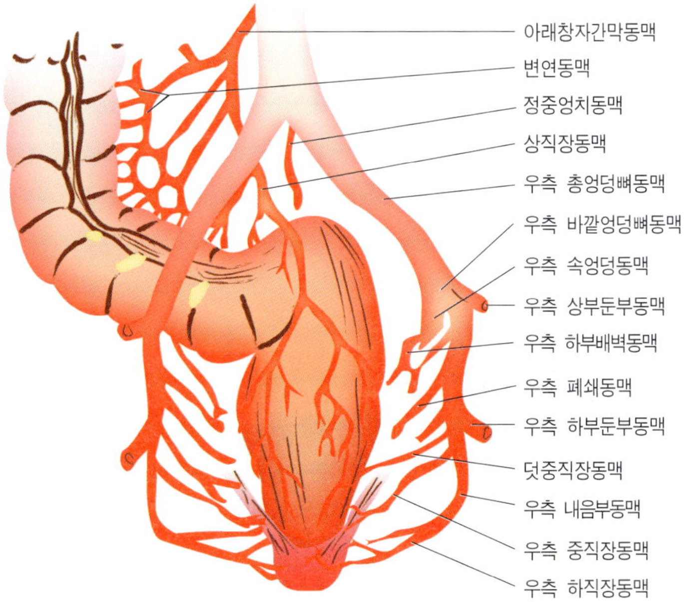

그림 28-4 직장의 동맥혈 공급

(2) 아래창자간막동맥

① 아래창자간막동맥은 대동맥 분지부(aortic bifurcation)하방 3cm에서 대동맥으로부터 나오며 좌결장동맥이 가장 근위부의 가지로써 원위부 횡행결장, 비만곡, 그리고 하행결장의 혈류 공급을 담당한다.

② 직장의 혈류 공급 또한 담당하는데 상직장동맥(superior rectal artery=superior hemorrhoidal artery)이 아래창자간막동맥의 마지막 가지이며 직장의 뒤로 주행한다.

③ 직장의 뒤로 들어간 상직장동맥은 직장의 점막하층으로 들어가서 항문 기둥(anal column) level에서 점막하 신경총(submucosal plexus)을 형성한다.

④ 항문관(anal canal)은 중직장동맥(middle rectal artery) 및 하직장동맥(inferior rectal artery)으로부터 동맥혈을 공급받는데 중직장동맥은 속엉덩동맥(내장골동맥; internal iliac artery)의 가지이며 하직장동맥은 음부동맥(pudendal artery)의 가지이다.

꼭 알아둡시다!!!

◆직장의 혈류 공급

1. 아래창자간막동맥 → 상직장동맥
2. 온엉덩동맥(총장골동맥) → 속엉덩동맥(내장골동맥) → 중직장동맥
3. 온엉덩동맥 → 속엉덩동맥 → 음부동맥 → 하직장동맥

“참고하세요”

위창자간막동맥이 막히면 중간창자에 해당하는 샘창자 일부, 공장, 회장, 상행결장, 횡행결장에 모두 허혈이 오게 되는 것일까? 그렇게 된다면 괴사가 진행되어 환자는 곧 죽음을 맞이할 수밖에 없을 것이기 때문에, 이러한 일이 일어나지 않도록 위창자간막동맥과 아래창자간막동맥 사이에는 연결 동맥이 존재한다. 대표적인 두 가지가 드루몽의 변연동맥과 arc of Riolan이다.

1. 변연동맥은 횡행결장과 하행결장을 따라 평행하게 주행하며 위창자간막동맥과 아래창자간막동맥 시스템을 연결하고 창자간막 쪽에서 직행 혈관(vasa recta)을 결장쪽으로 낸다.
2. Arc of Riolan은 위창자간막동맥의 기시부와 아래창자간막동맥의 기시부 사이를 연결하는 역할을 하며 둘 중 하나의 동맥의 폐색이 있을 때 결정적인 역할을 한다. Meandering mesenteric artery라고도 불리며, 그 크기는 사람에 따라 편차가 매우 심하다. 혈류는 아래창자간막동맥 폐쇄가 있을 때는 정방향(SMA → IMA), 위창자간막동맥 폐쇄가 있을 때는 역방향(IMA → SMA)으로 흐르게 되며 폐쇄가 있을 때는 Arc of Riolan의 크기가 증가하게 되고 동맥조영술을 통해 찾아낼 수 있다. 즉 동맥조영술에서 큰 크기의 arc of Riolan이 보이면 위창자간막동맥 또는 아래창자간막동맥의 폐쇄를 시사하는 것으로 생각할 수 있다.

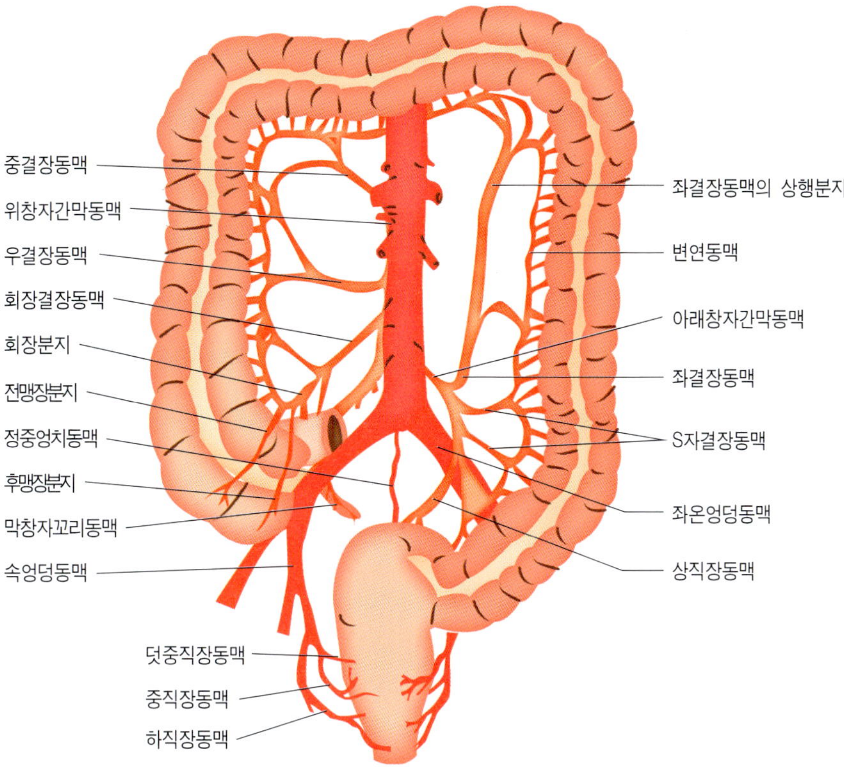

그림 28-5 결장의 동맥혈 공급

“참고하세요”

◆설사와 변비

배변 횟수는 개인마다 매우 다른데 하루에 세 차례 이상 묽은 변을 보면 설사라고 말할 수 있으며 일주일에 세 차례 이하의 배변을 변비라고 말할 수 있다. 그 사이의 배변 횟수는 정상으로 생각할 수 있으나 많은 사람들은 본인이 느끼는 바에 따라 설사와 변비를 정의하고 병원을 찾게 된다. 많은 요소들이 결장 통과 시간(colonic transit time)에 영향을 주는데 여성에서 남성보다 길고, 폐경 전 여성에서 폐경 후 여성보다 길다. 한편 흡연자에서는 결장 통과 시간이 짧아진다.

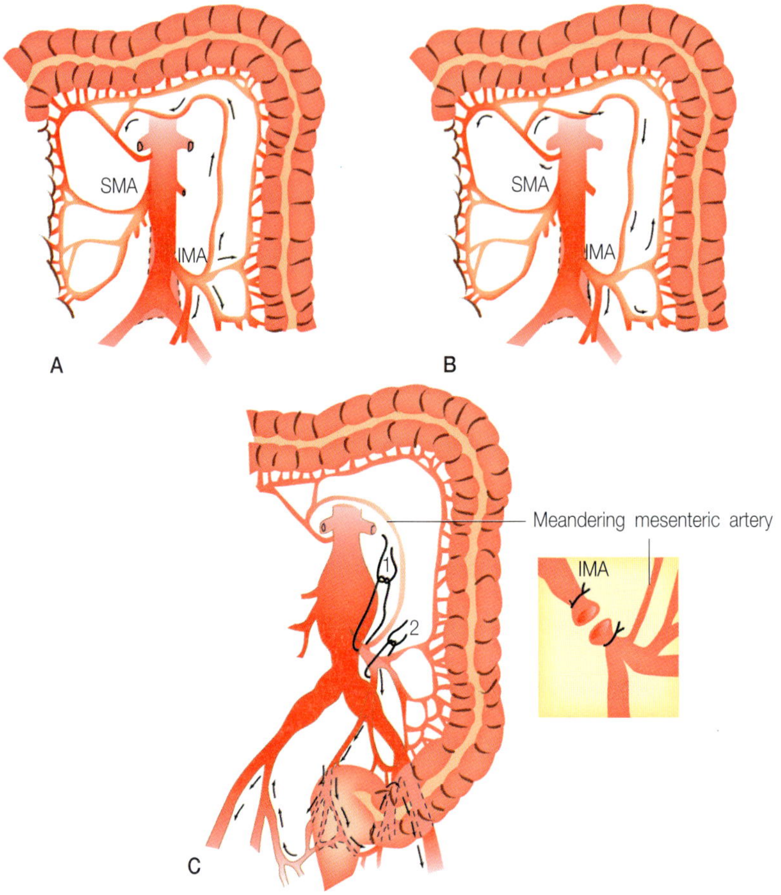

그림 28-6 위창자간막동맥과 아래창자간막동맥의 폐쇄 시의 결장동맥혈의 흐름
A, 위창자간막동맥의 폐쇄 시
B, 아래창자간막동맥의 폐쇄 시
C, 결장암 수술 시 아래창자간막동맥의 결찰 위치. 1. 올바른 위치, 2. 틀린 위치

심화학습

◆ 결장과 직장의 운동(Motility of colon and rectum)

결장과 직장을 세 구역으로 나누면, 우측결장, 좌측결장, 직장으로 나눌 수 있다. 우측결장은 소화기관 중 발효(fermentation)가 가장 활발하게 일어나는 곳이며, 특히 맹장(cecum)은 박테리아가 가장 활성화된 곳이다. 좌측결장은 대변의 저장과 수분 흡수를 담당한다. 결장의 수축은 크게 세 가지 타입이 있다. 첫째, 우측결장이 담당하는 내용물을 역방향(맹장방향)으로 밀어는 수축이 있으며, 둘째 좌측결장이 담당하는 내용물을 덩어리지게 만들면서 정방향(항문방향)으로 내려가도록 하는 수축이 있고, 셋째 집단수축(mass peristalsis)이라는 수축 타입이 있는데 이는 급격한 결장의 수축을 말하며 식사 후에 주로 나타나고, 내용물을 결장 길이의 1/3가량 밀어낼 수 있다. 결장은 음식물이 섭취되면 수축반응을 나타내는데 식사 후 약 15분 후에 가장 큰 운동성을 보인다. 이러한 수축을 위결장 반사(gastrocolic reflex)라고 부른다.

"참고하세요"

◆정상 배변(normal defecation)

결장 통과 시간, 대변의 단단한 정도(consistency), 배변 자제(fecal continence)가 적절하게 이루어지는 것을 의미한다. 배변 자제란 대변이 나오는 것을 참을 수 있고, 가스와 액체, 그리고 단단한 대변을 구분할 수 있는 것을 말하며 대변을 보지 않고 가스를 구분해서 배출할 수 있어야 한다. 배변에 있어 직장은 저장고(reservoir)의 역할을 하는데 대변이 직장에 도달하면 항문직장 억제 반사(Anorectal Inhibitory Reflex, ARIR)가 활성화되어 항문밖조임근이 수의적으로 수축(voluntary contraction)하여 배변을 참을 수 있다. 방사선 조사로 인한 직장염(dadiation proctitis)이 있거나 항문속조임근이나 항문밖조임근이 손상되면 배변 실금(fecal incontinence)이 생길 수 있다.

4) 수술 전 장 처치

결장이나 직장 수술에 있어 장 문합(anastomosis)시 장 내강에 대변이 있으면 문합이 실패할 확률이 높아진다고 생각해왔기 때문에 그 동안 전통적으로 수술 전 장처치를 시행해 왔다. 즉 약 4L가량의 장 세척액(Polyethylene glycol solution, PEG)을 마시거나 45ml가량의 sodium phosphate solution(Fleet's phosphosoda)을 마심으로써 물리적으로 대변을 밀어내는 장세척 방법(mechanical preperation)과 결장 상재균에 대해 항생제로 처치하는 방법을 함께 사용해 왔다. 하지만 최근 연구에 의하면 수술 전 물리적으로 대변을 제거하지 않아도 안전하게 장문합을 성공할 수 있다는 보고가 있어 장 청소를 반드시 해야 하는 것인가에 대해 논란이 생겼다. 오히려 결장세포들은 결장 세균이 발효시킨 지방산으로부터 영양공급을 받기 때문에 장세척이 오히려 장문합에 좋지 않은 영향을 미칠 수 있다는 것이다. 따라서 장세척은 결장내시경이나 바륨조영술에는 반드시 필요하지만 수술을 위해서 반드시 필요한 것은 아니며 특히 장천공이나 완전폐색이 있을 경우에는 절대 금기이다.

결장 수술 전 예방적 항생제(prophylactic antibiotics)를 사용하여 창상감염이나 복강 내 감염을 줄일 수 있는데, 올바른 용법은 피부 절개가 시작되기 직전 혹은 약 30분 전에 1회의 경정맥 주사를 하는 것이다. 한편, 수술 시간이 4시간 이상으로 길어지면 한차례 더 경정맥 주사를 하여 창상감염을 줄일 수 있다. 수술이 적절하게 이루어지고 복강 내 감염의 위험이 없다면 수술 후의 항생제 사용은 필요없다. 항생제는 호기성 및 혐기성 세균 모두에 대해 사용하는 것이 좋으며, 따라서 2세대 혹은 3세대 세팔로스포린을 단독으로 사용하거나 플루오르퀴놀론과 메트로니다졸(혹은 클린다마이신)을 함께 사용하는 것이 바람직하다. 한편, 경정맥 항생제에 추가적으로 경구 항생제를 사용한다면 이론적으로는 박테리아를 보다 더 줄일 수 있을 것 같지만 효과가 입증되지는 않았다. 흔히 사용되는 것으로는 에리스로마이신, 네오마이신, 사이프로플록사신, 메트로니다졸 등이 있지만 경구 항생제의 사용은 현재 널리 사용하고 있음에도 불구하고 효과가 입증되지 않았다.

✤ 이 것 만 알 아 두 세 요 ✤

수술 시작 직전 혹은 30분 이내에 경정맥 항생제 투여는 효과가 입증된 반면, 수술 전 장세척이나 경구 항생제 투여는 효과가 입증되지 않았다. 따라서 수술 전 장세척이나 경구 항생제 투여를 반드시 해야 하는 것은 아니다.

“참고하세요”

아직까지 실제적으로 많은 외과의들이 장세척을 수술 전에 시행하긴 하지만, 장세척을 시행한 군과 하지 않은 군으로 무작위로 나누어 시행한 여러 연구(randomized controlled study)에서 두 군 사이에 수술 결과의 차이가 없다고 밝혀졌다. 따라서 이론적으로 보면 수술 전 장세척은 하지 않는 것이 옳다. 2007년 12월에 세계적으로 권위있는 Lancet에 실린 논문의 결론은 다음과 같다. We advise that mechanical bowel preparation before elective colorectal surgery can safely be abandoned. (Lancet. 2007 Dec 22;370(9605) : 2112-7 Mechanical bowel preparation for elective colorectal surgery: a multicentre randomised trial.)

28.2 결장 및 직장의 질환

1) 결장염전(colonic volvulus)

결장이 창자간막을 축으로 하여 꼬인 것을 말하며, 염전이 생기면 이로 인해 장 내강의 부분 혹은 완전폐색이 일어나고 장으로 가는 혈류의 장애가 일어난다.

창자간막이 팽팽하지 못하고 헐거우면(floppy) 그 창자간막을 축으로 결장의 모든 부분에 염전이 생길 수 있으며, 가장 흔하게 생기는 위치는 빈도순으로 S자결장(sigmoid volvulus), 우측결장 및 회장 말단부(cecal volvulus), 맹장, 횡행결장이다.

(1) S자결장염전(sigmoid volvulus)

① 역학

- 전체 염전의 2/3에서 3/4을 차지하는 S자결장염전은 만성 변비가 있는 사람이나 60대에서 70대의 고령의 환자에서 잘 생긴다.
- 신경정신과 약물들은 장의 운동성을 떨어뜨리는 경향이 있고, 이로 인해 이러한 약물을 복용하고 있는 환자에서 S자결장염전의 발생 빈도가 높다.
- 제3세계와 같이 섬유소와 야채가 많은 음식을 섭취하는 지역에서도 발생 빈도가 높다.

② 증상

- S자결장염전은 급성 혹은 아급성 장폐색으로 나타나며 결장의 악성 종양에 의한 증상과 감별이 어렵다.
- 일반적으로 심한 복통, 구토 및 가스 배출 장애가 갑자기 나타나는 특징이 있으며 복부는 극심하게 팽창되어 있고 공명성(tympanitic)을 띈다.
- 장이 늘어나면서 장벽에 압력이 지속적으로 증가하여 장벽이 허혈에 빠질 수도 있으며 창자간막 동맥이 꼬여 허혈에 빠질 가능성이 항상 존재하기 때문에 S자결장염전이 있는 환자에서 극심한 복통과 반발통, 빈맥이 나타난다면 아주 위급한 상황으로 인식하는 것이 중요하다.

③ 방사선학적 소견

- S자결장염전은 단순 X선 검사에서 S자결장이 구부러진 자전거 튜브(bent inner tube)의 모양으로 심하게 확장되어 있는 소견으로 나타난다.
- 공기–액체층(air-fluid level)이 늘어난 결장 루프 내에 보이기도 하고 직장 내에는 주로 가스가 존재하지 않는다.
- 임상적 특징과 단순 X선 검사로 대부분의 S자결장염전을 진단할 수 있으며 진단이 확실하지 않으면 CT를 시행할 수 있고 CT 검사에서는 특징적으로 창자간막이 소용돌이 모양으로 돌아 있는 것을 발견할 수 있다.
- 바륨 조영 검사에서는 전형적으로 결장폐색이 생긴 부위에 나타나는 새 부리(bird's beak)를 관찰할 수 있다.

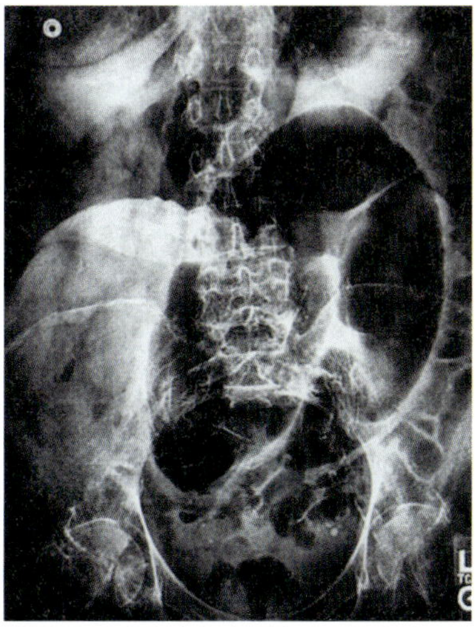

그림 28-7 S자결장염전의 단순 X선 촬영
구부린 튜브 모양(bent inner tube)의 공기 음영이 관찰된다.

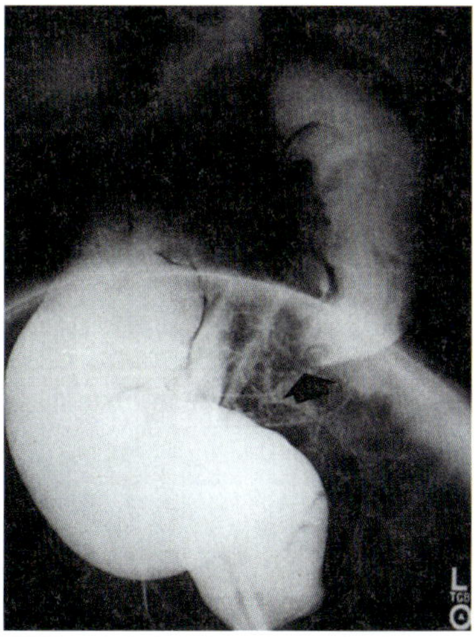

그림 28-8 S자결장염전의 바륨관장 검사
조영제와 공기가 직장과 S자결장에서 관찰되지만 염전이 있는 부위(화살표)에서 급격하게 사라진다.

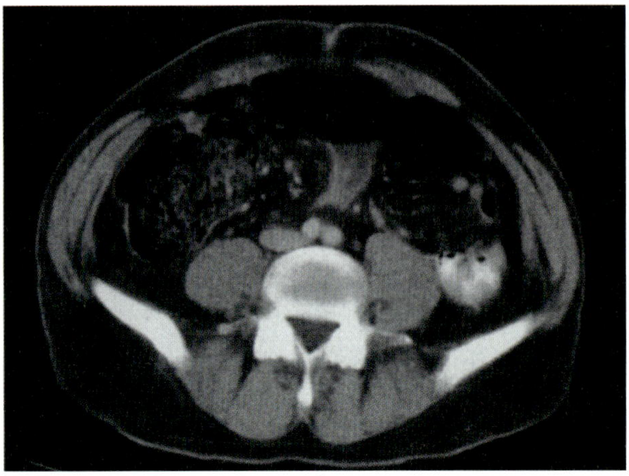

그림 28-9 S자결장염전의 CT소견
창자간막이 특징적으로 돌아 있는 소견을 보인다.

④ 치료

- S자결장염전의 일차적 치료는 적절한 수액공급 및 비수술적 감압이다.
- 항문을 통해 직장 튜브(rectal tube)를 염전으로 인한 폐색 부위를 지나도록 거치시키거나 이와 같은 방법이 실패하면 직장경이나 결장 내시경을 이용하여 직장 튜브를 삽입하면 감압에 성공할 수 있다.
- 튜브가 정상적으로 삽입되면 갑자기 가스와 액체가 밀려나오면서 복부팽만이 사라지게 된다. 반드시 복부 X선 검사를 시행하여 감압을 확인해야 하며 튜브는 테이프로 허벅지에 고정시켜 하루 내지 이틀 동안 유지시켜야 한다.
- 성공적으로 비수술적 감압이 이루어졌다 하더라도 50%에 이르는 재발률 때문에 향후 S자결장절제술(elective sigmoid resection)을 시행해야 한다. 만약 튜브 및 내시경을 이용해도 감압에 실패한다면 응급 개복술을 하여 하트만 수술(Hartmann's operation : S자결장을 절제하고 그 근위부 결장으로 조루술을 시행하며 직장은 봉합하여 stump로 남기는 수술)을 시행한다.

“참고하세요”

감압에 성공하면 S자결장을 절제하고 절제한 곳의 근위부인 하행결장과 원위부인 직장을 연결하여 1단계 수술로 끝난다. 하지만 감압에 성공하지 못하면 일차적으로 하트만 수술을 하여 결장조루술을 시행하고 향후 수개월 후에 결장조루복원술(꺼내 놓은 결장과 하트만 수술 시 남은 직장 stump를 연결)을 해야만 한다. 이는 감압에 성공하지 못했을 때는 환자의 상태가 좋지 않고, 절제한 S자결장의 양 끝 결장과 직장이 건강하지 못한 상태이기 때문에 문합이 불안정할 가능성이 높아 수술 후 문합부 누출의 위험이 크기 때문이다.

(2) 맹장염전(cecal volvulus)

① 역학

실제로 맹장의 염전은 일어날 수가 없으며, 우리가 사용하는 맹장 염전이라는 용어는 맹장결장염전(cecocolic volvulus)을 의미한다.

맹장은 원래 후복막에 고정되어 있어야 하는데 고정되지 못한 경우 맹장결장염전이 발생할 수 있고, 회장 말단부, 맹장, 상행결장이 축회전(axial rotation)을 하는 동시에 그에 따라 창자간막이 꼬임으로써 생기게 되는 비교적 드문 질환이다.

맹장결장염전의 원인으로는 복부 수술의 과거력, 임신, 장의 회전이상, 그리고 좌측결장의 폐색 등이 있다.

S자결장염전이 남녀의 발생 빈도차가 없는 반면, 맹장결장염전은 여자에서 다소 흔하며, S자결장염전에 비해 맹장결장염전은 보다 더 어린 연령대(50대 후반)에 호발한다.

② 증상

전형적인 증상은 급작스런 복통과 복부팽만이다. 질병 초기에는 통증의 강도가 약할 수 있으며, 염전이 풀리지 않으면 허혈이 일어나서 그에 따라 통증이 증가하게 된다. 이학적 검사상 복부의 비대칭적 팽만이 있고 공명성 종괴(tympanitic mass)가 좌상 사분면(left upper quadrant) 혹은 복부 중앙에 촉지된다.

③ 방사선학적 소견

단순 X선 검사에서 늘어난 맹장이 왼쪽으로 쏠려 있는 것을 발견할 수 있고, 이 늘어난 맹장은 일반적으로 가스로 차 있는 콤마 모양(gas-filled comma shape)을 띈다.

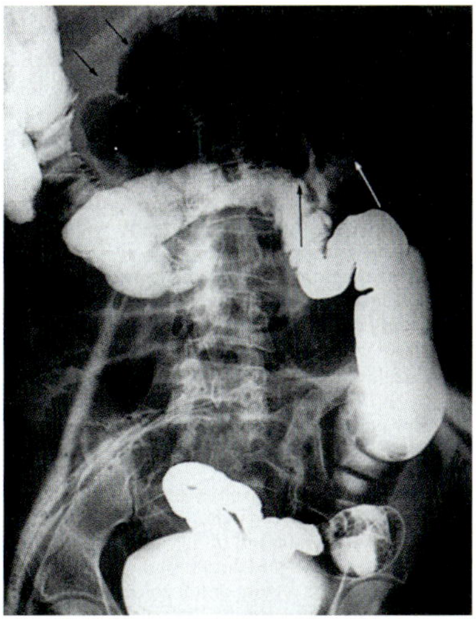

그림 28-10 맹장염전이 있는 환자에서의 바륨관장 검사
조영제가 간만곡의 근위부 끝(화살표 머리)에서 급격하게 진행을 멈춘다. 확장되고, 공기가 찬 맹장은 복부 중앙선을 넘어 왼쪽 상복부에 위치한다(화살표).

오목한 부분이 우하방을 향해 있다. 염전이 있을 경우 폐색이 생기므로 자연적으로 소장의 확장이 생겨 진단이 어려울 수 있는데, Haustral marking으로 늘어난 장이 결장이라는 것을 확인하여 소장의 팽창과 구분할 수 있다.

④ 치료

맹장결장염전을 결장내시경을 통해 감압했다는 보고들이 있기는 하지만, 대부분 수술이 필요하다. 허혈이 이미 일어났다면 응급수술을 시행해야 한다.

우반결장절제술(right hemicolectomy)이 치료 원칙이며 장의 괴저(gangrene)가 없다면 우반결장 절제 후 회장과 횡행결장을 일차 문합하는 것이 좋고, 괴저가 있으면 해당하는 장을 절제하고 회장루 성형술(ileostomy)을 시행한다.

맹장결장염전을 장절제 없이 맹장 고정술(cecopexy)로 교정하려는 시도가 많이 있었으나 맹장 및 상행결장을 고정하기가 까다로우며 재발률이 높아 우반결장절제술이 치료 원칙이 되었다.

2) 만성 염증성 장질환(chronic inflammatory bowel disease)

일반적으로 궤양성 결장염과 크론병을 말한다.

이 두 가지 질병은 임상적, 병리학적 진단 기준에 따라 구분하는데, 10~15%에서는 명확하게 구분되지 않으며, 이러한 경우는 비결정성 결장염(indeterminate colitis)이라고 한다. 두 질병은 임상양상이나 병리학적 소견이 비슷할 수 있지만 그 치료방법은 매우 다르기 때문에 감별 진단이 매우 중요하다.

(1) 궤양성 결장염(ulcerative colitis)

결장과 직장의 점막과 점막하층을 침범하는 비특이적인 염증성 질환을 의미한다.

궤양성 결장염 환자의 약 1/3가량이 비수술적 치료에 실패하여 수술을 받게 되는데, 이 질환은 암의 전구성 병변(premalignant lesion)으로서 암으로 진행하는 것을 막기 위해 수술을 시행할 수 있고, 직장과 결장을 모두 절제하면 완치되었다고 할 수 있다.

① 역학

남녀 발생 비율은 같으며 10대에서 30대 사이에 호발한다.

가족력이 있으면 위험도가 증가하며, 유전적인 영향 외에도 환경적 영향 또한 발병의 원인이 된다. 특이한 것은 흡연자는 궤양성 결장염에 걸릴 위험도가 비흡연자에 비해 낮으며, 니코틴이 질병의 관해를 일으킨 사례도 있다. 반대로, 크론병에서는 흡연이 질병을 더 악화시키는 것으로 알려져 있다.

경구 피임제를 복용하는 여성에서 발병률이 높으며, 막창자꼬리절제술을 받은 과거력이 있는 사람에서 발병률이 높다.

② 병리학적 소견

• 육안적 소견

– 궤양성 결장염은 그 정의에서 보이는 것과 같이 장의 근육층을 침범하지 않는다. 궤양성 결장염이라는 이름과는 달리 점막의 궤양은 흔하지 않다. 반드시 직장을 침범하며(proctitis) 직장 침범이 없다면 궤양성 결장염이 아닐 가능성이 매우 크다. 점막의 염증은 직장에서 그 근위부로 연속적인 양상으로 진행하며 직장이 가장 심하게 침범된다.

– 크론병에서는 병에 이환된 부분 사이에 정상 점막이 존재하지만(skipped areas), 궤양성 결장염에서는 염증이 연속적으로 존재한다는 것은 두 질환의 중요한 감별점이다. 크론병이 회장을 침범하는 것과 달리 궤양성 결장염은 역류성 회장염(backwash ileitis)이라는 특수한 상황을 제외하고는 회장을 침범하지 않는다. 5~12%에서 결장의 협착이 관찰되며 암이 동시에 존재하는 악성 협착일 가능성이 있다.

• 현미경적 소견

– 크론병이 장벽의 전층을 침범할 수 있는 것(transmural inflammation)에 반해 궤양성 결장염은 근육측을 침범하지 않는다.

– 궤양성 결장염 환자 가운데 독성 거대결장(toxic megacolon)이 동반되면 결장의 전층이 침범될 수도 있고 따라서 천공이 일어날 수도 있다. 하지만 그와 같은 경우는 비전형적인 경우로 혈류 공급이 제한된 상태에서 결장의 팽창이 오랫동안 지속되는 경우에만 가능하다.

③ 증상

궤양상 결장염과 크론병은 비슷한 증상을 보인다. 두 질병 모두 설사와 점액 배설을 일으킨다. 그 차이점으로는 궤양성 결장염 환자들은 거의 대부분 직장염이 동반되기 때문에 크론병 환자들에 비해 배변 급박감(urgency)이 더 심하고 직장 출혈도 흔하다. 복부 통증은 크론병에서 더 심한 경향이 있고 복강 내 농양으로 인한 복부 종괴의 촉진도 크론병에서 더 흔하게 나타난다. 항문 주위 질병(perianal disease)은 궤양성 결장염에서는 드물며 크론병에서는 비교적 흔하다.

꼭 알아둡시다!!!

궤양성 결장염은 거의 100%의 환자에서 직장을 침범하지만 항문 주위 질병은 드물고, 크론병에서는 직장 침범이 없어도(rectal sparing) 치열, 항문샛길, 농양과 같은 항문 주위 질병이 흔하다.

28 결장 및 직장

④ 장관 외 증상(extraintestinal manifestation)

관절염(arthritis)은 궤양성 결장염 환자의 약 20%에서, 강직 척추염(ankylosing spodylitis)은 3~5%에서, 결절 홍반(erythema nodosum)은 10~15%에서 궤양성 결장염과 동반되어 나타나는데 수 있고 결장 제거를 시행하면 증상이 개선되거나 완치가 가능하다. 또 가장 심각한 동반질환으로 원발성 경화성 담관염(primary sclerosing cholangitis, PSC)이 있는데 빈도는 5~8%이며, 이 질환은 결장 제거를 시행해도 증상 호전이 되지 않으며 원발성 경화성 담관염이 동반될 경우 결장암의 위험도가 5배나 증가하게 된다.

⑤ 진단

내시경이 가장 훌륭한 진단방법이다. 직장이 반드시 침범되어 있기 때문에 굳이 전체 결장을 관찰할 필요가 없이 직장과 S자결장만 확인해도 진단이 가능하다.

크론병에서는 40%에서 직장 침범이 없기 때문에 직장 침범 여부로 두 질병의 감별이 가능하며 소장의 침범이 있으면 크론병을 시사한다.

궤양성 결장염은 결장암의 위험인자이기 때문에 여러 곳에서 조직검사를 하는 것이 필요하다.

⑥ 악성 가능성

이형성(dysplasia)과 암은 증상이 없이도 생길 수 있으며 이형성이 있으면 암 발생 위험이 증가한다. low grade dysplasia일 경우 그 위험도는 10%이며 high grade dysplasia에서는 30~40%, lesion이나 mass가 동반된 dysplasia associated with a lesion or mass(DALM)인 경우에는 50% 이상이다. 따라서 high grade dysplasia 또는 DALM이 있을 경우 결장과 직장을 모두 제거하는 수술(total proctocolectomy)을 시행하는 것이 바람직하다.

⑦ 내과적 치료

크게 세 가지 종류의 약물로는 아미노살리실레이트(aminosalicylates), 부신피질 스테로이드(corticosteroids), 면역제어 약물(immunomodulatory drugs)이 궤양성 결장염의 약물치료에 사용된다.

sulfasalazine으로 대표되는 aminosalicylate가 가장 흔하게 쓰이는 치료 약물이다.

스테로이드는 고혈압, 당뇨, 골다공증, 감염 위험도의 증가 등의 부작용이 있지만 널리 쓰인다.

면역제어 약물로는 6-Mercaptopurine(6-MP)와 같은 퓨린 유사제 및 cyclosporine과 같은 면역 억제제가 대표적이며 골수 기능 억제(bone marrow suppression)와 같은 부작용이 있다.

⑧ 수술의 적응증

• 약물치료가 실패했을 때(intractability)
  - 가장 흔한 수술의 적응증이다.

- 약물치료에 반응하지 않고 복통이 지속되거나 배뇨 긴박감, 빈혈 등으로 사회생활에 지장이 있다면 수술의 적응증이 된다.
- 수술을 하게 되면 삶의 질이 개선되는 것으로 나타났다.
- 스테로이드 치료를 장기간 함으로써 생기는 스테로이드 부작용 또한 수술적 치료의 적응증이 된다.
- 약물치료에 반응하지 않는 장관 외 증상이 있을 때도 수술을 고려할 수 있다.

• 이형성증 혹은 암(dysplasia-carcinoma)
- 암이 동반되어 있으면 당연히 수술해야 한다.
- high grade dysplasia일 경우에도 절대적인 수술의 적응증이 된다.
- 논란의 여지는 있지만 low grade dysplasia가 있어도 대부분 수술을 고려해야 한다.

• 대량 출혈
- 궤양성 결장염으로 인한 대량 출혈은 비교적 드물며, 대량 출혈 시 수술 전 수액공급과 수혈을 통해 환자의 상태를 호전시킨 다음에 수술하는 것이 좋다.
- 수술은 아전결장절제술(subtotal colectomy)보다는 남은 직장에서 출혈이 있을 가능성이 있으므로 직장을 같이 절제해 주는 것이 좋다.

• 독성 거대결장(toxic megacolon)
- 궤양성 결장염 환자에 고열, 극심한 복통, 압통, 빈맥, 백혈구 증가증이 생기면 독성 거대결장을 의심해 보아야 한다.
- 환자 상태를 개선시키기 위해 수액공급, 항생제, 스테로이드, 면역 억제제를 사용해 보아야 하며 이러한 치료에 반응하지 않을 경우 수술(abdominal colectomy with ileostomy)을 시행해야 한다.
- 직장을 절제하는 것은 수술 시간이 길어지고 골반 내 패혈증의 가능성 때문에 시행하지 않는 것이 좋다.

꼭 알아둡시다!!!

◆궤양성 결장염의 수술 적응증 4가지

1. 약물치료가 실패했을 때
2. 이형성증 혹은 암이 동반될 때
3. 대량 출혈이 있을 때
4. 독성 거대결장이 동반될 때

⑨ 수술방법

• 전결장직장절제술 및 말단 회장조루술(total proctocolectomy with end ileostomy)
- 궤양성 결장염의 발병이 가능한 전체 결장, 직장을 제거한다는 점에서 가장 근치

적인 수술이지만 환자가 영구적으로 회장루를 가지고 지내야 한다는 단점이 있다.

- 노인이나 배변 실금이 있는 환자에서 주된 적응증이 된다.

• 전결장직장절제술 및 회장낭-항문 문합술(total proctocolectomy with ileal pouch-anal anastomosis; TPC with IPAA)

- 결장과 직장을 모두 제거하고 회장을 이용하여 저장낭을 만들어 항문에 문합하는 술식이며, 궤양성 결장염의 수술적 치료에 있어 가장 흔하게 쓰이는 방법이다. 회장낭은 스테플러를 이용하여 만들고 스테플러를 사용하거나 손으로 봉합하여 항문과 문합한다〈그림 28-11,12,13〉.

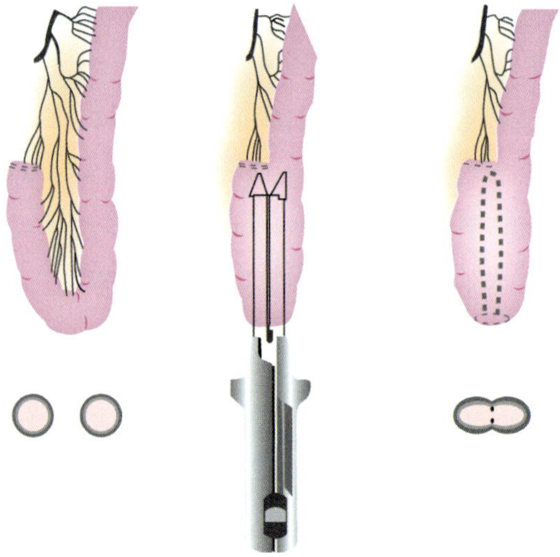

그림 28-11 직선 커팅 스테플러를 이용하여 회장낭을 만드는 방법
직장을 대신하기 위해 원위부 회장으로 저장소를 만드는 방법이다. 스테플러가 양쪽 장벽을 고정시키고 그 사이로 칼날이 나가면서 중간벽을 없앤다. 따라서 저장소의 내강은 본래 회장 내강의 두 배가 된다.

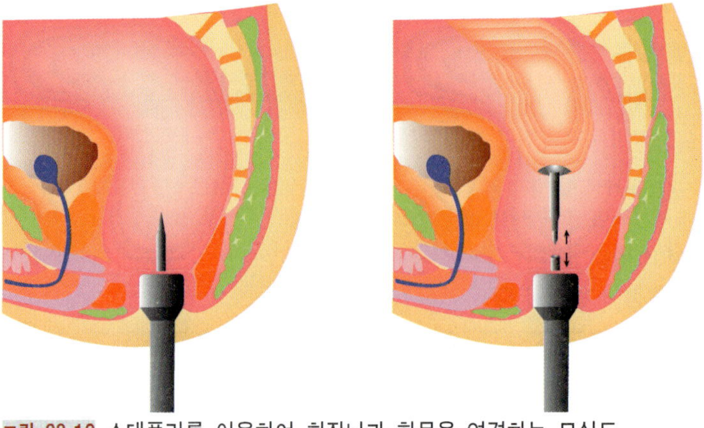

그림 28-12 스테플러를 이용하여 회장낭과 항문을 연결하는 모식도

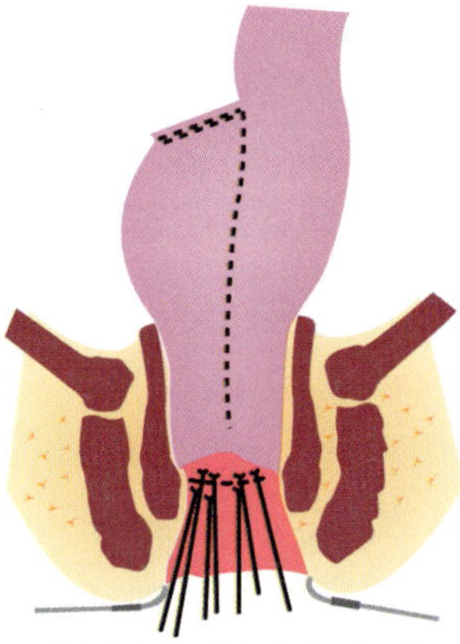

그림 28-13 손으로 봉합하여 회장낭과 항문을 연결하는 모식도

- 단점 : 회장낭과 연관된 합병증인 문합부 누출, 패혈증 등이 있다.
- 장점 : 영구적인 회장루가 없기 때문에 환자의 만족도가 높다는 점이 있다. 이 수술을 모든 환자에서 시행할 수 있는 것은 아니고 비교적 젊고, 항문 괄약근의 긴장도가 정상적이어야 한다(긴장도가 떨어지면 직장이 없기 때문에 배변 실금이 오기 때문).
- 합병증의 빈도는 높지만 환자의 만족도가 좋기 때문에 수술적 치료 시 가장 먼저 생각해야 하는 수술법이다(surgical treatment of choice).

(2) 크론병(Crohn's disease)

궤양성 결장염과 달리 크론병은 장관 내의 모든 부위를 침범할 수 있는 염증성 장질환이며 약 15%의 환자들은 결장에 국한된 질병을 가지고 있다.

① 역학

크론병의 유병률은 두 개의 피크를 보이는데(bimodal age distribution), 첫 번째는 15세에서 30세 사이이고, 두 번째는 55세에서 80세 사이이다.

지역에 따라 유병률은 다르며 대략 100,000명 당 1~10명이고, 스칸디나비아, 스코틀랜드 지방에서 가장 흔하다.

남녀 비는 같고 흡연자에서 재발률이 더 높으며 또한 피임약 복용과도 관련이 있다.

② 병리학적 특성

크론병은 내시경 소견 상 조약돌 모양(cobble stone appearance)을 보인다. 병이 진행되면 창자간막의 지방이 장벽을 전체적으로 둘러싸게 되어(fat wrapping) 소장과 결장의 협착이 오게 된다.

점막은 기찻길 모양의 길고 깊은 선형 궤양의 형태(long deep linear ulcer like railroad tracks)를 보인다. 병변 사이에 정상적인 점막이 관찰될 수도 있다(skip areas).

병리학적으로 크론병에 나타나는 특징은 비치즈형육아종(noncaseating granuloma)이다.

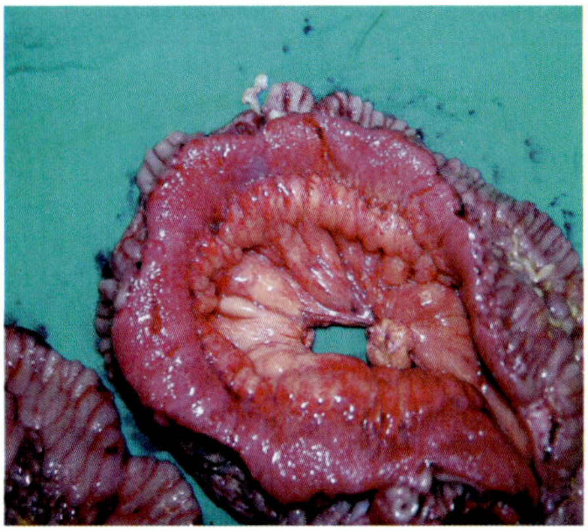

그림 28-14 크론씨병의 수술적 절제 사진
창자간막의 지방이 장벽을 둘러싸고 협착을 일으킨다.
창자간막의 염증과 출혈이 관찰된다.

③ 증상

- 크론병 환자는 증상이 거의 없을 수도 있고 매우 심할 수도 있지만, 전형적인 3가지 증상은, 복통, 설사, 체중감소이다.
- 기타 증상으로는 오심, 발열, 반복적인 구강의 아프타성 궤양 등이 있다.
- 크론병의 가족력이 있는 환자는 증상이 더 심한 경향이 있다.
- 직장을 반드시 침범하는 궤양성 결장염과는 반대로 약 반수에서만이 직장이 이환되어 있다. 2/3의 환자에서 전체 결장에 침범이 있다.
- 크론병은 항문 질환이 흔히 동반되는데, 항문 치열(anal fissure), 항문샛길(치루, anal fistula), 협착(anal stricture), 쥐젖(skin tag) 등이 있다.
- 궤양성 결장염 환자는 항문 질환이 동반되는 경우가 매우 드물기 때문에, 염증성 장질환이 의심되는 환자에서 항문 질환이 동반되어 있으면 크론병을 시사한다.

④ 진단

결장내시경이 가장 민감한 검사방법이다. 내시경 소견 상 점막의 부종과 아프타성 궤양이 크론병의 초기에 나타나고, 병이 진행하면 깊은 선형의 궤양이 나타나며, 만성 크론병일 경우에는 협착이 나타날 수 있다. 하지만 조직생검에서 육아종이 나오면 크론병을 시사하며, 앞서 언급한 뛰어 넘는 병변(skip lesion), 길게 주행하는 궤양, 조약돌 모양의 점막 형태, 협착 등은 크론병의 특징이다. 이러한 소견들만으로 궤양성 결장염과 감별하는 것은 쉽지 않은데, 특히 직장이 이환되어 있을 때는 더욱 그렇다.

⑤ 내과적 치료

크론병의 내과적 치료는 궤양성 결장염과 비슷하여, aminosalicylates, 스테로이드(steroids), 면역제어 약물(immunomodulatory medication) 등이 있다.

크론병에 특이적으로 쓰이는 것은 TNF-a에 대한 단클론성 항체인 infliximab가 있는

데, 좋은 효과를 거두고 있다.

⑥ 수술의 적응증

궤양성 결장염과 수술의 적응증은 비슷하지만 좀 더 다양하며 다음과 같다.

- 약물치료가 실패했을 때(intractability)

  궤양성 결장염에서와 마찬가지로 크론병을 수술하게 되는 가장 흔한 원인이다.

- 장관폐색

  염증이나 협착에 의해 발생하게 되는데 주로 소장에 일어난다. 초기에는 비수술적 요법을 사용하며, 비수술적 요법의 실패 시 수술하게 된다.

- 복강 내 농양
- 샛길

  소장끼리, 소장과 결장, 장과 다른 장기(방광, 자궁, 질, 위) 사이에 샛길이 생길 수 있으며 크론병 환자의 약 35%에서 생기는 흔한 합병증이다. 증상이 없는 장관 사이의 샛길은 수술이 필요 없는 경우가 많다. 가장 흔한 것은 회장-S자결장 샛길인데 증상이 있으면 수술해야 한다.

- 독성 거대결장

  궤양성 결장염과 마찬가지로 크론병에서도 독성 거대결장이 생길 수 있으며, 고열, 심한 복통, 압통, 빈맥, 백혈구 증가증이 나타난다. 중환자실에서 환자를 관찰하며 수액공급, 금식, 항생제, 스테로이드 치료를 하고 그래도 호전이 없으면 직장을 남겨두고 아전결장절제술 및 말단 회장루 조성술(subtotal colectomy with end ileostomy)을 시행해야 한다.

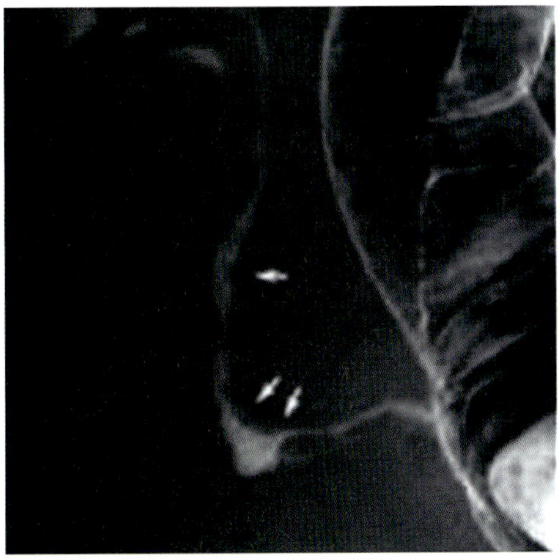

그림 28-15 회장협착의 바륨조영술 사진
바륨조영술 상 크론병으로 인해 말단 회장부의 광범위한 협착 및 궤양(화살표)이 관찰된다.

- 대량 출혈

궤양성 결장염에 비해 드물지만 크론병의 약 13%까지 보고된 적도 있다. 말단부 회장이 가장 흔한 출혈 장소이다. 비수술적 치료가 실패하면 전결장절제술 및 회장루 조성술을 시행하거나 직장에 염증이 없다면 회장－직장 문합술을 시행한다.

- 암

궤양성 결장염에 비해 암 발생의 위험이 높지는 않지만 여전히 존재한다. 따라서 결장내시경 선별검사를 꾸준히 받아야 하며 high grade dysplasia가 있으면 결장절제술을 시행한다.

- 장관 외 증상

궤양성 결장염의 장관 외 증상과 비슷하다. 원발성 경화성 담관염(primary sclerosing cholangitis), 간경화, 강직성 척수염(ankylosing spondylitis)은 장절제술 후에도 좋아지지 않으며 다른 대부분의 장관 외 증상은 호전된다.

- 성장부전

어린 환자들은 성장부전과 정신발달 장애가 생길 수 있다. 주로 영양 섭취가 부적절해서 생기는 문제이기 때문에 영양공급이 가장 중요하다. 사춘기가 오기 전에 이환된 장을 절제해 주면 성장에 도움이 되고 성장판이 일찍 닫히는 것을 막을 수 있다.

꼭 알아둡시다!!!

◆크론병의 수술 적응증 9가지(궤양성 결장염의 수술 적응증 4가지＋5가지)

궤양성 결장염의 수술 적응증 4가지	5가지
1. 약물치료가 실패했을 때	1. 장관폐색
2. 이형성증 혹은 암이 동반될 때	2. 복강 내 농양
3. 대량 출혈이 있을 때	3. 샛길
4. 독성 거대결장이 동반될 때	4. 장관 외 증상이 있을 때
	5. 성장부전

“ 참고하세요 ”

궤양성 결장염에서는 강직성 척수염은 수술 후 호전되지만 크론병은 그렇지 않는 차이가 있다. 원발성 경화성 담관염은 양쪽 모두 수술해도 좋아지지 않는다.

⑦ 수술적 치료

궤양성 결장염은 전체 결장과 직장을 절제함으로써 완치가 되지만 크론병은 소화기관 그 어떤 곳에서도 재발할 수 있기 때문에 수술로 완치할 수 없다. 따라서 수술적인 장절제는 증상을 없애거나 합병증을 교정하는 정도로 최소화해야 하며, 나머지는 내과적 치료가 우선되어야 한다. 예를 들어 협착이 있는 부분의 장절제를 하다가 다른 곳의 이환된 장이 발견되어도 협착된 부분만 절제하고 증상을 일으키지 않는 다른 이환된 부위는 절제하지 않고 내과적 치료를 시도하는 것이 바람직하다.

- **회맹장절제술**(ileocecal resection)
  - 회장 말단부의 병변으로 인해 폐색이나 천공이 일어난 경우에 시행할 수 있다.
  - 회장 말단과 맹장 부위를 약 10~15cm가량 절제하고 회장과 상행결장을 문합한다.
  - 회장은 병변과 약 2cm가량 떨어져서 경계를 두고 절제한다. 절제술을 시행 받은 환자의 50%가량은 10년 뒤에 병이 재발하여 다시 절제술을 받게 된다.
- **전결장직장절제술 및 말단 회장조루술**(total proctocolectomy with end ileostomy)
  - 전 결장과 직장을 침범한 환자 또는 대변실금이 매우 심한 환자에서 시행할 수 있다.
  - 장점 : 전체 결장, 직장, 항문을 제거한다는 것
  - 단점 : 회음부 상처가 잘 아물지 않는다는 것과 흡수 장애가 온다는 것
- **결장절제술 및 회장－직장 문합술**(total abdominal colectomy with ileal-rectal anastomosis)
  - 직장을 남기고 전체 결장을 절제하고 회장과 직장을 문합하는 술식으로 직장을 보존함으로써 장운동을 보전한다는 장점이 있다.
  - 단점 : 향후 직장과 항문을 추가로 절제해야 할 위험이 있다는 점이다. 실제 이 수술을 받은 50%의 환자는 재발로 인해 직장절제술이 필요했다.

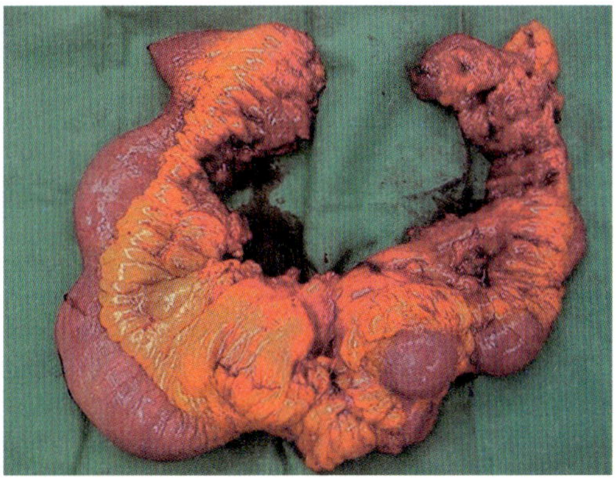

그림 28-16 회맹장절제술 표본
장막의 충혈이 관찰되며 창자간막 지방이 장막 표면을 덮고 있는 fat wrapping (또는 creeping fat)이 관찰된다.

“참고하세요”

표 28-1 궤양성 결장염과 크론병의 비교

		궤양성 결장염	크론병
육안 소견	두터워진 장벽	0	4+
	두터워진 창자간막	0	3+
	장막의 "fat wrapping"	0	4+
	장의 부분적인 침범	0	4+
현미경적 소견	전층 침범(transmural)	0	4+
	림프구 침범	0	4+
	육아종	0	3+
임상증상	직장 출혈	3+	1+
	설사	3+	3+
	폐색 증상	1+	3+
	항문/항문 주위 증상	드물다	4+
	암발생 위험도	2+	3+
	소장 침범	0	4+
내시경 소견	질병의 분포	연속적	불연속적
	직장 침범	4+	1+
	장벽의 예민도(friability)	4+	1+
	아프타 궤양	0	4+
	깊고 평행한 모양의 궤양	0	4+
	조약돌 모양(cobble stoning)	0	4+
	가성 용종(pseudopolyps)	2+	2+
수술적 치료	전결장직장절제술 (total proctocolectomy)	완치 가능	결장과 직장 동시 침범 시 시행
	부분절제술	드물게 시행	항문질환이 없을 때 시행
	회장낭	시행하는 것이 바람직	금기
합병증	수술 후 재발	0	4+
	샛길	드물다	4+
	경화성 담관염	1+	드물다
	담도석	0	2+
	신장석(nephrolithiasis)	0	2+

- **결장부분절제술**(segmental colon resection)
  - 약 10~20%의 환자에서는 크론병이 결장의 일부 구역에만 국한되어 발생한다. 이러한 환자에서 결장의 일부에서 협착이나 폐색이 발생한다면 결장부분절제술이 가장 좋은 수술방법이다.
  - 단점 : 재발이 흔해서 재수술의 가능성이 높다는 점이며, 5년 내의 재발률은 30~50%가량이다. 하지만 높은 재발률에도 불구하고 결장부분절제술은 장루를 내지 않고 시행할 수 있는 좋은 수술법이다.

3) 결장의 게실질환(diverticular disease)

결장 게실(diverticulum)은 결장 벽에서 비정상적인 주머니가 튀어나오는 질환이다. 진성 게실(true diverticulum)은 결장 벽의 전층이 튀어나오는 데 비하여, 대부분의 결장 게실은 가성 게실(false diverticulum, pseudodiverticulum)로 결장 벽의 일부 층, 특히 점막층이 근육층을 뚫고 튀어나오는 경우가 많다.

(1) 발병기전

결장 게실은 결장 외부의 동맥이 결장 근육으로 들어오는 지점에서 주로 발생한다. 결장의 주름창자띠(teniae)에서 세동맥이 결장 벽으로 들어오기 때문에 대부분의 결장 게실은 주름창자띠 옆에서 발생하게 되며, 이러한 원인으로 인해 결장 게실에서 출혈이 동반되는 경우가 흔하다.

식이 섬유가 적은 식사를 할 경우 대변을 배출하기 위한 대장 내강의 압력이 증가하게 된다. 결장 중 에스 결장 내강의 크기가 가장 작고 압력이 크며, 이에 따라 변에 의해 늘어난 에스 결장의 벽에 압력이 가해지게 되면 결장 게실이 쉽게 생길 수 있다. 이러한 원인으로 에스 결장에서 결장 게실이 가장 흔하게 발견된다.

(2) 역학

발병기전에 따라 에스 결장에서 가장 흔한 것으로 알려져 있다. 우리나라에서는 우측 결장에서도 흔하게 게실이 발견되지만 원인은 뚜렷하지 않다.

30세 이전에서 발병은 드문 편이며, 80세에서는 전체 인구의 2/3에서 게실이 발견된다. 염증이 없는 경우, 결장내시경이나 결장 조영술에서 우연히 발견되는 경우가 많다. 전체 환자의 15% 정도에서 출혈이 동반되며, 하부 위장관 출혈의 흔한 원인(30～50%)이다. 10～25% 정도의 환자에서 게실염이 발생한다.

(3) 게실염

결장 게실의 대부분은 증상이 없지만, 10～25%의 환자에서는 게실염이 동반된다. 게실염은 복부 통증 및 출혈 등의 증상으로 나타나게 된다. 게실염이 의심되는 경우 CT로 진단을 하게 되고, 게실염이 발견된 경우 금식 및 항생제 치료 등의 보존적 치료를 하게 된다.

최초 보존적 치료를 시행했을 때, 결국 응급수술이 필요했던 경우가 5.5%였고, 전체 환자의 25%에서는 게실염이 재발하였다. 그러므로 게실염의 치료는 우선 보존적 치료를 시행하고 재발하였을 경우는 수술을 시행하는 것이 원칙이다. 수술은 게실이 있는 부위의 결장을 제거하는 것으로 충분하다.

4) 허혈성 결장염(ischemic colitis)

결장 허혈은 소화기계 허혈 중 가장 흔한 형태로 일시적으로 통증 발생 후 저절로 소실되는 경우가 많다. 원인이 뚜렷하지 않은 경우가 많으나 노인에서 주로 발생하고, 대동맥 수술 후나 동맥 경화증, 일시적인 저혈압에 의한 경우도 있다.

(1) 증상

결장 허혈이 있을 때, 복통, 혈변 및 발열이 있을 수 있다. 이러한 증상의 심한 정도는 결장 허혈의 심한 정도에 비례하며 증상의 지속 시간과도 연관이 있다. 허혈이 심해짐에 따라 발열이 있으며 백혈구 증가증이 발생하고, 산증(acidosis) 및 복막염이 발생하게 된다.

(2) 진단

진단은 우선 단순 복부 촬영을 시행한다. 대부분은 별다른 이상 소견이 없으나 특징적으로 장벽 부종이나 점막하 출혈에 의해 엄지손가락으로 누른 모양의 "thumb printing"이 보이는 경우가 있다. 단순 복부 촬영에서 확실하지 않은 경우, 대부분 연성 에스 결장경(flexible sigmoidoscopy)로 진단이 된다. 이는 결장 허혈이 에스 결장에서 가장 호발하며 하장간막 동맥(IMA)의 문제가 대부분이므로 비장만곡(splenic flexure)을 넘어서 내시경을 시행할 필요는 없기 때문이다.

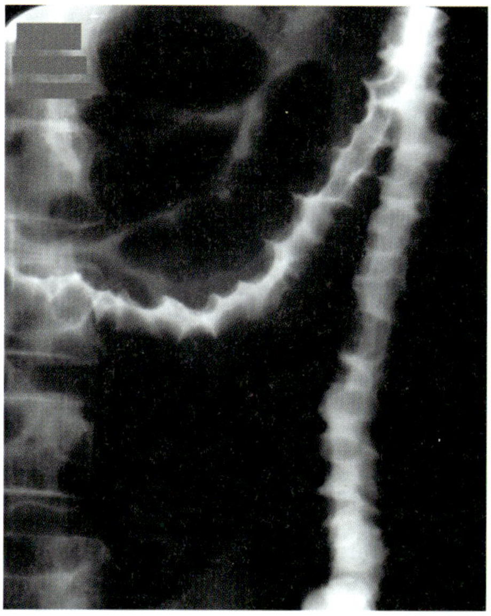

그림 28-17 thumb printing
비장만곡에 전형적인 모양의 thumb printing이 관찰된다.

(3) 치료

수액 공급 등의 보존적 치료만으로 호전되는 경우가 많다. 예방적 항생제 사용에 대해서는 논란이 있으며, 환자가 패혈증에 빠지는 경우에는 수술적 치료가 필요하고, 문제가 있는 결장의 절제술을 시행한다.

문제

28-1 1)

평소에 변비가 있던 65세 남자가 갑작스런 복통으로 내원하였다. 복부는 팽만되었고, 경색은 없었다. 방사선 사진이다. 가장 적절한 조치는?

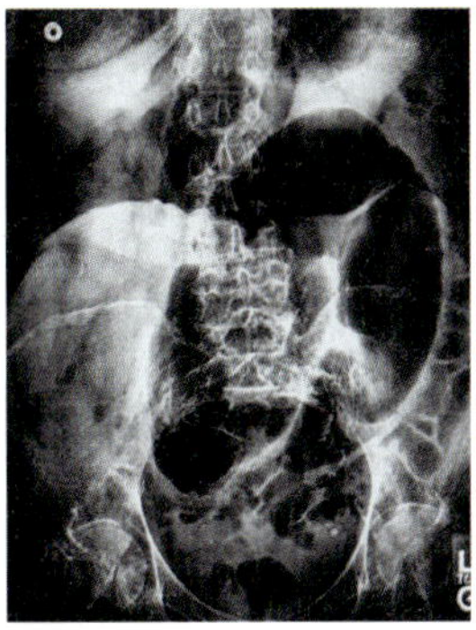

1) S자결장경
2) 복부 초음파
3) 바륨 관장
4) 복부 CT
5) 개복

해설
S자결장염전의 전형적인 소견이다.

28-2 4)

변비와 복부팽만을 주소로 내원한 70세 남자의 복부 단순 촬영이다. 적절한 치료는?

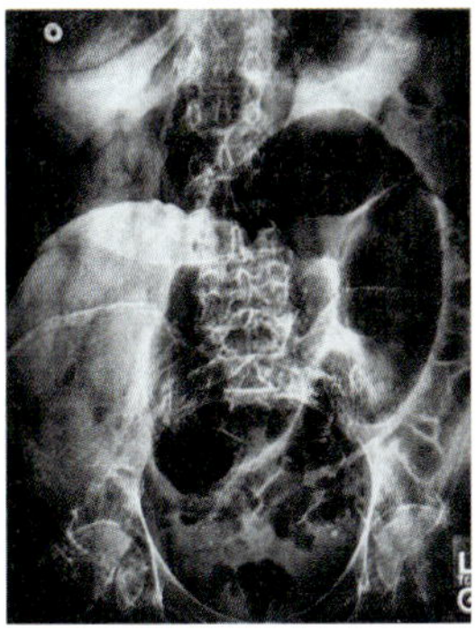

1) 비위관 이용하여 감압 후 관찰
2) 직장감압 후 S상결장 고정
3) S상 결장절제술 후 결장조루술
4) 직장감압 후 선택적 결장절제술
5) 직장감압 후 재발 시 결장절제술

해설
S자결장염전은 먼저 감압을 시도하고 나중에 수술을 한다.

28-3 1)

다음 중 수술적 치료가 우선인 질환은?

1) cecal volvulus
2) sigmoid volvulus
3) ischemic colitis
4) ulcerative colitis
5) colonic diverticulitis

해설
맹장염전은 수술로 교정하며 우반 결장절제술을 시행한다. 나머지 질환은 보존적 치료를 먼저 시행한다.

28-4 4)

크론병 치료에 대한 설명 중 옳은 것은?

1) 수술치료가 우선이다.
2) 스테로이드 사용은 금기이다.
3) 수술의 가장 흔한 적응증은 출혈이다.
4) 장폐색이 발생한 경우 폐색된 부위만 국소적으로 수술한다.
5) 크론병 항문샛길의 치료는 광범위 샛길절제술이다.

해설
aminosalicylates, 스테로이드, 면역제어 약물 등을 사용하는 내과적 치료를 먼저 시행하고, 내과적 치료에 반응이 없거나 합병증이 발생하면 수술한다. 크론병은 소화기관 그 어떤 곳에서도 재발할 수 있기 때문에 수술로 완치할 수 없어서 수술은 최소화해야 하고, 나머지는 내과적 치료가 우선되어야 한다.

28-5 1)

55세 건강한 남자가 정기 검진한 결과 대장 조영술 상에서 다발성 결장 게실증이었다. 이 환자의 경과는?

가. 시간이 지날수록 게실 수가 많아지고, 크기가 커진다.
나. 장기간 추적 관찰하면 10~25%에서 게실염이 생긴다.
다. 게실염이 자주 재발될수록 합병증이 증가한다.
라. 한 번 게실염이 생겨 치료한 환자는 재발이 드물다.

1) 가, 나, 다
2) 가, 다
3) 나, 라
4) 라
5) 가, 나, 다, 라

해설
결장 게실은 25%정도에서 재발한다. 재발하면 합병증이 증가하므로, 재발 시에는 수술을 시행하는 것이 원칙이다.

28-6 3)

에스 결장에 게실이 있던 61세 남자가 입원 2일 전부터 좌측 하복부에 심한 동통과 38도의 고열로 내원하였다. 환자는 평소 변비와 간헐적인 복통이 있었다. 혈중 백혈구는 15,000/mm^{3}이다. 가장 적절한 진단 방법은?

1) 단순 복부 X선 촬영술
2) 대장 조영술
3) 복부 및 골반부 전산화 단층 촬영
4) 결장내시경
5) 복부 초음파

해설
결장 게실염이 의심되는 상황으로, 게실염에서는 CT를 시행한다.

28-7 2)

허혈성 결장염에 대하여 옳은 것은?

가. 비장만곡에 호발한다.
나. 에스 결장, 직장에는 잘 생기지 않는다.
다. 대장 바륨 관장 검사에서 thumb printing 모양을 보인다.
라. 천공의 위험이 높으므로 수술을 해야 한다.

1) 가, 나, 다　2) 가, 다　3) 나, 라
4) 라　5) 가, 나, 다, 라

해설
허혈성 결장염은 에스 결장과 비장 만곡에 호발한다. 대부분 치료는 보존적 치료로 충분한 경우가 많다.

28.3 결장과 직장의 암

결장과 직장의 선암(neoplasia of colon and rectum)은 미국의 경우, 남자에서는 전립샘암과 폐암에 이어 세 번째로 흔하며, 여자에서는 유방암과 폐암에 이어 세 번째로 흔한 암이다. 2007년 한 해에만 112,340명의 결장암과 41,420명의 직장암 환자가 새로 발생하였다. 일생동안 한 개인이 결장직장암에 이환될 확률은 5.79%(남자), 5.37%(여자)이다. 나이가 증가할수록 위험도가 증가하는데 90% 이상의 환자들이 50세 이상이다.

결장직장암은 세 가지 형태로 발생할 수 있는데, 유전성, 산발성, 가족성으로 발생할 수 있다. 유전성 결장직장암의 대표적인 예로 가족성 선종성 용종증(Familial Adenomatous Polyposis, FAP)이나 유전성 비용종성 결장직장암(hereditary nonpolyposis colorectal cancer)이 있다.

산발성 결장직장암은 가족력이 없는 상태에서 발생하며 주로 60세 이상의 고령에서 발생하고 결장이나 직장의 1곳에 생기는 경우가 대부분이다. 유전성 결장직장암에서 유전자의 변이(mutation)가 그 환자의 모든 세포에서 발견되는 것과 달리, 산발성 결장직장암에서는 종양 세포에서만 유전자 변이가 발견된다.

가족성 결장직장암은 상대적으로 새로운 개념인데, 가족 가운데 50세 이전에 결장직장암이 발병한 사람이 있으면 그 직계에 해당하는 다른 가족 구성원들도 결장직장암의 위험도가 증가한다는 개념이다. 가족 중에 결장직장암 환자의 수가 증가할수록 다른 구성원의 발병 위험도가 증가한다. 즉 직계 가운데 1명이 50세 이전에 발생한 결장직장암을 가진 사람이 있다면 그 사람은 다른 사람보다 2~3배의 위험도를 가지며 2명이 있다면 3~4배의 위험도를 가진다.

표 28-2 가족 구성원 중 결장암 환자가 있을 때의 결장암의 발생 위험률

가족력	결장암 발생 위험률
일반 인구	6%
1명의 first-degree가 결장암일 때	2~3배 증가
2명의 first-degree가 결장암일 때	3~4배 증가
first-degree가 50세 이전에 결장암을 진단 받았을 때	3~4배 증가
1명의 second 혹은 third-degree가 결장암일 때	1.5배 증가
2명의 second 혹은 third-degree가 결장암일 때	2~3배 증가
1명의 first-degree가 선종성 용종이 있을 때	2배 증가

• first-degree : 부모, 형제, 자녀를 의미한다.
• second-degree : 조부모, 부모의 형제를 의미한다.
• third-degree : 조부모의 부모와 사촌을 의미한다.

1) 선종과 암종의 연관 관계(adenoma-carcinoma sequence)

선종-암종의 연관은 대부분의 결장직장암에서 일어나는 과정으로 인정되고 있다. 즉 양성 용종이 침윤성 암종(invasive carcinoma)으로 진행한다는 것이다. 그 증거로는 다음과 같은 것들이 있다.

(1) 선종이나 용종이 클수록 암이 발견될 확률이 높고, 융모성 선종(villous adenoma)이 관상 선종(tubular adenoma)보다 악성 위험이 더 높다. 1cm 이하의 관상 선종의 악성 위험도는 5%이하이며 2cm 이상의 관상 선종의 악성 위험도는 35%이다. 반면 2cm 이상의 융모성 선종의 악성 위험도는 50%에 이른다.

(2) 실제 양성 용종이 암종으로 변하는 것이 관찰되어 왔다. 제거하지 않은 양성 용종이 세월에 걸쳐 악성으로 변화한 것을 직접 관찰한 보고들이 있다.

(3) 선종이 있는 환자들은 그렇지 않은 사람에 비해 결장직장암 발생률이 높다.

(4) 용종을 제거하면 암 발생 위험이 줄어든다. 용종을 제거하지 않으면 결장직장암의 발병 위험도가 8배가 되지만 제거하면 2.3배로 줄어든다.

(5) FAP환자들은 수술 받지 않으면 100%에서 결장직장암이 발생한다. FAP의 용종이라고 해서 일반적인 용종과 다르지 않고 조직학적으로 같다.

(6) 용종이 가장 흔하게 발견되는 연령대는 50대이고, 암이 가장 흔하게 발생하는 것은 60대이다. 즉 10년 간에 걸쳐 용종이 암종으로 발생하는 것으로 생각할 수 있다. 1cm 이상의 용종은 5년 내 2.5%, 10년 내 8%, 20년 내에는 24%의 암 발생 위험도를 가진다.

2) 결장직장의 용종(colorectal polyps)

장의 상피로부터 내장 쪽으로 올라온 모든 mass를 말한다. 그 모양에 따라 줄기(stalk)가 있는 유경성 용종(pedunculated polyp)과 줄기가 없고 편평한 무경성 용종(sessile polyp)으로

나눈다. 또한 조직학적 유형에 따라 선종성 용종(adenomatous polyp), 증식성 용종(hyperplastic polyp)이 있다.

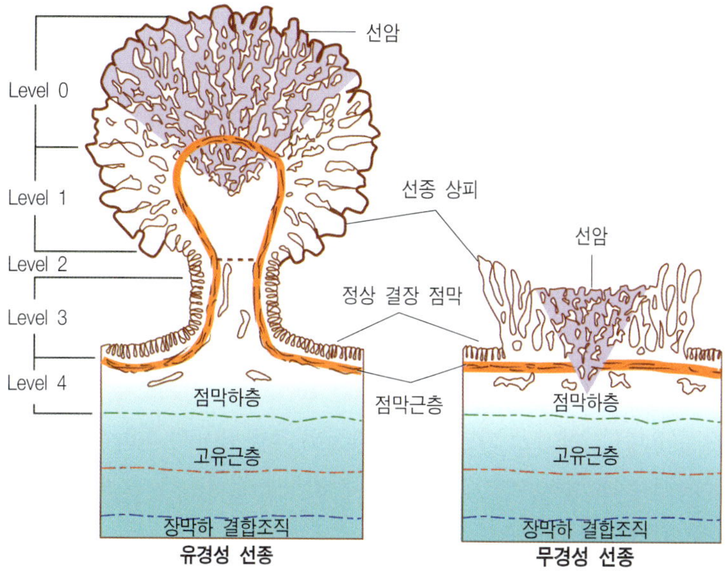

그림 28-18 유경성 선종과 무경성 선종의 해부학적 기준점

(1) 선종성 용종

조직학적으로 각각 관상 선종(tubular adenoma)과 융모성 선종(villous adenoma), 또 그 중간형인 관상융모성 선종(tubulovillous adenoma)으로 나뉜다. 가장 흔한 양성 용종은 관상 선종이며 65~80%를 차지하고 융모성 선종이 5~10%를, 관상융모성 선종이 10~25%를 차지한다.

일반적으로 관상 선종은 유경성인 경우가 많고 융모성 선종은 무경성인 경우가 많다. 앞에서 언급한 바와 같이 형태와 크기에 따라 용종의 악성 위험도는 달라지는데, 1cm 이하의 관상 선종은 5% 이하의 악성 위험도를 가지며, 2cm 이상의 융모성 선종은 50%의 악성 위험도를 가진다.

✤ 이것만 알아두세요 ✤

용종의 형태와 크기, 조직학적 특성, 개수에 따라 악성 위험도가 결정된다. 즉, 용종이 클수록, 융모상(무경성)일수록, 분화도가 나쁠수록, 개수가 많을수록 악성 위험도가 증가한다. 발생 위치와는 관련이 없다.

선종성 용종 또는 무경성 용종은 결장내시경을 통해 반드시 제거해야 함은 물론이고, 모든 용종 모양의 병변은 완전절제를 하는 것이 좋다. 줄기가 있는 유경형 용종은 올가미(snare)를 이용하여 쉽게 절제할 수 있으나 무경형 용종은 기술적인 어려움이 있어 천공의 위험이 있다. 이러한 경우에는 식염수를 장의 근육층에 주사해 병변을 띄운 다음 내시경을 통해 절제할 수 있다.

앞서 언급한 대로, 선종성 용종은 암의 전구 병변으로 인식해야 하며 적절한 치료가 필요하다. 침윤성 암이라는 것은 유경성, 무경성에 관계없이 악성 세포가 점막 근층을 뚫고 용종 내로 침범한 것을 말한다. 점막 근층에 국한된 암종은 전이를 하지 않기 때문에 용종을 제거하는 것으로 완전한 치료가 된다. 한편 침윤성 암이 점막 근층을 침범해 있다면, 림프절 전이의 가능성이 있으며 재발의 위험이 있기 때문에 수술적 절제(segmental resection of colon or rectum)와 내시경적 절제 가운데 한 가지를 신중히 선택해야 한다.

무경성 용종의 경우 침윤성 암이 발견되면 약 10%의 전이 가능성을 가지며, 일반적으로 수술적 절제가 필요하다. 하지만 병변이 고분화도의 조직형(well differenciated)을 가지며, 림프혈관계(lymphovascular space)에 침범이 없고, 병변이 완벽하게 절제되었으면 내시경적 절제로 충분할 수 있다.

유경성 용종은 점막 근층을 넘어서 침범한 침윤성 암종이라고 하더라도 점막하층까지 진행한 것이 아니라면 절제만으로 충분한 치료가 된다.

유경성이나 무경성 용종 모두, 조직학적으로 분화도가 나쁘거나(poorly differenciated), 혹은 림프혈관계에 악성 세포의 침범이 발견되는 경우에는 전이 가능성이 10%가 넘기 때문에 수술적 치료가 필요하다. 결장과 달리 직장에 발생한 무경성 암종은 림프절 전이와 원격전이의 위험이 크기 때문에 조직학적 유형에 관계없이 수술적 치료가 필요하다.

(2) 증식성 용종

증식성 용종은 결장 용종 가운데 가장 흔한 형태이며 일반적으로 그 크기가 작고 조직학적으로 미분화되어 있고 과증식성인 세포로 이루어져 있다. 90% 이상이 3mm 이하의 크기를 가지며 이러한 병변들은 일반적으로 악성의 위험도가 없는 것으로 알려져 있다. 그러나 증식성 용종 내에 선종성 변화가 관찰되기도 하기 때문에 조직학적 검사를 위해 증식성 용종으로 보이더라도 절제해야 한다.

최근에는 암과도 관련이 있다는 보고가 있어 절제하는 것이 원칙이다.

> ✤ 이 것 만 알 아 두 세 요 ✤
>
> 결장내시경 시 형태와 크기에 관계없이 가능하면 완전절제하는 것이 바람직하며, 완전절제 후 그 형태와 크기에 따라 수술 여부를 선택한다.
> 1. 수술이 필요한 경우 : 유경성 무경성 모두 조직학적으로 분화도가 나쁠 때, 혹은 림프혈관계에 악성 세포의 침범이 발견될 때, 혹은 margin positive일 때
> 2. 수술이 필요하지 않은 경우
>   - 유경성
>   - 점막하층(submucosa)까지 침범하지 않았고 margin free일 때
>   - 무경성
>   - 점막근층(muscularis mucosa)을 넘지 않은 경우
>   - 점막 근층을 넘었더라도 점막하층까지는 침범하지 않으면서, 고분화도이면서, 림프혈관계의 침범이 없고, margin free로 절제되었을 때

3) 유전성 결장암 증후군(hereditary cancer syndromes)

(1) 포이츠－예거 증후군(Peutz–Jeghers syndrome)

① STK11이라는 종양 억제 유전자의 결함으로 생기는 상염색체 우성 유전이며(autosomal dominant), 장관의 과오종성 용종(hamartomatous polyps of intestinal tract)과 볼점막(buccal mucosa)의 색소 과다침착을 특징으로 한다.

② 위에서부터 직장에 이르는 장관에 모든 곳에 암이 생길 수 있으며 악성 종양 발생률은 2～10%이다.

③ 이외에 장관 외의 악성 종양이 생기기도 하는데, 유방암, 난소암, 자궁경부암, 난관암, 갑상샘암, 폐암, 쓸개암, 담관암, 췌장암, 고환암이 생길 수 있다.

④ 포이츠－예거 증후군에서 생기는 용종은 특이하게도 출혈이나 장폐색(장중첩증을 일으킴으로써 가능)을 일으킨다. 이러한 증상으로 수술을 시행할 때에는 수술 중 내시경을 이용하여 최대한 많은 수의 용종을 제거해주는 것이 중요하며, 특히 1.5cm이 넘는 용종은 가능한 제거하는 것이 좋다. 2년마다 결장내시경을 시행하는 것이 좋으며, 앞서 말한 장관 외 악성 종양이 발생할 수 있는 곳에 대한 정기 검진 또한 필요하다.

(2) 소아용종(Juvenile polyps)

소아용종은 고유판(lamina propria)의 기질 내의 샘 구조(glandular structure)가 낭성 확장(cystic dilation)을 일으켜 생기는 양성 용종이다.

비교적 드문 질환이긴 하지만 출혈이나 장중첩증을 일으킬 수 있기 때문에 내시경을 통한 용종 제거술을 시행해 주는 것이 좋다.

(3) 소아용종 증후군(multiple juvenile polyposis)

소아용종 증후군(multiple juvenile polyposis)은 상염색체 우성 질환이며, 위장관 악성도를 증가시키며, 장관 외의 악성 종양의 위험도 또한 증가시킨다.

증상으로는 위장관 출혈, 장중첩증, 단백질 소실로 생긴 저알부민혈증 등이 있다. 이 증후군에서 생기는 소아용종은 일반적으로 과오종(hamartoma)이긴 하지만 선종 성분을 포함하며, 선종성 용종 또한 흔하다. 따라서 단순 소아용종과는 달리 소아용종 증후군에서 생긴 소아용종은 악성 위험도가 약 10%에서 있으며, SMAD4라는 종양 억제 유전자의 결함이 약 50%의 증례에서 원인이 된다고 알려져 있다.

(4) 유전성 비용종성 결장암(Hereditary Nonpolyposis Colon Cancer)

HNPCC는 가장 흔한 형태의 유전성 결장직장암 증후군이다.

모든 결장직장암의 3%를 차지하며 그 환자들 가운데 약 15%가량은 결장직장암의 가족력이 있다.

① 진단

HNPCC를 이용하여 가족력에 근거해서 진단하기도 하며, 유전자 변이를 확인함으로써 진단하기도 한다.

- **Amsterdam Ⅱ Criteria**
  - 최소 3명의 친척이 HNPCC와 연관된 종양을 가지고 있어야 하며, 그 가운데 한 명은 반드시 다른 두 명과 1st degree relative여야 한다.
  - 최소 2대에 걸쳐 이환되어야 한다.
  - 최소 한명 이상의 친척이 50세 전에 진단받아야 한다.
  - FAP가 아니어야 한다.

  HNPCC와 연관된 종양은 결장직장암, 자궁내막암, 소장암, 요관암, 신우암이다.
- **유전자 변이의 확인**
  - bMSH2, bMLH1의 변이를 확인한다. 하지만 HNPCC 환자의 90% 가량에서 유전자 변이가 확인되며, 나머지 10%에서는 유전자 변이가 확인되지 않는다. 또한 자연변이로 인해 HNPCC에 이환되는 경우가 존재하기도 하며 이러한 경우에는 가족력이 없을 수 있다.

② 검진

- HNPCC의 치료는 다소 논란이 있으나 유전자 변이가 있는 환자에게는 밀접한 추적관찰이 필요하다는 것은 명확한 사실이다.
- 일반적으로 결장내시경을 20세에 시작하도록 추천하며, 35세가 될 때까지 2년마다, 그리고 35세 이후에는 매년 시행하도록 권고한다. 여성에서는 25세 이후에 자궁내막암 검사 및 골반 초음파와 CA-125검사를 하도록 추천한다. 요관과 신우에 암이 생길

수 있으므로 매년 소변의 잠혈검사를 하도록 한다.

- 매년 결장내시경 검사를 시행한다고 하더라도 결장직장암이 발생할 위험이 있으나, 정기검사를 꾸준히 하던 사람에게서 암이 발생하면 그 병기는 일반적으로 좋게 나타난다.

③ 치료

- HNPCC 환자에서 결장암이 발생하면 결장절제술 및 회장－직장 문합술을 시행한다.
- 환자가 여자이고 향후 아이를 낳을 계획이 없다면 예방적으로 결장 수술과 동시에 자궁절제술 및 양측난관난소절제술을 시행하는 것이 좋다. 수술 후 남은 직장은 암 발생 위험이 있기 때문에 매년 직장내시경 검사를 반드시 시행해야 한다.
- HNPCC와 연관된 다른 종류의 암들은 HNPCC가 아닌 환자들과 같이 개별적인 암의 치료 원칙에 따라 치료하면 된다.

④ 예방

- HNPCC 환자에서 암이 생기기 전에 예방적으로 결장을 절제하는 것은 몇몇 경우에 고려되긴 하지만 일반적으로 받아들여지는 개념은 아니다.
- 흥미롭게도 HNPCC 환자에서 생긴 암의 예후가 HNPCC가 아닌 환자에서 생긴 암보다 보다 더 좋은 예후를 가진다.

(5) FAP

FAP은 5q21 염색체에 위치한 APC 유전자의 변이에 의해 생기는 전형적이고 대표적인 유전성 용종 증후군이다.

① 증상

- FAP는 결장과 직장에서 발견되는 다수의 용종이 가장 큰 특징이며 위, 샘창자, 팽대부 주변(periampullary)에 용종이 생기기도 한다.
- 장관 외 종양으로 표피양 낭종(epidermoid cyst), 복부의 데스모이드 종양(desmoid tumor), 골종(osteoma), 뇌종양 등과 같은 종양이 생기기도 한다.
- 위와 샘창자의 용종은 약 반수의 환자에서 관찰된다. 위에 생기는 용종은 선종성 용종이 아닌 위저선 과증식(fundic gland hyperplasia)로 악성 가능성은 매우 적지만 샘창자에 생기는 용종은 선종성 용종으로 전암성 병변으로 생각해야 한다. 또한 팽대부 악성 종양의 위험도도 증가하며, 공장과 회장에서도 악성 종양이 발생할 수 있다. FAP 환자의 75%에서는 CHRPE(congenital hypertrophy of the retinal pigment epithelium)라는 안과적 질환이 발견된다.

② 유전성

상염색체 우성(AD) 유전이며 모든 환자에서 염색체가 발현된다. 따라서 자녀의 50%는 FAP에 이환되게 된다. 모든 환자가 부모로부터 유전자를 내려 받아 FAP에 이환되는 것은 아니며, 약 10~20%의 환자는 자연적인 유전자 변이로 가족력 없이 FAP에 이환된다.

③ 자연 경과

치료받지 않는 경우 모든 환자에서 암이 결장직장암이 발생하게 된다. FAP를 진단받는 평균적인 나이는 29세이며, 이들 환자들에서 결장직장암이 발견되는 평균적인 나이는 39세이다.

④ 치료

- 반드시 모든 환자에 있어 수술을 시행해야 한다.
- 모든 결장과 직장의 점막을 제거해야 한다.

– **전결장직장절제술 및 회장낭-항문 문합술**(proctocolectomy with IPAA) : 모든 점막을 확실하게 제거하기 위해 수술 시 원위부 직장 점막을 확실히 제거하고 회장낭을 항문관의 치아선(dentate line) 이하에 문합하는 것이 좋다. 궤양성 결장염 환자에서도 같은 수술을 시행하지만, FAP 환자는 회장낭의 염증의 빈도가 궤양성 결장염 환자보다 적기 때문에 보다 좋은 결과를 나타낸다.

– **전결장절제술 및 회장-직장 문합술**(total abdominal colectomy with ileorectal anastomosis) : 전결장직장절제술에 비해 직장을 살린다는 차이점이 있다. 직장에 비교적 적은 수의 용종이 있을 때 시행가능한 수술법이며 직장을 살림으로써 기능적으로 우수하고, 수술이 보다 쉽고 골반강 박리가 적고, 수술 합병증이 적은 장점이 있다. 반면, 직장을 남김으로써 새로운 용종이 나타날 위험 때문에 6개월마다 직장내시경을 해야 한다는 단점이 있다. 실제 직장암 발생률은 5년 후 4%, 10년 후 5.6%, 15년 후 25%가 보고되었으며, 약 1/3의 환자는 20년 후에 직장절제술이 필요했다.

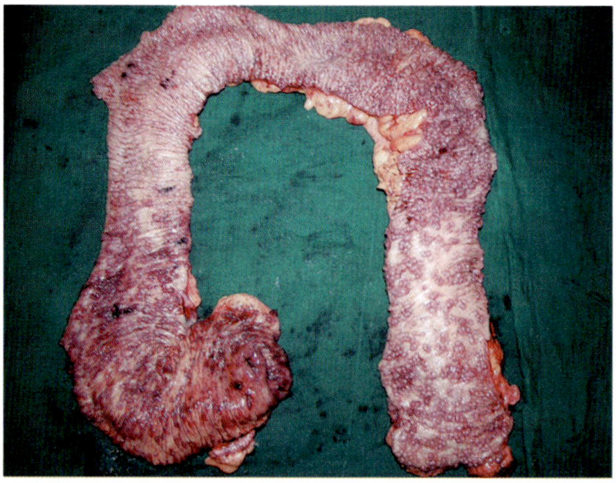

그림 28-19 결장 전절제술 후 표본 사진
100개 이상의 용종이 관찰된다.

4) 산발성 결장암(sporadic colon cancer)

(1) 특징과 역학

일반적으로 결장암이란 산발성 결장암을 말하며 이에 대립되는 개념이 유전성 결장암이다. 따라서 특별히 유전성 결장암이라고 언급하지 않는 경우에 있어 결장암이란 산발성 결장암을 의미한다.

유전성 결장암의 가족력이 있는 사람은 결장암의 발생 확률이 매우 높지만 대부분의 결장암 환자는 유전성 결장암의 가족력이 없으며 따라서 발생 빈도가 가장 높은 결장암은 산발성 결장암이다.

결장과 직장에서 악성 종양이 생긴 빈도를 순서대로 보면 직장(43%) > S자결장(25%) > 상행결장(18%) > 횡행결장(9%) > 하행결장(5%)이다.

지난 수십 년 동안 우측 결장암의 빈도는 좌측 결장암과 직장암에 비해 증가해 왔기는 하지만 적어도 절반 이상에서는 S자결장경(sigmoidoscope)으로 확인할 수 있는 범위 내에 위치해 있다는 것을 알 수 있다.

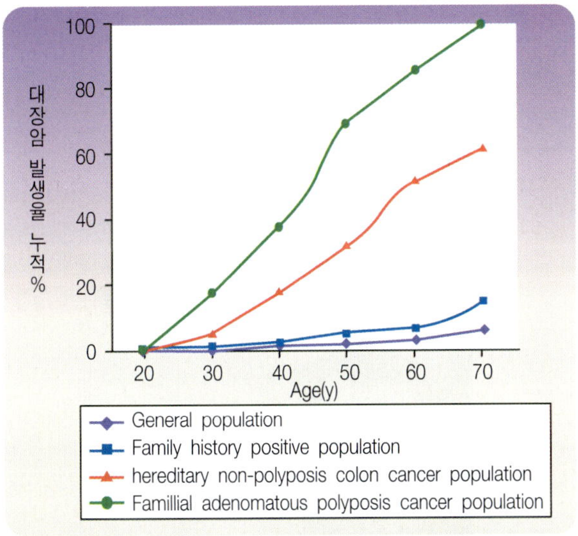

그림 28-20 일반인구와 가족력이 있는 인구에서의 결장직장암의 발병률 차이

> **“참고하세요”**
>
> colon cancer를 대장암이라고 하는 경우가 많은데 rectal cancer와 구분하여 결장암이라고 부르는 것이 맞다.

(2) 증상

결장암의 증상은 비특징적이고 다양하며 종양이 내강을 막는 정도와 관련이 있고 그 위치와도 관련이 있다.

결장과 직장의 악성 종양은 왼쪽에 위치할수록 인한 붉은색의 혈변(hematochezia)으로 나타나고 우측결장의 종양일수록 검고 어두운 대변(흑변, melema)으로 나타나는 경향이 있다. 종종 이러한 출혈이 아무런 증상 없이 나타나고 건강 검진으로 시행한 혈액검사에서 빈혈로 처음 발견되는 경우도 있으며, 이러한 경우에는 철결핍성 빈혈로 나타난다. 따라서 철결핍성 빈혈이 있는 모든 남성과 생리 중이 아닌 여성은 위장관 계통의 출혈을 의심해봐야 한다. 반대로 결장암이 있는 환자의 1/3에서는 혈색소가 정상 범위이며 대변 잠혈 검사에서도 음성을 보인다.

좌측 결장암은 종종 결장의 내강을 좁게 만들어 배변 습관의 변화가 오는데 주로 장폐색으로 인한 변비가 생기게 된다. S자결장암 환자의 최소 20%는 게실염을 동시에 가지고 있어서 통증, 발열, 폐색 증상을 나타낼 수 있어 정확한 진단이 어려울 때가 많다.

우측 결장암은 종종 흑변, 피로, 빈혈로 나타나며 암이 진행되면 복통이 나타나기도 한다. 장폐색은 주로 좌측 결장암과 연관되는 빈도가 높기는 하지만 어느 위치의 결장암도 진행되면 마찬가지로 장폐색을 일으킬 수 있다.

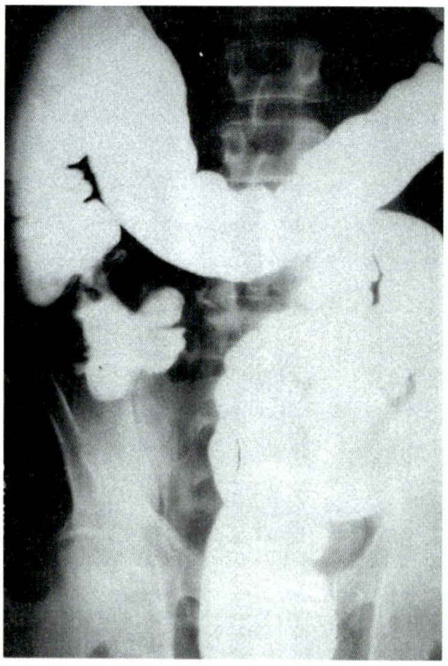

그림 28-21 사과 속 모양(apple core)을 보이는 바륨관장 사진
사과 속 모양은 결장 내강을 감싸면서 자라는 종괴에 의해 나타나게 된다.

“참고하세요”

좌측 결장암의 증상을 BOB(Bowel habit change, Obstruction, Bleeding), 우측 결장암의 증상을 MAD(Mass, Anemia, Dyspepsia)라고 외우는 경우가 많은데, 좌측결장인 하행결장과 S자결장의 내강이 좁고 우측결장인 맹장과 상행결장의 내강이 넓은 것을 생각하면 이해가 쉽다. 즉 내강이 좁은 좌측결장에서는 종양으로 인한 장폐색이 빨리 나타나기 때문에 완전폐색이 되면 변비가 오고, 부분폐색이 있으면 변비와 설사가 번갈아 나타나는 등 배변 습관의 변화가 와서 진단이 빠르며, 우측 결장암은 내강이 넓어 장폐색이 늦게 오기 때문에 종양이 커질 때까지 진단이 늦어지게 되며 이로 인해서 전신적인 증상인 dyspepsia 및 anemia가 오기 쉽다. 물론 좌측 결장암도 mass, anemia, dyspepsia를 보일 수 있고 우측 결장암도 bowel habit change, obstruction, bleeding을 보일 수 있기 때문에 이와 같이 이분법적으로 외우는 것은 좋지 않으며 일반적인 경향이라고 이해하고 넘어가는 것이 바람직하다.

(3) 진단

결장암의 진단에 있어 가장 좋은 검사는 결장내시경이다. 결장내시경을 통해 조직검사를 시행할 수 있으며 전체 결장을 관찰함으로써 동시성으로 존재할 수 있는 용종이나 종양들을 찾아볼 수 있다.

실제 한 곳에 악성 종양이 있을 때 다른 곳에 동시에 악성 종양이 존재(synchronous cancer)할 확률이 3%이기 때문에 수술 전 반드시 다른 결장을 확인하는 것이 중요하다. 하지만 종양으로 인한 결장 내강의 완전폐색이 있는 경우에는 수술 전 내시경을 시행할 수 없고, 수용성 조영제를 이용한 조영 관장술(water-soluble contrast enema)을 시행하는 것이 종양의 위치파악을 위해 유용하며, 수술적 절제를 통해 진단이 가능하다.

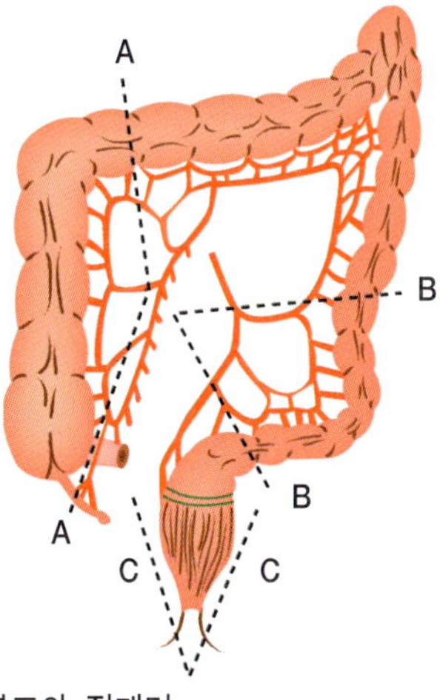

그림 28-22 결장 위치에 따른 혈관 분포와 절제면

A, 우반결장절제술에 해당하는 절제면, 원위부 회장 일부를 함께 절제하며, 중결장동맥의 왼쪽 또는 오른쪽에서 절제한다.
B, S자결장절제술에 해당하는 절제면, 일부 후복막에 위치한 직장을 함께 절제한다.
C, 복회음절제술에 해당하는 절제면, 복부와 회음부 양쪽을 통해 접근하며 직장 전체와 항문을 제거한다.

(4) 치료

치료방법은 수술적 치료와 항암치료 요법이 있으며, 항암치료는 수술의 보조 요법으로만 쓰인다.

수술방법은 종양의 위치 및 개수, 환자의 상태에 따라 결정하며, 우반결장절제술(right hemicolectomy), 좌반결장절제술(left hemicolectomy), 전방절제술(anterior resection), S자결장절제술(sigmoidectomy), 아전결장절제술(subtotal colectomy), 전결장절제술(total colectomy), 복회음절제술(abdominal perineal resection) 등이 있다.

다른 종류의 암과 달리 결장암은 타장기 원격전이가 있거나 복막 내 파종이 있어도 원발 결장암 병소를 수술로 제거하는 것이 환자의 여명을 늘릴 수 있기 때문에 환자의 상태가 허락하는 한 최대한 적극적인 수술적 치료를 하는 것이 원칙이다. 또한 간전이나 폐전이가 있을 때에도 간이나 폐의 전이 병소를 최대한 제거해 주는 것이 생존율 향상을 보이므로 원발 병소 제거와 동시에 전이 병소를 제거하거나, 원발 병소 제거 후 다음 수술로 전이 병소를 제거한다. 특히 간전이의 경우, 기존에는 그 수가 너무 많거나 양쪽 엽에 위치하면 수술하지 않는 경우도 있었지만, 현재의 추세는 그 수와 위치에 관계없이 환자가 견딜 수 있는 한 최대한 많이 절제하는 것이며, 심지어 한 번의 수술로 절제가 불가능하면 시간을 두고 두 차례 이상의 수술을 통해 완전절제하기도 한다.

심화학습

1. 우반결장절제술 : 맹장에서 간만곡부에 이르는 결장에 병변이 있을 때 시행하며, 돌막창자판막(ileocecal valve) 근위부 4~6cm 상방의 회장에서 절제하고, 중결장동맥의 오른쪽 가지(rt. branch of middle colic artery)가 동맥혈 공급을 담당하는 횡행결장 부분을 절제하고 회장 말단부와 횡행결장을 문합한다.
2. 확대 우반결장절제술 : 회장 절제부위는 우반결장절제술과 같고, 대부분의 횡행결장을 절제하기 위해 중결장동맥을 기시부에서 절제하고 그에 해당하는 부위의 횡행결장을 절제한 후 회장 말단부와 좌측결장을 문합한다.
3. 좌반결장절제술 : 하행결장에 병변이 있을 때 시행하며, 비만곡에서 직장-S자결장 연결부(rectosigmoid junction)에서 절제하여 횡행결장과 직장을 연결한다.
4. 아전결장절제술 : 회장 말단부에서 하행결장까지 절제하고 회장 말단부와 S자결장을 문합한다.
5. 전결장절제술 : 회장 말단부에서 직장까지 절제하고 회장 말단부와 직장을 문합한다.

(5) 병기와 예후

결장암과 직장암의 AJCC TNM staging system은 다음과 같다. 2010년 AJCC 7판이 나오며 림프절 침범을 구분하는 N병기가 세분화 되었으며, 그 외의 큰 틀은 유지되었다.

표 28-3 결장암과 직장암의 병기

Primary tumor(T)	
TX	primary tumor cannot be assessed
T_0	no evidence of primary tumor
Tis	carcinoma in sisu: intraepithelial or invasion of lamina propria
T_1	tumor invades submucosa
T_2	tumor invades muscularis porpria
T_3	tumor invades through the musculatris propria into the subserosa, or into nonperitonealized peri-colic or perirectal tissues
T_4	tumor directly invades other organs or structures and/or perforates visceral peritoneum

Regional lymph nodes(N)	
NX	regional lymph nodes cannot be assessed
N_0	no regional lymph node metastasis
N_1	metastasis in 1 to 3 regional lymph nodes
N_1a	metastasis in 1 regional lymph nodes
N_1b	metastasis in 2 to 3 regional lymph nodes
N_1c	tumor deposit(s) in subserosa, mesentery or non-peritonealized preicolic or perirectal tissues without regional nodal metastasis
N_2	metastasis in 4 or more regional lymph nodes
N_2a	metastasis in 4 to 6 regional lymph nodes
N_2b	metastasis in 7 or more regional lymph nodes

Distant metastasis(M)	
MX	distant metastasis cannot be assessed
M_0	no distant metastasis
M_1	distant metastasis

STAGE	T	H	M	DUKES§	MAC§
0	Tis	N_0	M_0		
Ⅰ	T_1	N_0	M_0	A	A
ⅡA	T_2	N_0	M_0	A	B_1
ⅡB	T_3	N_0	M_0	B	B_2
ⅢA	T_4	N_0	M_0	B	B_3
ⅢB	$T_1 \sim T_2$	N_1	M_0	C	C_1
ⅢC	$T_3 \sim T_4$	N_1	M_0	C	C_2/C_3
Ⅳ	Any T	N_2	M_0	C	$C_1/C_2/C_3$
	Any T	Any B	M_1		D

Histologic grade(G)	
GX	grade cannot be assessed
G_1	well differentiated
G_2	moderately differentiated
G_3	polly differentiated
G_4	undifferentiated

stage Ⅰ과 Ⅱ는 림프절 전이가 없으며, stage Ⅰ의 5년 생존율은 90%, stage Ⅱ의 5년 생존율은 75%이다. 림프절 전이가 있으면 stage Ⅲ이고 5년 생존율은 50%이며, 원격전이가 있으

면 stage Ⅳ이고 5년 생존율은 5% 미만이다.

(6) 수술 후 추적관찰 및 항암치료

수술 후 재발의 85%가량이 2년 내에 재발하기 때문에 수술 후 추적관찰이 매우 중요하다.

① **stage Ⅰ** : 수술 1년 후 결장내시경을 1회 시행하고, 별다른 이상이 없으면 그 후 5년마다 시행한다. CEA는 수술 전 수치가 정상 범위였다고 하더라도 수술 후 추적관찰하는 것이 중요하며 첫 2년 동안은 3개월마다 시행하고 CEA의 상승이 관찰되면, 복부와 흉부의 CT또는 MRI를 시행하거나 전신 PET(Positron Emission Tomography) scan을 시행해서 재발 병소가 있는지 확인해야 한다. 재발이 간이나 폐에만 국한되어 있다면 수술적 절제가 가능하며, 재발 병소 수술 후 5년 생존율은 20%이다.

② **stage Ⅱ** : 항암치료를 반드시 시행해야 하는 것은 아니며 아직까지 그 효과가 입증되지 않았다. CEA는 첫 2년 동안은 3개월마다 시행하며, 그 이후 5년 동안은 6개월마다 시행하도록 권고하고 있다.

③ **stage Ⅲ와 Ⅳ** : 항암치료의 효과가 확실하게 입증되었으며, stage Ⅲ에서 5년 생존율을 67%까지 높일 수 있었다. 현재 기존의 항암제 외에도 경구 항암제, 단클론 항체(monoclonal antibody)와 같은 많은 약품들이 개발되어 사용되고 있다.

“참고하세요”

1. CEA는 각종 양성, 악성 질환에서 증가하는데, 대표적으로 다음과 같은 질환들이 있다.
   - 악성 : 위암, 간암, 췌장암, 유방암, 결장직장암, 폐암, 난소암, 전립샘암
   - 양성 : 흡연, 간염, 간경화, 황달, 폐쇄성 폐질환, 염증성 장질환, 고령
     cf. 임신은 아니다.
2. 암표지자로써의 CEA의 임상적 유용성
   - 결장암이 있는 환자 중 20%에서는 CEA가 정상 범위이기 때문에 결장직장암의 선별검사(screening tool)로는 적합하지 않다.
   - 예후 인자로 사용된다. 즉 수술 전 CEA가 높은 환자는 그 병기에 관계없이 생존율이 낮으며, 수술 후 CEA가 정상화되지 않으면 재발률이 높다.
   - 수술 후 재발의 모니터링
   - 치료효과의 감시

5) 직장암(rectal cancer)

직장암은 결장암과 유전적, 생물학적, 형태적인 면에서 많은 유사한 특징을 갖지만, 좁은 골반강에 위치해 있으며, 후복막에 위치하고, 비뇨생식기계, 자율신경, 항문 괄약근 등에 가까운 특수한 해부학적 위치 때문에 결장암보다는 수술이 상대적으로 어렵다.

(1) 직장암 치료의 일반적인 원칙

직장암의 치료는 수술 외에도 항암치료, 방사선 치료, 수술 전 항암 방사선 치료(neoadjuvant chemoradiation) 등을 이용하며 최선의 결과를 내기 위해 많은 연구가 이루어지고 있으나 최선의 치료가 무엇인지는 아직 논란이 있다.

현재 적용되는 일반적인 원칙들을 열거하면 다음과 같다.

① **방사선 치료** : 직장암 환자에게 큰 도움이 되며, 수술 전 방사선 치료가 수술 후 방사선 치료보다 효과가 우월하다. 최근까지, 수술 전 방사선 치료와 항암치료를 함께 하는 것은 일반적으로 국소적으로 진행한 원위부 직장암(anal verge 10cm이내의 stage Ⅱ 이상의 직장암)에만 적용되어 왔는데, 최근의 연구에 따르면 단기간의 수술 전 방사선 치료(25Gy로 5일간)로 모든 병기의 직장암에서 국소 재발률과 무병 생존율의 의미있는 증가가 있었다.

② **결장암에 도움이 되는 보조적 항암치료**(adjuvant chemotherapy) : 직장암 환자에도 도움이 된다. Neoadjuvant chemotherapy와 방사선 치료를 함께하면 종양 크기가 드라마틱하게 줄어든 경우가 자주 있으며 25%에서까지의 환자에서는 육안적으로 완전 관해(complete eradication)에 이른다.

③ 수술 전 항암 방사선 치료를 통해 종양의 크기를 줄임으로써 직장암 수술의 흔한 합병증인 대변실금의 확률이 적어진다. 또한 종양이 anal verge에 가까워 항문을 살리지 못하고 복회음절제술(abdominal perineal resection; Miles' operation)을 해야만 하는 원위부 직장암의 경우, 수술 전 항암 방사선 치료를 통해 원위부의 cancer-free margin을 얻고 항문을 살릴 수 있는 경우도 있다.

④ 미국에서는 수술 전 방사선 치료와 항암치료를 5~6주 간 시행하고, 방사선 치료가 끝난 후 6~10주에 수술을 하는 프로토콜을 사용한다.

⑤ 수술 전 항암 방사선 치료가 아무리 훌륭하다고 해도 수술적 치료를 대신할 수는 없다. 완전한 치료를 위해 종양의 제거와 직장 주위 림프절 곽청을 시행하는 것이 필수적이다.

> **“참고하세요”**
>
> 일반적으로 항암치료라고 하면 수술 후 시행하는 보조적 항암치료(adjuvant chemotherapy)를 말하며, 수술 전 시행하는 항암치료는 neoadjuvant chemotherapy라고 말한다.

(2) 증상

직장암의 가장 흔한 증상은 혈변이다. 하지만 불행하게도 혈변은 가장 흔한 질환 가운데 하나인 치핵(hemorrhoids)이 원인인 경우가 많기 때문에 놓치기 쉽고, 암이 진행되어서야 발견되는 경우가 많다.

다른 증상으로는 점액 배출, 후중감(tenesmus), 배변 습관의 변화 등이 있다.

(3) 감별 진단

궤양성 결장염(ulcerative colitis), 크론 결장직장염(Crohn's proctocolitis), 방사선 조사 직장염(radiation proctitis) 등이 있다.

(4) 진단

동시성 종양을 발견하기 위해 반드시 전체 결장을 결장내시경으로 검사해야 한다. 손가락으로 만져지는 직장암의 경우 직장 수지 검사를 통해 그 침윤 깊이를 알 수 있는데, 종양이 진행되어 있을수록 mobile하지 않고 고정되어 있다. 보다 더 정확한 침윤 깊이는 경직장 초음파(Endorectal Ultrasoun, EUS) 또는 MRI를 이용하여 알 수 있다.

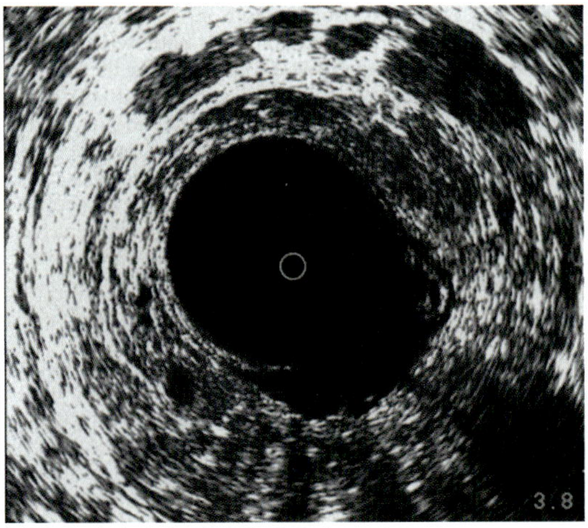

그림 28-23 직장암의 경직장 초음파 소견.
5시 방향에 위치한 종양은 직장벽 전층을 통과하였으며, 커진 림프절이 11시에서 2시 방향 사이에 다수 보인다. T3N1에 해당한다.

(5) 치료

직장암은 그 위치의 특수성 때문에 많은 치료법이 있으며, 간단히 소개하면 다음과 같다.

① **국소절제술**(local excision) 혹은 **경항문절제술**(transanal excision)

국소절제술은 근육층을 통과하지 않은 원위부 직장암(T_1 cancer)에서 가장 훌륭하게 사용될 수 있는 수술방법이다. 개복하지 않고 경항문 접근을 시행하며 직장의 전층을 절제하고 봉합한다. 이와 같이 수술할 경우 직장 주위 림프절 절제가 완벽하게 되지는 않지만, T_1 cancer인 경우 림프절 전이율이 8% 이하로 알려져 있기 때문에 이와 같은 수술이 가능하다. 경항문 국소 절제의 적응증은 다음과 같으며 이러한 조건을 모두 만족시키는 종양에서 국소절제술 시 복회음절제술과 같은 정도의 성적을 보인다.

- 지름이 4cm 이하면서 움직이는 종양(mobile tumors)이면서

- 종양이 직장벽 둘레의 40% 이하를 침범했고, AV 6cm 이내 존재하며
- stage T_1 또는 T_2이면서 고분화형이거나 중등도 분화형이고, 혈관 침범이나 림프관 침범이 없고
- 수술 전 초음파와 MRI에서 림프절 전이의 증거가 없을 때

“참고하세요”

T_2 직장암에서도 국소절제술을 시행할 수 있지만 재발률이 20%가량으로 국소절제술은 충분치 않다고 고려되어 수술 후 보조적 항암화학요법을 시행한다.

② **복회음절제술**(abdomonal-perineal resection; Miles' procedure)

- 복부 절개와 회음부 절개를 통해 양쪽으로 접근하여 직장과 항문을 완전히 절제하고 회음부를 봉합하고 영구 결장조루술(permanent colostomy)을 시행하는 술식이다.
- 복부 절개를 통해 접근하여 직장과 S자결장을 유동화시키고, 회음부 절개를 통해 항문, 항문 괄약근, 원위부 직장을 절제한다.
- 이 술식은 종양이 항문 괄약근을 침범했거나 너무 가까워 margin을 확보하지 못할 때(일반적으로 항문연에서 5~6cm 이내), 수술 전에 이미 항문 괄약근의 조절이 힘들 때 시행한다.

③ **전방절제술**(anterior resection)**과 저위전방절제술**(low anterior resection)

- 전방절제(anterior resection) : 근위부 직장, 혹은 직장과 S자결장을 복막 반사부(peritoneal reflexcion)보다 위쪽에서 절제한다는 의미

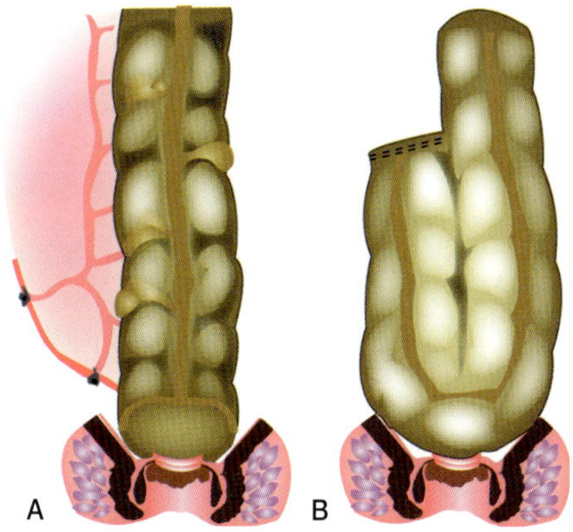

그림 28-24 직장절제술 후 하행결장과 항문의 문합

A, 직장이 없으면 흔히 소위 '저위전방절제술 증후군'이라고 불리는 소장 과도한 운동을 초래하게 된다.
B, 하행결장을 이용하여 J모양의 낭(J pouch)을 만들어 결장과 항문의 문합을 시행한다. 이러한 방법으로 장의 운동성을 감소시켜 '저위전방절제술 증후군'을 예방할 수 있다.

• 저위 전방절제술(low anterior resection) : 직장을 복막 반사부 아래에서 절제한다는 의미이다.

→ 일반적으로 항문연에서 12cm보다 더 상방에 존재하는 결장암인 경우에는 전방절제술이 가능하며, 5~6cm에서 12cm 사이에 위치하는 결장암이나 직장암은 전방절제술이 가능하다. S자결장은 혈류 공급이 좋지 않으며 게실이 종종 존재하기 때문에 문합부로 적합하지 못하여 전방절제술이나 저위전방절제술 시에 항상 절제하는 것이 좋다. 따라서 이러한 수술 후 하행결장과 직장을 연결하게 되는데, 원형 스테플러를 사용함으로써 보다 쉬운 연결이 가능해졌다.

" 참고하세요 "

전방절제술 또는 저위전방절제술 시에 하행결장과 직장을 문합할 때 쓰는 스테플러 가운데 가장 대표적인 것으로는 EEA라는 기계가 있는데 end-to-end anastomosis의 줄임말이며 말 그대로 하행결장과 직장의 양 끝을 연결할 수 있도록 도움을 줍니다.

6) 폐색성 결장직장암(obstructive colorectal cancer)에서의 스텐트 사용

(1) 결장직장암으로 인한 폐색 시 응급수술의 단점

완전 장폐색으로 응급 수술을 시행한 환자는 정규 수술을 시행한 환자보다 이환률과 사망률이 높았다. 최근 연구에 따르면 정규 수술에서는 이환률과 사망률이 23%, 3.5%인데 비하여, 응급 수술에서는 39%, 12%를 기록하였다. 또한 응급 수술을 시행한 환자의 절반에서 장루를 필요로 하였다.

(2) 이점 및 적응증

응급 수술로 인한 이환률과 합병증을 줄이기 위하여, 스텐트 사용이 시도되었다. 항문을 통해 암으로 인해 좁아진 부위에 스텐트를 삽입하여 내강을 확보하여 대변이 통과할 수 있게 함으로써 장 내 압력을 줄이고, 수술 전 장처치를 시행할 수 있으며, 동반된 다른 문제를 해결할 수 있는 시간을 얻을 수 있게 되었다. 다만 스텐트를 모든 폐색성 결장－직장암의 경우에 사용할 수 있는 것은 아니고, 좌측 결장암, 에스결장암이나 직장암의 경우에만 사용된다. 가로결장의 경우에는 스텐트 삽입을 할 수 없으며, 우측 결장의 경우에는 아직 경험이 부족하다.

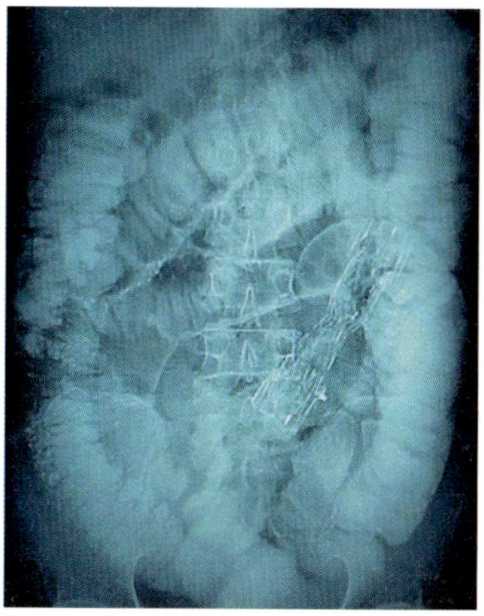

그림 28-25 결장 스텐트 삽입
에스결장의 암으로 스텐트 삽입 후 시행한 복부 방사선 사진이다. 폐색성 에스결장암으로 결장이 전반적으로 늘어나 있으며, 시술 후 좌하복부에 스텐트가 잘 보이고 있다.

(3) 합병증

스텐트의 합병증으로 장천공(perforation)과 스텐트의 이동(stent migration)이 가장 문제가 된다. 그 외의 문제로 재협착, 복통, 출혈 등의 문제가 보고되었다. 통계적으로 장천공이 4.5%, 스텐트의 이동이 11%, 스텐트 삽입 후 재폐색이 12%에서 보고되었다. 장천공이 있는 경우에는 응급 수술을 시행하여야 하며, 이러한 경우에도 바로 응급 수술을 시행한 것과 수술 성적에 차이가 없었다. 스텐트의 이동은 대부분 시술 후 1주일 이내에 발생하며, 병변에 비해 스텐트가 너무 가늘거나 짧은 경우에 주로 발생하였다. 양성 질환에 의한 협착, 장 외부의 병변에 의한 협착이거나 스텐트 시술 후 방사선 치료를 시행한 경우는 스텐트 이동의 위험을 높이는 것으로 알려졌다.

(4) 결론

결론적으로 폐색성 결장직장암에 있어서 스텐트 사용은 응급 수술에 비하여, 합병증과 사망률을 줄일 수 있었으며, 장루 조성을 줄일 수 있었다. 스텐트 사용으로 인한 장천공이나 재협착으로 응급 수술을 시행한 경우에도 바로 응급 수술을 시행한 것에 비해 수술 성적이 비슷하였다. 그러므로 폐색성 결장-직장암에서 스텐트 사용의 적응이 되는 경우, 적극적으로 스텐트 사용을 고려하여야 한다.

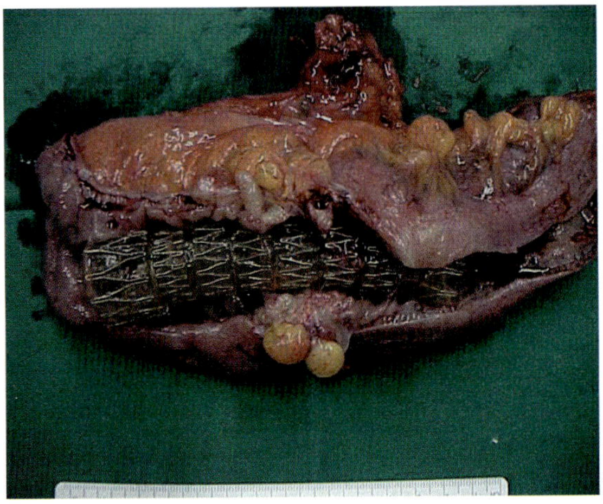

그림 28-26 스텐트 삽입 후 수술
폐색성 결장직장암에서 스텐트 사용 후 정규 수술로 암을 제거한 모습이다.
암이 있는 부분 가운데로 잘 유지되고 있는 스텐트가 관찰된다.

7) 결장암과 직장암의 예방과 선별검사(colorectal cancer prevention and screening)

암의 예방에는 일차 예방과 이차 예방이 있으며, 일차 예방이란 암을 유발하는 환경을 찾고 그 위험을 감소시키기 위해 이러한 환경을 조절하는 것을 의미하며, 이차 예방이란 암 전구단계의 병변이나 이른 단계의 암을 발견하여 암으로 인한 사망이나 전이를 예방하는 것으로 암 선별검사가 이차 예방의 핵심이다. 특히 결장암과 직장암은 흔하면서도 심각한 질병이며, 전구 병변이 존재하고, 서서히 자라고, 선별검사가 가능하다는 면에서 그 예방의 중요성이 매우 크다.

선별검사는 개개인의 결장암과 직장암에 대한 위험도에 따라 다르다. 암의 가족력이나 용종의 과거력이 없고, 궤양성 결장염이나 크론병과 같은 결장암의 위험도를 높이는 질병의 과거력이 없을 때에는 일반적인 위험도(average risk)를 가진다고 말하며, 이러한 환자들은 50세부터 5년마다 대변 잠혈 반응 검사(Fecal Occult Blood Testing, FOBT)와 S자결장내시경(sigmoidoscopy)을 시행하는 것이 바람직하다.

중등도의 위험도(moderate risk)를 가지는 환자들은 1촌 가운데 한 명이 60세 이후에 결장암이나 직장암을 진단받은 경우를 말하며 일반적인 위험도보다 2배의 위험도를 지닌다. 이러한 환자들은 일반적인 위험도를 가진 사람들과 같은 방법으로 선별검사를 시행하지만 10년 이른 40세부터 시작한다.

가족성 선종성 용종증(Familial Adenomatous Polyposis, FAP)이나 유전성 비용종성 결장직장암(hereditary nonpolyposis colorectal cancer)과 같은 유전성 질환이나 궤양성 결장염, 크론병과 같은 과거력이 있는 사람들은 높은 위험도(high risk)를 가진다고 하고 일반적인 위험도보다 3~4배의 암 발생 위험도를 가진다. FAP환자에서는 10~12세부터 결장내시경을 매년 시행하며 HNPCC 환자에서는 20세부터 결장내시경을 2년마다 시행하고 40세 이후부터는 매년 시행해야 한다.

> **"참고하세요"**
>
> 결장내시경은 중등도 이상의 위험도를 가지는 환자에서 반드시 시행해야 하는 선별검사로 흔히 사용된다. 합병증으로는 천공, 출혈 등이 있으며, 단점으로는 시술 전 완벽한 장세척과 금식이 필요하며, 숙련된 시술자가 있어야 하고, 다른 검사에 비해 고가라는 점이 있다.

문제

28-8 1)

결장암 발생의 고위험군은?

가. 가족성 결장 용종증(FAP)
나. 유전성 비용종 결장암 증후군(HNPCC)
다. 궤양성 결장염(UC)
라. 포이츠-제거 증후군

1) 가, 나, 다 2) 가, 다 3) 나, 라
4) 라 5) 가, 나, 다, 라

해설
모두 결장암 발생의 고위험군에 속한다.

28-9 4)

Colonscopy로 상행결장에서 발견한 용종을 절제한 후 병리 조직 결과이다. 다음중 시행해야 할 것은?

Adenocarcinoma	분화도 : 중등도
점막하 침범	단면 (+)
혈관 침범 (+)	림프관 침범 (+)

1) 주기적 용종절제술 2) colonscopy로 용종 절제 재시도
3) 종양부위 부분 절제 4) 오른쪽 우반결장절제술
5) 보조적 방사선 요법

해설
내시경으로 절제한 용종이 조직검사에서 절제단면에 암세포가 존재하지 않고, 점막층에 국한되고, 혈관침범이 없고, 림프관 침범이 없고, 분화도가 좋다면 추가적인 수술을 필요하지 않다. 보기에서 제시된 경우는 모두 추가적인 수술을 필요로 하는 조건들이다.

28-10 2)

50세 남자가 항문 끝에서 6cm 상방에 직경 1.5cm의 유경성(pedunculated) 용종이 있어 내시경 용종절제술을 받았다. 조직검사 결과는 다음과 같다. 향후 치료 방침은?

점막밑층에 국한된 암세포
중등도 분화도의 암
절제가장자리에 암세포 침범 없음
림프관 내 암세포 존재

1) 방사선 치료
2) 저위전방절제술(low anterior resection)
3) 경항문 국소절제술(transanal resection)
4) 항암화학요법
5) 주기적인 결장내시경 검사

해설
점막하층의 침범, 중등도 분화, 림프관 내 암세포의 존재는 모두 림프절 전이의 가능성이 있음을 시사하는 소견이며, 따라서 추가적인 수술을 필요로 하는 조건이다.

28-11 2)

다음 중 total proctocolectomy의 적응증인 것은?

가. familial adenomatous polyposis
나. ischemic colitis
다. ulcerative colitis
라. hereditary nonpolyposis colorectal cancer

1) 가, 나, 다 2) 가, 다 3) 나, 라
4) 라 5) 가, 나, 다, 라

해설
total proctocolectomy는 결장과 직장을 모두 절제하는 수술을 의미한다. UC에서는 직장의 출혈, 궤양, 암발생 위험 때문에, FAP에서는 암발생 위험 때문에 전결장직장 절제술 및 회장낭-항문 문합술(total proctocolectomy with ileal pouch-anal anastomosis; TPC with IPAA)을 시행하는 것이 표준치료이다. HNPCC에서는 직장에 암이 발생할 확률이 높지는 않기 때문에 직장을 보존하고 회장-직장 문합을 시행한다. ischemic colitis는 보존적 치료가 우선 시되는 질환이다.

28-12 1)

결장에서 생긴 샘종이 악성으로 진행할 위험성이 있는 것은?

가. 지름 2cm 이상
나. 융모샘종
다. 심한 이형성(severe atypia)
라. 상행결장에서 발생

1) 가, 나, 다 2) 가, 다 3) 나, 라
4) 라 5) 가, 나, 다, 라

해설
위치는 관계없다.

28-13 1)

직장(rectum)의 악성종양과 관계있는 것은?

가. familial adenomatous polyposis
나. villous adenoma
다. ulcerative colitis
라. juvenile polyp

1) 가, 나, 다　　2) 가, 다　　3) 나, 라
4) 라　　5) 가, 나, 다, 라

해설

juvenile polyposis는 악성 위험도를 증가시키지만, juvenile polyp은 양성 용종이다. 출혈이나 장중첩증을 일으킬 수 있기 때문에 내시경을 통한 용종 제거술을 시행한다.

28-14 1)

결장 선종성 용종(adenomatous polyp)에 관한 설명이다. 맞는 것은?

가. 용종의 크기가 클수록 암의 발생이 높다.
나. 용종의 크기가 1cm 이상이면 제거하여야 한다.
다. 용종(polyp)의 수가 많으면 암의 발생률이 높다.
라. 관상 선종(tubular adenoma)이 융모상 선종(villous adenoma)보다 암의 발생률이 높다.

1) 가, 나, 다　　2) 가, 다　　3) 나, 라
4) 라　　5) 가, 나, 다, 라

해설

용종의 크기가 1cm보다 크면 암의 발생률이 어느 정도 있으므로 절제해 주어야 한다. 용종의 크기가 크고 개수가 많을수록, tubular보다 villous에서 악성도가 높다. 실제 임상에서는 용종의 크기에 관계없이 대장내시경에서 용종이 발견되면 모두 절제한다.

28-15 2)

52세 남자가 건강검진에서 우측결장암 진단을 받았다. CT에서 우간정맥에 인접한 S_6의 3cm, S7의 2.5cm 크기의 전이암이 발견되었다. PET 검사에서 다른 부위의 전이는 없었다. 향후 치료 계획은?

1) 우측결장절제술, 고주파치료
2) 우측결장절제술, 간절제
3) chemotherapy 후 우측결장절제술
4) radiation therapy 후 chemotherapy
5) radiation therapy 후 간동맥 삽관

해설

다른 곳의 전이가 없으므로 우측결장절제술과 함께 간의 S_6과 S_7에 있으므로 간 우엽절제술 또는 종양절제술을 시행한다.

28-16 3)

56세 남자가 상행결장의 종양이 있어서 내원하였다. 조직검사 상 샘암으로 진단되었다. CT상 간좌엽에 전이성 고립 종괴가 있었다. 치료는?

1) ileostomy
2) CCRT
3) right hemicoloctomy 및 부분 간절제
4) right hemicoloctomy after RT
5) right hemicoloctomy 후 CCRT

해설
결장암의 간전이는 가능하면 수술하도록 한다.

28-17 2)

상부직장을 절제한 후 장문합을 하지 않고 하부직장을 맹관(blind pouch)으로 두고 결장루를 조성하였다. 수술명은?

1) subtotal colectomy
2) Hartmann's procedure
3) high anterior resection
4) APR
5) extended LAR

해설
Hartmann's operation : S자결장을 절제하고 그 근위부 결장으로 조루술을 시행하며 직장은 봉합하여 stump로 남기는 수술을 말한다.

28-18 5)

직장암의 다음 조건 중 항문으로 근치 국소절제술이 가능한 경우는?

가. 직경 3cm의 유동성 종양
나. anal verge 상방 5cm에 위치
다. 고분화 암
라. 직장 둘레의 20% 침범

1) 가, 나, 다
2) 가, 다
3) 나, 라
4) 라
5) 가, 나, 다, 라

해설
① 지름이 4cm 이하면서 움직이는 종양(mobile tumors)
② 종양이 직장벽 둘레의 40% 이하를 침범했고, AV 6cm 이내 존재
③ stage T1 또는 T2이면서 고분화형이거나 중등도 분화형이고, 혈관 침범이나 림프관 침범이 없음
④ 수술 전 초음파와 MRI에서 림프절 전이의 증거가 없을 때

28-19 1)

45세 남자가 흉부 X선 검사에서 우연히 발견된 단일 폐결절을 주소로 내원하였다. 환자는 3년 전 결장암으로 결장 근치적절제술을 시행 받았으며 단일 폐결절 조직 검사 상 그 당시 결장암과 같은 선종으로 판명되었고 다른 곳의 전이는 없었다. 이 환자의 치료는?

1) 폐엽절제술
2) 항암 화학요법
3) 방사선 치료
4) 면역 요법
5) 유전자 치료

해설
결장암의 단일 폐전이는 수술한다.

28-20 1)

결장암에서 암배아성 항원(CEA)의 효용 가치에 대한 설명이다. 옳은 것이 모두 조합된 것은?

가. 결장암 수술 후 전이가 있어도 CEA가 정상적인 경우가 있다.
나. 근치적 수술을 하여도 수술 전 CEA가 높았다면 낮았던 군보다 재발률이 높다.
다. 수술 후 정상 수치였던 CEA가 증가하고 알칼리성 포스파타제가 높으면 간 전이가 의심된다.
라. 결장암 선별검사(screening test)에 유용하다.

1) 가, 나, 다　　2) 가, 다　　3) 나, 라
4) 라　　5) 가, 나, 다, 라

해설 결장암이 있는 환자 중 20%에서는 CEA가 정상 범위이기 때문에 선별검사(screening test)로서의 가치는 떨어진다.

28-21 4)

65세 남자환자가 2개월 전부터 배변 시 항문통 및 출혈이 있으면서 변의 굵기가 가늘어지고 대변보기가 힘들다고 한다. 가장 적절한 처치는?

1) 상부 위장관 출혈이 의심되므로 위내시경 검사를 한다.
2) 치핵에 의한 증상이므로 좌욕을 시킨다.
3) 단순한 변비에 의한 증상이므로 완하제를 사용한다.
4) 직장암이 의심되므로 결장 내시경 검사를 한다.
5) 세균성 결장염이 의심되므로 대변 세균 검사를 한다.

해설 배변 시의 항문통과 출혈은 항문의 질환의 가능성을 시사하지만 변의 굵기가 가늘어졌다는 점에서 결장이나 직장의 악성 종양으로 인한 내강의 폐색이 의심된다.

28-22 1)

다음의 증상 중에서 우측 결장암의 특징이라고 생각되는 것은?

가. 복부 종괴의 촉진이 가능하다.
나. 빈혈을 잘 일으킨다.
다. 비특이적이며, 위치가 분명치 않은 무지근한 통증을 느낀다.
라. 장폐색의 증상이 특징적이다.

1) 가, 나, 다　　2) 가, 다　　3) 나, 라
4) 라　　5) 가, 나, 다, 라

해설 장폐색은 내강이 좁은 좌측 결장암에서 잘 나타나는 소견이다.

PACIFIC
SURGERY

29 항 문

Anus

항문은 소화기계의 가장 원위부에 위치한 기관으로써, 가장 중요하고도 매우 복잡한 생리학적 기능인 배변과 배변자제를 담당한다.

항문 질환은 대부분 양성이며 흔한 질환이지만 환자의 삶의 질을 낮추는 번거로운 질환이다. 또한 종종 오진이 일어나고, 적절하게 치료 받지 못하기 때문에 심각한 합병증이 발생하기도 한다.

항문의 해부학과 생리학에 대해 이해한다면 개개의 질병에 대한 이해도를 높일 수 있을 것이다.

29.1 해부학

항문관은 소화 기관 가운데 가장 원위부에 위치한 기관으로써 두덩곧창자근(치골직장근; puborectalis muscle)이 이루는 항문직장고리(anorectal ring)에서 피부가 있는 항문피부선(anal verge)까지의 약 4cm을 의미한다.

항문관은 골반저근육(pelvic floor muscle)과 함께 배변과 자제를 조절하는 중요한 기관이며, 뒤로는 꼬리뼈(coccyx), 양 옆으로는 좌골 직장오목(ischiorectal fossa), 그리고 앞으로는 회음부와 질(여성), 요도(남성)를 경계로 한다.

1) 항문관 상피(anal canal lining)

치아선(치상선; dentate line) 상부의 점막은 12～14개의 Morgagni 기둥(columns of Morgagni)이 주름을 형성하고 있고 각 주름 사이에 존재하는 막힌틈(crypt)과 연결되어 있다. 이러한 막힌틈들의 입구는 여러 개가 있으며 점막하층을 가로질러 항문속조임근(internal sphincter)을 지나 괄약근사이 공간(intersphincteric space)에서 끝난다. 따라서 이러한 막힌틈에 감염이 일어나면 막힌틈과 치아선 주위가 연결되는 샛길이 형성된다.

치아선(dentate line)을 기준으로 그 상부는 원주 상피(columnar epithelium)로 이루어져 있고 그 하부는 편평상피(squamous epithelium)로 이루어져 있다.

2) 항문관의 근육구조(anal canal musculature)

항문관의 근육층은 안쪽층과 바깥층으로 나눌 수 있는데, 안쪽층은 항문속조임근이 이루며 바깥층은 항문거근(levator ani muscle), 두덩곧창자근(puborectalis muscle), 항문밖조임근(external sphincter muscle)이 이룬다.

항문속조임근은 직장의 원형 민무늬근(smooth circular layer of rectum)이 내려와 두꺼워진 부위를 말하며, 항문밖조임근의 약간 상방에서 끝나는데, 이 부위는 치아선 하방 1.5cm 위치이다. 자율신경계의 지배를 받으며 불수의근이다.

바깥 근육층 가운데 항문밖조임근은 항문관과 항문속조임근을 감싸고 있으며 내음부신경(internal pudendal nerve)과 S4의 회음부 가지(perineal branch)의 지배를 받는 수의근이다〈그림 29-1〉.

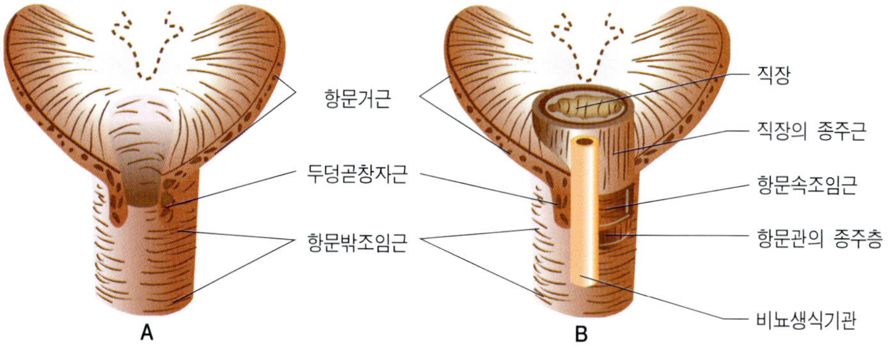

그림 29-1 항문관의 근육구조
항문관의 메커니즘은 내장성(visceral)과 체성(somatic) 두 가지 요소로 이루어지며, 각각은 튜브형의 구조를 가진다. 내장성 튜브는 골격근 튜브에 의해 싸여 있으며 이로 인해 배변억제(continence)를 유지할 수 있다.
A, 골격근 튜브의 모식도
B, 내장성 튜브를 골격근 위에 삽입한 모식도

29.2 항문, 직장의 생리학

항문, 직장의 생리는 매우 복잡하지만, 항문압측정기(anal manometry), 배변조영술(defecography), 근전도(electromyography, EMG) 등 검사방법의 발달로 인해 많은 이해가 가능해졌다.

항문의 가장 중요한 기능은 배변과 배변자제의 조절이며, 배변을 조절할 수 있는 능력은 항문과 직장의 감각기와 근육 활동이 적절하게 조화를 이루어야 가능하다.

1) 휴지기의 생리

① 항문관의 길이는 약 4cm이며, 항문밖조임근이 수축할 때 길이가 증가하고, 배변을 위해 복압을 증가시키면 길이가 줄어든다. 휴지기 항문압 유지는 80%가 항문속조임근, 20%가 항문밖조임근에 의해 이루어지며, 평균 90cmH_2O이다.

② 항문속조임근은 불수의근으로서 조절이 되지는 않지만 쉽게 지치지 않는 특징을 가진다.

③ 휴지기 항문압 : 여성은 남성에 비해 낮고, 노인은 젊은 사람에 비해 낮다.

④ 휴지기에 배변자제를 이루는 기전

- **직장과 항문관의 압력 차이**

  휴지기에 직장은 6cmH_2O의 압력을 가지며 항문관은 90cmH_2O의 압력을 가지기 때문에 대변이 직장에서 항문쪽으로 내려오지 못하게 된다.

- **항문직장각**

  항문관의 중심선과 직장의 중심 직선이 이루는 각을 의미하며, 배변과 배변자제에 있어 중요한 역할을 한다. 두덩곧창자근(치골직장근; puborectalis muscle)은 직장을 둘러싸고 있는 근육이며, 이 근육에 의해 항문직장각의 조절이 가능하다. 이 근육은 휴지기에 수축된 상태로 유지되어 앞쪽으로 당겨지면서 항문직장각을 보다 더 예각으로 만들어 밸브의 역할을 함으로써 배변자제의 기능을 하며, 복압을 증가시키면 이 근육이 이완되어 항문직장각이 펴지면서 보다 더 둔각을 유지함으로써 배변을 원활하게 한다.

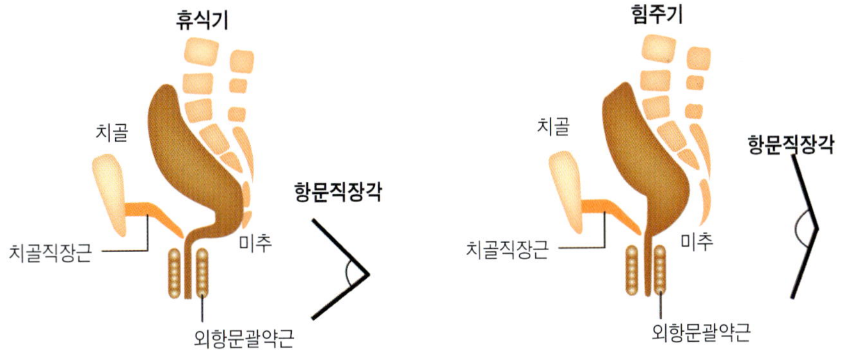

그림 29-2 휴지기와 배변 시의 항문직장각
두덩곧창자근 의해 형성되는 항문직장각이 휴지기에는 예각, 배변 시에는 둔각을 이룬다.

"참고하세요"

좌변기에 앉아 있을 때의 항문직장각은 약 95°이며, 재래식 화장실에서 쭈그려 앉을 때의 항문직장각은 118°를 이룬다. 즉 항문직장각이 보다 더 둔각으로 펴지게 되기 때문에 좌변기에서보다 재래식 화장살에서의 배변이 보다 더 원활하다.

2) 배변 시의 생리

배변 시에는 항문속조임근이 이완되고 항문밖조임근이 수축되며, 두덩곧창자긴이 이완되어 항문직장각을 둔각으로 만든다.

항문밖조임근이 수축하면서 항문관의 압력을 높여 대변을 밀어내는데, 이때 생성되는 압력은 휴지압력의 두 배 이상이다. 배변 시에 항문속조임근의 기능은 최소화되며, 항문압의 유지는 100% 항문밖조임근에 의해 유지된다.

항문밖조임근은 수의근으로써 쉽게 지치기 때문에, 이 때의 강력한 수축압은 1분 이상 지속하기 힘들다.

3) 직장항문 억제반사

항문관의 감각은 매우 예민하여, 장 내용물의 성상을 가스, 액체, 고체로 구분할 수 있다. 장 내용물이 항문관에 도달하면 직장이 반응성 수축을 하고, 근위부 항문관압이 하강하며, 원위부 항문관압이 상승하게 된다. 세 가지 단계로 구성되어 있는 이와 같은 반사작용을 직장항문 억제반사(rectal anal inhibitory reflex)라고 하며, 이러한 반사로 인해 경미한 자극에도 직장과 항문관이 조화를 이루어 반응할 수 있게 된다.

29.3 항문 질환의 진단

1) 병력

출혈, 통증, 분비물, 배변 습관의 변화 등을 확인한다. 동반질환, 가족력, 출혈성 경향, 여행력, 성관계 여부 또한 확인한다.

- 출혈은 가장 흔한 항문 질환의 증상이다. 대변과 별개로 밝고 붉은 피가 보인다면 치핵(hemorrhoids)으로 인한 출혈인 경우가 많다. 배변 후 화장지에 묻어나오는 출혈은 작은 치핵이나 치열(anal fissure)로 인한 출혈일 가능성이 높다. 혈전(clot)이 나온다면 결장의 질환을, 흑변(melena)이 나온다면 상부위장관의 출혈을 의심한다. 그러나 출혈이 있다고

해서 반드시 항문질환으로 간과하지 말고, 환자의 나이와 가족력을 고려하여 결장의 악성 종양의 가능성을 염두에 두어, 결장 내시경을 적극적으로 시행하도록 하는 것이 중요하다.

- 배변 중, 혹은 배변 후의 항문 통증은 일반적으로 치열과 관련된 통증일 가능성이 높다. 배변과 관계 없는 통증이라면 농양이나 항문샛길의 가능성을 생각한다.
- 배변 습관의 변화를 확인하여 결장암의 가능성을 고려한다.

2) 시진 및 촉진

좌측위 혹은 잭나이프 자세가 이학적 검사에 가장 적합한 자세이다.

- 항문 주위의 종괴, 색깔, 항문샛길, 치열, 치핵의 존재 여부를 확인한다. 환자에게 복압을 높이게 함으로써 치핵 또는 직장탈출증이 있는지를 확인할 수 있다.
- 윤활액을 바른 집게손가락으로 직장수지검사를 시행하여 항문관 및 직장의 종괴, 협착, 항문의 이완기압, 수축기압을 확인할 수 있다. 남성의 경우에는 전립샘, 여성의 경우에는 질벽 후면을 확인하도록 한다.

"참고하세요"

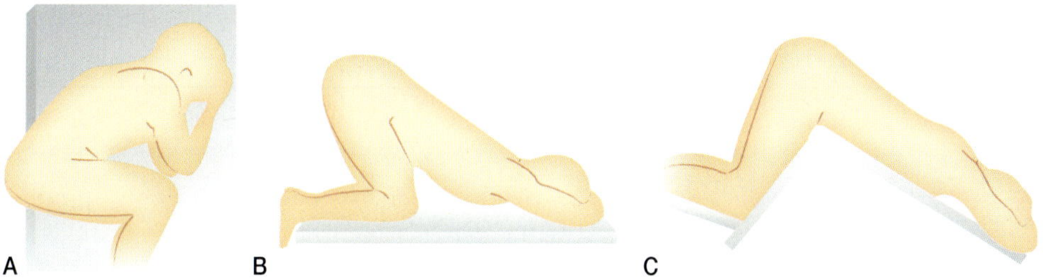

그림 29-3 항문직장 검사를 위한 환자의 자세
A, 좌측위 자세(left lateral or Sim's position). B, 무릎－어깨 자세(knee-shoulder position).
C, 잭나이프 자세(Jackknife position)

3) 기타검사

- 결장내시경, 직장내시경
- 항문직장 생리기능검사
- 바륨조영술
- 항문압측정기(anal manometry)
- 배변조영술(defecography)
- 근전도(electromyography, EMG)

29.4 대변실금(incontinence)

1) 임상적 평가

대변실금의 가장 흔한 원인 가운데 하나는 괄약근의 손상이며, 괄약근의 손상은 치핵, 치열, 항문샛길 등의 수술 합병증, 항문관의 강제적인 확장, 외상, 분만 시의 손상, 외음절개술(episiotomy) 후 봉합부위의 파열 등에 의해 일어난다.

드문 원인으로는 방사선 조사에 의한 손상, 항문 질환, 노화, 신경손상 등이 있다. 항문 내압검사(anal manometry)를 이용하여 휴지기의 압력을 통해 항문속조임근의 손상 여부를, 수축기의 압력을 통해 항문밖조임근의 손상 여부를 알 수 있다.

경항문 초음파(endoanal ultrasound)는 미세한 손상을 진단하는데 도움이 된다.

근전도 검사는 해부학적 이상과 신경학적 이상을 감별하는데 도움을 준다.

“참고하세요”

◆ 대변실금을 원인에 따라 정리하면 다음과 같다.

정상괄약근과 비정상적인 직장 : 직장암, 염증성 장질환, 직장탈, 결장직장수술
정상 직장과 비정상적인 괄약근 : 분만 손상, 외음신경장애, 항문 수술
괄약근 손상의 가장 흔한 원인 : 항문샛길 수술, 3도 분만 열창

심화학습

◆ 경항문 초음파의 적응증

- 대변실금에서 괄약근 손상 정도 평가
- 복잡한 항문샛길나 항문 주위 농양 평가
- 직장의 악성 및 양성 종양 평가
- 직장암 수술 후 감시
- 직장 주위 종양 평가

2) 내과적 치료

결장 통과시간을 늘리거나 대변의 굳기를 증가시키는 약물을 사용하거나 괄약근 운동을 통해 비수술적으로 치료할 수 있다. 하지만 이러한 방법들은 심한 대변실금에는 효과가 적다. 생체되먹임 치료(biofeedback training)는 항문 근육들을 강하시키고 항문직장 감각을 개선시켜 좋은 효과를 거두고 있다. 이 방법은 수술 전이나 후에 사용해서 수술의 효과를 극대화시킬 수 있다.

3) 수술적 치료

가장 흔하게 쓰이는 방법은 중복 괄약근 성형술(overlapping sphincteroplasty)로 근육의 양 끝을 박리하고 다시 봉합하여 근육을 보강하는 방법이다.

드문 경우로 내과적 치료와 수술적 치료에도 불구하고 지속적으로 대변실금이 있는 환자들이 있는데, 이런 경우에는 영구적으로 결장루를 조성하는 것이 도움이 된다.

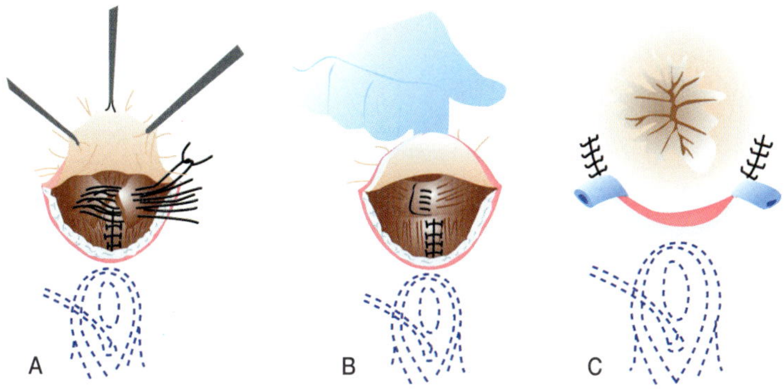

그림 29-4 중복괄약근 성형술(overlapping sphincteroplasty)

A, 항문과 질입구 중앙에 곡선형의 절개를 가한다. 항문밖조임근의 끝을 박리하고 근육의 양 끝을 덧대는 방식으로 봉합하여 연결한다.

B, 항문에 손가락을 넣어 근육의 당기는 정도를 확인한다.

C, 창상의 끝에 배액관을 삽입하고 봉합한다.

심화학습

◆ **배변조영술(defecography)**

환자의 항문을 통해 직장으로 바륨을 주입한 후, 환자가 대변을 볼 동안 단순 X선 촬영을 하는 검사이다. 바륨은 직장과 항문을 통해 나오면서 X선을 통해 직장과 항문의 변화를 보여주게 되는데 다음과 같은 질환에서 유용하게 쓰일 수 있다.

1. 직장류(rectocele)
2. 직장 탈출증(rectal prolapse)
3. 회음하강 증후군(descending perineum syndrome)
4. 두덩곧창자근의 완화 불능(non-relaxation of puborectalis; paradoxic puborectalis syndrome)

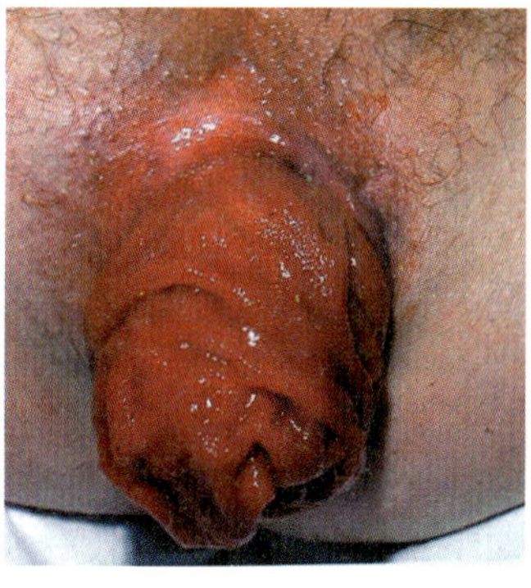

그림 29-5 직장탈출

배변조영술이 진단에 도움이 된다. 원형의 직장 점막선이 관찰된다는 점에서 치핵과 감별된다.

문제

29-1 1)

배변 자제(fecal continence)에 관여하는 것은?

가. 항문속조임근(anal int. sphincter)
나. 두덩곧창자근(puborectalis)
다. 항문밖조임근(anal ext. sphincter)
라. 두덩정강근(gracilis)

1) 가, 나, 다　　2) 가, 다　　3) 나, 라
4) 라　　5) 가, 나, 다, 라

해설
배변자제 시에는 항문속조임근이 수축하고 항문밖조임근이 이완되어 있으며 두덩곧창자근이 수축되어 있다. 배변 시에는 그 반대이다.

29.5 치핵(hemorrhoids)

1) 정의 및 원인

치핵이란 항문관 내에 위치한 세정맥, 세동맥과 평활근을 포함한 점막하층의 쿠션을 말한다. 일반적으로 치핵은 좌측방, 우전방, 우후방(3시, 7시, 11시)에 위치하며, 기능적으로 정상적인 배변 자제를 유지하고 평상시에 항문관이 완전히 닫히도록 하는데 도움을 주는 것으로 생각되고 있다. 치핵은 정상적인 항문관의 일부로 생각되므로, 증상이 있는 경우에만 치료하여야 한다.

복압이 증가하거나 배변시 과도한 힘을 주는 경우, 또는 단단한 변이 나오는 경우는 치핵 정맥의 팽창과 치핵 조직의 탈출(prolapse)을 일으키게 되고, 이로 인해 출혈이나 혈전, 치핵 탈출 등이 일어난다.

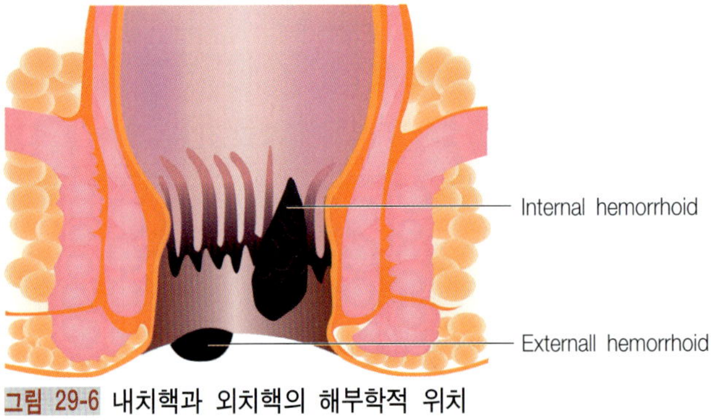

그림 29-6 내치핵과 외치핵의 해부학적 위치

2) 분류

(1) 외치핵

외치핵은 치아선 하방에 위치하고 있으며, 항문상피(anoderm)로 덮여 있다. 항문상피는 신경 조직이 풍부하여, 혈전이 생기면 심한 통증을 유발한다. 이러한 이유로 외치핵은 충분히 마취가 되지 않으면 밴드 결찰술이나 절제술을 시행하면 안된다.

쥐젖(skin tag)은 항문연에 섬유화된 피부 조직으로 혈전성 외치핵의 잔유물이다. 쥐젖은 간혹 치핵과 혼동되는 경우가 있으며, 피부에 가려움증을 유발하고 항문 주변 위생을 유지하는 것을 방해한다. 외치핵이나 쥐젖은 증상이 있는 경우에만 치료를 시행한다.

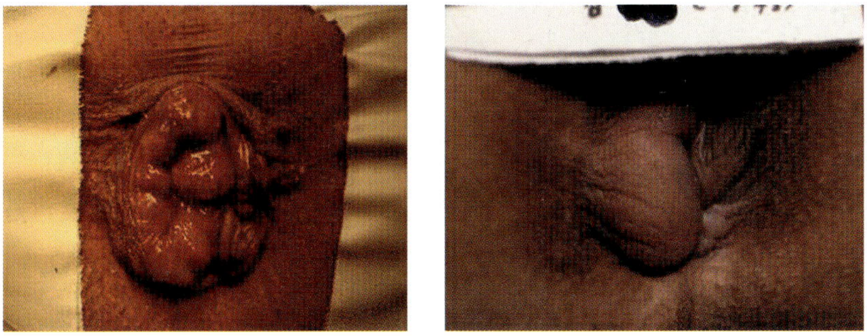

그림 29-7 외치핵의 육안적 소견
외치핵은 심한 통증을 유발한다.

(2) 내치핵

내치핵은 치아선 상방에 위치하고 있으며 감각이 없는 항문직장 점막으로 덮여있다. 내치핵은 탈출하거나 출혈이 있을 수 있으나, 혈전이 생기거나 괴사되지 않는 한 통증은 거의 없다. 내치핵은 탈출 정도에 따라 분류할 수 있다.

제1도 : 항문관 내의 치핵으로 힘줄 때만 치아선 아래로 내려간다.

제2도 : 항문 바깥으로 탈출이 있으나, 자연적으로 정복된다.

제3도 : 항문 바깥으로 탈출이 있으며 자연적으로 정복되지 않고 손으로 넣어야 정복된다.

제4도 : 항문 바깥으로 탈출이 있으며 손으로도 정복되지 않는다. 교액(strangulation)의 위험성이 있다.

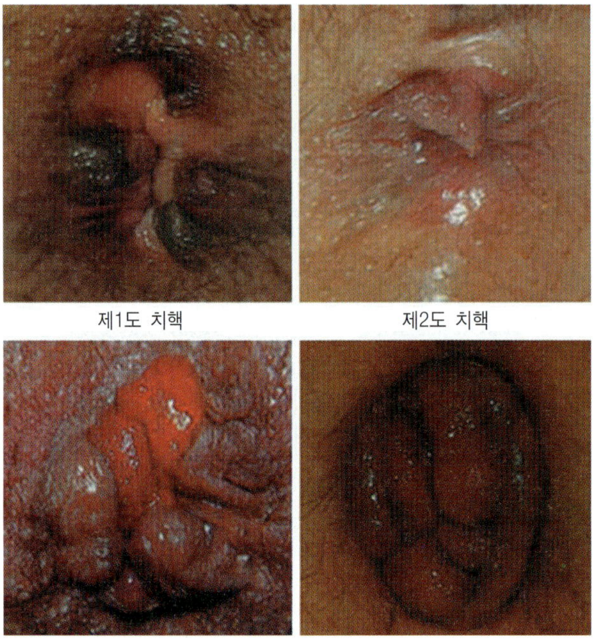

제1도 치핵 / 제2도 치핵 / 돌출된 제3도 치핵 / 돌출된 제4도 치핵

그림 29-8 치핵의 단계별 증상

(3) 복합 치핵

복합 치핵은 치아선 상방과 하방에 걸쳐있는 치핵을 의미한다. 크고, 증상이 있으며, 복합 치핵인 경우 치핵 절제술이 필요한 경우가 많다.

(4) 분만 후 치핵(postpartum hemorrhoids)

출산 시 과도한 힘을 가하여 발생하는 치핵으로, 치핵 조직의 부종과 혈전 및 교액이 동반되는 경우가 많다. 대부분의 경우에서 치핵 절제술을 시행하는 것이 도움이 된다.

"참고하세요"

◆직장 정맥류(rectal varices)

예로부터 문맥압 항진증(portal hypertension)이 있는 경우에는 치핵의 발생률이 증가한다고 생각되어 왔다. 이는 문맥 순환과 전신 정맥 순환이 연결되어 문맥압 항진에 의해 치핵의 정맥 울혈이 증가한다고 생각하였기 때문이다. 그렇지만 최근 연구에서 문맥압 항진증 환자에 있어서 치핵의 발생률이 정상 인구의 치핵 발생률과 같다는 것이 밝혀졌다.
문맥압 항진증 환자에서 항문 출혈의 증가는 직장 정맥류의 발생 증가와 관련이 있으며, 직장 정맥류는 문맥압을 낮추어 치료할 수 있다. 이러한 환자에서 치핵 절제술은 과도한 출혈의 위험이 있어서 금기이므로, 치료 전에 치핵과 직장 정맥류를 구분하는 것이 필요하다.

3) 치료

표 29-1 치핵의 정도에 따른 증상 및 치료

	증상 및 징후	치료
1도	출혈이 있으나 치핵 조직의 탈출은 없다(no prolapse).	식습관 개선
2도	출혈이 있다. 치핵 조직의 탈출이 있으나 자연적으로 정복됨	고무밴드결찰술 응고술 식습관 개선
3도	출혈이 있다. 치핵 조직이 탈출되며 자연적으로 정복되지 않고 손으로 밀어 넣어야 정복된다.	수술적 치핵절제술 고무밴드결찰술 식습관 개선
4도	치핵 조직의 탈출이 있으며, 손으로 밀어 넣어도 정복되지 않는다. 교액된 상태(strangulated)도 가능하다.	수술적 치핵절제술 응급 치핵절제술 식습관 개선

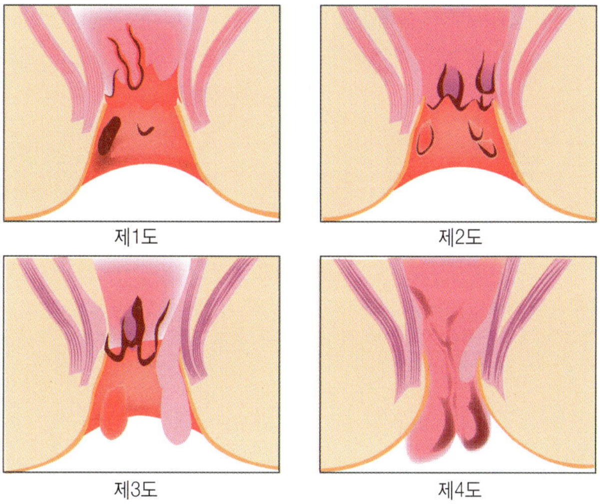

그림 29-9 치핵의 단계별 증상

(1) 약물 치료

출혈이 있는 1도, 2도 치핵에서는 식이 섬유 섭취, 수분 섭취 증가, 변 완화제 및 배변시 과도한 힘을 주는 것을 피하여 증상의 호전을 기대할 수 있다. 흔히 동반되는 가려움증은 위생 상태를 청결히 하면 도움이 된다. 일반적으로 사용하는 치핵 연고 등은 효과가 불분명하며 추가적인 연구가 필요하다.

(2) 고무밴드 결찰술

고무밴드 결찰술은 지속적인 출혈이 있는 1도, 2도 및 일부의 3도 환자에서 사용할 수 있으며, 한 번에 한 군데나 두 군데를 시술할 수 있다. 외래에서 마취 없이 시술할 수 있고, 시술 시간이 짧으며, 치료 효과가 높아 선호되는 치료 방법이다.

방법은 치아선 1~2cm 상방의 점막을 고무밴드로 결찰하여 조직의 괴사를 일으켜 치료를 한다. 치아선이나 치아선 하방의 치핵을 결찰하면 감각 신경으로 인해 통증이 심한 경우가 있다.

합병증으로 시술 직후 출혈이나 감염, 배뇨 장애가 있을 수 있으며, 심한 통증과 고열, 배뇨 장애가 같이 동반된 경우는 패혈증을 의심하고 입원 치료 하여야 한다.

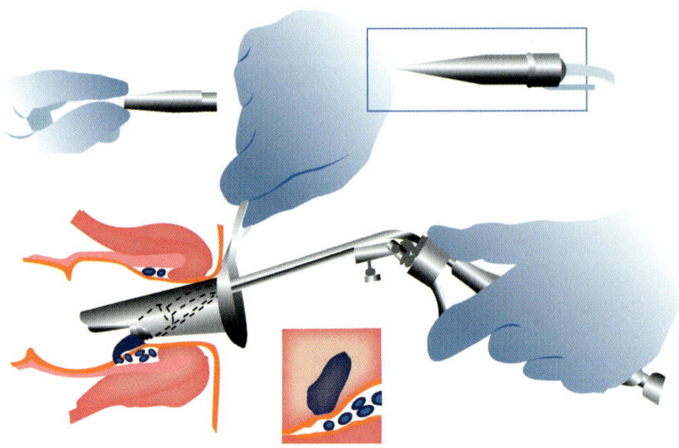

그림 29-10 고무밴드결찰술
뾰쪽한 원추형의 기구(작은 박스)를 이용하여 고무 밴드를 결찰 기구의 끝까지 밀어 넣는다. 치핵 조직을 확인하고 치핵조직을 향해 밴드를 결찰시키면 치핵 조직은 일반적으로 약 1주 후에 괴사되어 떨어진다.

(3) 적외선 응고치료

크기가 작은 1도, 2도 치핵의 경우에는 적외선 응고치료를 할 수 있다. 외래에서 시술 가능하며 한 번에 모든 치핵을 다 치료할 수 있다는 장점이 있다. 그렇지만 크기가 큰 치핵이나, 치핵 탈출이 심한 경우에는 효과가 떨어진다.

(4) 경화 요법

출혈이 있는 1도, 2도 및 일부의 3도 내치핵의 경우 경화 요법을 시행할 수 있다. 외래에서 시술 가능하고 합병증이 적다는 장점이 있다.

(5) 치핵 절제술

비수술적인 치료에도 증상의 호전이 없거나, 3도, 4도 치핵의 경우에는 수술을 고려하여야 한다. 치핵이 배변 조절의 일부 기능을 담당하므로 수술 시행에 있어서, 항상 주의를 기울여야 한다. 수술 방법은 전통적인 메스를 이용한 절제술, 스테플러를 이용한 방법 등 다양한 방법이 있다.

치핵 절제술 후 단기 합병증으로는 수술 후 통증이 있으며, 10~50% 환자에서 배뇨 장애가 있을 수 있다. 분변 매복이 동반되는 경우도 있으나 수술 전 장 처치(bowel preparation)와 수술 후 하제 사용을 통하여 예방할 수 있다. 수술 후 출혈이 있는 경우가 있으며 이 경우 출혈이 있는 혈관을 다시 지혈하여야 한다. 장기 합병증으로는 변실금, 항문 협착 등의 합병증이 있을 수 있다.

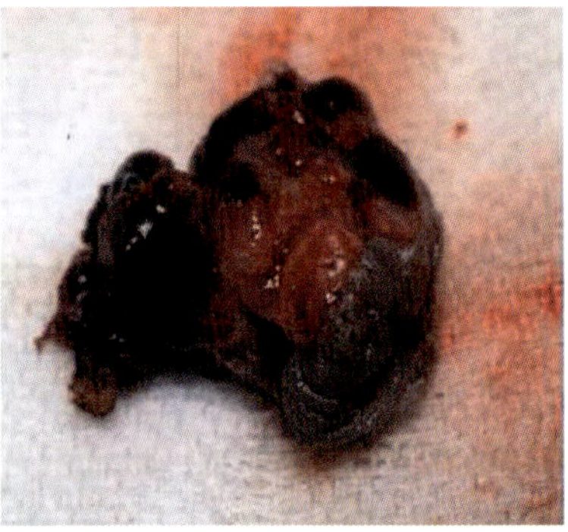

그림 29-11 절제된 치핵. 수술로 절제한 치핵조직

심화학습

최근에는 기구의 발달로 전통적인 치핵절제술 외에도 다른 수술방법들이 생겨났다. 초음파를 이용한 harmonic scalpel과 전기에너지를 이용한 Liga-Sure가 있는데, 이러한 기구들을 사용하여 치핵 조직을 제거하면, 주변 조직에 미치는 영향을 최소화할 수 있고 치핵의 절제와 동시에 혈관을 응고시켜 출혈을 최소화할 수 있다. 봉합을 시행하지 않기 때문에 기존 치핵절제술보다 통증이 적고 성공률도 만족스러운 것으로 나타났다. 또 다른 수술방법으로는 스테플러를 이용한 치핵교정술(stapled hemorrhoidectomy or stapled hemorrhoideopexy)이 있다. 원형의 스테플러를 이용하여 치핵 조직, 또는 탈출된 직장 조직을 절제하고 문합할 수 있을 뿐만 아니라, 하치핵 동맥(inferior hemorrhoidal artery)을 결찰하는 효과를 갖게 됨으로써 쿠션으로 가는 혈류를 감소시켜 재발을 막을 수 있다. 이 수술방법으로 수술 시간이 단축되고 수술 후 통증이 적었음이 보고되었다.

"참고하세요"

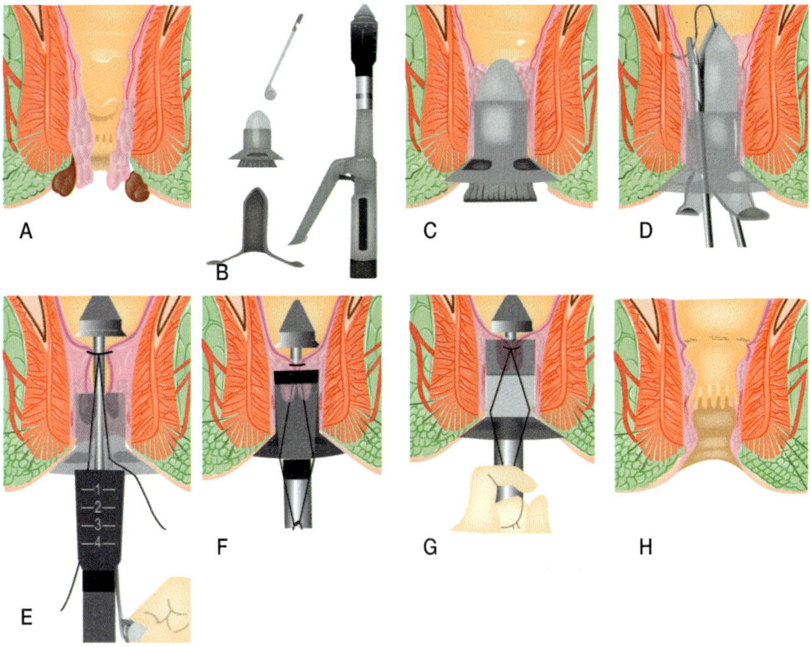

그림 29-12 스테플러를 이용한 치핵교정술
A, B, 내치핵과 스테플러의 모습
C, D, 치아선 4cm 상방 4곳에 쌈지봉합을 시행한다.
E~G, 쌈지봉합을 원추 모양의 anvil 주위로 묶어 당겨 치핵 조직이 스테플러 내부로 딸려 들어올 수 있도록 한다.
H, 스테플러를 닫고 찍게 되면 치핵조직이 제거되고 동시에 지혈되게 된다.

문제

29-2 1)

배변시 출혈과 함께 정막이 탈출되나 배변 후 저절로 환원되는 치핵 환자에게 적합한 치료는?

1) 고무밴드 결찰술
2) 전기적 소작술
3) 적외선 응고 요법
4) cryotherapy
5) 수술적절제

해설

2도 치핵이다.

29-3 5)

내치핵 치료 중 맞는 것은?

가. 1도일 때 보존적 치료
나. 1도, 2도일 때 sclerotherapy
다. 2도, 3도일 때 band ligation
라. 4도일 때 치핵절제술이 필요하다.

1) 가, 나, 다　2) 가, 다　3) 나, 라
4) 라　5) 가, 나, 다, 라

해설
내치핵 치료 시 단계별 치료원칙을 알아두어야 한다.

29.6 치열(anal fissure)

치열은 치아선 하방의 항문 상피의 찢어짐을 의미한다. 치열의 발생기전은 단단한 변이나 과도한 설사로 인한 항문 상피의 외상으로 인한 것으로 생각된다. 항문 상피의 상처는 내괄약근의 수축을 유발하고, 내괄약근의 수축은 통증을 증가시키고, 항문 상피로의 혈액 공급을 저하시키며 항문 상피의 상처를 크게 한다. 이러한 악순환으로 인하여 치열은 쉽게 낫지 않게 되고, 만성 치열로 진행하게 된다.

대부분의 치열은 후방 정중선에 발생하며, 10~15%의 환자에서는 전방 정중앙에 발생한다. 약 1% 미만에서 전후방 정중앙이 아닌 다른 곳에서 발생한다.

(1) 증상 및 증후

치열은 무척 흔한 질환이다. 특징적인 증상으로는 배변 시 찢어지는 듯한 통증과 혈변이 있다. 혈변은 화장지에 피가 묻는 양상으로 주로 나타난다. 어떤 환자들은 장운동 후 몇 시간동안 항문이 강하게 수축하는 느낌과 함께 통증을 호소하기도 한다.

진단은 가볍게 엉덩이를 벌려보는 정도로 치열을 확인할 수 있다. 대부분의 환자들은 직장 수지 검사나 항문 내시경을 시행하려고 하면 견디기 힘든 통증을 호소하므로, 무리해서 검사를 시행할 필요는 없다.

(2) 급성 치열

급성 치열은 항문 상피의 가벼운 손상으로 거의 대부분에서 내과적 치료만으로 호전된다. 치료의 목표는 통증과 항문 상피의 수축, 허혈로 이어지는 악순환의 고리를 끊는 것이다. 일차적인 치료는 항문의 상처를 최소화하기 위해 변 완화제(stool softener)와 장 확장성 약물(bulking agent)을 사용하며 미지근한 물로 좌욕을 시행한다. 리도카인 젤리나 다른 진통제

연고는 추가적으로 증상을 완화시켜주는 효과가 있다.

니트로글리세린 연고는 국소적으로 혈류를 증가시켜 주지만, 간혹 심한 두통을 일으키므로 사용에 주의해야 한다. 경구 칼슘 채널 길항제나 연고는 치열에 치료 효과가 있으며 니트로글리세린 연고보다 부작용이 적다.

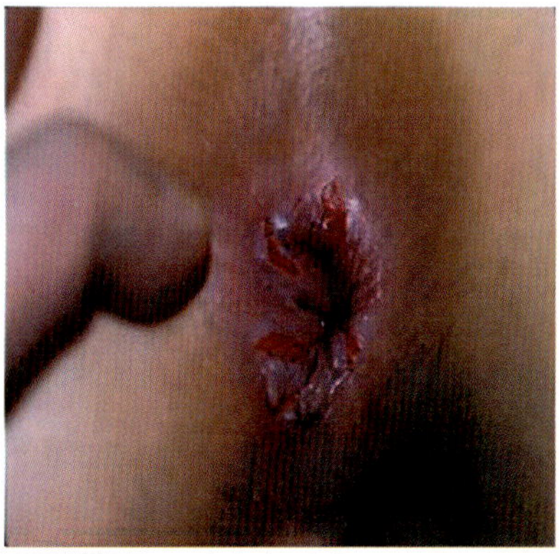

그림 29-13 급성기의 치열

(3) 만성 치열

만성 치열은 항문 상피뿐만 아니라 내괄약근까지 침범하는 궤양이 있으며, 육안으로 확인시 내괄약근이 보이며 가장자리로 섬유화된 흰 조직이 보이는 특징이 있다. 만성 치열은 비후된 치핵 조직(hypertrophied anal papilla)이나 쥐젖이 동반되는 경우가 많다.

내과적인 치료로 50～60% 정도에서만 호전을 기대할 수 있으며, 결국 수술을 필요로 하는 경우가 많다. 보톡스(Botulinum toxin)을 이용하여 일시적으로 근육의 마비를 일으켜 수술적 치료를 대신하려는 시도도 있었으나, 일반적인 내과 치료와 치료 효과는 비슷한 것으로 알려졌다.

내과적 치료가 실패한 경우 수술은 측방 항문속조임근 절개술(lateral internal sphincterotomy)을 시행한다. 이 수술은 항문속조임근의 수축을 줄여주어 항문 상피로의 혈류를 유지하고 통증을 줄여주는 효과가 있다. 항문속조임근의 약 30%를 절제하게 되며 이 경우 환자의 95%에서 치료 효과를 나타내었다. 10%에서 재발의 위험이 있으며 5～15% 정도에서 변실금의 가능성이 있다.

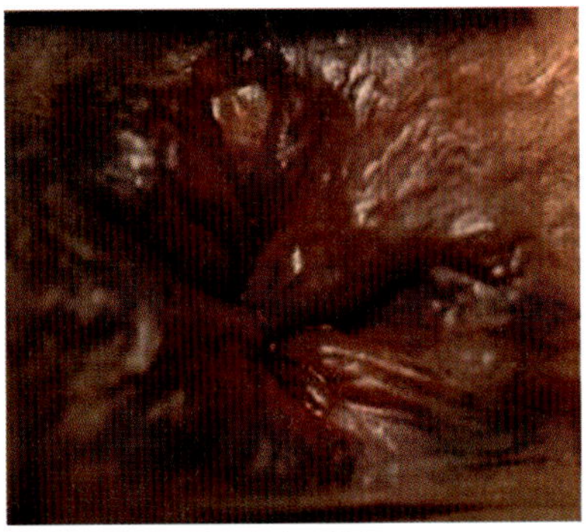

그림 29-14 만성기의 치열
치열 사이로 괄약근이 노출되어 있다.

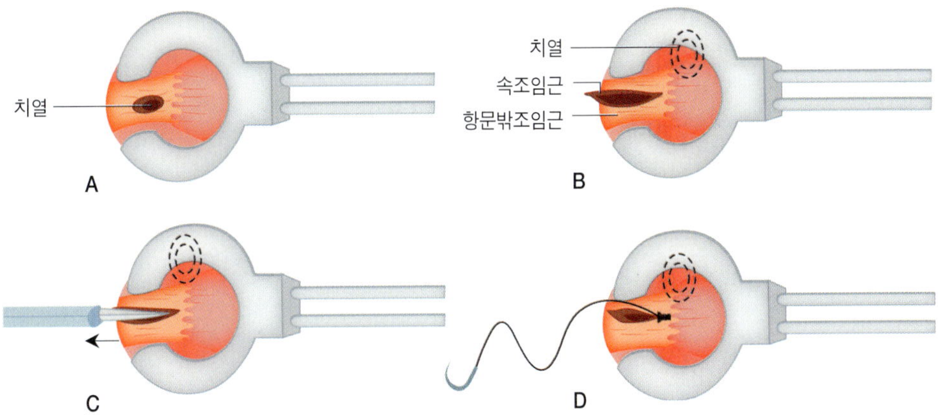

그림 29-15 측방 항문속조임근 절개술
A, 치열의 위치를 확인한다. B, 측방의 항문밖조임근을 절개하고 항문속조임근을 확인한다. C, 항문속조임근을 30% 정도 절개한다. D, 항문밖조임근을 다시 봉합해 준다.

(4) 정중앙선에 있지 않는 치열

측방에 발생하는 만성 치열은 대부분 크론병이나 HIV 감염, 매독, 결핵이나 백혈병의 가능성을 감별하여야 한다. 만약 진단이 확실치 않다면, 전신 마취하에 검사를 시행한다. 드물게는 항문 주변 농양이나 치루가 숨어있는 경우가 있으므로 이러한 가능성도 염두에 둔다.

✤ 이것만 알아두세요 ✤

변비가 있던 환자가 배변 시 찢어지는 통증을 호소하고 소량의 출혈이 있다면 가장 가능성이 있는 항문 질환은 치열이다. 시진 및 직장 수지 검사로 치핵과 감별할 수 있다. 치료는 일단 좌욕, 식습관 개선 등의 내과적 치료를 시행하고, 실패 시 수술을 시행한다. 항문속조임근절개술을 하는 이유는 치열의 원인이 딱딱한 변과 과도한 근긴장으로 인해 항문이 찢어지는 것이기 때문에 괄약근을 일부 절개하여 근육 긴장을 늦추어 배변을 수월하게 하고 통증을 줄어들게 할 수 있기 때문이다.

문제

29-4 5)

배변 시 극심한 항문 통증과 출혈이 있고, 조임근이 노출되었다. 적절한 치료는?

1) seton suture
2) 경화요법
3) 치질절제술
4) 측방속조임근절개술
5) 외조임근절개술

해설
배변 시의 통증과 출혈은 치열을 시사한다.

29-5 2)

치열에 대한 설명 중 맞는 것은?

가. 후방 정중앙에 호발한다.
나. 치아선 상방에 생긴다.
다. 변비에 의해 악화된다.
라. 손가락 확장술로 완치된다.

1) 가, 나, 다
2) 가, 다
3) 나, 라
4) 라
5) 가, 나, 다, 라

해설
치열은 치아선 하방에 생긴다. 수술로 완치를 기대할 수 있다.

29-6 1)

치열에 대한 설명 중 맞는 것은?

가. 초기에는 좌욕 등으로 치료한다.
나. 만성기에는 수술이 좋다.
다. internal sphincter 절개로 대부분 치유된다.
라. sclerotherapy가 좋다.

1) 가, 나, 다
2) 가, 다
3) 나, 라
4) 라
5) 가, 나, 다, 라

해설
초기에는 좌욕 등의 보존적 치료를 하고, 만성기에는 수술적 치료를 해준다. 수술 방법은 internal sphincterotomy가 가장 널리 사용되는 방법이다. sclerotherapy는 쓰이지 않는다.

29.7 항문 직장의 화농성 질환

원인은 여러 가지가 있지만 가장 흔한 원인은 막힌틈과 gland의 염증이다. 농양과 항문샛길은 같은 발병기전을 가지며, 농양이 급성기, 항문샛길은 그 만성 합병증으로 생각할 수 있다.

1) 농양(abscess)

(1) 발병기전

① **괄약근간 농양**

괄약근간 농양(intersphincteric abscess)은 발생한 위치에만 국한되며, 증상이 없을 수도 있고 심한 통증이 동반될 수도 있다. 치열이 있어 치열에 대한 적절한 치료 후에도 통증이 지속된다면 농양을 의심해 보아야 한다.

② **항문 주위 농양**

항문 주위 농양(perianal abscess)은 괄약근간 염증이 아래쪽으로 수직으로 전달되어 생기며, 압통, 부종을 동반한다.

③ **직장근육 사이 농양 및 항문거근 주위 농양**

염증이 위쪽으로 수직으로 전달되면 직장벽 내의 근육 사이 공간에 농양(intermuscular abscess)이 생기거나 항문거근 윗 공간(supralevator abscess)에 농양이 생기게 된다. 이러한 농양은 통증이 애매하기 때문에 진단이 어렵게 된다.

④ **좌골직장와 농양**

염증이 수평으로 퍼지면 항문속조임근을 뚫고 항문관으로 가거나 항문밖조임근을 지나 반대쪽 방향으로 진행하여 좌골직장와(ischiorectal fossa)에 농양을 형성할 수 있다.

(2) 치료

농양은 진단이 되면 반드시 배농해야 하며, 단순하고 얕은 곳에 위치한 농양은 국소 마취 후에 간단하게 배농할 수 있다. 면역 저하 환자, AIDS 환자, 당뇨 환자, 항암치료 중인 환자와 같은 경우에는 입원 치료가 필요하다. 이러한 농양은 치료하지 않을 경우 회음부의 괴사성 감염으로 진행하여 치명적일 수 있다.

국소적 치료에 반응하지 않거나 재발하는 농양은 그 배농이 적절하지 못했다는 것을 의미하므로 항생제를 사용하고, CT를 통해 배농이 되지 않은 부분을 찾아보아야 한다.

① 괄약근간 농양

괄약근간 농양은 농양이 있는 level에서 항문속조임근을 절개하여 배농이 가능하다.

② 항문 주위 농양

항문 주위 농양은 피부를 단순 절개하는 것으로 치료가 끝난다. 충분히 배농하기 위해 단순 절개 후 봉합하지 않는다.

③ 직장근육 사이 농양 및 항문거근 주위 농양

근육 사이 공간의 농양이나 항문거근 윗 공간의 농양은 ischiorectal abscess가 아니면, 하부 직장과 상부 항문관으로 배농하는 것이 좋다.

④ 좌골직장와 농양

Ischiorectal abscess는 진단 즉시, 피부와 연부조직에 십자형 절개를 가한 후, 배농해야 한다.

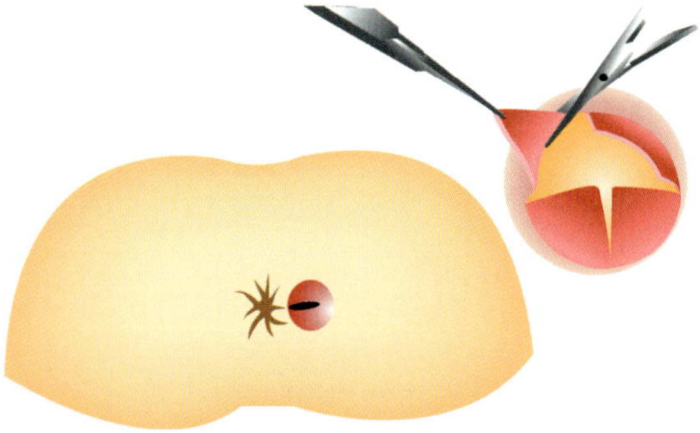

그림 29-16 항문직장 농양의 절개창과 배액
십자형의 절개를 가하고 소방(loculation)이 형성되었는지 확인하기 위해 상처를 프로빙한다. 창상의 끝은 절개하여 열어둔 채로 유지하여 적절하게 배액되도록 한다(작은 박스).

✤ 이 것 만 알 아 두 세 요 ✤

결국 항문주위 농양은 농양의 위치에 따라 배농의 경로가 다를 뿐, 모두 항생제와 배농을 통해 치료한다. 창상은 남은 pus를 계속 drain시키기 위해서, 또한 wound가 깨끗하지 않기 때문에 절대 봉합하지 않는다.

2) 항문샛길(치루, anal fistula)

(1) 정의

항문 주위의 피부를 통해 경피 샛길이 생기는 것을 의미하며, 직장과 연결되어 있을 수도 있고 그렇지 않을 수도 있다.

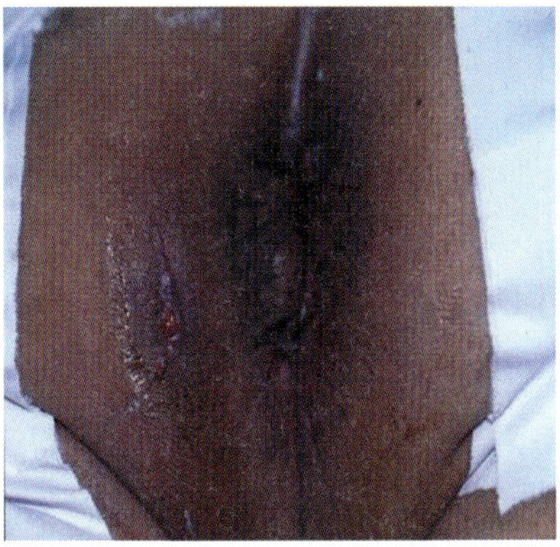

그림 29-17 항문샛길의 육안 소견

(2) 증상과 분류

① 괄약근간형 항문샛길(intersphincteric fistula)

가장 흔한 형태이며, 대부분의 경우에 감염 경로는 항문연을 향해 바로 아래쪽으로 지나게 되며, 괄약근간 공간 내에 tract가 존재한다. 그러나 이러한 형태의 항문샛길에는 약간의 변형이 있으며 흔하지는 않지만 치료하기는 까다롭다. 예를 들어 항문샛길 track이 직장 벽을 향해 위쪽으로 주행할 수도 있고, 드물게는 항문샛길이 결장에서 유래되는 경우도 있다.

② 괄약근 관통형 항문샛길(trans-sphincteric fistula)

항문밖조임근을 평행하게 뚫고 주행하여 엉치직장와를 지나 회음부 피부에서 끝난다.

③ 괄약근 상형 항문샛길(suprasphincteric fistula)

비교적 드문 형태인데, 괄약근 관통형과 비슷하지만, 항문밖조임근을 loop 모양으로 넘어서 주행하며 항문거근을 관통한다. 이 형태는 치료하기 어려우며 경험 없는 외과의가 치료한다면 위험할 수 있다.

④ 괄약근 외형 항문샛길(extrasphincteric fistula)

역시 빈도는 드물며 치료 역시 위험하다. 직장 벽으로부터 track이 나와 회음부 피부로 통한다. 항문거근의 위로 지나가게 되며, 모든 주행 경로는 괄약근 바깥쪽에서 이루어진다.

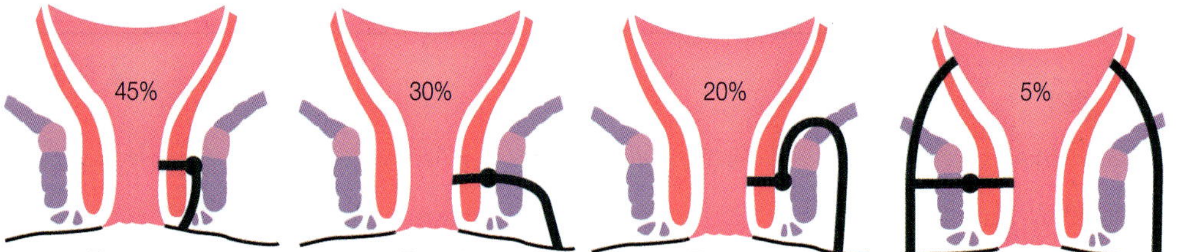

그림 29-18 항문샛길의 네 가지 주요 타입
항문밖조임근이 중요한 지표이며, 이를 기준으로 항문샛길을 구분한다.
- Type 1 : 괄약근간형 항문샛길(intersphincteric fistula)
- Type 2 : 괄약근 관통형 항문샛길(trans-sphincteric fistula)
- Type 3 : 괄약근 상형 항문샛길(suprasphincteric fistula)
- Type 4 : 괄약근 외형 항문샛길(extrasphincteric fistula)

(3) 치료

항문샛길은 처음에는 급성 농양으로 나타날 수 있다. 이 때 딱딱하게 경화된 피부 부분은 항문관과 연결되어 있다. 직장 수지 검사에서 항문관 벽의 결절이 만져지기도 하며, 이곳이 안쪽 개구부임을 시사한다. 프로브를 바깥쪽 피부의 opening으로 부드럽게 집어넣어 안쪽 항문관의 opening을 찾아낼 수 있는데, 프로브를 세게 넣으면 새로운 항문샛길을 만들 수 있음으로 조심해야 한다.

① 마취 후, 피부 쪽 경화된 부분을 확인하고 항문경을 통해 내부를 확인하여 바깥쪽 opening과 안쪽 opening을 확인한다. Goodsall rule이 도움이 될 수 있다〈그림 29-18〉. 안쪽 opening이 확인되지 않으면 바깥쪽에서 부드럽게 프로브를 넣어 확인할 수 있으며 그래도 확인되지 않으면 메틸렌 블루 용액과 과산화수소 용액을 섞어 튜브를 통해 바깥쪽 opeing에 넣으면 안쪽에서 opening을 찾을 수 있다.

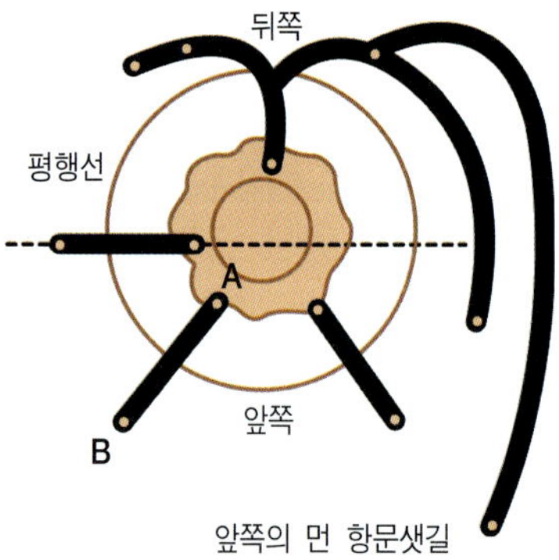

그림 29-19 항문샛길의 내부 입구 위치를 찾는데 도움을 주는 Goosall의 법칙
항문관 내부의 입구가 A로 표시되었다. 항문을 가로지르는 평행선을 기준으로 하여 앞쪽에서 외부로 개구하는 항문샛길의 내부 입구는 방사상으로 직선 위치에 존재하며, 뒤쪽에서 외부로 개구하는 항문샛길은 곡선을 이루며 진행하여 내부 입구는 후방정중선에 위치한다. 단, 앞쪽에 위치하는 항문샛길라도 항문관과 멀리 떨어져 있는 경우에는 예외적으로 곡선을 이루어 진행하게 된다.

② 괄약근간의 감염이 있는 부위를 배농하는 것이 중요하다. 표재성 항문샛길인 경우에는 항문샛길절개술(fistulotomy)을 통해 항문샛길을 열어 주기만 해도 충분한 치료가 된다. 여성에서 항문샛길이 전방에 위치하거나 괄약근의 1/4이상을 침범한 항문샛길일 경우에는 항문샛길절개술로 대변실금이 유발될 수 있으므로 Seton 시술을 한다.

심화학습

◆Seton 수술법

항문샛길절개술로 인해 괄약근의 결함이 커지게 되어 대변실금이 우려될 때 시행하는 방법으로, 항문샛길 track에 monofilament nylon이나 고무 밴드를 집어넣어 괄약근에 걸쳐 느슨하게 묶는 시술이다. 2~3개월 후 항문샛길 track 주변에 섬유화가 일어나면서 track이 자연히 아물게 되고, 이때 nylon이나 밴드를 제거하면 괄약근의 손상을 최소화 하고 항문샛길을 치료할 수 있다. 또 다른 방법으로는 cutting seton을 이용하기도 하는데, seton을 항문샛길 track에 걸친 후 느슨하게 묶지 않고 세게 조임으로써 이 seton이 수주 간에 걸쳐 서서히 괄약근을 자르게 되고, 이와 같이 괄약근이 잘리는 동시에 아물게 되어 괄약근의 결여가 최소화된다.

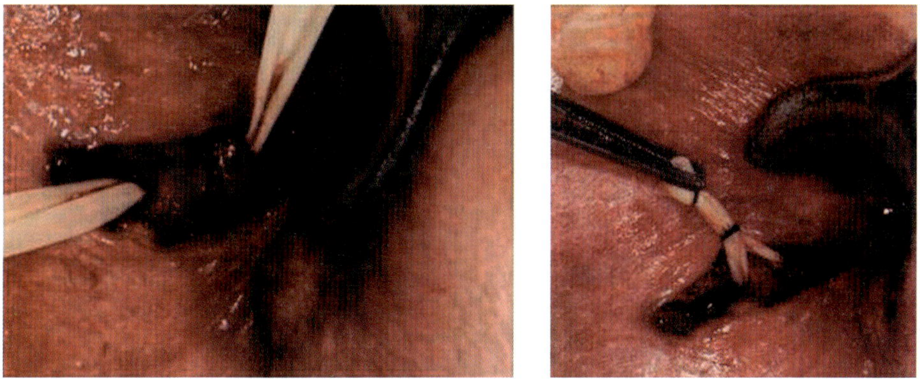

A B

그림 29-20 Seton 수술법
A, 항문 샛길에 고무밴드를 통과시킨다. B, 고무밴드를 묶은 후 조여준다.

문제

29-7 2)

50세 당뇨병 환자가 항문 주위에 심한 통증과 고열로 병원에 왔다. 항문 주위가 빨갛고 고름이 비쳤다. 적절한 치료는?

가. 광범위 항생제 투여	나. 배농 후 일차봉합한다.
다. 절개하여 배농한다.	라. 좌욕만 하게 한다.

1) 가, 나, 다　2) 가, 다　3) 나, 라
4) 라　5) 가, 나, 다, 라

해설
항문 주위 농양은 피부를 단순 절개하고 항생제를 사용한다. 창상은 봉합하지 않는다.

29-8 4)

항문샛길(anal fistula)에 관한 설명으로 옳은 것은?

가. 항문주위 농양(abscess)과 항문샛길의 발생은 관계가 없다.
나. 궤양성 결장염(ulcerative colitis)이 원인이 될 수 있다.
다. 가장 흔한 형은 상항문조임근형(suprasphincteric type)이다.
라. 수술 시 속구멍(internal opening)을 확인하여 처치해야 한다.

1) 가, 나, 다　2) 가, 다　3) 나, 라
4) 라　5) 가, 나, 다, 라

해설
가. 농양의 40%에서 샛길이 유발된다.
나. 궤양성 결장염에서는 항문을 침범하지 않는다.
다. 가장 흔한 형은 intersphincteric type이다.

29-9 2)

건강했던 45세 남자환자가 3일전부터 점차 심해지는 통증을 주소로 내원하였다. 수지검사에서 항문연 부위에 압통과 융기가 있다. 체온은 38도이다. 적절한 치료는?

1) 온수 좌욕　2) 절개 배농
3) 항생제투여　4) 항문수지 확장술
5) 좌측 항문속조임근 절개

해설
항문 농양이 의심되는 상황이다.

29-10 3)

상부 항문샛길로 항문조임근의 경화(fibrosis, scar)와 항문샛길 개방(laid open)을 유발시켜서 변실금을 방지하기 위한 치료는?

1) Fistulotomy　2) Fistulectomy
3) Seton operation　4) fibrin glue
5) endorectal advancement flap

해설
다른 방법으로는 cutting seton을 이용하기도 한다.

29.8 항문의 악성 종양

항문의 종양은 드물지만, 다양한 양성과 악성 종양이 있다. 치료방법의 선택에 있어 종양의 종류도 중요하지만 다른 부위와는 달리 그 위치가 매우 중요하다.

해부학적으로는 항문관(anal canal)과 항문연(anal margin)을 치아선을 경계로 나누며, 치아선을 경계로 종양의 조직학적 유형과 림프절 배액 경로가 다르다. 즉, 치아선 상방은 상피가 이행 상피(transitional cell)에서 원주 상피(columnar cell)로 바뀌며, 림프 배액은 전형적으로 상부 치핵 동맥을 통해 이루어진다. 반면 치아선 하방은, 편평상피(suamous cell)로 이루어져 있으며, 림프 배액은 서혜부 림프절(inguinal lymphatics)을 통해 이루어지는 차이점이 있다.

외과적으로는 항문관과 항문연의 경계를 항문 피부선(anal verge)으로 한다. 실제 임상에서 항문관과 항문연의 경계를 나눌 때는 항문 피부선으로 나누는 것이 적용하기 쉽고 종양의 특성을 예측하기 쉬우며, TNM staging 과도 합치하기 때문에 널리 쓰인다.

1) 항문연의 종양(anal margin tumors)

(1) 보웬병(Bowen's disease)

항문에 생기는 평편상피내암종(anal squamous cell carcinoma in situ)을 가리키며 상피내종양(intraepithelial neoplasia)이라고도 불린다. 증상은 거의 없거나 가려움증 정도이며 피부가 붉게 변하기도 하며, 두꺼워지고 균열이 상기기도 하며, 결절이 만져지기도 한다. 이러한 소견은 피부병인 습진, 건선, 칸디다증과 감별하기 어렵다. HPV, HIV와 관련이 있다고 알려져 있기 때문에 이 질병이 의심되면 병력 청취와 혈청 검사가 필요하다.

치료는 단순 절제이며, 눈에 쉽게 보이는 단일성 상피내암종인 경우에는 절제 후 단순 봉합이 가능하며 그렇지 못한 경우에는 피판 성형술을 시행한다. 다발성 종양인 경우에는 약물을 이용하여 국소적으로 치료할 수 있다.

(2) 편평상피암(squamous cell carcinoma)

항문연에 존재하는 조기 편평상피암은 광범위 국소절제술(wide local excision)로 치료할 수 있으며 그 결과가 매우 훌륭하다.

재발했을 때에는 다시 광범위 국소절제술을 시행할 수 있으며, 병변이 광범위하여 국소절제술이 불가능할 경우에는 복회음절제술(APR)을 시행한다. 10% 이하의 환자에서 부위 림프절(regional lymph node)에 전이가 있는데, 이때에는 림프절 곽청술이 필요하다.

2) 항문관의 종양(anal canal tumors)

(1) 편평세포암(squamous cell carcinoma; epidermoid carcinoma)

① 증상 및 특징

항문관의 편평상피암은 종괴를 형성하며, 때로는 출혈 및 가려움증을 동반할 수 있다. 진단 시 1/4은 상피내암이며, 나머지 3/4은 진행성 암이고, 25%는 림프절 전이 양성, 그리고 6%에서는 원적 전이가 있다. 약 1/2에서는 크기가 3cm 미만이고 나머지 1/2은 3cm 이상이다. 과거에는 수술을 시행하거나 방사선 치료를 하거나 둘 중에 한 가지 치료법을 선택했으며, 병변이 비교적 초기이면 광범위 국소절제술을 시행하였고, 진행성이면 복회음절제술을 시행해왔다.

② 치료

근래에 이르러 방사선치료와 항암치료를 병행함으로써 대변 자제를 유지할 수 있고 장루 형성을 피하면서도 비슷한 완치율을 거둘 수 있게 되었다. 따라서 2cm 이하의 초기의 병변에 대해서는 광범위 국소절제술을 시행하기도 했는데, 이제는 이러한 병변이라 할지라도 항암방사선 치료를 시행하는 것이 가장 좋다.

③ 수술의 적응증

항암방사선 병합 요법이 항문관 암종에서 대부분 수술적 치료를 대신하지만, 그래도 복회음절제술이 필요한 환자들이 있다. 즉, 이미 대변실금으로 인해 장루가 필요한 환자, 항암치료나 방사선 치료가 금기인 환자, 항암방사선 치료에 반응이 적은 환자에서는 복회음절제술을 단독으로 시행하거나 항암방서선 치료에 추가하여 시행해야 한다.

(2) 선암(adenocarcinoma)

항문관의 선암은 극히 드물다. 항문관 내의 관(duct)에서 기원하며, 매우 드물기 때문에 치핵 수술 중 발견되는 경우가 종종 있다. 광범위 국소절제술 또는 복회음절제술이 치료 원칙이며, 항암방사선 치료는 보조적 요법으로 시행한다. 적절한 치료에도 불구하고 예후는 매우 좋지 않다.

✤ 이것만 알아두세요 ✤

1. 항문관의 편평세포암은 항문 기능 보전을 위해 항암방사선 치료를 하는 것이 치료 원칙이며, 복회음절제술은 이미 항문 기능이 소실되어 항문 보존의 의미가 없는 환자, 항암방사선 치료가 금기인 환자, 항암방사선 치료에 실패한 환자에서만 시행한다.
2. 정리하면, 림프절 전이가 없고 괄약근을 침범하지 않은 편평상피암에서는 국소절제술을 시행해 볼 수도 있지만, 가능하면 항암방사선 치료를 시행하는 것이 바람직하고, 중요한 것은 초기라고 하더라도 괄약근이 침범되어 있다면 대변실금이 유발될 것이기 때문에 당연히 항암방사선 치료가 원칙이다.

심화학습

◆항문관 편평상피암의 병기별 치료 원칙

1. stage 0(Tis N0)
   - Local excision
2. stage Ⅰ(T1N0)
   - Local excision
   - RT or ChemoRT : sphincter involved
3. stage Ⅱ(T2~T3 N0)
   - Local excision
   - RT or ChemoRT : sphincter involved
4. stage ⅢA and ⅢB(T1~T3 N1, T4N0)
   - ChemoRT
   - If failed → APR

문제

29-11 5)

항문조임근을 침범하는 항문 편평세포암의 적합한 치료는?

1) 냉동요법
2) 국소절제
3) 복회음절제술
4) 저위전방절제술
5) 방사선항암화학요법

해설

CTx+RTx로 cure가 가능한 암
① 두경부 편평세포암
② 항문 편평세포암
③ 유방암
④ 자궁경부암
⑤ 폐암중 SCLC
⑥ 폐암중 NSCLC(stage Ⅲ)

29-12 1)

50세 남자환자가 항문 통증 및 출혈로 내원하였다. 항문연 2cm 상방에 3cm 크기의 종양이 발견되었으며 조직검사결과상 편평세포암으로 진단되었다. 다음중 적절한 치료는?

1) 방사선 치료
2) 국소절제술
3) 복회음 절제
4) 방사선 화학 요법
5) 국소절제 및 예방적 서혜부 림프절 절제

해설

항문관의 편평세포암은 항문 기능 보전을 위해 항암방사선 치료를 하는 것이 치료 원칙

PACIFIC
SURGERY

30 간
Liver

30.1 해부 및 생리

1) 육안적 해부학

(1) 간(liver) 해부학의 일반적 고려사항

① 우상복부에 위치한 고형 위장관 기관으로, 무게는 1,200~1,600g가량이다.

② 정상 간은 빗장뼈 중앙선의 다섯 번째 갈비사이부터 아래로는 오른쪽 갈비뼈 모서리까지 내려오며, 상부는 가로막에 의해 덮여 있고, 대부분의 간은 흉격(thoracic cage)에 의해 보호된다. 간의 후면으로는 아래대정맥(Inferior Vena Cava, IVC)이 위치한다.

③ 간은 대부분 복막에 의해 덮여 있는데, 쓸개 기저부(gallbladder bed), 간문부(porta hepatis), 무장막 구역(bare area)은 복막에 의해 덮여 있지 않다.

(2) 인대

간 표면에서 복막이 중첩되어 두꺼워진 부분으로 다음과 같은 것들이 있다.

① **간원인대**(ligamentum teres) : 가로막의 복막이 중첩되어 두꺼워진 부분으로. 폐쇄된 제대정맥을 포함한다. 외측 경계는 좌/우측 삼각인대(triangular ligaments)이다.

② **낫인대**(겸상인대; falciform ligament) : 간원인대의 중앙부에서 시작하며, 전면(anterior)으로는 간표면과 가로막, 복벽, 배꼽으로 연결되는 얇은 막을 형성한다.

③ **정맥인대**(ligamentum venosum, Arantius관) : 좌측간의 후면에 위치하며, 간문부 안의 좌간문맥에서 시작하여 좌간정맥 및 아래대정맥을 향해 주행한다. 폐쇄된 정맥동을 포함한다.

> **심화학습**
>
> ◆ 간의 조혈 기능
>
> 태아의 간은 조혈 기능에 중요한 역할을 수행한다. 제태 10주에 간은 몸무게의 10%를 차지하는데, 간 모세혈관 발달 및 왕성한 조혈기능을 수행한다. 출생 2개월 전에는 조혈 기능이 감소하고 간의 무게는 몸무게의 5%로 감소한다.

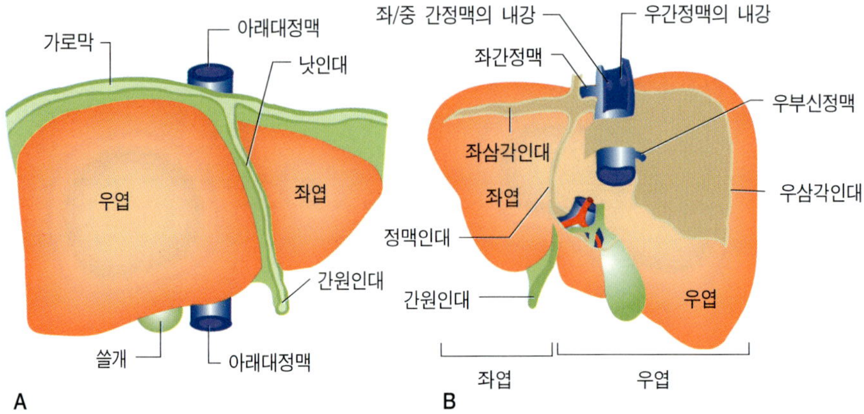

그림 30-1 간(liver)

A, 기존에는 간의 우엽과 좌엽을 낫인대를 기준으로 구분하였다.
B, 간의 뒤편을 나타내는 그림이다. 간이 아래대정맥을 감싸고 있으며, 3개의 주요 간정맥과 우부신정맥이 아래대정맥으로 유입된다.

2) 간의 기능적 해부

(1) 간의 분류

① **간의 1차 분류**(first-order division)

- 좌우 간은 중간정맥(middle hepatic vein) 및 주문맥열(Cantlie line)에 의해 구분된다.
  → 주문맥열(Cantlie line) : 쓸개의 좌연과 아래대정맥의 왼쪽을 연결하는 가상의 선

해부학적 용어	Couinaud 구역	수술적 절제에 대한 용어	모식도
우반간(right hemiliver)	Sg 5−8(+/−Sg1)	우반간절제술 (right hemihepatectomy)	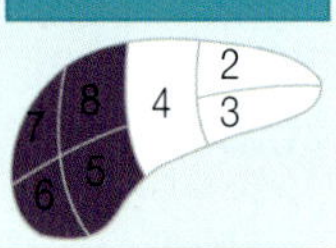
좌반간(left hemiliver)	Sg 2−4(+/−Sg1)	좌반간절제술 (left hemihepatectomy)	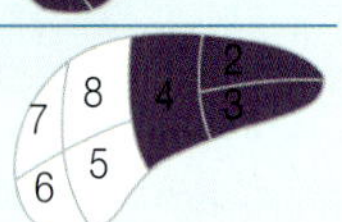

쓸개오목(gall bladder fossa)과 아래대정맥오목(IVC fossa)을 연결하는 선으로 우간과 좌간을 구분한다.

그림 30-2 간의 1차 분류(first-order division)

② **간의 2차 분류**(second-order division)

- 4개의 구역(section), 구획(sector)으로 분류된다.
- 간우엽 : 우간정맥에 의해 전구역 및 후구역으로 나뉜다.
- 간좌엽 : 좌간정맥에 의해 중구역 및 외구역으로 나뉜다.

해부학적 용어	Couinaud 구역	수술적 절제에 대한 용어	모식도
우전구역 (right anterior section)	Sg 5, 8	우전구역절제술 (right anterior sectionectomy)	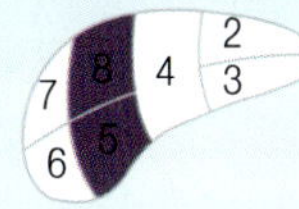
우후구역 (right posterior section)	Sg 6, 7	우후구역절제술 (right posterior sectionectomy)	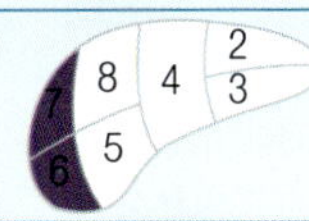
좌중구역 (right medial section)	Sg 4	좌중구역절제술 (left medial sectionectomy)	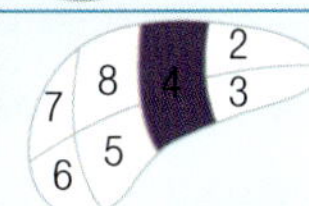
좌외구역 (right lateral section)	Sg 2, 3	좌외구역절제술 (left lateral sectionectomy)	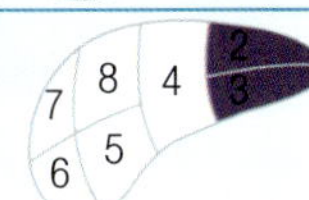

그림 30-3 간의 2차 분류(second-order division)

③ **간의 3차 분류**(third-order division)

- 8개의 분절(segment)로 구성되며, 각 분절은 독립된 portal triad를 가진다.

해부학적 용어	Couinaud 구역	수술적 절제에 대한 용어	모식도
구역 1~9	구역 1~9의 모든 구역	구역절제술 (segmentectomy)	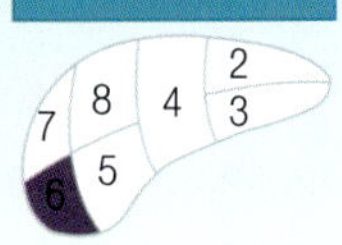
2 개의 연속 구역	구역 1~9의 연속된 두 구역	이구역절제술 (bisegmentectomy)	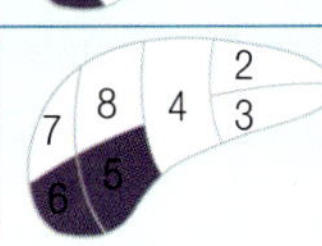

그림 30-4 간의 3차 분류(third-order division)

(2) 간의 plate system

① 우측 portal triad

간문부에서, 우측 portal triad는 1~1.5cm의 짧은 간외경로를 보이며, 간 실질로 들어가기 전에 우전구역 및 우후구역으로 분지한다.

② 좌측 portal triad

- 3~4cm의 긴 간외경로를 보이며 제4분절의 기저부를 따라 평행하게 주행한다.
- hilar plate라 알려진 결합 조직에 싸여 간 실질과 분리되어 있으며, 제대열(umbilical fissure) 안에서 머리쪽, 앞쪽으로 주행하며 제 2, 3, 4분절로 분지한다.

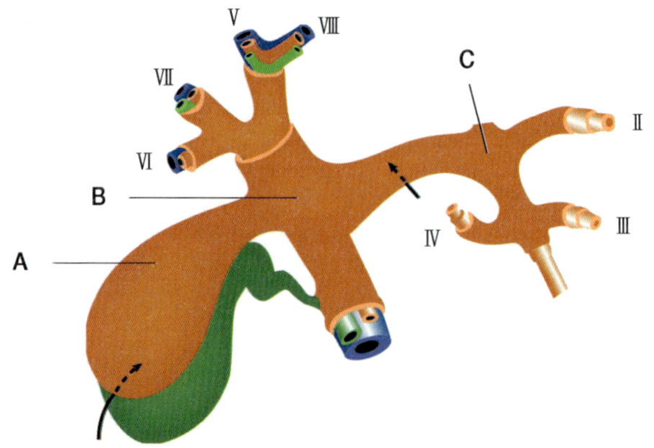

그림 30-5 판 시스템(plate system)의 그림
A, 쓸개와 간 사이의 쓸개 판(cystic plate)
B, 4구역의 아래 부분에서 담도가 합류되는 부위의 간문 판(hilar plate)
C, 문맥 위쪽의 배꼽 판(umbilical plate), 왼쪽 화살표는 쓸개절제술 시의 쓸개 판으로의 박리면(dissection plane)이며, 오른쪽 화살표는 간문부와 왼쪽 간관 노출 시의 박리면이다.

(3) 간 문맥

① 일반적 특징 및 혈역학

전체 간 혈류의 75%를 차지하며, 간 산소공급의 50~70%를 담당한다. 간 문맥은 판막이 존재하지 않아 저항이 낮으므로 많은 혈류량에도 불구하고 혈압이 낮다.

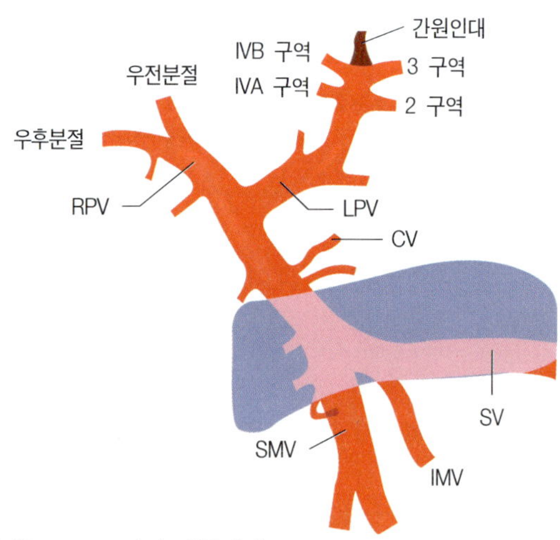

그림 30-6 문맥(portal vein)의 해부학적 구조
IMV는 비장정맥(splenic vein)과 합류하고, SMV가 췌장(파란 그림자) 경부의 뒤편에서 비장정맥과 합류하여 문맥을 형성한다.
CV: 관상정맥(coronary vein); LPV: 좌문맥(left portal vein); RPV: 우문맥(right portal vein)

② 형성, 위치 및 주행경로

2번 요추 높이의 췌장 뒤쪽에서 위창자간막정맥(superior mesenteric vein, SMV)과 비장정맥(splenic vein)이 합류함으로써 형성되며, 이후 샘창자의 제 1부를 지나 간샘창자인대(hepatoduodenal ligament) 속으로 들어가 머리 방향으로 주행한다. 한편 간샘창자인대 내에서는 담도 및 간동맥의 후면에 위치하며, 주문맥의 길이는 5.5~8cm, 지름은 1cm가량이다. 간동맥, 담도는 해부학적 변이는 매우 다양하지만 문맥의 변이는 흔하지 않다.

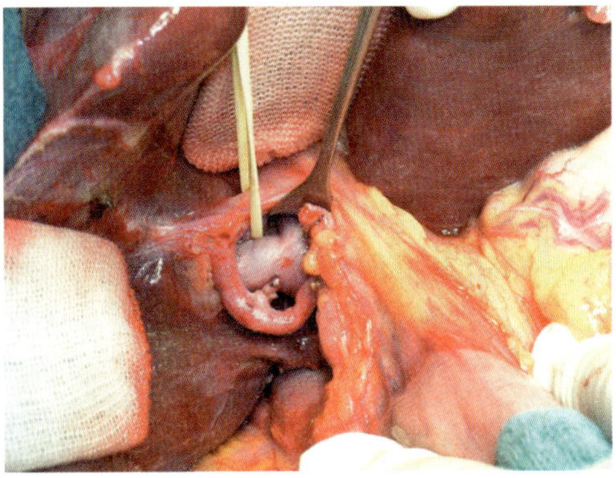

그림 30-7 오른쪽 간외담도
노란 고무줄로 표시되어 있으며 그 뒤로 우간동맥과 우간문맥이 관찰된다.

③ 간내 문맥

간문맥은 간문부에서 좌-우 주문맥(main portal vein)으로 분지한다.

- 좌 주문맥은 Ⅳ분절의 기저부를 따라 평행하게 주행하여 제대열(umbilical fissure) 안으로 들어간다. 분지는 Ⅱ, Ⅲ, Ⅳ분절 및 꼬리엽(미상엽, caudate lobe)의 왼쪽을 공급하는 후(posterior) 분지로 나뉜다.
- 우 주문맥은 좌 주문맥에 비해 짧은 간외 경로를 가진다. 분지는 우전, 우후 구역 분지 및 꼬리돌기(caudate process)를 공급하는 작은 분지로 나뉜다.

(4) 문맥-체순환계 연결

① 임상적 의미

문맥압이 높아지면 측부 순환의 증가에 의해 문맥-체순환계 연결이 확장된다.

② 가장 중요한 문맥-체순환계 연결

- 근위부 위와 원위부 식도의 점막하 정맥 : 짧은위정맥(short gastric veins)과 좌위정맥(left gastric vein)으로부터 문맥혈을 받으며, 간경변으로 인해 문맥압이 증가하면 위장관 출혈을 야기할 수 있다.
- 제대 및 복벽의 정맥 : 문맥압 상승 시 간원인대의 폐쇄된 제대정맥이 재개통되며,

이것이 피부로 드러나는 것이 메두사 머리(caput medusa)이다.

- 상치핵총(superior hemorrhoidal plexus) : 하창자간막 정맥으로부터 문맥혈류를 공급받으며, 큰 치핵을 초래할 수 있다.
- 기타 후복막강 교통정맥(retroperitoneal communications)

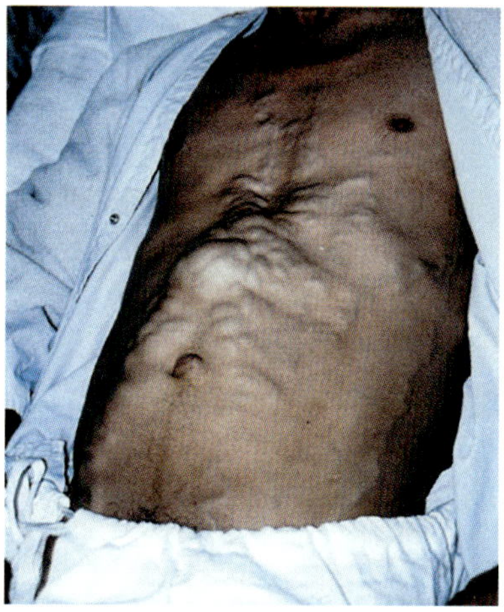

그림 30-8 메두사 머리
확장된 제대정맥이 피부로 잘 드러나 있다.

(5) 간동맥

① 일반적 특징 및 혈역학

간 전체 혈류의 25%를 차지하며, 간 산소공급의 30∼50%를 담당한다.

② 간동맥 이외의 간의 동맥 공급

간의 혈액공급은 간문맥과 간동맥에 의해 이루어지는데, 간동맥 폐쇄와 같은 특수한 상황이 되면 다른 측부순환의 통로로써 간동맥 이외의 다른 동맥에서 동맥혈 공급이 이루어진다. 주로 아래가로막 동맥(inferior phrenic artery)의 분지와 위샘창자동맥(gastroduodenal artery)의 분지로부터 동맥혈 공급을 받으며 간동맥 폐쇄 시 중요한 역할을 하게 된다.

③ 간외 간동맥의 기원 및 분지

- 온간동맥(common hepatic artery) : 총복강동맥(celiac trunk)에서 기원하며, 췌장의 위쪽 경계를 따라 오른쪽으로 진행한다. 이후 소망(lesser omentum)의 오른쪽 경계를 따라 주행하다가 간문부를 향해 주행하면서 위샘창자동맥(gastroduodenal artery), 위샘창자 동맥(superior duodenal artery), 우위동맥(right gastric artery)을 분지한다.
- 고유 간동맥(proper hepatic artery) : 온간동맥이 위샘창자동맥을 분지하고 나면 명칭이 고유 간동맥으로 바뀌며, 간문부에서 좌/우 간동맥으로 나뉜다.

④ 간내 간동맥의 주행 및 분지

고유 간동맥이 간문부에서 좌/우 간동맥으로 분지한다.

- 좌간동맥 : 제대열로 들어간 후 제 Ⅰ, Ⅱ, Ⅲ분절을 공급하며, 중간동맥(middle hepatic artery)을 분지하여 제Ⅳ분절을 공급한다.
- 우간동맥 : 온쓸개관(총담관 ; common bile duct) 뒤쪽에서 주행하여 캐롯 삼각(Calot's triangle)으로 들어간 후에, 쓸개동맥(쓸개동맥 ; cystic artery)을 분지하고 간 실질 내로 들어간다. 간의 제 Ⅴ, Ⅵ, Ⅶ, Ⅷ분절을 공급한다.

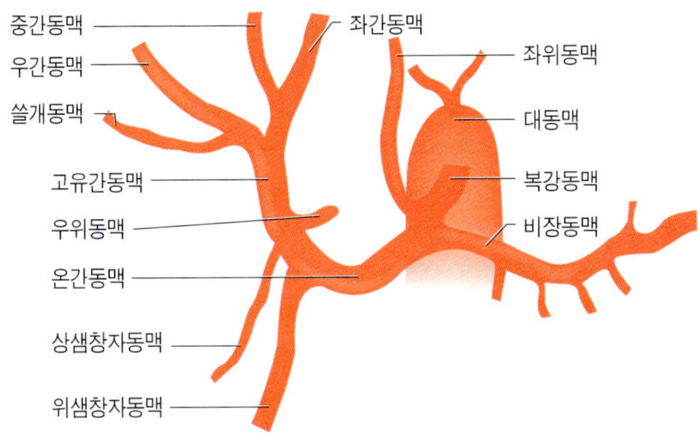

그림 30-9 가장 일반적인 복강동맥과 간동맥의 해부학적 구조
복강동맥은 가로막 바로 아래에서 비장동맥, 좌위동맥, 온간동맥의 세 갈래로 분지한다. 온간동맥은 오른쪽으로 향하다가 간문부를 향해 위쪽으로 방향을 바꾸면서 위샘창자동맥을 분지하고 고유간동맥이 된다. 고유간동맥은 우간동맥과 좌간동맥으로 간문부에서 분지한다.

⑤ 간동맥의 해부학적 변이

문맥과 달리 변이가 흔하다. 다음과 같은 변이들이 존재할 수 있다.

- 간동맥계가 고유간동맥에서 기시하지 않고 위창자간막동맥에서 기시하는 경우, 흔한 간동맥의 해부학적 변이이다. 대체로 간동맥은 문맥 앞에 위치하게 되는데, 간동맥이 위창자간막동맥에서 기원하게 되면 췌두부 뒤에서 문맥 뒤쪽으로 주행하기 때문에 담도계 수술 시 주의하지 않으면 간동맥 손상이 생길 수 있으므로 주의가 요구된다.
- 좌－우 간동맥이 복강동맥에서 각각 기시하는 경우
- 대체 혹은 부가 우간동맥(replaced or accessory right hepatic arteries) : 10～20%에서 존재
- 대체 혹은 부가 좌간동맥(replaced or accessory left hepatic arteries) : 7～18%에서 존재 → 일반적으로 좌위동맥에서 기원한다.
- 위샘창자동맥이 우간동맥에서 기원하는 경우
- 쓸개동맥 기시부의 변이 → 고유 간동맥, 위샘창자동맥, 총복강동맥 등에서 기원하는 경우

심화학습

◆ 대체 동맥(replaced artery)과 부가 동맥(accessory artery)

1. 대체 동맥 : 정상적으로 기시해야 할 곳에서 기시하지 않고 다른 동맥에서 기시하는 동맥을 의미한다.
2. 부가 동맥 : 정상적인 동맥이 존재하면서 다른 동맥에서 부가적으로 기시하는 동맥을 의미한다. 예를 들어 대체 우간동맥이란 온간동맥에서 기시하는 우간동맥이 존재하지 않고 다른 동맥에서 기시하는 우간동맥이 존재하는 것을 의미한다. 반면 부가 우간동맥은 온간동맥에서 기시하는 우간동맥이 존재하는 동시에 온간동맥이 아닌 다른 동맥에서 기시하는 우간에 혈류를 공급하는 부가적인 동맥을 의미한다.

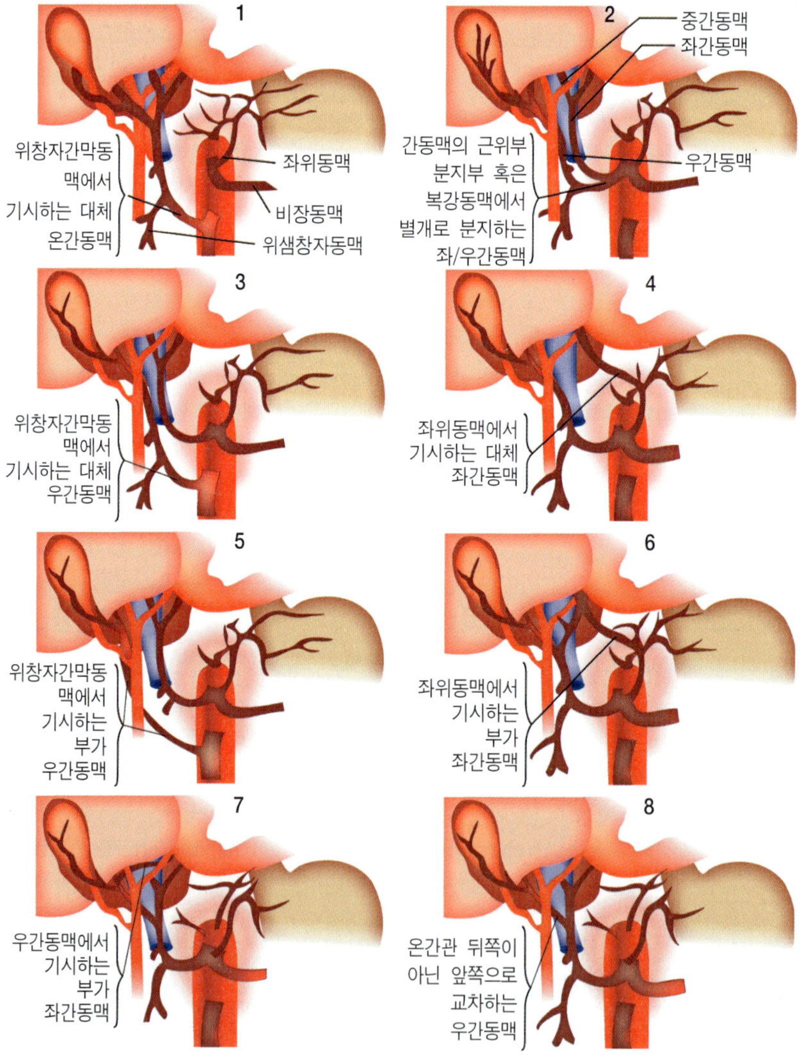

그림 30-10 간동맥의 다양한 해부학적 변이
온간동맥은 복강동맥이 아닌 위창자간막동맥에서 분지할 수도 있으며, 대체 우간동맥 혹은 부가 우간동맥이 존재하기도 한다.

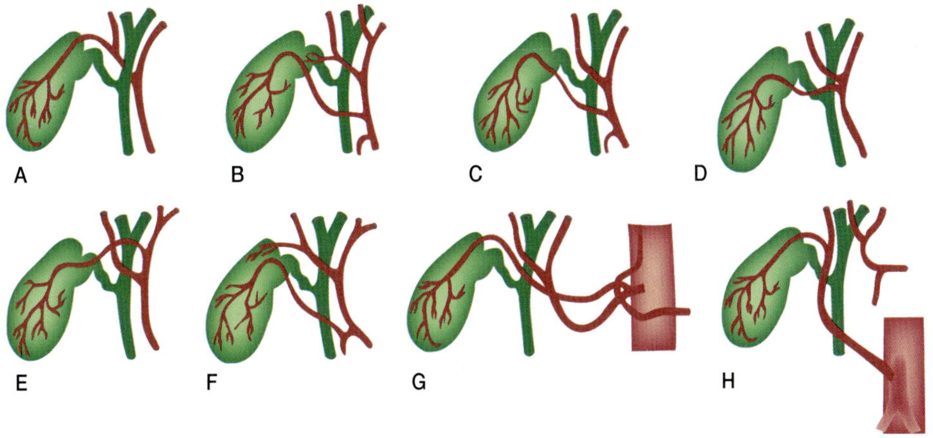

그림 30-11 쓸개동맥의 다양한 해부학적 변이
A, 가장 흔한 형태인 우간동맥에서 분지하는 쓸개동맥
B, 2개의 쓸개동맥
C, 온간동맥에서 분지하는 쓸개동맥
D, 우간동맥에서 분지하면서 담도의 앞쪽으로 주행하는 쓸개동맥
E, 좌간동맥에서 분지하는 쓸개동맥
F, 위샘창자동맥에서 분지하는 쓸개동맥
G, 복강동맥에서 분지하는 쓸개동맥
H, 대체성 우간동맥에서 분지하는 쓸개동맥

(6) 간정맥

① 특징

- 간의 후상부에 3개의 간정맥이 존재한다.
- 아래대정맥으로 직접 유입된다.

② 종류

- 우간정맥 : 간 우엽의 전/후 구역(right anterior/posterior lobe)을 구분하는 기준으로, 우간의 대부분의 정맥 유입이 이루어진다. 1cm 정도의 짧은 간외 경로를 보이며, 아래대정맥의 오른쪽으로 유입된다.
- 좌간정맥 : 간 좌엽의 내/외 구역(left medial/lateral lobe)을 구분하는 기준이다. 2, 3분절의 정맥유입이 이루어지며, 중간정맥과 합쳐져서 아래대정맥으로 유입된다.
- 중간정맥 : 간의 좌우를 구분하는 기준이며, 4분절 및 우전구역의 정맥 유입이 일어난다.

③ 기타 간정맥

- 제대정맥(umbilical vein) : 낫인대 아래를 주행하는 부가적인 정맥으로써, 일반적으로 좌간정맥으로 유입된다.
- 짧은간정맥(short hepatic vein) : 우후구역 및 꼬리엽의 혈액을 아래대정맥으로 직접 유입한다.

- inferior accessory right hepatic vein : 꼬리엽의 혈액을 좌간정맥으로 유입한다.

(7) 담도계

① portal triad

- 간외담도는 Glisson's capsule 안에서 문맥 및 간동맥 분지와 함께 portal triad를 구성한다.
- 담도 분지는 문맥분지보다 상방, 동맥 분지보다 하방에 위치한다.

② 간내 담관

- 좌간담도 : 2, 3, 4분절의 쓸개즙을 유입한다. 좌간외담도는 제대열 밑에서 오른쪽 주담관으로 합류한 후에 4분절 기저부를 따라 주행한다. 간문부에서 오른쪽 주담관과 합류한다.
- 우간담도 : 전구역 및 후구역의 담관이 합류하여 오른쪽 주담관을 형성하며, 전구역 담관은 수직방향으로 진행하고, 후구역 담관은 수평 및 후방으로 진행한다.
- 꼬리엽의 담도 : 좌우 담관 모두와 연결되는 독자적인 담도계를 보유하고 있으며, 15%에서는 왼쪽, 5%에서는 오른쪽과 단독으로 연결된다.

③ 간외 담관

- 온간관(총간관; common hepatic duct)은 쓸개관(쓸개관; cystic duct) 합류부 이후 온쓸개관(총담관; common bile duct)이 된다.
- 주행 경로 : 온간관 및 온쓸개관은 간샘창자 인대의 오른쪽을 따라 주행하며 이는 간동맥의 오른쪽, 문맥의 전면이 된다.
- 온쓸개관의 길이는 10～15cm이며 평균 지름은 6mm이다.
- 온쓸개관은 췌장 내로 주행하여 췌장의 주췌관(duct of Wirsung)과 합류한 후 주유두부(major papilla)를 통해 샘창자의 제2부로 개구함으로써 샘창자로 쓸개즙을 배출하게 된다.

④ 오디 괄약근

- 복합 근육으로 구성되어 있으며, 쓸개즙의 흐름을 조절하고 샘창자 내용물이 담도로 역류함을 방지한다.
- 괄약근의 주요 세 부분
  - sphincter choledochus : 오디 괄약근의 한 부분으로 온쓸개관이 췌관과 만나기 직전 부분에서 온쓸개관을 둘러싸는 윤상근(circular muscle)으로 쓸개즙 흐름과 쓸개의 충만을 조절한다.
  - pancreatic sphincter : 샘창자 내에서 췌관을 둘러싼다.
  - sphincter ampullae(팽대부 괄약근) : 샘창자 내에 위치하고, 종근(longitudinal muscle)으로 구성되며. 샘창자 내용물의 역류를 방지한다.

⑤ 쓸개

- 간의 4, 5분절 아래에 위치하며, 쓸개즙의 저장 역할을 수행한다.
- 간과 인접해 있는 부분을 제외하고는 복막이 쓸개를 덮고 있으며, 쓸개와 간이 연해 있는 부분은 hilar plate의 연장인 cystic plate라는 섬유결합조직이 존재한다.
- 공복 시는 쓸개즙 배설이 적고 크기가 커지며 식사 후에는 작아지며, 일반적으로 10cm가량의 크기를 가진다.
- 쓸개의 위치에 따른 명칭은 각각 기저부(fundus), 체부(body), 깽대부(infundibulum, Hartmann's pouch) 경부(neck)로 나뉜다.

⑥ 온간관 및 온쓸개관의 혈관 분포

- 샘창자 상부 및 합류부까지의 온쓸개관의 혈액공급 : 온쓸개관의 3시 및 9시 방향에서 평행하게 주행하는 두 개의 동맥이 존재한다. 이 동맥은 상 췌샘창자동맥, 우간동맥, 쓸개동맥, 위샘창자동맥, 후샘창자동맥 등에서 기원한다.
- 간문부 및 합류부 담관의 혈액공급 : 주변 혈관의 다량의 작은 분지를 통해 혈액을 공급한다.
- 췌장 후방 담관의 혈액공급 : 후샘창자 동맥의 작은 분지들을 통해 혈액을 공급한다.
- 온쓸개관의 정맥 유입 : 동맥과 평행하게 주행하는 정맥에 의해 문맥으로 유입된다.

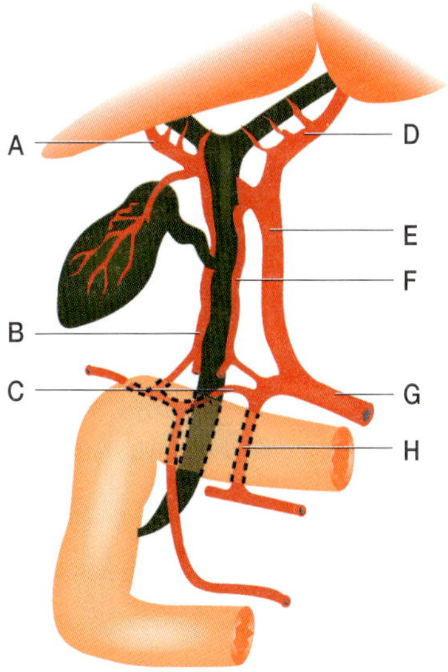

그림 30-12 온쓸개관(common bile duct)과 온간관(common hepatic duct)의 혈액공급

A, 우간동맥. **B,** 9시 방향동맥. **C,** 후샘창자동맥. **D,** 좌간동맥. **E,** 고유간동맥. **F,** 3시 방향동맥. **G,** 온간동맥. **H,** 위샘창자동맥

3) 간의 기능

(1) 간의 에너지 대사에서의 역할

① 섭취한 에너지원과 에너지원을 필요로 하는 기관의 중개 역할 수행하며, 문맥을 통해 식이 영양소를 획득하고 이를 분류, 대사 후 몸의 각 부분으로 재분배한다.

② 지방조직의 지방산이나 글리세롤, 근육조직의 락트산, pyruvate, 아미노산의 조절을 통해 저장된 에너지원의 조절에 중심적인 역할 수행한다.

③ 호르몬, 각 기관의 영양 상태, 조직의 당 요구량 등에 의해 에너지 대사를 조절한다.

(2) 혈류

① 간 혈류의 특징

간혈류는 심박출량의 1/4을 차지하여 전신대사의 중심적 역할을 수행하는데, 운동 시나 식이 후에는 간혈류량이 감소한다. 간의 혈류 공급은 간동맥 및 문맥을 통한 이중 시스템에 의해 이루어진다. 먼저 문맥은 전체 혈류의 75%를 차지하며, 복강 내 장기를 거쳐 오는 혈액이기 때문에 영양소는 풍부하지만 산소 함량은 낮다. 따라서 혈류량에 비해 비교적 적은 양의 산소를 공급하게 되며, 간 산소요구량의 50∼70%를 제공한다. 간동맥은 전체 혈류 25%를 차지하며, 산소가 풍부하다.

② 간 혈관의 압력

- 간동맥압 : 전신 동맥압과 동일
- 간문맥압 : 6∼10mmHg
- 간모세혈관압 : 2∼4mmHg

③ 간동맥과 문맥과의 일방향 호혜관계(one－way reciprocal relationship)

간동맥 혈류가 증가하면 문맥혈류가 감소한다. 그러나 그 반대로 간동맥 혈류가 감소한다고 해서 문맥혈류가 증가하지는 않는다.

(3) 쓸개즙 형성

① 쓸개즙의 생리적 역할

쓸개즙을 통해 각종 물질의 배출하며, 지방의 소화에 도움을 준다. 담즙 내의 전해질 농도는 혈장 전해질 농도와 유사하며, 배액관을 통해 쓸개즙의 외부 누출이 있는 경우에는 단백질 및 전해질의 보충이 필요하다.

② 쓸개즙의 생산 및 분비

쓸개즙은 하루에 1,500ml가량 분비되며, 이 가운데 80%는 간세포에 의해 담세관으로 분비된다. 담세관으로 분비된 쓸개즙은 담도 소관(bile ductule) 및 주담관으로 이동하면서 재흡수 및 분비의 과정을 거치게 된다. 이후 쓸개즙은 쓸개에서 더욱 더 농축되고 쓸개에서 분비된 점액질과 섞이게 된다.

표 30-1 쓸개즙의 용질 농도

용 질	농 도
Na^{+}	132～165mEq/L
K^{+}	4.2～5.6mEq/L
Ca^{2+}	1.2～4.8mEq/L
Mg^{2+}	1.4～3.0mEq/L
Cl^{-}	96～126mEq/L
HCO_3^{-}	17～55mEq/L
쓸개즙산	3～45mM
인지질	25～810mg/dl
콜레스테롤	60～320mg/dl
단백질	300～3,000mg/L

(4) 혈액응고

간은 대부분의 혈액응고인자와 섬유소용해 관련 성분들의 합성에 관여한다. 특히 간은 비타민 K의 흡수에 중요한 역할을 하기 때문에 비타민 K 의존성 응고인자의 합성에 중추적인 역할을 한다.

간질환은 혈소판감소증, 혈소판의 기능이상, 비타민 K 결핍증, 비타민 K 의존성 응고인자 조절장애, 파종 혈관내 응고증 등과 종종 관련되어 있다. 항응고제 중 하나인 와파린은 비타민 K 의존성 응고인자를 방해함으로써 항응고 효과를 나타내고 특히 7번 인자는 응고인자 중 가장 반감기가 짧아 결핍되어 있는 경우 프로트롬빈시간의 연장으로 나타난다. 간합성장애가 동반되어 있는 환자에서는 비정상적인 프로트롬빈시간을 관찰할 수 있다.

(5) 간 기능의 평가

① 간질환의 선별검사(routine screening tests)

- **혈청 총빌리루빈 및 직·간접 빌리루빈** : 빌리루빈 대사 이상을 반영한다. 비포합고빌리루빈혈증은 빌리루빈 생산 증가(용혈성 질환 등), 약물, 유전적 효소 이상, 신생아의 생리적 황달 등의 원인으로 생긴다. 한편 포합고빌리루빈혈증은 쓸개즙정체, 기계적 담도폐쇄에서 흔하며, 유전성 질환, 간세포질환에서도 나타날 수 있다.
- **ALT(Transaminases Alanine Aminotransferase), AST(Aspartate Aminotrans-ferase)** : 간세포 괴사의 가장 흔한 혈청 표지자로써 널리 사용된다. AST는 심장, 근육, 콩팥 등 다른 기관에서도 발견되지만, ALT는 간에서만 특이적으로 발견된다. 간 손상이 있으면 일반적으로 AST와 ALT가 상승하지만, 그렇다고 해서 AST 및 ALT의 상승이 예후를 반영하는 것은 아니다.
- **알칼리성 포스파타아제**(ALP) : 간, 담도, 뼈, 장관, 태반, 콩팥, 백혈구에서도 나타나

며, 간담도 질환에서의 ALP 상승의 의미는 쓸개즙 정체나 담도폐쇄 또는 간의 악성 질환을 의미한다.

- **γ – Glutamyltranspeptidase**(GGT) : 간 이외에도 콩팥, 비장, 췌장, 심장, 뇌, seminal vesicle 등에서도 나타나는 효소로써 알코올 섭취에 의해 유도되고 담도폐쇄 시에 상승한다. 간 질환에 비특이적이나 알칼리성 포스파타아제의 상승이 간질환에 의한 것인지 판별하는데 도움을 준다.
- **5' – Nucleotidase** : 간 이외에 여러 기관에서 발견되지만 혈청 농도의 상승은 간질환에 상당히 특이적이다. GGT와 마찬가지로 ALP의 상승이 간질환에 의한 것인지 감별하는데 도움을 준다.
- **알부민** : 간에서만 생산되어 간의 합성 기능을 측정하는데 사용된다. 만성 영양장애, 급성 간손상, 급성 염증 시에 혈청 농도가 감소한다. 간의 단백질합성능이 크기 때문에 간의 합성 기능이 조금 떨어졌을 때는 알부민 수치가 비교적 정상으로 유지되기 때문에 간 기능의 이상을 민감하게 진단하지는 못하지만, 만성 간질환에서 유용하게 사용된다.
- **응고인자**(clotting factors) : 간에서 대량으로 생산되어 간의 합성기능을 반영하며, 이식환자에게서 factors Ⅴ, Ⅶ의 측정이 간기능의 평가에 유용하다. 특히 프로트롬빈시간(PT)은 진행된 만성 간질환의 평가에 유용하다.

② 간 기능의 정량적 검사(quantitative tests of hepatic function)

- **아미노피린 흡입검사**(aminopyrine breath test) : 방사성 동위원소가 부착된 아미노피린을 주입하여 간의 P-450 system을 이용하여 제거율을 측정하는 방법이다. 아미노피린을 주입하고 특정시간이 경과한 후 분해산물인 방사성동위원소가 부착된 이산화탄소를 측정하여 기능적 간질량을 측정할 수 있다. 만성 간질환의 예후 판정에 이용된다.
- **리도케인 제거 검사**(lidocaine clearance test) : 아미노피린 검사와 유사하게 간의 P-450 system의 제거기능을 이용하는 검사로, 이식환자의 예후 판정에 이용된다.
- **갈락토오스 제거 검사**(galactose elimination test) : 간의 인산화갈락토오스를 당으로 변환하는 기능을 이용하는 검사로, 유전적으로 대사능이 다르고 간외 대사가 일어나 결과가 부정확하다는 단점이 있다. 만성 간질환의 예후 판정에 이용된다.
- **indocyanine green test**(ICG test) : 간에서 제거 후 담도로 배출되는 Indocyanine green dye를 이용하여 제거율을 측정하는 검사로 간경변 환자에서 간절제술 시행 시 예후를 알 수 있는 유일한 검사이다. 10%이하면 정상 범위에 해당하며, 수치가 높아질수록 간기능이 감소해있음을 나타낸다.
- **Child – Pugh scoring system** : 간절제술이 필요한 간경변 환자에서 널리 이용되는 점수 측정 방법이다. 사망률 및 생존율과 점수사이의 상관관계가 있으며, Child A 집

단은 주요 간절제술을 견딜 수 있지만 그 이외에는 어떤 간절제술도 높은 수술 후 사망률을 보이게 된다.

✤ 이 것 만 알 아 두 세 요 ✤

◆Child-Pugh scoring system

	점수		
요인	1	2	3
빌리루빈(mg/dl)	<2	2~3	>3
알부민(g/dl)	>3.5	2.8~3.5	<2.8
프로트롬빈 시간 : 연장시간(초)	1~3	4~6	>6
복수	없음	소량	중등도
간성혼수	없음	미약	진행
Grade A, 5~6points; grade B, 7~9points; grade C, 10~15points			

문제

30-1 2)

간 좌엽절제술시 자르는 엽은?

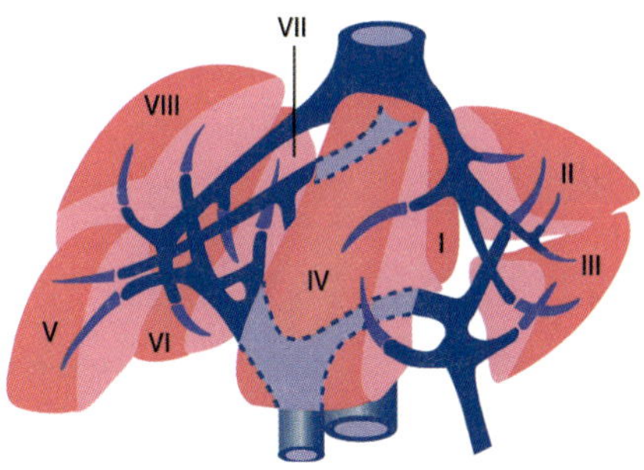

1) Ⅰ, Ⅱ, Ⅲ
2) Ⅱ, Ⅲ, Ⅳ
3) Ⅳ, Ⅴ, Ⅷ
4) Ⅰ, Ⅳ, Ⅶ
5) Ⅴ, Ⅵ, Ⅶ

해설

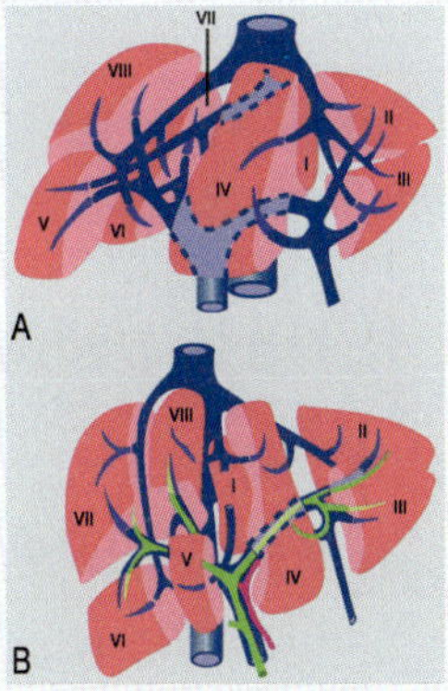

(A) anatomic position
(B) ex-vivo position

30-2 3)

간 혈액 순환에 대해 옳은 것은?

1) 혈류량은 간동맥이 간문맥보다 많다.
2) 산소공급은 주로 간문맥이 담당한다.
3) 오른간동맥은 간혹 위창자간막동맥에서 기원한다.
4) 왼간동맥은 비장동맥에서 기원하는 경우가 많다.
5) 위샘창자동맥 기시 전에 온간동맥을 차단하면 대부분 간 괴사가 유발된다.

해설
온간동맥이 차단되어도 측부순환의 발달로 인해 전체 간의 괴사가 일어나는 경우는 드물다.

30-3 2)

간 혈류에 관한 설명이다. 옳은 것은?

가. 간동맥은 산소공급의 1/2을 담당한다.
나. 좌, 우 간동맥은 간 안에서 연결된다.
다. 간문맥이 간혈류의 3/4을 담당한다.
라. 간정맥에는 판막이 있다.

1) 가, 나, 다　　2) 가, 다　　3) 나, 라
4) 라　　5) 가, 나, 다, 라

해설
온간동맥으로부터 좌우 간동맥이 간 밖에서 분지한 이후 간 내로 유입된다. 간 내로 갈라진 좌우 간동맥은 계속 분지할 뿐 다시 연결되지 않는다.

30.2 간의 감염성 질환

1) 화농성 농양(pyogenic abscess)

(1) 역학

① 호발 연령 및 원인

- 과거에는 급성 막창자꼬리염이 원인이 되어 세균이 문맥을 타고 간에 서식하여 생기는 것이 가장 흔한 원인이었다.
- 막창자꼬리염의 호발 연령대인 20~30대에 화농성 농양도 호발하였다.
- 현재는 50~60대에 호발하며, 가장 흔한 원인은 담도계 질환이다.

② 발생률

북미지역에서 10만 명당 2.3명이며, 남성에서 약간 호발(1.5 : 1)하고, 지역, 인종, 성별 간 큰 차이는 없다.

(2) 병태생리

① 화농성 농양의 병태생리

간은 간문맥을 통해 일정 정도의 세균에 항상 노출되는데, 간의 세균 제거능을 초과하여 세균이 유입되는 경우에 화농성 농양이 발생한다.

② 세균이 간으로 유입되는 경로 및 원인

- **담도계** : 원인이 뚜렷하게 밝혀지지 않은 경우 가장 흔한 감염원이며, 담도폐쇄에 의한 쓸개즙 정체시 세균 증식 및 상행 감염의 빈도가 증가하게 된다. 담도폐쇄의 원인은 담석증 및 악성 종양이 대부분이며, 아시아에서는 간내 담석 및 담도염이 가장 흔한 원인이고 서구에서는 악성 종양에 의한 폐쇄가 가장 흔한 원인이다(아시아에서 간내 담석이 흔하며, 그로 인한 담도염이 서구에 비해 훨씬 많다). 기타 원인으로 Caroli's disease, 담도 Ascaris 감염, 이전의 담도계 수술, 이전의 담도-장간 문합술(장내 세균이 담도로 역류할 수 있음) 등이 있다.
- **간문맥** : 위장관 감염질환 시 문맥을 통해 간의 화농성 농양 발생 가능하다. 과거에 가장 흔한 감염 경로였으나 항생제 등의 발달로 인해 최근에는 감소하는 경향이 있다. 원인으로는 게실염, 막창자꼬리염, 췌장염, 염증성 장질환, 장관 천공, 신생아 제대염(omphalitis), 결장/직장의 악성 종양 등이 있다.
- **간동맥** : 전신적 감염질환은 간동맥을 통해 화농성 간농양의 원인이 될 수 있다. 원인으로는 심내막염, 폐렴, 골/골수염 등의 전신적 감염 질환이 있으며 악성 종양, AIDS, 과립구(granulocyte) 기능 이상 등 면역계의 약화도 원인이 될 수 있다.
- **인접 감염원으로부터의 직접 전파** : 화농성 쓸개염, 가로막하 농양, 콩팥주위 농양, 장관의 간으로의 직접 간으로 전파한다.

(3) 병리 및 미생물학

① 화농성 간농양의 병리적 특성

- 3/4의 환자에서 간우엽에 발생한다.
- 간엽의 양측성 발생은 드물다.
- 반 이상에서 단독(single abscess)으로 발생한다.
- 크기는 수 mm에서 수 cm까지 다양하다.

② 원인 미생물

가장 흔한 원인균은 *E. coli*와 *klebsiella pneumoniae*이며 기타 흔한 원인균으로는 *S. aureus*(단독 균에 의해 발생한 농양에서 흔함), *enterococcus*(여러 균에 의해 중복감염된 농양에서 흔히 발견), *streptococcus viridians*(여러 균에 의해 중복감염된 농양에서 흔히 발견) 등이 있다.

(4) 임상적 특징

① 증상 및 징후, 신체검진 소견

- 발열, 황달, 우상복부 복통 및 압통이 생기며, 가로막 침범 시 기침 및 호흡곤란이 발생할 수 있다.
- 기타 증상으로는 야간 발한, 식욕부진 및 체중감소, 오심 및 구토, 설사 등이 있다.

② 검사실 소견

- 백혈구 증가는 70~90%의 환자에서 보이며, 빈혈 또한 흔한 소견이다.
- 간기능 검사 이상이 생기며 다음과 같다.
- ALP의 완만한 증가 : 80%의 환자에게서 관찰된다.
- 총빌리루빈의 증가 : 20~50%에서 발생한다.
- Transaminases의 증가 : 60%에서 관찰된다.
- 저알부민혈증 및 프로트롬빈시간의 연장 : 질환의 만성도를 반영한다.

③ 영상검사

- 단순 흉부 촬영 상 50%의 환자에게서 이상 소견이 발견 가능하며, 오른쪽 가로막 상승, 오른쪽 늑막 삼출, 무기폐 등이 관찰될 수 있다.
- 단순복부촬영에서는 문맥 공기 음영, 공기액체층(air-fluid levels) 등이 관찰될 수 있다.
- 간초음파는 간농양 진단의 필수 검사로써, 간농양은 초음파에서 간실질에 비해 저에코성의 둥근 종괴로 관찰되며 고형 종괴와 감별이 가능하다. 하지만 해부학적 위치상 간윈개(dome of liver) 부위의 관찰이 어려운 단점이 있으며, 진단의 민감도는 80~90%에 달한다.

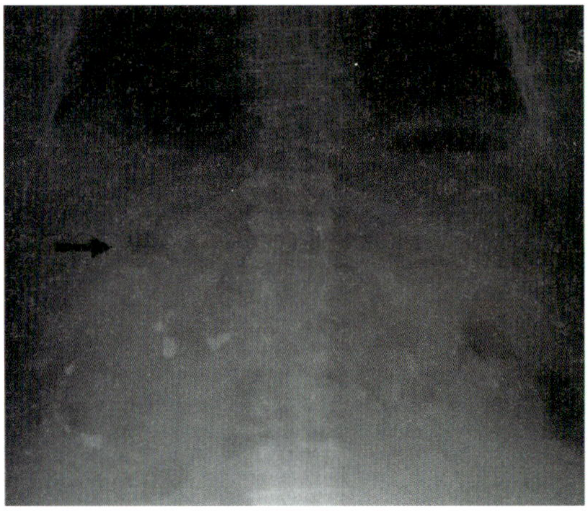

그림 30-13 단순 복부 X선 촬영
우상복부에 비정상적인 공기음영이 관찰되며, 화농성 간농양을 시사한다(화살표).

- 컴퓨터 단층촬영에서는 초음파와 유사한 소견을 보이며, 간실질로 둘러싸인 저음영의 종괴가 관찰되고, 농양벽은 고음영으로 관찰된다. 고해상도 CT에서는 다발성의 소형 농양이 관찰 가능하고 진단의 민감도는 95~100%에 이른다.
- 복부 MRI는 간종괴의 감별진단에 유용하지만 간농양의 진단에 있어 CT보다 우월하지는 않다.

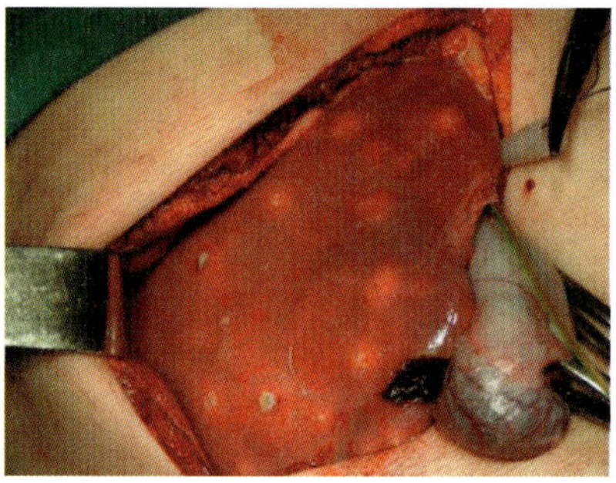

그림 30-14 화농성 간농양의 육안적 소견
간우엽의 다발성 간농양이 관찰된다.

(5) 감별진단

아메바성 간농양, 포충낭과 같은 간의 기타 낭성 감염성 질환과의 감별이 필요하다.

표 30-2 아메바성 간농양과 화농성 간농양의 감별진단

임상적 특징	아메바성 간농양	화농성 간농양
나이(년)	20~40	>50
남성 대 여성 비	≥10 :1	1.5 :1
단독 vs. 다발성	단독 80%	단독 50%
위치	우간에 흔하다	우간에 흔하다
유행지역으로의 여행력	있다	없다
당뇨	드물다(~2%)	흔하다(~27%)
알코올 남용	흔하다	흔하다
황달	드물다	흔하다
빌리루빈치 상승	드물다	흔하다
ALP 상승	흔하다	흔하다
혈액배양 양성	없다	흔하다
아메바혈청 양성	있다	없다

(6) 치료

① 농양 배액술

경피적 농양 배액술이 표준 치료이며, 성공률은 69~90%에 이른다. 치료가 간단하고 전신 마취 및 개복술을 피할 수 있다는 것이 장점이다. 상대적 금기로는 복수가 존재하는 경우(targeting이 어렵고 농양이 퍼질 수 있다), 혈액응고 장애가 있는 경우(천자 부위에서 출혈이 멈추지 않을 수 있다), 근위부에 중요한 구조물이 있는 경우이다. 경피적 배액술이 실패한 경우에 있어서는 개복술 및 수술적 배액술을 시행한다.

② 전신적 항생제 투여

- 진행하는 세균혈증 및 동반된 합병증을 예방하기 위해 화농성 간농양이 의심되는 경우에는 경험적 광범위 항생제를 즉시 투여한다.

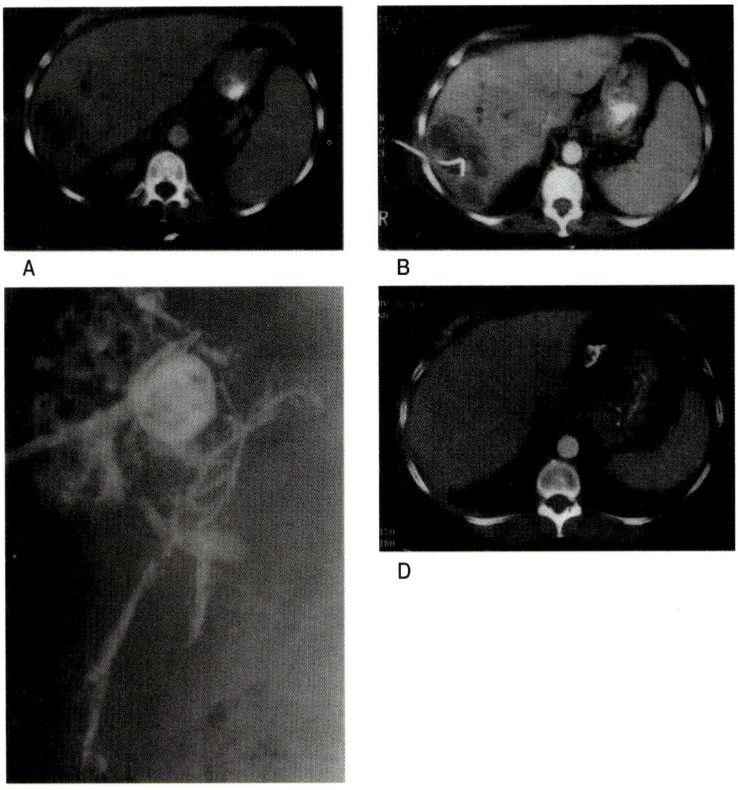

그림 30-15 농양 배액술

A, CT에서 다방성(multiloculated)의 간농양이 관찰된다.
B, 경피적 배액술을 시행한 CT 소견
C, 배액관을 통해 조영제를 주입한 영상으로 전형적인 불규칙한 모양의 농양이 관찰되며, 담도계와 연결되어 담도계가 조영된다.
D, 시술 3개월 후 농양이 사라진 CT 소견

- 이어 혈액 배양 및 농양 흡인을 시행하고 배양 검사를 한다. 면역억제 환자에서는 결핵균 및 진균에 대한 배양을 추가로 실시하고 아메바성 감염이 의심되는 환자에서는 아메바 혈청 검사를 추가로 실시한다.
- 항생제는 배양검사가 나올 때까지 그람 양/음성, 혐기성 균을 커버하는 광범위 항생제를 투여하는데, ampicillin, aminoglycoside, metronidazole를 병합 투여하는 방법이 있고, 3세대 cephalosporin과 metronidazole을 병합 투여하는 방법이 있다.
- 항생제의 투여 기간은 논란의 여지가 있으나 일반적으로 배액술의 결과에 따라 개별화하여 지속되는 감염의 증거(발열, 오한, 백혈구 증가)가 있는 동안에는 지속적으로 유지한다. 최소 2주 이상 유지 하도록 하며, 경우에 따라서는 12주까지도 항생제를 지속적으로 투여하도록 한다.

③ 간절제술

감염된 간의 악성종양, 간내 담석, 간외담도 협착 등이 있거나 한엽에만 국한된 다발성의 농양이 존재하는 경우 고려할 수 있다.

(7) 예후

화농성 간농양의 사망률은 예전에는 매우 높았으나, 지난 60년간 배액술의 발전과 항생제의 발달로 1990년대에 들어서는 사망률이 10% 이하로 매우 감소하였다.

나쁜 예후인자로는 악성 종양의 동반, 황달, 간효소 수치의 상승, 패혈증, 저알부민혈증, 농양 파열, 쇼크 등이 있다.

> ✤ 이것만 알아두세요 ✤
>
> ◆**화농성 간농양의 치료**
>
> 1) 보존적 치료(농양 배액술 + 전신적 항생제 치료)
> 2) 보존적 치료 실패 시 수술적 절제

2) 아메바성 농양(amebic abscess)

(1) 역학

① 역학

*E. histolytica*로 인해 생기며 멕시코, 인도, 아프리카, 중앙 및 남부 아시아의 일부 지역에서 풍토병으로써 열대 지방 및 개발도상국에 흔하다.

② 호발 인자

인종(히스패닉계 남성), 성별(남성, 10 :1), 연령(20～40대), 유행지역으로의 여행, 낮은 사회경제상태, 알코올 남용, 면역억제상태(HIV 감염, 영양실조, 만성 감염, 장기간의 스테로이드 사용)

(2) 병태생리

① 감염경로

- *E. histolytica cysts*의 섭취로 인한 항문-구강 경로를 통해 감염된다. 인간이 주요 숙주이며 보유 숙주와의 접촉, 오염된 물, 채소 등을 통해 감염된다.
- 주로 간의 우엽의 앞쪽(가로막 바로 아래)에 생기는 경우가 많다.

② 체내 발병 과정

낭의 경구 섭취 후 위에서 파괴되지 않고 장에 도달한 E. histolytica cysts가 결장 점막에 침습하여 질병을 일으키고, 일부는 문맥계를 통해 간으로 확산되어 농양을 형성한다.

(3) 임상적 특징

① 증상

- 환자의 약 80%가량은 수일에서 4주에 걸친 증상을 호소한다.
- 최근 연구 결과에 따르면 전형적인 증상의 지속기간은 10일 이내이다.
- 주요 증상은 복통, 발열, 복부 압통, 간비대, 식욕부진, 체중 감소 등이다. 급격한 증상의 악화를 보이는 환자들의 약 반수에서는 다수의 병변이 존재하며, 만성적인 증상을 보이는 경우에는 80% 이상에서 우엽의 단일 병변이 존재한다. 급격한 증상의 악화를 보이는 경우의 환자에서 보다 합병증의 빈도는 높지만 치료에 대한 반응은 두 군간에 차이가 없다.

② 영상검사 소견 : 진단에 필수적 역할을 한다.

- 단순 흉부 촬영에서 1/2의 환자에서 오른쪽 가로막 상승, 흉막 삼출, 무기폐 등과 같은 이상 소견을 보인다.
- 복부 초음파의 진단 정확도는 대략 90%이다. 간 피막과 인접해 있는 둥근 병변이 관찰되며, 농양의 내부는 불균질한 저에코성 음영으로 관찰된다.

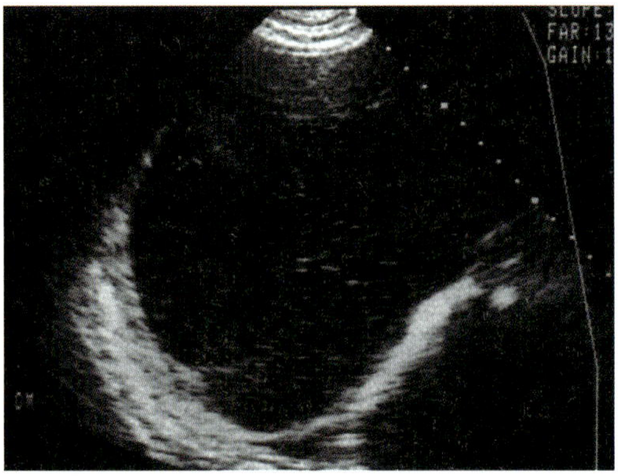

그림 30-16 아메바성 간농양의 특징적인 초음파 소견

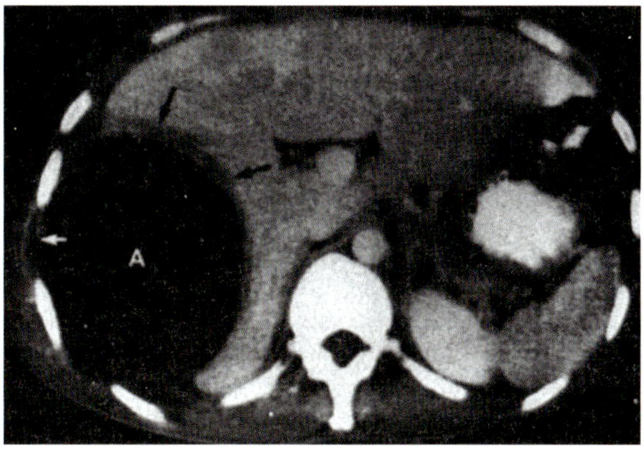

그림 30-17 아메바성 간농양의 CT소견
병변이 간 주변부에 위치하며 둥근 형태이다. 테두리는 조영증강되지 않고 주변부에 부종이 관찰되며(검은 화살표), 늑간 사이 공간으로 확장된 소견(흰 화살표)이 관찰된다.

- 복부 CT는 초음파에 비해 민감도가 더 높고 화농성 간농양과의 감별에 유용하다. 또한 당순 낭종이나 괴사 종양과의 감별에도 유용하다.
- 복부 MRI는 CT에 비해 특별한 장점은 없으며 비특이적인 병변을 감별하는데 도움이 되기도 한다.

③ 진단이 불명확한 경우

- 진단이 불명확한 경우에는 일단 항아메바 약제를 치료적으로 시도한다.
- 대부분의 아메바성 농양의 경우 빠른 회복을 보이며 간접적으로 아메바성 농양을 진단할 수 있다.
- 진단적 흡인술(diagnostic aspiration)을 시행할 수 있으며, 이때 특징적으로 멸치액젓(anchovy sauce) 색깔의 흡인물이 검출되면 아메바성 농양을 진단할 수 있다.

(4) 합병증

가장 흔한 합병증은 농양의 파열이며, 복강, 흉막강(pleural cavity), 심막 등으로 파열될 수 있다. 파열의 가장 중요한 위험인자는 농양의 크기이며, 3~17%까지 파열이 보고된다.

① 복강 내로의 파열

- 복통, 복막염, 종괴, 복부 팽만의 증상을 보일 수 있다. 이러한 경우 과거에는 개복술을 시행하는 경향이 있었다.
- 최근에는 경피적 배액술로 효과적으로 치료하는 경우가 많다.

② 흉막강 내로의 파열

- 삼출액이 빠르게 고임에 따라 폐의 허탈(collapse)이 발생할 수 있다.
- 흉강천자술(thoracentesis)을 시행하며, 감염이 심각한 경우에는 수술적 치료가 필요할 수 있다.

③ 심막 내로의 파열

좌엽에 존재하는 농양의 경우 드물게 심막 내로 파열이 일어날 수 있는데, 심낭삼출(pericardial effusion), 심장압전(tamponade)가 발생할 수 있다. 이러한 경우 흡인을 통해 치료한다.

(5) 치료

① 표준치료

메트로니다졸(metronidazole)을 750mg 하루에 세 번씩 10일간 경구 투여한다. 90% 이상의 환자에서 성공적으로 치료가 이루어지며, 투여 후 3일 이내에 증상 호전되는 경우가 많다.

② 치료적 농양 흡인술

화농성 간농양에 비해 치료효과는 제한적이어서 표준치료로는 추천되지 않는다. 흡인술이 필요한 경우는 진단이 불확실하거나, 메트로니다졸 투여에 반응하지 않거나, 농양 파열의 위험이 큰 경우(5cm 이상, 좌측간에 위치한 농양)에 시행한다.

(6) 예후

사망률은 약 5%가량이다. 농양이 파열되는 경우에는 6~50%까지 보고되기도 한다.

나쁜 예후를 시사하는 인자로는 빌리루빈의 상승(3.5mg/dl 이상), 뇌병증, 저알부민혈증(2.0g/dl 이하), 다수의 농양, 500ml 이상의 크기를 가지는 농양, 빈혈, 당뇨 등이 있다.

적절한 항생제 치료 후에 임상적인 호전이 일어난다고 하더라도 방사선학적으로 농양의 크기가 줄어드는 것은 일반적으로 늦게 일어나며 3~9개월 또는 1년 이상 걸리기도 한다. 그러나 적절한 치료 후에는 결국 90% 이상의 병변은 사라지게 되며, 아주 일부에서는 병변이 남기도 하지만 임상적으로 증상을 일으키지는 않는다.

✤ 이 것 만 알 아 두 세 요 ✤

화농성 간농양과 달리 아메바성 농양은 항생제(메트로니다졸) 투여로 대부분 치료된다.

3) 반복성 화농성 담관염(Recurrent Pyogenic Cholangitis, RPC)

(1) 정의 및 역학

① 정의

- 간 내·외 담도를 침범하는 담도 결석 및 협착에 의해 이차적으로 발생하는 반복되는 담관염 증후군이다.
- 동양 담도간염(oriental cholangiohepatitis), 간내 결석(hepatolithiasis) 등으로도 불린다.

② 역학

아시아에 특징적으로 호발하며, 남·녀 비는 동일하고, 낮은 사회경제계층의 이른 나이(20~40대)에 호발한다.

(2) 원인

① 발병기전

- 아직 정확한 발병기전은 알려지지 않았으나, 장관 세균에 의한 담도의 반복적인 감염과 관련이 있다.
- 궁극적으로 담도 감염으로 인해 담석이 형성되고 담도 협착이 발생하게 되는데, 담석형성과 담도 협착 중 어느 것이 선행 원인인지는 불분명하다.
- 담석의 대부분은 빌리루빈염(bilirubinate) 담석이다.
- 간흡충, 회충(Ascaris lumbricoides) 감염과도 관련이 있을 수 있다.

② RPC에서의 담도 협착

담도 협착은 담도의 어느 부위에서도 발생할 수 있으나, 간내 좌주담관 및 좌간관에 흔하게 발견된다.

(3) 임상양상 및 진단

① 증상 및 증후

담관염과 동일한 증상을 보이며 발열, 우상복부 통증, 황달이 나타난다. 담도가 폐쇄되는 경우 일반적으로 불완전하게 폐쇄되기 때문에 황달 및 소양감이 저명하게 발생하지는 않는다.

② 검사실 소견

백혈구 증가증, 담도폐쇄에 따른 간기능 검사 이상이 나타난다.

③ 영상검사

치료방침을 세우는데 있어 영상검사를 통해 해부학적 구조를 파악하는 것이 필수적이며, 초음파, CT, 담관조영술(cholangiography) 등이 환자의 담도계의 구조를 파악하는데 필요하다.

(4) 치료

① 대증요법

질환의 급성기에 시행할 수 있으며, 방사선학적 검사 및 근본치료의 계획을 수립할 때까지 시행한다.

② 중재적 시술

급성기에 담도 감압을 하기 위해 시행한다. 내시경적 유두절개술 및 스텐트 삽입술을 시행하여 담도폐쇄를 완화시켜 주며, 담도에 결석이 있는 경우, 수술의 위험이 크거나 수술적 치료가 실패한 환자에서 경피적 경간 담도경적 결석제거술(Percutaneous

Transhepatic Cholangioscopic Lithotomy, PTCSL)을 시행할 수 있다.

③ 수술적 치료

- 표준치료이며 결석의 완전 제거율이 높다(> 80%).
- 장기 성적이 양호하나, 담도 협착에 의한 결석 재발은 흔하다.
- 수술적 치료의 목표는 담도 결석을 제거하고 협착을 절제, 확장, 우회하는 것이다.
- 가장 흔하게 시행하는 수술방법은 CBD exploration with/without hepaticojejunostomy 이며, 간내 협착, 간 실질 위축, 간농양, 담관암이 의심되는 경우에는 간부분절제술을 시행한다.

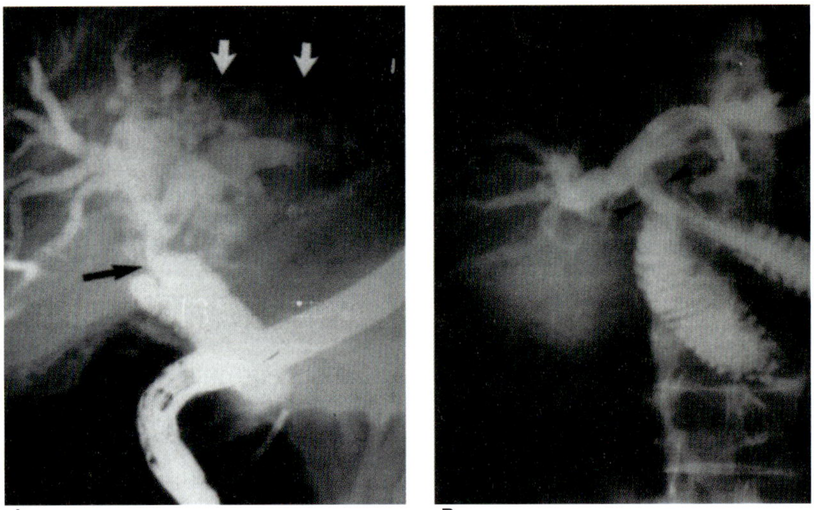

A B

그림 30-18 담석으로 인한 온쓸개관협착의 수술 전후 담관조영술 사진

A, RPC 환자에서 동반된 온쓸개관협착(검은 화살표)의 담도조영영상으로 확장된 좌간관에 많은 수의 담석이 보인다(흰 화살표).

B, 간의 제3분절 담관(화살표 머리)에 공장을 문합한 후의 담도조영영상 소견으로 연성 담도경이 문합부위를 지나 좌간관 분지로 들어가는 모습이 관찰된다.

(5) 경과

수술 사망률은 1% 내외이며 수술 후 결석 재발률은 5% 미만이다.

30.3 종 양

1) 고형 양성 종양

(1) 간세포 선종(liver cell adenoma)

① 정의 및 역학

- 정상 간세포의 성질을 보이면서 과증식을 보이는 상대적으로 드문 양성 질환이다.
- 젊은 여성(20～40대)에 주로 발생하며, 남·녀 비는 1:11로 여성에게서 월등히 많다.
- 경구 피임약과 같은 스테로이드 호르몬 사용이 간세포 선종의 진행과 관련이 있다.

② 병리

일반적으로 단일 병변으로 발생하며 다발성 병변은 12～30%에 불과하다. 10개 이상의 선종이 있는 경우에는 선종증(adenomatosis)이라고 한다. 글리코겐 및 지방 함량이 높은 양성 간세포로 구성되어 있으며, 양성 병변이지만 임상적으로 중요하게 다루어지는 이유는 출혈 및 괴사가 흔히 일어나고 악성 변화가 가능하기 때문이다.

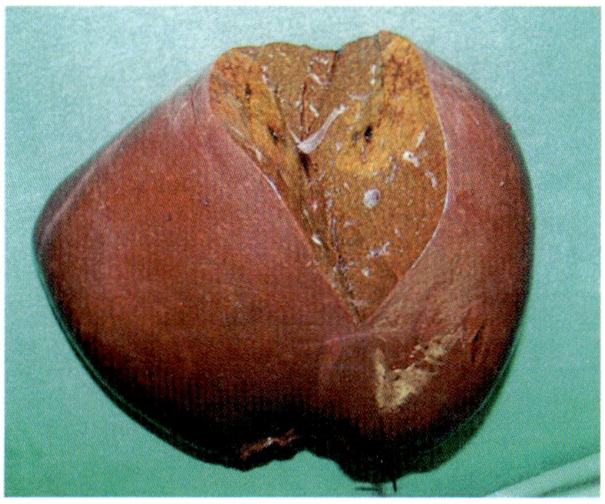

그림 30-19 간선종
간절제 후 간선종의 절제 단면 사진

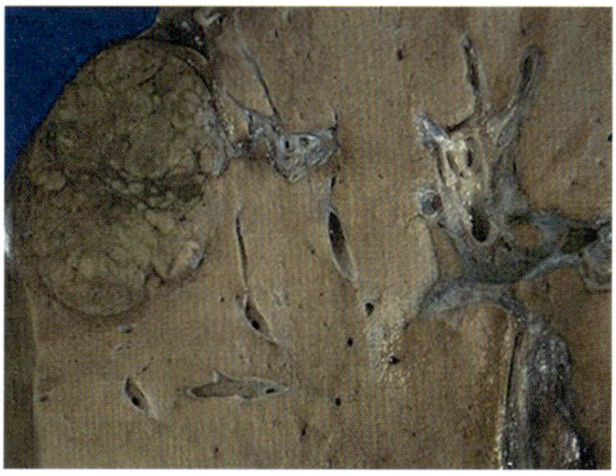

그림 30-20 간선종
간선종의 육안 병리 사진

③ 증상

- 50～75%의 환자에게서 증상이 나타난다.
- 상복부통증이 가장 흔하고 종양 내부의 출혈이나 종양 자체에 의한 국소 압박에 의해 발생한다.
- 복강 내 출혈이나 파열이 있는 경우 급격한 증상이 나타날 수 있다.

④ 진단

- 종양 표지자 등의 혈청 검사는 정상소견을 보이기 때문에 영상검사가 중요하다.
- CT에서 동맥기에 조기 조영되는 경계가 분명한 불균질한 종괴로 나타나며, MRI 소견에서는 내부에 지방 및 출혈을 포함하는 경계가 분명한 불균질한 종괴로 나타난다.

영상검사가 진단에 있어 가장 중요한 검사이기 때문에 실제 확진은 수술을 통해 이루어지며, 과혈관성 종괴이기 때문에 경피적 세침흡인검사는 금기이다.

⑤ 임상적 의의

에스트로겐의 영향으로 인해 임신 중에는 크기가 증가할 수 있고, 따라서 파열로 인한 대량 출혈의 가능성이 있으며, 30~50%에서 파열 및 출혈이 발생한다. 파열의 위험도는 크기와 관련이 있다. 악성변화의 가능성이 존재하며, 간세포암으로의 악성 변화가 가능하지만 실제로 악성으로 변화하는 비율은 낮다.

⑥ 치료

- 급성 파열 및 출혈이 있는 경우에는 간동맥 색전술을 시행하여 일시적인 지혈효과를 노리고, 이후 환자 상태가 안정화되면 종괴절제술을 시행한다.
- 증상이 있는 종괴인 경우에는 수술적 절제를 시행한다. 무증상이면서 경구피임약을 복용중인 환자는 피임제를 중단한 후 경과를 관찰해 볼 수 있다.
- 임신 예정인 환자는 임신 중 파열의 위험이 있기 때문에 임신 전 수술적 절제를 추천한다.

(2) 국소 결절성 과증식(focal nodular hyperplasia)

① 역학

- 간에 발생하는 가장 흔한 양성 종양은 혈관종이며, 두 번째로 흔한 양성 종양은 국소 결절성 과증식이다.
- 젊은 여성에게서 주로 발생하며, 좌·우간에 발생하는 빈도는 동일하다.

② 병리

정상 간에서 보통 5cm 이하의 결정성 종괴로 발생하며, 방사성 격막을 가진 중심부의 섬유성 반흔(central fibrous scar with radiating septa)이 특징적인 소견이다.

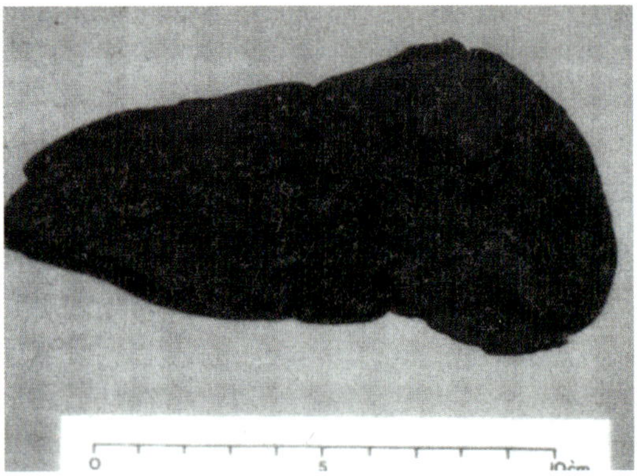

그림 30-21 국소 결절성 과증식의 절제면 사진

중심부 반흔이 특징적이다.

③ 원인

정확한 기전은 알려져 있지 않으나 혈관 기형과 관련이 있으며, 여성 호르몬 및 경구 피임제가 FNH의 발생 및 성장과 관련이 있을 것으로 생각된다.

④ 증상 및 검사실 소견

- 모호한 복부 통증을 포함한 비특이적인 증상이 대부분이며, 따라서 개복수술이나 영상검사에서 우연히 발견되는 경우가 많다.
- 신체검진에서도 특이 소견이 없다.
- 혈청 AFP 또한 정상치를 보인다.

⑤ 진단

- 간세포 선종과 마찬가지로 조영증강 CT 및 복부 MRI를 통해 진단한다.
- 영상검사를 통해 FNH를 비교적 정확하게 진단할 수 있으며, 중심부에 섬유성 반흔이 있는 균질한 종괴의 소견이 특징적이다.
- 간세포 선종과 마찬가지로 세침흡인검사는 시행하지 않는다. 영상검사에서 중심부 반흔이 발견되지 않는 경우에는 진단이 어려우며 간세포 선종, 악성 종양과의 감별이 매우 힘들다.

⑥ 자연 경과 및 치료

- 양성의 무통성 종괴로써, 악성 변화가 보고된 바가 없고, 파열, 출혈, 경색 등도 극히 드물기 때문에 진단이 확실하고 증상이 없다면 수술할 필요가 없다.
- 수술은 증상이 있거나, 진단이 불분명하여 간세포 선종, 악성 종양과의 감별을 위해 시행한다.

“참고하세요”

간세포 선종, FNH 모두 경구 피임제와 관련이 있다. 하지만 FNH에서 경구 피임제가 그 발생과 성장에 영향을 미치는 반면, 선종에서는 성장과 관련은 있지만 그 발생과의 연관성은 명확하지 않다.

(3) 혈관종(hemangioma)

① 역학

- 간의 가장 흔한 양성 종양으로 여성에서 3배 더 흔하다.
- 발병 시 평균 연령은 45세이며, 좌·우간의 발생 빈도는 동일하다.

② 병리

- 해면상 혈관종(cavernous hemangiomas; 모세혈관 벽이 늘어나고 두터워지고 이로 인해 확장된 혈관이 형성하는 종괴)으로 구성된 선천성 혈관 기형이다.

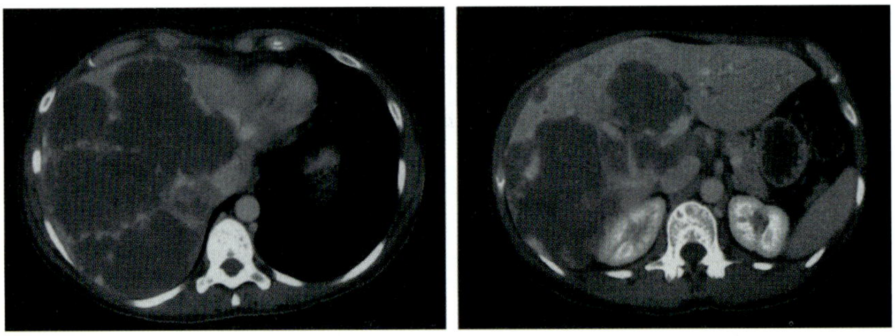

A　　　　　　　　　　　　　　　　B

그림 30-22 좌/중 간정맥을 전위(displacement)시키는 거대 cavernous hemangioma의 CT 영상소견

- 혈관종의 크기증가는 종양성 증식이라기보다 혈관 확장의 소견이다(ectasia).
- 일반적으로 단일성 병변이다.
- 크기는 5cm 미만이며, 5cm 이상의 혈관종은 거대 혈관종(giant hemangioma)이라고 한다.

③ 증상

대부분에서 무증상이며 영상검사에서 우연히 발견되는 경우가 대부분이다. 크기가 큰 경우에는 압박효과에 따른 복부 통증이 있을 수 있으며, 급격한 크기증가나 급성 혈전이 발생하는 경우 증상이 나타날 수 있다.

④ 검사 소견

- 검사실 소견 : 간기능 검사 및 종양 표지자는 정상 범위를 보인다.
- 영상검사 소견 : CT 혹은 MRI로 대부분의 경우 진단이 가능하며 특징적인 소견으로 변연부의 결절성 조영증강을 보인다. 경피적 생검은 파열의 위험 때문에 시행하지 않는다.

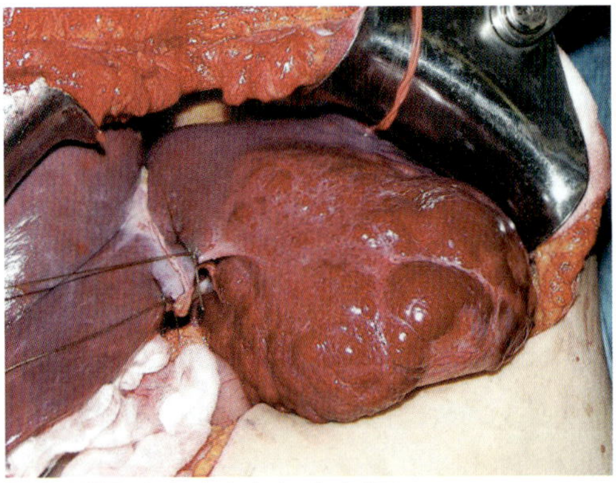

그림 30-23 수술장에서의 간혈관종

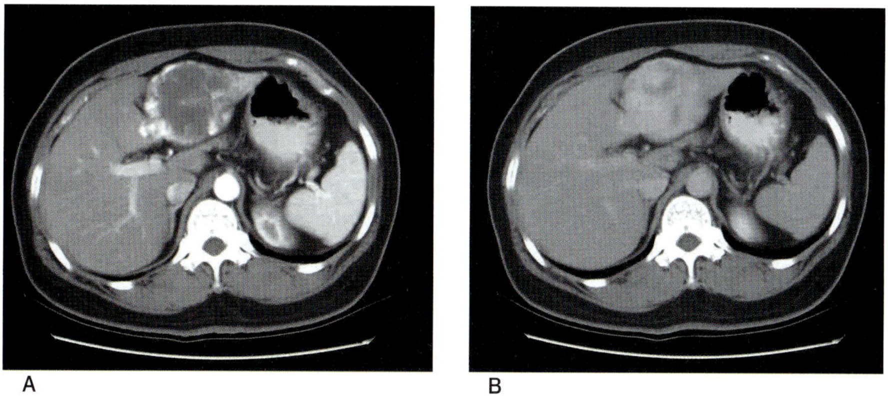

그림 30-24 간혈관종의 특징적인 CT소견
A, 동맥기에 주변부부터 조영되고, B, 문맥기에 안쪽으로 조영제가 차는 양상을 보인다.

⑤ 자연 경과 및 치료

- 대부분은 파열이나 출혈의 위험없이 장기간 안정적인 경과를 보이며, 악성 변화가 보고된 적이 없기 때문에 무증상이면서 진단이 확실한 경우에는 치료가 필요 없다.
- 수술은 파열, 크기 증가가 있을 때 시행하며, 진단이 불분명한 경우에도 역시 수술적 절제를 시도할 수 있다.

✤ 이 것 만 알 아 두 세 요 ✤

◆간의 양성 종양의 수술적 절제의 일반적인 원칙

- 국소 결절성 과증식과 혈관종은 진단이 확실하다면 절제하지 않는다.
- 간세포 선종은 일반적으로 절제하는 것이 원칙이다.

2) 원발성 고형 악성 종양(primary solid malignant neoplasms)

(1) 간세포암(hepatocellular carcinoma)

① 역학

- 간에서 발생하는 원발성 악성 종양 중 가장 흔하다.
- 매년 전 세계적으로 1백만 명 이상이 이 질환으로 사망하며, B형 간염이 흔한 지역에서 발생률이 높다. 즉, 동남아시아, 열대 아프리카에서 유병률이 가장 높고, 호주, 북미, 유럽에서는 유병률이 낮다.
- 남성에서의 발병률이 여성보다 2~8배 더 높다.
- 원인 : HBV 감염, 간경변, 흡연, 알코올 남용 등으로 생각된다.
- 전반적으로 나이가 들수록 발생률이 증가한다.

② 원인

- 간세포암의 위험인자 : 바이러스 감염, 환경적 노출, 알코올 남용, 흡연, 유전성 대사 질환(hereditary hemochromatosis, α_1-항트립신결핍증, 윌슨씨병), 간경변, 경구피임제, 아플라톡신, 각종 화학물질(nitrites, hydrocarbons, solvents, pesticides, vinyl chloride)
- 간세포암과 HBV 감염과 관련이 있다는 증거 : 50～55%의 간세포암이 HBV에 의해서 발생하며, 비감염자에 비해 상대적 위험도가 5～100배 증가한다. HBV 자체는 암유전자(oncogene)를 가지고 있지 않지만 간세포에 삽입성 변이(insertional mutagenesis)를 일으켜 간세포암의 발병에 영향을 미친다. HBV에 의한 만성 염증 및 간경변이 간세포암의 발병에 영향을 끼친다.
- 간세포암과 HCV와의 관련성 : HBV와 HCV는 각각 간세포암의 독립적인 위험인자이며, 두 바이러스에 동시에 감염된 경우 상승작용을 할 것이라 생각된다. 감염초기에는 양성 경과를 보이지만 만성 감염시 간경변 및 간세포암을 일으킨다. 남성, 알코올 남용, 감염시의 높은 연령 등이 빠른 간세포암의 진행을 보이고, HCV는 숙주의 DNA에 침투하지 못하는 RNA 바이러스이므로 발암단계에 있어서는 만성염증 및 간경변이 중요한 역할을 담당할 것이라 생각된다.
- 간경변과 간암과의 관련성 : 아직 확실히 정립된 사실은 없다. 간세포암의 발생에 간경변이 반드시 선행되는 것은 아니며, 간세포암이 간경변의 최종 단계에서 발생하는 것도 아니다. 하지만 간경변에서의 높은 DNA 복제가 간세포암의 위험을 증가시키기 때문에 관련이 있다고 할 수 있다.

③ 임상양상

질환의 초기에는 뚜렷한 증상이 없어 늦게 발견되는 경우가 많다. 질환의 후기에 오른쪽 어깨부위로 방사되는 모호한 복부통증이 나타날 수 있으며, 비특이적인 증상으로, 식욕부진, 오심, 무기력, 체중감소가 있을 수 있다.

기타 드문 증상으로 다음과 같은 증상이 있을 수 있다.

- 간세포암의 파열이 있는 경우 : 복강 내 출혈에 의한 저용량성 쇼크 및 복부 통증이 발생할 수 있다.
- 간정맥 폐쇄에 의한 증상(Budd-Chiari syndrome) : 폐쇄성 황달, 혈액담즙증(hemobilia), 불명열(fever of unknown origin)
- 종양 부수 증후군(paraneoplastic syndrome) : 고칼슘혈증, 저혈당, 적혈구증가증(erythrocytosis)

④ 진단

- 초음파 : 간세포암의 선별검사 및 조기 발견에 이용된다.
- CT, MRI : 간세포암의 확진 및 치료방법의 결정에 이용된다. 간세포암의 고혈관성 특징을 이용하여 동맥기에 질환의 범위를 평가하는데 필수적인 검사이며, 복강 내

파종, 림프절 전이, 혈관구조의 파악, 혈관 및 담도 침범 등의 질환의 진행 정도를 파악할 수 있다. 또한 간세포암이 진행하면 문맥으로 혈전을 형성하면서 확산되는데, 이러한 문맥의 종양 혈전(tumor thrombus) 유무를 파악할 수 있다.

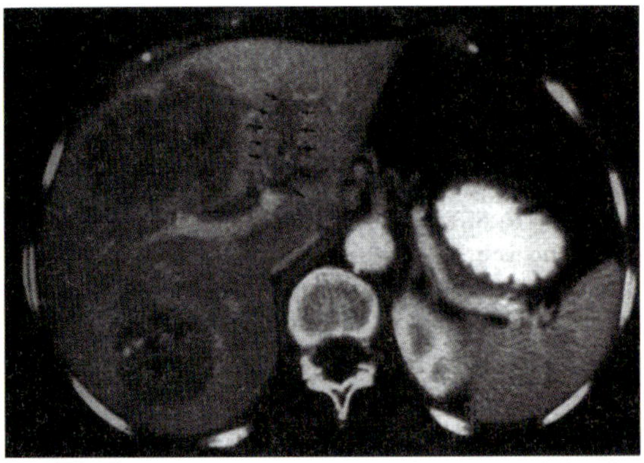

그림 30-25 다초점성 간세포암의 조영증강 CT 영상소견
좌문맥에 종양침습이 관찰된다(화살표).

- 혈청 알파태아단백(AFP) 측정 : 간세포암의 진단에 도움이 되며, 간세포암의 3/4에서 AFP 수치가 20ng/ml 이상으로 증가되어 있다. 영상검사에서 고혈관성 종양과 400ng/ml 이상의 AFP를 보이는 경우는 간세포암을 진단할 수 있다. 또한 간세포암의 치료 후 추적검사에 사용할 수 있다는 장점이 있다. 단점으로는 만성 활동성 바이러스 간염 등의 염증성 질환에서는 위양성을 보일 수 있다는 점이 있다.
- 경피적 생검(Percutaneous needle biopsy) : 비수술적 치료 대상에 한해서 실시하며, 위험도는 낮지만 암세포의 파종 및 파열, 출혈의 가능성이 있다.

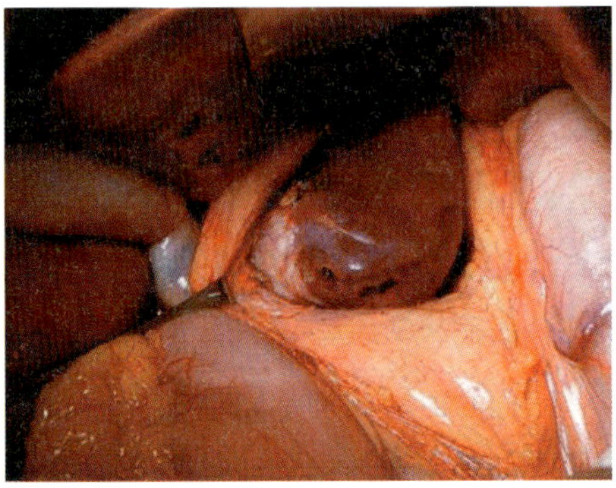

그림 30-26 간세포암
caudate lobe에 간세포암이 관찰된다. 수술적 절제로 완치를 기대할 수 있다.

⑤ 치료계획의 수립

간세포암의 병기는 암종 자체뿐만 아니라 동반된 간경변의 정도에 따라 평가해야 한다.

- 간세포암의 진행정도를 평가하는 요소로써 폐, 뼈, 복막 등 타기관으로의 전이 여부가 중요하며, 마찬가지로 미세혈관 침범 여부, 간 종양의 다발성 여부와 같은 간내에서의 진행정도의 파악 역시 중요하다.
- 간 기능의 평가 : 간세포암의 표준 치료는 간절제술이며 따라서 수술 후 간부전의 위험이 있기 때문에 술전 간기능의 평가가 필수적이다. 술 후 간부전과 관련된 위험인자로는 간경변의 정도, 절제된 간의 양(기능적 간 예비량), 간의 재생 반응 등이 있다. 간기능의 평가 항목으로는 Child-Pugh 분류, 문맥압 측정, 간기능의 기능적 검사 등이 있다.

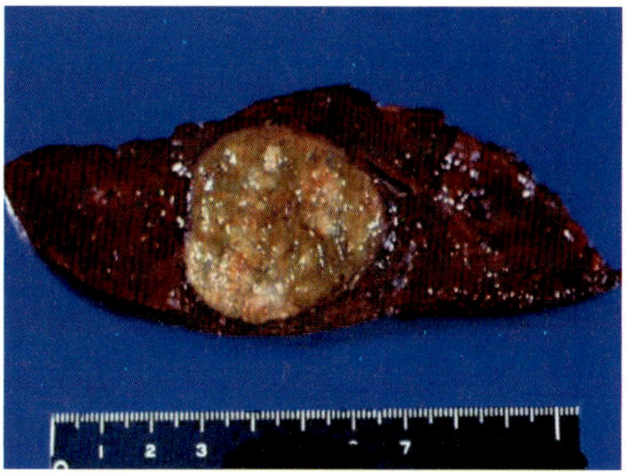

그림 30-27 간세포암의 절제표본

- 간세포암의 병기 결정
  - TNM 병기 체계는 간기능을 반영하지 않으므로 생존율을 정확하게 예측할 수 없기 때문에 간세포암의 병기로 널리 사용되지 않는다.
  - 오쿠다(Okuda) 병기 체계 : 간단하고 효율적인 병기 체계이며, 간기능 및 종양 관련 인자를 반영한다. 병기 결정법은 각 항목당 1점을 가산한다.
    1. 전체 간의 50% 이상을 차지하는 종양이 존재하는 경우
    2. 복수가 존재하는 경우
    3. 혈청 빌리루빈이 3mg/dl 이상인 경우
  - Cancer of the Liver Italian Program(CLIP) 병기 체계 : 현재까지의 병기 체계중 가장 유효한 방법이다.
    1. 0~3점 : 장기 생존의 가능성이 있음
    2. 4~6점 : 질환이 진행된 단계

표 30-3 The Cancer of the Liver Italian Group Score(CLIP)

임상적 척도	구분값	점수
Child-Pugh 분류	A	0
	B	1
	C	2
종양의 양상	단일결절, < 50% 범위	0
	다발성 결절, < 50% 범위	1
	범위 > 50%	2
혈청 알파태아단백(ng/dl)	< 400	0
	> 400	1
간문맥 혈전	없음	0
	있음	1

⑥ 치료

다양한 치료방법이 존재하지만, 수술적 완전절제를 제외하고 월등한 우위를 보이는 치료방법이 없다. 치료방법은 암종의 병기, 환자 및 기저 간의 상태, 임상의사의 경험을 종합하여 결정한다.

ⓐ **수술적 치료**

간세포암의 표준 치료는 수술적 절제로써 간세포암의 치료방법 가운데 가장 높은 장기 생존을 기대할 수 있다. 병변의 위치, 잔존 간의 상태에 따라 수술적 절제 방법은 다양하다.

표 30-4 간세포암의 치료방법

수술적 치료	비수술적 치료		
	파괴 요법	경동맥 치료	전신적 치료
절제 간이식	에탄올 주입 아세트산 주입 열파괴 요법(cryotherapy, radiofrequency ablation, microwave)	색전술 화학색전술 방사선 치료	화학요법 호르몬 요법 면역요법

• **부분 간절제술**

– 진행된 간경화가 없는 경우 부분 간절제술의 수술 후 사망률은 5% 미만이며, 수술 술기의 발달로 기능적 잔존간을 상대적으로 많이 보존할 수 있다.

– 간절제술의 대상 환자를 고려하는 데 있어 병기 진행뿐만 아니라 기저 간의 상태를 반드시 고려해야 한다. 예를 들어 간경화가 심해 남은 간의 기능이 좋지 못한

경우에는 수술 후 간부전으로 사망할 수 있기 때문이다. 즉, Child B, C의 환자나 문맥 고혈압이 있는 경우는 부분 간절제술을 견디지 못하기 때문에 다른 치료방법을 선택해야 한다.

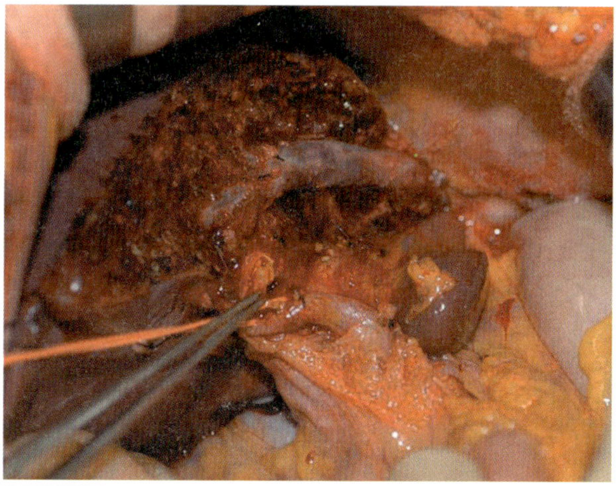

그림 30-28 부분 간 절제술
왼쪽간이 모두 절제되었고 중간 간정맥이 노출되어 있다.

- 절제 후 생존율은 다음과 같다.
  1년 생존율 : 58～100%
  3년 생존율 : 28～88%
  5년 생존율 : 11～75%
  10년 생존율 : 19～26%
- 절제 후 생존율에 영향을 미치는 인자로써 가장 중요한 것은 종양의 병기 및 간경변의 정도이다. 그 밖에 불량한 예후를 반영하는 인자(negative prognosis factor)로는 크기가 큰 종양, 간경변, 침윤성 성장 형태(infiltrative growth pattern), 혈관 침윤, 간내 전이, 다초점성 종양, 림프절 전이, 1cm 미만의 절제연, 피막이 없는 경우 등이 있다.

• **간의 완전절제 및 간이식술**

- 간세포암의 제거 및 간경변을 동시에 해결할 수 있기 때문에 이론적으로는 간세포암의 가장 이상적인 치료법이다. 하지만 간이식술의 한계점으로 장기간의 면역 억제가 필요하고 장기 기증자가 부족하다는 점이 있다.
- 간세포암에 있어서의 간이식술의 적응증(Milan 기준)
  혈관 침범이 없고, 전이가 없으면서 다음의 경우에 해당하는 간세포암
  단일 종양이면서 크기가 5cm 미만인 경우
  3개 이하이면서 각각의 크기가 3cm 이하인 경우

심화학습

Milan 기준에 맞는 간세포암 환자들을 대상으로 간이식을 시행하면 좋은 성적을 거두었다. 하지만 실제 간세포암을 간이식을 통해 치료하는 데 있어서 Milan 기준은 너무 엄격하다는 지적이 있다. 또한 사체 간이식이 아니라 생체 간이식(living donor liver transplantation)인 경우 기증자가 동의한다면 기준을 완화해서 적용할 수 있다. 최근에 연구가 지속적으로 이루어짐에 따라 보다 더 완화된 기준을 가지고 간세포암을 간이식으로 치료해도 성적이 좋다는 보고들이 있다.

- 간이식술의 장기 생존율은 50~85%가량이다. 간부분절제술과 간이식술을 비교하면 진행된 간경변이 있으면서 작은 간세포암의 경우는 간이식술이 더 적합하고, 간기능이 상대적으로 보존되어 있는 경우는 남은 간이 수술 후에도 잘 견딜 수 있기 때문에 부분 간절제술이 더 적합하다.

ⓑ **비수술적 국소 치료법**

- **경피적 에탄올 주입술**(Percutaneous Ethanol Injection, PEI) : 에탄올이 세포를 탈수시키고, 응고괴사를 일으키며, 혈전 생성을 하여 종양 세포를 제거하는 특성을 이용한 방법으로 직접 종양에 에탄올을 주입하는 방법이다. 작은 종양을 제거하는 데 효과적이며, 5cm 미만 종양의 장기 생존율은 24~40%이다. 절제술과의 생존율 비교 연구는 아직 없다.
- **고주파열치료**(Radiofrequency Ablation, RFA) : 고주파에 의한 열작용으로 종양조직을 60°C 이상으로 가열하여 괴사를 일으키는 방법으로, 비교적 작은 종양에 효과적(3~5cm 이내)이다. 경피적 방법으로 쉽게 접근 가능하다는 장점이 있고, 국소적 종양 치유에는 PEI에 비해 효과가 우수하다는 장점이 있다. 단점으로는 혈관이 열을 식히는 냉각 효과를 보일 수 있고, 혈관 손상의 위험이 있기 때문에 혈관주변에 위치한 종양에는 효과가 제한적이라는 점이 있다. 비교적 최근에 시작된 방법이기 때문에 장기 생존율에 대한 정보는 아직 알려져 있지 않다. 금기증으로는 환자의 패혈증, 조절되지 않는 복수, 간성 뇌병증, 혈액응고장애 등이 있다.
- **경동맥 요법**(transarterial therapy) : 간세포암의 혈류 공급이 대부분 간동맥에 의해 이루어지는 것을 이용하는 방법으로 간동맥을 통해 항암화학요법(Hepatic arterial infusion chemotherapy)을 시행하는 것이다. 개복 후 간동맥에 직접적으로 카테터를 삽입하여, 5-FU, cisplatin, doxorubicin을 간동맥에 주기적으로 주입하는 방법이다. 반응률은 25~60%가량이며, 펌프를 삽입하기 위해 개복술이 필요하다는 단점이 있다.
- **경피적 경간동맥 화학색전술**(Percutaneous Transarterial Chemoembolization, TACE) : 간기능이 상대적으로 보존된 환자와 혈관 침윤이 없는 다발성의 종양을 가진 환자가 적응증이며, 경피적으로 동맥을 천자하여 카테터를 간동맥에 위치시

키고 항암제와 리피오돌 같은 오일 색전물을 주입함으로써 효율을 증대시키는 방법이다. 반응률은 50%가량이다.

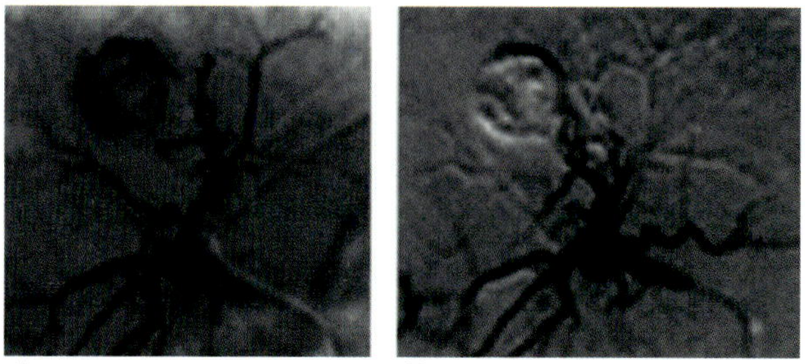

A B

그림 30-29 과혈관성 간세포암의 색전술 전(A) 후(B)의 혈관조영술

ⓒ **전신적 항암요법**

대부분 비효율적으로 간세포암의 치료에 도움이 되지 못하며, 반응률은 대개 20% 미만이기 때문에 제한적으로 시행한다.

(2) 간내담관암(intrahepatic cholangiocarcinoma)

① 역학 및 용어

미국에서의 발생률은 10만 명당 1~2명이며, 간의 원발성 종양 가운데 간세포암 다음으로 흔하다. 간내담관암은 말초담관암(peripheral cholangiocarcinoma)이라고도 불린다.

② 발생부위

팽대부에서 말초 간내 담관까지 어느 부위에서나 발생 가능하며, 담관 합류부에서의 발생 빈도(Klatskin's tumor)가 제일 높아 40~60%에 이르며, 간내 말초 담관에서의 발생 빈도는 10%이다.

③ 위험인자

일차성 경화성 담관염, 담관낭종, 반복성 화농성 담관염, HCV 감염, HIV 감염, 간경변, 당뇨 등이 원인이 될 수 있으며, 흔히 간내 담석(intrahepatic duct stone)이 동반된다.

④ 임상양상

간세포암과 전반적으로 유사하며, 우상복부 통증 및 체중감소가 가장 흔한 증상이며, 황달은 1/4의 환자에게서 발생한다.

⑤ 종양 표지자

AFP는 일반적으로 정상 수준이며, CEA가 증가할 수 있다.

⑥ 영상검사

CT/MRI가 일반적으로 사용되며, 말초 담관 확장을 동반한 국소 간종괴로 나타난다.

특징적으로 조영 검사상 말초 또는 중심부 조영증강이 나타난다. 간내 전이, 림프절 전이, 담도를 따라 침윤하는 양상이 관찰 가능하다.

⑦ 치료 및 예후

수술적으로 완전절제하는 것이 표준치료법이며, 절제율은 60~90%가량이다. 수술적 절제 후 3년 생존율은 16~61%, 5년 생존율은 24~44%이다. 항암화학 요법은 효과가 미미하여 일반적으로 시행하지 않는다.

3) 간의 전이성 악성종양

(1) 간의 전이성 악성 종양

① 간의 전이성 종양의 특징

간에서 발생하는 가장 흔한 악성 종양은 전이성 종양이다. 소화기계의 정맥혈은 간문맥계로 유입되기 때문에 간은 소화기계 종양의 가장 흔한 전이 장소가 된다. 간문맥을 통해 소화기계의 종양이 간에 전이된 경우 대부분은 간 외로도 전이를 한 경우가 많기 때문에 간 전이 병변을 동반하여 절제하는 것이 불가능한 경우가 많다.

② 간 전이암의 종류

- 상부 위장관 암종 : 위, 췌장, 담관암
- 하부 위장관 암종 : 결장직장암이며, 간전이암 가운데 가장 흔하다.
- 비뇨생식기 암종 : 콩팥, 전립샘암
- 신경내분비 암종, 유방, 피부(melanoma), 연부조직(후복막강 육종)
- 부인과 암종(난소, 자궁내막, 자궁경부암)

(2) 결장직장암의 간전이

① 역학

미국에서 매년 5만 명 이상의 신환이 발생한다. 대부분은 간 외에도 전이 병변이 있는 전신적 질환 단계이며, 치료적 절제가 가능한 환자는 5~10%를 차지한다. 최근 들어서는 항암화학 요법 및 수술 술기의 발달에 따라 절제율이 높아지고 있는 추세이다.

② 임상양상

- 종양표지자 : 대부분의 결장직장암에서 CEA를 분비하며, CEA가 증가하는 양상을 보이면서 영상검사 상 새로 발견된 고형 종괴가 있는 경우에는 결장직장암의 간전이를 확진할 수 있다.

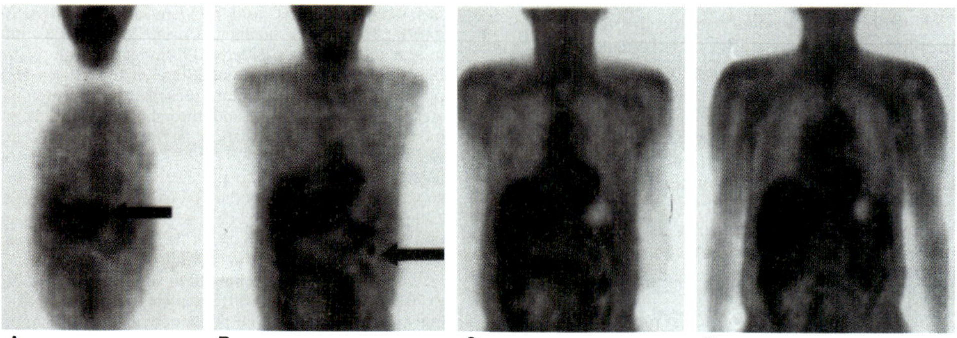

그림 30-30 결장암의 간전이를 나타나는 양전자 단층촬영 영상
A, 간 전반에 걸친 과대사성 병변이 관찰된다. B, 좌상복부의 대망으로의 전이. C, 문합부의 재발

- 검사실 소견 : 간기능 검사상 경미한 이상 소견이 있을 수 있으나 간전이가 매우 광범위하지 않으면 일반적으로 정상 범위를 나타낸다. 가장 흔한 이상 소견은 알칼라인 포스파타아제, γ-GT, LDH의 상승이다.
- 영상검사 : 조영 증강 CT 및 MRI를 통해 간실질과 종양간의 조영증강 차이를 통해 발견 가능하다.
- 절제대상 판별검사 : 국소재발 및 이시성 병변을 배제하기 위해 결장내시경을 시행하고, 간 이외 기타 장소의 전이여부를 판별하기 위한 영상검사 시행한다.

③ 치료

- 항암화학요법 단독치료 : 항암화학요법의 발달에 따라 과거에 비해 생존율이 개선되긴 했지만 그러나 장기 생존을 보이는 경우는 드물다.
- 수술적 절제술 : 가능하다면 가장 이상적인 치료방법이다. 절제 가능 대상군을 주의 깊게 선택하면 장기 생존을 가져 올 수 있다. 수술 술기의 발달에 따라 수술 사망률은 5% 이내로 감소하였으나, 이환율은 30～50%에 달하므로 주의 깊은 환자 선택이 요구된다.
- 간절제술 후 재발의 가능성이 높은 불량한 예후인자
  - 크기가 5cm 이상인 종양
  - 무병기간(disease-free interval)이 1년 미만인 경우
  - 다발성인 경우
  - 원발 종양이 림프절 전이가 있었던 경우
  - 혈청 CEA가 200ng/ml 이상인 경우
- 항암화학요법 및 수술적 절제술 병합치료 : 최근의 연구결과에서 장기 생존율을 50%까지 보고하고 있다.

"참고하세요"

수술 술기가 발달함에 따라 대량 간절제 후에도 양호한 수술 성적을 나타내게 되었다. 따라서 최근에는 결장암 간전이의 경우에는 최대한 간절제를 시행하는 추세이며, 한 번에 전이성 결장암을 다 절제할 수 없는 경우에는 여러 차례에 걸쳐 수술을 해서라도 근치적 간절제를 시도하기도 한다.

(3) 기타 간전이 종양

간전이암에서 간절제술의 역할은 장기별로 다르며 다음과 같다.

① 위, 식도, 샘창자 등의 상부 위장관암의 간전이
절제술을 시행하더라도 장기 생존을 보이는 경우가 드물기 때문에 간절제술이 추천되지 않는다.

② 비뇨기계 종양의 간전이
절제술 시 예후가 좋기 때문에 간절제술의 고려 대상이 될 수 있다.

③ 유방암, 흑색종, 육종의 간전이
무병기간이 길고 항암화학요법으로 안정적인 단독 간전이 시 간절제술을 고려할 수 있다.

문제

30-4 3)

평소에 건강하게 지내던 40세 남자이다. 정기 신체검사에서 복부 초음파촬영 결과 우연히 간에 이상소견이 발견되었다. 발생 빈도 상 가장 많으며 먼저 생각할 수 있는 것은?

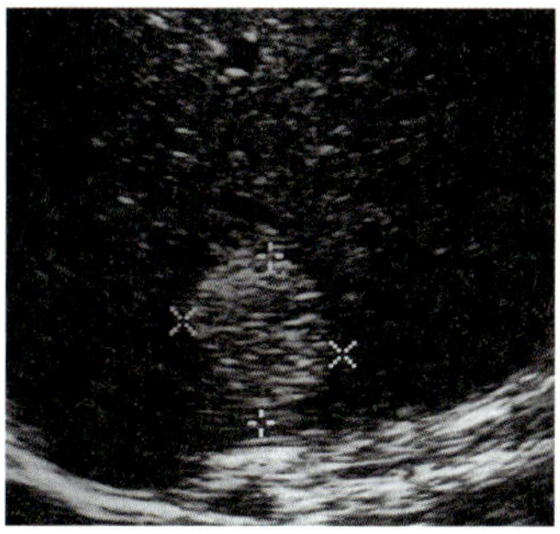

1) 농양
2) 낭선종(cystadenoma)
3) 혈관종(hemangioma)
4) 선종
5) 간세포암

해설
혈관종은 간의 가장 흔한 양성 종양으로 여성에서 3배 더 흔하다.

30-5 1)

간혈관종에 대한 설명으로 맞는 것은?

가. 유아에서는 저절로 사라질 수 있으므로 관찰만 한다.
나. estrogen의 영향을 받는다.
다. 심한 통증은 파열의 전조 증상이다.
라. 크기가 커지면 악성 변화를 한다.

1) 가, 나, 다　　2) 가, 다　　3) 나, 라
4) 라　　5) 가, 나, 다, 라

해설
혈관종은 악성변화의 가능성이 없다.

30-6 5)

간선종(adenoma)에 대해 맞는 것은?

가. 악성화 가능성이 있다.
나. 파열(rupture)로 인해 혈액복막(hemoperitoneum)이 될 수 있다.
다. 절제해야 한다.
라. 피임약과 관계있다.

1) 가, 나, 다　　2) 가, 다　　3) 나, 라
4) 라　　5) 가, 나, 다, 라

해설
adenoma는 악성화 가능성이 있고 출혈 및 괴사가 흔해 이로 인한 합병증을 야기할 수 있으므로 절제해 주어야 한다. 경구 피임약을 쓰는 여성과 연관이 있다.

30-7 1)

43세 가정주부가 건강검진에서 간우엽에 5cm 크기의 해면혈관종이 발견되었다. 바람직한 조치는?

1) 6개월 간격으로 추적 관찰　　2) 세침흡입생검
3) 화학색전술　　4) 혈관종절제술
5) 간우엽절제술

해설
무증상의 혈관종은 추적관찰 한다.

30-8 5)

만성간염으로 추적관찰중인 40세 남자가 간우엽에 2cm크기의 과다혈관(hypervascular)종양이 발견되었다. 혈청 알파태아단백(α-FP)은 20㎍/L(참고치 0~10㎍/L)에서 500㎍/L로 증가하였다. 선택 가능한 치료법은?

가. 외과적 절제　　나. 화학색전술
다. 고주파 응고치료　　라. 알코올 주사요법

1) 가, 나, 다　　2) 가, 다　　3) 나, 라
4) 라　　5) 가, 나, 다, 라

해설
만성간염 환자에서 발생한 간세포암이 의심되는 상황이다. 외과적 절제가 가능하다. 또한 과다혈관성 종양이기 때문에 화학 색전술이 가능하고, 크기가 2cm로 고주파열치료와 화학색전술이 가능하다.

30-9 4)

35세 남자가 건강검진에서 발견된 hepatic mass로 내원, 혈액 검사 결과 알부민 : 4.0g/dl, 빌리루빈 : 0.7mg/dl, AFP : 900ng/ml, HBsAg(+)이었다. 복부CT상 좌외분절(left lat. segment)에 5cm 크기의 덩이 있었고 CT에서 동맥기의 고음영 문맥기의 저음영을 보이고, 복수 및 비장비대는 없었다. 적합한 치료는?

1) 항암 화학요법
2) 알코올주입요법
3) 간동맥 결찰
4) 수술적 절제
5) 고주파 치료(radiofrequency ablation)

해설

크기가 5cm로 크고 child class A일 것으로 예상되는 젊은 환자이다. CT에서 동맥기의 고음영, 문맥기의 저음영을 보이는 것은 간세포암의 전형적인 소견이다. 가장 적합한 치료는 수술이다.

30-10 2)

간세포암으로 2년 전 우후분절절제술을 받은 65세 남자가 좌외분절 상후방부에 직경 2cm인 간세포암이 재발하였다. 혈액검사에서 bilirubin 1.2mg/dL, albumin 3.5g/dL, PT 정상이고 복수는 없다. 적절한 치료는?

1) 간이식
2) 간부분절제
3) 방사선 치료
4) 항암 화학 요법
5) 고주파 괴사치료

해설

기왕의 간절제 수술력이 있다고 하더라도 현재 간기능과 종양의 위치를 감안하여 수술이 가능한 경우 수술을 시행한다. 이 환자는 우전분절만을 절제하였고 종양이 좌외분절에 위치하기 때문에 좌외분절 절제술이 가장 적합한 수술방법이다.

30-11 5)

간경화증을 앓아오던 47세 남자환자가 추적검사에서 Rt. anterior lobe에 위치한 간암이 발견되어 시행한 검사상 bilirubin 6mg/dl, protein 2.3g/dl이었고, 복수는 잘 조절되지 않았으며 영양상태도 나빠서 Child class C였다. 이 환자에게 적합한 치료는?

1) subsegmentectomy
2) Rt. anterior segmentectomy
3) Rt. trisegmentectomy
4) Rt. lobectomy
5) liver transplantation

해설

child class C인 환자에서는 간이식을 시행한다.

30-12 1)

간세포암의 치료방법에 관한 설명 중 옳은 것은?

1) 수술이 고주파열치료보다 장기 생존율이 높다.
2) 고주파열치료는 5cm 이상의 종양에서 효과가 좋다.
3) 수술 전 간동맥 화학색전술은 장기생존율을 높인다.
4) 다발성 종양의 경우, 간동맥 화학색전술을 시행할 수 없다.
5) 고주파열치료는 혈관주위에 위치한 종양에 효과적이다.

해설

고주파열치료(Radiofrequency Ablation, RFA) : 고주파에 의한 열작용으로 종양조직을 60°C 이상으로 가열하여 괴사를 일으키는 방법이다. 금기증으로는 환자의 패혈증, 조절되지 않는 복수, 간성 뇌병증, 혈액응고장애 등이 있다.

30-13 2)

간에 국소적인 암 전이만 있을 때, 간 절제술의 효과가 인정된 질환이다. 옳은 것이 모두 조합 된 것은?

가. 결장암	나. 췌장암
다. 비뇨기계 종양	라. 위암

1) 가, 나, 다　　2) 가, 다　　3) 나, 라
4) 라　　5) 가, 나, 다, 라

해설
본문 참조

30.4 혈액담즙증 및 담혈증

1) 혈액담즙증(hemobilia)

(1) 정의

혈관(문맥 또는 간동맥과 같은 동맥)과 담도간의 비정상적인 교통으로 인한 담도 내로의 출혈을 말한다.

(2) 원인

① 다음과 같은 간 및 담도의 의인성 손상이 가장 흔해서 40~60%에 달한다.
경피적 간생검, 경피경간담도배액술(PTBD), 담도의 수술적 탐색술(surgical exploration of the biliary tree), 쓸개절제술
② 사고에 의한 외상(관통상보다는 둔상에서 더 흔하다)
③ 일차성 혈관 질환 : 동맥류, 혈관이형성(angiodysplasia), 혈관종
④ 악성 종양 : 간, 담도, 쓸개, 췌장의 악성 종양
⑤ 기생충 감염, 간농양, 담도염 등

(3) 임상양상

① 문맥혈에 의한 혈담도는 드물다. 일반적으로 경미하게 나타나며 문압이 상승되어 있는 경우를 제외하면 자연치유된다.
② 동맥혈에 의한 혈담도 : 가장 흔한 원인이며 혈액 손실 및 응괴에 의한 담도폐쇄를 일으킬 수 있다.
③ 임상증상의 삼주징 : 우상복부 통증, 상부 위장관 출혈, 황달

(4) 진단

① **상부 위장관내시경**

혈담도가 의심되는 경우 가장 먼저 시행해야 하는 검사이다. 출혈의 다른 원인을 감별할 수 있으며 팽대부로 내시경을 진입시켜 팽대부위에서 출혈이 있는지를 확인 가능하다. 그러나 지속적으로 팽대부위에서 출혈이 있지 않는 경우에는 진단하기 어려워서 진단율은 10% 내외에 불과하다.

② **CT**

간내 종양이나 혈종 여부, 혈담도의 위험인자를 확인 가능하다. 특히 조영증강 CT를 이용하면 활동성 출혈 여부, 담도내 응괴, 담도 확장 등을 알 수 있다.

③ **혈관조영술**

진단의 표준검사로써 90%에서 출혈의 원인이 되는 혈관을 밝힐 수 있다. 또한 출혈의 원인이 되는 혈관을 찾는 동시에 그 혈관에 색전술을 시행함을써 한번에 치료까지 시행할 수 있다.

④ **담관조영술**

담도 내의 종괴를 확인할 수 있다.

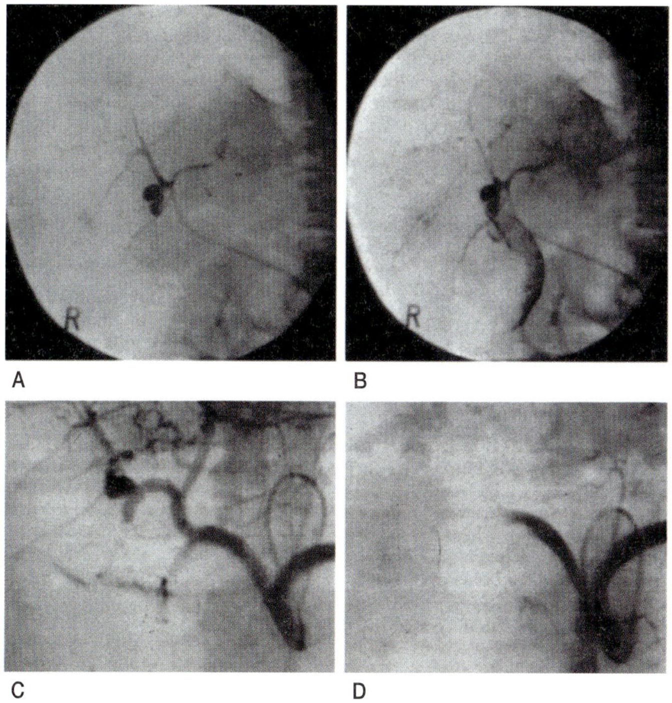

그림 30-31 혈액담즙증의 전형적인 소견

쓸개절제술 후 가성 동맥류가 생겨 담도계로 파열되어 혈액담즙증이 발생하였다.

A, 간문부 간동맥의 가성동맥류의 혈관조영영상

B, 담도 내의 혈종

C, D, 성공적인 색전술 전후의 동맥류 영상

(5) 치료

치료의 목표는 출혈을 막고 담도폐쇄를 완화시키는 것이다.

① 경미한 혈액담즙증은 보존적인 치료를 시행한다. 응고장애를 교정하고, 필요시 담도 배액술 시행하면서, 면밀한 경과관찰을 한다.

② 심각한 혈액담즙증은 경동맥 색전술이 일차적인 표준 치료이며 치료 성공률은 80~100%에 달한다.

③ 수술적 치료는 보존적 치료 및 경동맥 색전술이 실패한 경우에 시행한다.

- 출혈 혈관 결찰, 동맥류의 절제, 비선택적 주간동맥결찰술 등을 시행 가능하다.
- 간절제술 : 동맥결찰에 실패한 경우, 종양, 심각한 손상 등의 경우에 시행한다.
- 쓸개절제술 : 쓸개 출혈, 출혈성 쓸개염의 경우에 시행한다.

(6) 경과

1972년 자료에서는 최소 25%의 사망률이 보고되었지만, 1987년도에는 12%, 1999년도에는 4례만이 보고될 정도로 혈액담즙증의 사망률은 급격하게 감소하였다.

사망률이 감소하는 두 가지 요인으로는 첫째, 간담도계의 경피적 시술이 많아지면서 경미한 혈액담즙증의 빈도가 늘어났기 때문이고, 둘째 혈관조영술 및 색전술의 술기가 비약적으로 발전하면서 치료 성적이 우수해졌기 때문이다.

2) 담혈증(bilhemia)

(1) 정의

쓸개즙이 간문맥이나 간정맥으로 유입되는 질환으로 극히 드물게 발생한다.

(2) 병태생리

정맥압에 비해 담도압이 높을 때 발생하며, 쓸개결석, 사고, 의인성 등에 인해 유발된다.

(3) 임상적 특징

쓸개즙이 간정맥을 통해 폐동맥으로 흘러 폐색전이 대량으로 발생하는 경우 치명적일 수 있으나, 대부분은 낮은 담도압으로 인해 자연 폐쇄된다.

(4) 임상증상

빠르게 진행하는 황달을 보이며, 간 기능이 정상이기 때문에 간세포 효소의 증가가 없이 직접 고빌리루빈혈증이 일어난다. 패혈증이 나타날 수 있다.

(5) 진단

ERCP를 통해 쓸개즙이 혈관으로 유입되는 것을 확인한다.

(6) 치료

스텐트, 유두절제술 등의 담도 감압술

문제

30-14 4)

42세 여성이 전날 간생검을 받은 후 4시간 동안 흑색변이 발생하였다. 혈압 80/50, 심박수 110, 혈색소 9.7이다. 검사는?

1) 상부위장관 조영술　　2) 초음파 동위원소
3) 간담도 스캔　　4) 혈관조영술
5) ERCP

해설
혈액담즙증이 의심된다.

30-15 4)

40세 남자 환자가 2주 전 교통사고로 복부 둔상을 당한 뒤 입원하였다. 관찰도중 갑자기 상복부 통증과 빈혈, 흑변을 동반하였고 이 때 혈청 Hb 11g/dl, bilirubin 9mg/dl이었다. 가능한 진단은?

1) 출혈성 샘창자 궤양　　2) 외상성 간파열
3) 외상성 췌장파열　　4) 혈액담즙증
5) 식도정맥류 파열

해설
혈액담즙증의 주요 증상 세 가지는 위장관출혈, 황달, 우상복부 통증이다.

30-16 3)

혈액담즙증(hemobilia)에 대한 설명이다. 옳은 것은?

가. 간암이 가장 흔한 원인이다.
나. 간동맥조영술로 확진된다.
다. 우선적 치료는 수술이다.
라. 피부경유 쓸개관조영술(PTC)에 의해 생기는 것은 대부분 지지요법(supportive therapy)을 한다.

1) 가, 나, 다　　2) 가, 다　　3) 나, 라
4) 라　　5) 가, 나, 다, 라

해설
PTC에 의해 hemobilia가 발생할 수 있으나 대부분 스스로 조절되고, 합병증이 적다.

30-17 4)

교통 사고로 입원 관찰 중인 28세 남자가 갑자기 우상복부 통증을 심하게 호소하기 시작했다. 흑색변이 나타났고, 황달이 진행되었다. 사고 직후 시행한 복부 전산화 단층 촬영에서 간내혈종이 보였다. 진단 및 치료에 도움을 주는 검사는?

1) 위십이지장 내시경
2) 내시경적 역행 담도 조영술(ERCP)
3) 피부간 경우 담도 조영술(PTC)
4) 간 혈관조영술
5) 진단적 복강 세척술

해설

혈액담즙증이 의심되는 상황이다. 출혈의 원인이 되는 혈관을 밝힐 수 있고, 출혈의 원인이 되는 혈관을 찾는 동시에 치료까지 시행할 수 있는 검사는 혈관조영술이다.

31

간경변 및 문맥고혈압의 외과적 합병증

Surgical Complication of Cirrhosis and Portal Hypertension

31.1 간경변의 특징

1) 간경변의 정의 및 원인

(1) 간경변의 정의

간손상을 일으키는 다양한 기전에 의해 발생하는 간세포 손상의 최종 결과를 의미한다.

(2) 간경변의 원인 및 병리

① 간경변의 원인

- 각종 간독소(알코올)
- 바이러스성 간염(HBV, HCV)
- 지속적인 간내/외 쓸개즙정체
- 자가면역질환(루푸스성 간염)
- 대사성 질환(hemochromatosis, Wilson's dz, α_1-antitrypsin deficiency)

② 간경변의 병리

간손상으로 인한 간실질의 섬유화 및 결절성 재생이 일어나 간세포 괴사를 초래한다.

2) 간경변의 결과

간세포성 간부전이 발생하며, 간문맥고혈압 및 그로 인한 정맥류가 발생한다.

간세포성 간부전은 간경변 시의 가장 흔한 사망원인이며, 정맥류 출혈은 두 번째로 흔한 사망원인이다.

31.2 문맥고혈압의 해부, 생리, 병태생리

1) 간 혈류의 특징

(1) 간의 이중 혈액공급

• 간문맥이 간혈류량의 2/3를 차지하고 간동맥은 간 산소공급의 반 이상을 차지한다.

(2) 간혈류의 완충 작용

• 문맥혈의 감소 시 간동맥혈의 흐름이 증가한다.

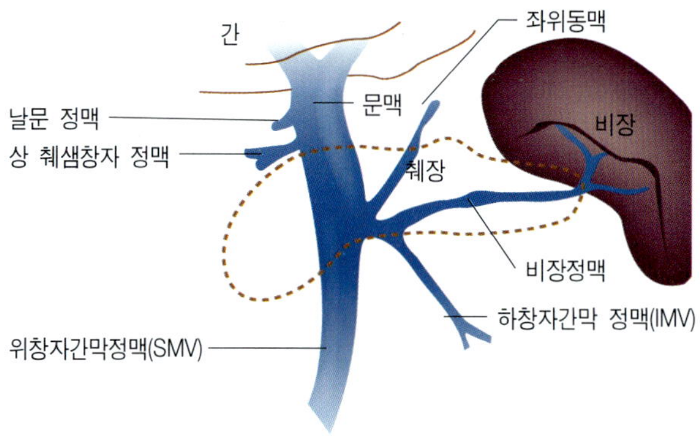

그림 31-1 간외 문맥 혈류의 해부학적 구조

2) 간문맥압 상승의 기준 및 분류

(1) 간문맥 고혈압의 기준

• 문맥압이 5mmHg 이상인 경우를 말한다.

(2) 간문맥고혈압의 분류

① 간전 문맥압의 상승(prehepatic portal hypertension)

- 문맥 혈전증은 소아에서 대표적인 간전 문맥압 상승 원인이다.
- 비장정맥 혈전증(왼쪽 문맥 고혈압)은 췌장의 염증성 질환이나 종양에 의해 발생하며 위 정맥류를 발생시킨다.

② 간내 문맥고혈압(intrahepatic portal hypertension)

- 모세혈관 전 문맥고혈압(pre-sinusoidal) : schistosomiasis, 비알코올성 간경변
- 모세혈관성 문맥고혈압(sinusoidal) : 알코올성 간경변
- 모세혈관후 문맥 고혈압(post-sinusoidal) : 상대적으로 드물다. 알코올성 간경변, 간정맥 혈전증(Budd-Chiari syndrome), 협착성 심막염(constrictive pericarditis), 심부전 등이 해당된다.

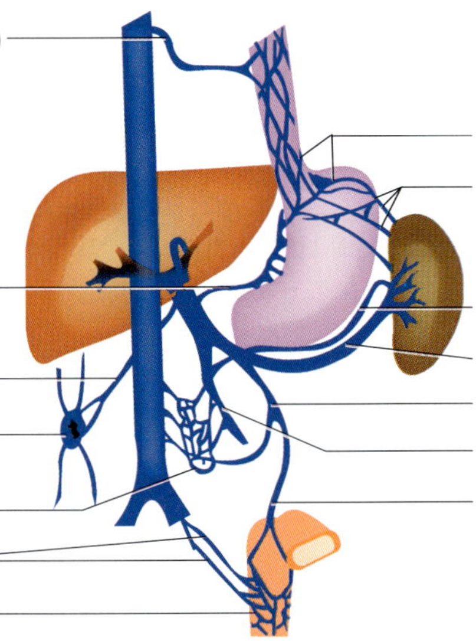

그림 31-2 문맥–전신 측부순환의 해부학적 구조

31.3 간경변 환자의 평가

1) 간경변의 평가

(1) 간경변의 평가

① 간경변시 고려사항

- 기저 간질환의 진단
- 간 예비능의 측정
- 문맥 및 간 혈역동학의 평가
- 상부 위장관 출혈원의 파악

(2) 간기능의 임상적 평가

① 간경변을 시사하는 병력 및 신체검진 소견

- 병력 : 체중감소, 피로, 만성 알코올 섭취의 병력, 간염, 담도질환 여부, 간독성물질에의 노출여부
- 신체검진 : 거미혈관종(spider angioma), 손바닥홍반(수장홍반; palmar erythema), 고환위축(testicular atrophy), 여성형 유방(gynecomastia), 비장종대 등

② 검사실 소견

- 빈혈 : 위장관출혈, 영양부족, 용혈, 알코올에 의한 골수 기능 억제 등으로 발생한다.

- 백혈구 및 혈소판 감소 : 간문맥압이 높아져 비정맥 유출 장애가 생겨 비장 종대가 일어나게 되는데, 이로 인해 비장에서의 백혈구의 파괴가 일어나 발생하며, 백혈구는 $2000/mm^3$ 미만으로 감소하는 경우는 드물고, 혈소판은 $50,000/mm^3$ 미만으로 감소하는 경우는 드물다.
- 혈액응고 기능 장애 : 응고인자의 합성 저하 및 일차성 섬유소용해(primary fibrinolysis)에 의해 발생한다.
- 저알부민 혈증 및 간기능검사의 이상
- 전해질 이상 : 저나트륨혈증, 저칼륨혈증, 대사성 알칼리증 등이 발생한다.

③ 간 조직 검사

- 간경변의 원인을 감별하는데 유용하지만, 심각한 응고 장애, 중등도의 복수가 존재하는 경우에는 조직검사의 금기증에 해당한다.

2) 간기능의 평가

(1) 간 예비능의 평가

- Child-Pugh 분류가 가장 광범위하게 사용된다.

(2) 간 혈역동학적 평가

① 간정맥쐐기압 측정(Hepatic Vein Wedge Pressure, HVWP)

- 간접적으로 portal pressure의 측정이 가능하다.
- 문맥압이 10mmHg 이상인 경우에는 정맥류 형성이 시작된다.
- 문맥압이 12mmHg 이상인 경우에는 정맥류 출혈이 시작될 수 있다.

② 문맥의 해부학적 구조 파악

- 도플러 초음파가 표준적인 검사법이다. → 문맥혈류, 간 및 비장의 크기 증정, 간용적의 측적, 복수의 평가 등에 사용된다.
- CT 혈관조영술, 자기공명영상

표 31-1 Child-Pugh 분류

	점수		
요인	1	2	3
빌리루빈(mg/dl)	< 2	2~3	> 3
알부민(g/dl)	> 3.5	2.8~3.5	< 2.8
프로트롬빈 시간 : 연장시간(초)	1~3	4~6	> 6
복수	없음	소량	중등도
간성혼수	없음	미약	진행
Grade A, 5~6points; grade B, 7~9points; grade C, 10~15points			

31.4 정맥류 출혈

1) 정맥류 출혈의 임상적 특징

(1) 정맥류 출혈의 특징

① 위식도정맥류 출혈이 문맥고혈압 시 가장 위험한 합병증이다.

② 재출혈의 발생 : 지혈 후 첫 수일 내에 가장 많이 발생한다. 이후 6주까지는 재출혈의 가능성이 현격히 감소한다.

(2) 정맥류 출혈의 병태생리

① 정맥류 출혈 문맥압이 12mmHg 이상일 때 발생 가능하다.

② 정맥류 파열의 병태생리(Laplace's law) : 정맥류의 크기, 문맥압, 정맥류 표피의 두께에 좌우된다.

③ 정맥류 출혈의 위험 예측인자 : Child class, 정맥류의 크기

2) 정맥류 출혈의 치료

(1) 급성 출혈의 치료

가능한 한 비수술적 방법으로 치료하는 것이 좋다.

① 진단 후의 수액치료

- 초기에 등장성 용액으로 수액공급을 시작한다.
- 수혈을 위해 최소 6pint의 혈액을 준비해 둔다.
- 신선 동결혈장(Fresh frozen plasma)은 PT가 3초 이상 지연되어 있는 경우 수혈한다.
- 혈소판 수치가 $50,000/mm^3$ 이하 경우 혈소판을 수혈한다.
- 감염방지를 위한 예방적 항생제를 투여한다.

② 약물치료

- somatostatin 및 octreotide analogue
  - 내시경적 치료와 효과가 동등하다고 알려져 있다.
  - 내시경적 치료에 반응하지 않는 경우, 위 정맥류, portal hypertensive gastropathy에 적합하다.
- somatostatin의 사용방법 : 250μg IV bolus 투여 후 2~4일 동안 시간당 250μg을 연속 주입한다.
- octreotide의 사용방법 : 50μg IV bolus투여 후 2~4일 동안 시간당 25~50μg을 연속 주입한다.

③ S－B관 삽입을 통한 풍선확장술

- 내시경 및 약물치료의 발달에 따라 사용빈도는 감소하고 있는 추세이다.
- 적응증
  - 내시경적 치료가 불가능한 대량 출혈이 있는 경우
  - 내시경적 치료가 실패한 경우
  - 약물치료가 실패한 경우
- 시술후 재출혈률 : 50%
- 식도 파열 및 천공, 허혈성 괴사와 같은 치명적인 합병증이 발생할 수 있는 단점이 있다.

④ 내시경적 치료

가장 널리 쓰이는 치료방법으로 내시경적 정맥류 경화술, 밴드결찰술 등이 사용된다〈그림 31-3〉.

⑤ 목정맥경유 간내 문맥－전신 단락술(Transjugular Intrahepatic Portosystemic Shunt, TIPS)

목정맥을 통해 간정맥과 문맥을 물리적으로 천자하여 연결하는 방법으로 수술 없이 문맥압을 낮출 수 있으며 성공률은 95%에 달한다. 합병증의 위험, 재협착, 혈전의 발생 및 간성 뇌증(문맥혈이 간을 거치지 않고 전신 순환을 하게 됨으로써 발생)의 발생 위험 때문에 초기치료로는 추천되지 않고, 간이식이 예정되어 있는 환자에게서 내시경 및 약물치료로 지혈에 실패한 경우 치료의 연결 단계로써 사용할 수 있다.

- 절대적 금기증
  - 우심부전이 있는 경우
  - 다낭성 간질환이 있는 경우

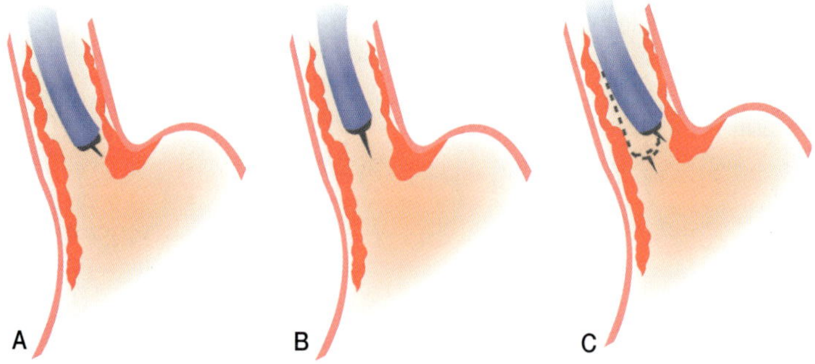

그림 31-3 내시경적 경화술
A, 내시경을 이용하여 정맥류 내에 응고물질을 주사한다.
B, 정맥류 주변에 주사한다.
C, 정맥류 주변과 정맥류 내에 모두 주사한다.

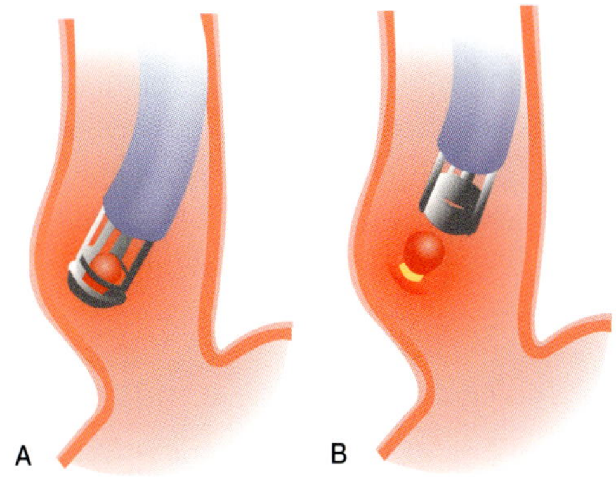

그림 31-4 식도정맥류의 밴드결찰술
A, 흡입기를 이용하여 정맥류를 끌어올린다.
B, O자 모양 고리를 이용하여 정맥류를 결찰한다.

- 상대적 금기증
  - 문맥 혈전증이 있는 경우
  - 과혈관성 간종양이 있는 경우
  - 간성 혼수가 있는 경우

⑥ 응급수술

- 응급수술의 적응증
  - 비침습적 치료가 실패하고 TIPS의 적응이 아닌 경우
  - TIPS가 실패한 경우
- 수술방법
  - 식도절단술(esophageal transection)
  - 문맥–정맥 단락술
  - 원위부 비장정맥–신정맥 단락술
- 수술사망률은 25% 이상이다.

✤ 이 것 만 알 아 두 세 요 ✤

◆정맥류 급성 출혈의 치료

- 수액치료
- 약물치료
- S-B tube 삽입
- 내시경 치료
- TIPS
- 응급수술

(2) 반복적 출혈의 예방

① 약물적 예방법

- Propranolol : 심박수를 25% 감소시키는 역할을 하며, 알코올성 간경화 중 좋은 예후를 보이는 경우에서 재출혈 감소 및 생존율 증가를 보인다. 치료 목표는 간정맥쐐기압을 12mmHg 이하로 낮추는 것이다. 문제점으로는 약물 반응의 다양성 및 모니터할 수 있는 지표가 없다는 단점이 있다.
- 베타 차단제 및 long-acting nitrate의 병합요법 : 재출혈 감소 및 사망률 감소의 효과가 있으며, 내시경적 정맥류 결찰술에 비해 효과적이다. 약제 부작용 때문에 추적관찰이 용이한 순응도가 높은 환자에게만 사용해야 한다.

② 내시경적 예방법

수술적 치료에 비해 비침습적이고, 혈역학적 부작용이 없다는 장점이 있으며, 예방효과가 비교적 뛰어나다. 식도정맥류 제거에 있어 2/3에서 성공적이며 6~12개월 후 추적 검사를 시행한다. 정맥류 결찰술이 경화술보다 합병증, 내시경 빈도, 재출혈, 사망률이 덜 생긴다고 알려져 있다. 내시경 치료 후 50%에서 재출혈이 발생하며, 치료 후 1년 이내에 가장 많이 발생하고, 해마다 15%씩 감소한다. 그러나 한 번의 재출혈이 발생했다고 해서 치료 실패를 의미하지는 않는다. 내시경 치료 실패율은 1/3 정도에서 나타난다.

③ 문맥－전신 단락술을 통한 예방

재출혈을 예방하는 가장 효과적인 방법이지만, 간성 혼수, 간부전의 가속화 등의 문제점이 있다.

표 31-2 문맥－전신 단락술의 종류 및 적응증

<table>
<tr><td rowspan="2">비선택적 단락술
(nonselective shunt)</td><td colspan="2">단－측 단락술[end-to-side(Eck's fistula)]
측－측 단락술(side-to-side : interposition)
근위부 비장정맥－신정맥 단락술(conventional(proximal) splenorenal shunt)</td></tr>
<tr><td>적응증</td><td>비수술적 방법으로 지혈 실패하여 응급 상황일 때
정맥류 출혈과 난치성 복수가 같이 있을 때
간이식으로 가는 가교적인 목적</td></tr>
<tr><td>선택적 단락술
(selective shunt)</td><td colspan="2">원위부 비장정맥－신정맥 단락술(distal splenorenal shunt, Warren shunt)
원위부 비장정맥을 왼쪽 신정맥에 문합하고 주위 측부순환(관상정맥, 위대망정맥)을 제거한다.</td></tr>
<tr><td>부분 단락술
(partial shunt)</td><td colspan="2"></td></tr>
</table>

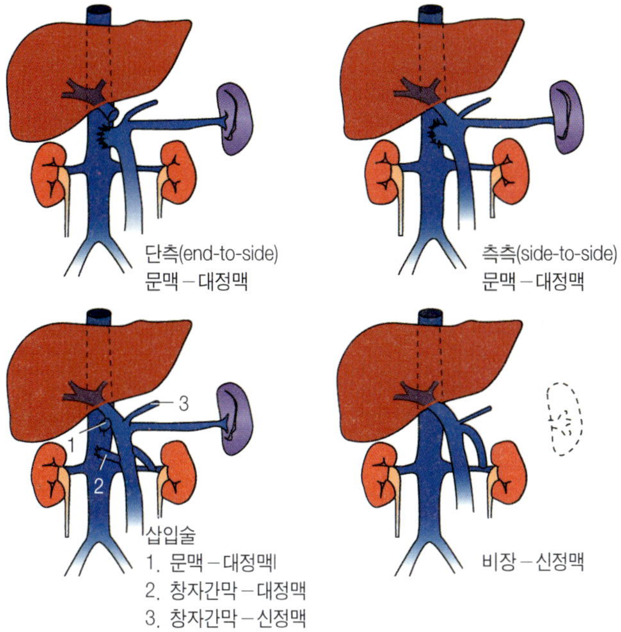

그림 31-5 비선택적 단락술의 모식도
간으로 향하는 문맥혈 전부를 간을 우회하도록 만든다.

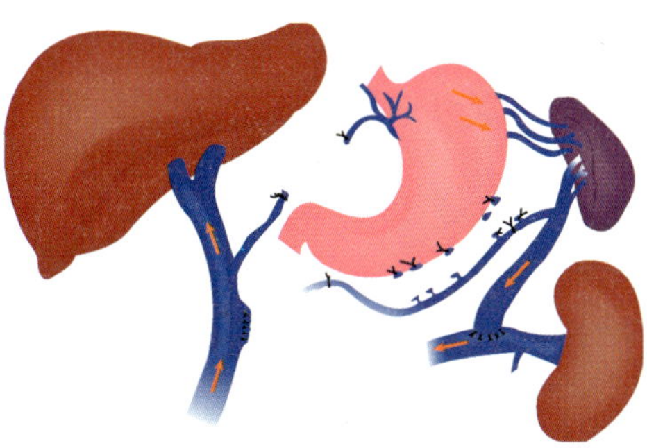

그림 31-6 원위부 비장정맥-신정맥 단락술의 모식도
짧은위정맥, 비장, 비장정맥의 정맥혈을 좌신정맥으로 우회시킴으로써 선택적인 감압효과를 볼 수 있다. 배꼽정맥, 관상정맥, 위대망정맥 등의 측부 순환을 통해 간의 문맥혈류는 유지된다.

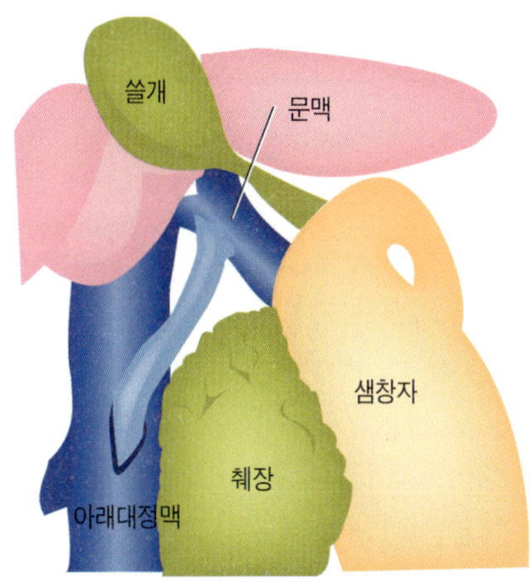

그림 31-7 작은 지름의 부분 단락술의 모식도
삽입술(graft interposition)을 통해 간문맥혈을 일부 우회시킴으로써 간문맥 혈류를 유지하면서도 간문맥을 감압할 수 있다.

④ 간이식(hepatic transplantation)

말기 간질환의 모든 환자에게 적용가능한 근본적인 치료법이다.

⑤ 전반적인 예방법의 적용

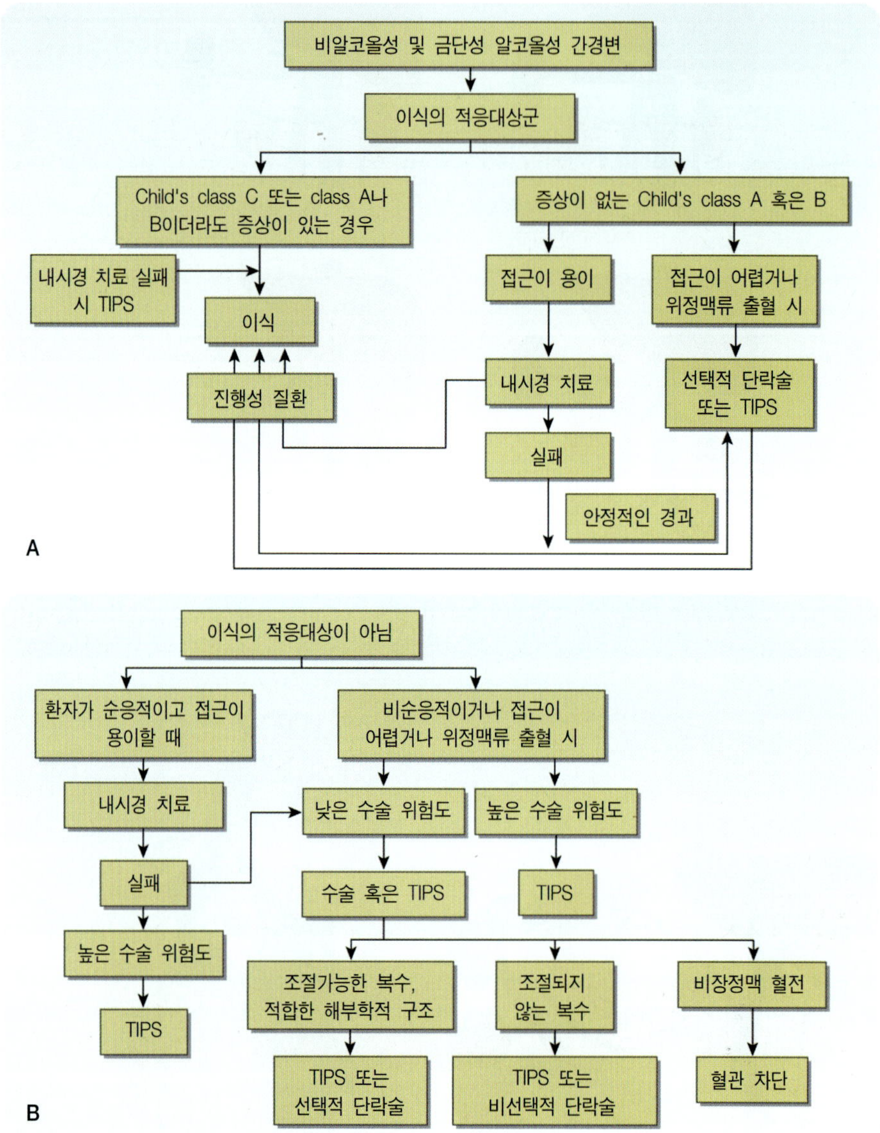

그림 31-8 정맥류 출혈의 치료방법
A, 근본적 치료. B, 비경화성, 활동성 알코올성, 고령, 심각한 심폐질환이 동반될 때

(3) 초기 정맥류 출혈의 예방법

• 모든 치료 중에서 베타차단제가 가장 적합하다.

문제

31-1 5)

차일드(Child) 분류 C인 비알코올 간경변증이 있는 50세 남자가 식도 정맥류 출혈이 자주 재발하였다. 가장 근본적인 치료는?

1) 약물요법
2) 식도혈관절제술
3) 지름술(shunt operation)
4) 경목정맥 간내문맥 – 전신정맥 지름술(TIPS)
5) 간이식

해설

'Child class C인 환자'와 '근본적인 치료'라는 것에 주목해야 한다.

31-2 3)

46세 알코올성 간질환 환자가 토혈 때문에 병원에 왔다. 상부위장관 내시경에서도 식도 정맥류가 확인되어 내시경적 경화술을 시행 받았으나 출혈이 멈추지 않고 지속되었다. 수축기 혈압이 90mmHg이었다. 가장 좋은 치료는?

1) propranolol
2) vasopressin 투여
3) TIPS
4) splenectomy
5) peritoneovenous shunt

해설

TIPS는 합병증의 위험, 재협착, 혈전의 발생 및 간성 뇌증의 발생 위험 때문에 초기치료로는 추천되지 않고, 간이식이 예정되어 있는 환자에게서 내시경 및 약물치료로 지혈에 실패한 경우 치료의 연결 단계로 사용할 수 있다.

31.5 복수 및 간신 증후군

1) 복수(ascites)

(1) 복수 발생의 병태생리

① 복수의 임상적 의미

복수는 간경화의 진행을 나타내며 복수가 존재할 경우 1년 생존율이 약 50%가량이다.

② 복수의 발생과정

문맥압 항진으로 인한 간과 장의 혈역학 변화 때문에 간질로 여출액 증가하여 림프배액 용량이 초과되고 이에 따라 복수가 생성된다. 또한 혈관 내 용적이 부족해짐에 따라 보상기전으로 aldosterone 분비가 증가하게 되고, 수분 저류가 생긴다.

(2) 복수의 치료

① 식이 염분제한 및 침상안정

하루에 섭취하는 염분의 양을 2g 이하로 제한하는 방법이다. 염분제한 단독으로는 복수 조절이 용이하지 않다.

② 이뇨제 투여

염분제한과 병행하면 90% 이상의 환자에서 복수가 조절 가능하다. aldosterone의 분비가 증가되어 있기 때문에 일차적으로 spironolactone을 사용(100～400mg/day)하며, 복수조절에 실패한 경우에는 lasix를 추가하여 사용한다.

③ TIPS

- 장점 : 장기적으로 효과가 좋으며, 복수천자를 자주 해야 하는 환자에게 적용할 수 있다. 난치성 복수의 80%에서 호전을 보인다.
- 단점 : 간성 뇌증 발생 증가, TIPS 기능 상실 등이 있다.

❝참고하세요❞

복수 치료의 성공 여부는 복부 둘레의 감소가 아니라 체중의 감소로 판정한다.

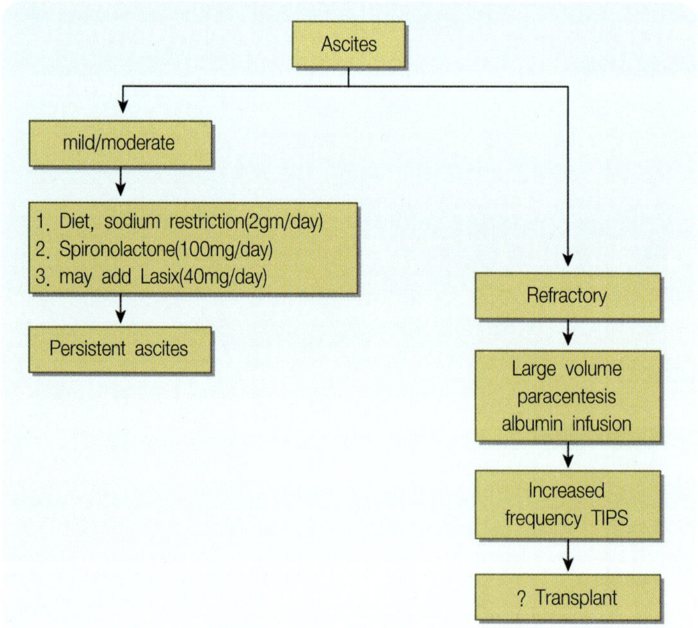

그림 31-9 복수의 치료
대부분의 환자에 있어서는 식이조절과 이뇨제로 복수가 조절 가능하다. 이와 같은 방법으로 조절되지 않는 복수는 예후가 좋지 못하며 보다 TIPS와 같은 보다 더 적극적인 치료가 필요하다.

2) 자발성 세균성 복막염(Spontaneous Bacterial Peritonitis, SBP)

(1) 자발성 세균성 복막염의 진단 및 원인균

① 진단

복수천자에서 다핵성 중성구가 250/mm^3 이상이거나 복수천자 배양 검사에서 균이 증명되는 경우에 진단할 수 있다.

② 원인균

장에서 기인한 혐기성 그람음성균이며, *E. coli*가 과반수 이상이다.

(2) 자발성 세균성 복막염의 치료

cefotaxime 혹은 amoxicillin과 clavulanic acid를 정맥 투여하고, 치료 후에는 예방적 경구 norfloxacin을 복용해야 한다.

3) 간신증후군(hepatorenal syndrome)

진행된 만성 간질환 환자, 전격성 간염 등과 같이 문맥 고혈압과 복수를 가지는 환자에서 신부전이 발생하여 간 증상과 함께 소변 중에 단백, 원주가 나타나고, 소변의 분량이 감소하는 상태를 말한다. 그러나 특징적으로 콩팥의 조직학적인 이상은 발견되지 않으며, 콩팥은 기능적으로만 이상을 나타내게 된다.

복수가 있는 간경화 환자의 최소 40%에서 발생한다고 알려져 있으며, 간이식 후에는 정상적인 기능을 회복하는 경우가 많다.

(1) 호발 환자군

광범위한 복수가 존재하는 환자에게서 간기능이 급격히 악화될 때 발생한다.

① 위험인자

- 낮은 평균동맥압(80mmHg 이하)
- 저나트륨혈증
- 소변 내 나트륨 농도의 저하(5mEq/L 이하)

“ 참고하세요 ”

간기능을 나타내는 알부민, 빌리루빈, 프로트롬빈 시간은 간신증후군의 위험인자와는 무관하다.

심화학습

◆간신증후군의 진단 기준(다음을 모두 만족시켜야 한다)

1. 혈청 크레아티닌 > 1.5mg/dl 혹은 24시간 크레아티닌 청소율(CCr) < 40ml/min
2. 쇼크, 미생물 감염, 혈량 부족, 신독성 물질을 사용하지 않고 있는 상태
3. 이뇨제를 중단하고 1.5L의 혈장 공급을 한 이후에도 신기능이 좋아지지 않는 상태
4. 하루 500mg 이하의 단백뇨
5. 폐쇄성 요로질환 또는 신실질의 질환이 없는 상태

(2) 증상 및 진단

대부분의 환자는 피로, 몸살, 미각이상(dysgeusia)과 같은 비전형적인 증상을 나타낸다. 이처럼 특이적인 증상이 없기 때문에 간신증후군은 소변양의 감소를 환자가 알게 되거나, 혈액검사에서 신기능의 저하가 관찰된 후에 진단되는 경우가 많다. 특별한 진단방법이 있는 것은 아니고 콩팥 자체의 기능 이상이 없이 혈청 크레아티닌이 상승하는 경우에 진단한다.

(3) 치료

이상적인 치료방법은 간이식이지만 사체 간이식의 경우 대기시간이 길기 때문에 대부분의 환자는 이식 전에 사망한다. 간이식을 기다리는 동안 도움을 주기위해 많은 약제들이 사용되었지만 대부분 효과가 없다. 하지만 최근 혈관수축제인 omipressin과 terlipressin를 사용하여 효과를 거두었다고 보고들이 나옴에 따라 vasopressin 수용체 작용제(vasopressin receptor agonist)가 효과적인 대안으로 각광받고 있다.

(4) 예후

중앙 생존값이 2주에 불과하지만, 간이식을 통해 간기능이 호전되거나 문맥 고혈압이 완화되는 경우에는 완전한 회복도 가능하다.

“참고하세요”

◆목정맥경유 간내 문맥-전신 단락술(TIPS) 적응증

① 식도 정맥류에서 내시경이나 약물 치료 실패
② 반복되는 정맥류 출혈
③ 약물 치료로 조절되지 않는 복수
④ 외과적 단락의 부전

32

담도계
Biliary System

32.1 담도의 해부학적 구조

1) 간외담도(extrahepatic biliary tract)

(1) 간외담도의 구성 및 특징

① 간외담도의 구성

- 간관 합류부(bifurcation of the left and right hepatic ducts)
- 온간관(총간관; common hepatic duct)
- 온쓸개관(총담관; common bile duct)
- 쓸개관(cystic duct)
- 쓸개(gallbladder)

② 간외담도의 특징

- 좌간관(left hepatic duct) : 좌간관은 간의 Ⅱ, Ⅲ, Ⅳ분절을 담당하고 주행은 4분절의 바닥면을 따라 수평으로 지나가며, 길이는 대략 2cm이다.
- 우간관(right hepatic duct) : 간의 우후간관(Ⅳ, Ⅶ분절)과 우전간관(Ⅴ, Ⅷ)으로 구성되어 있고, 좌간관에 비해 길이가 짧다.
- 간관 합류부(bifurcation of the left and right hepatic ducts) : 보통 간 외에 존재하고 간문맥 합류부의 전면(anterior)에 위치하며, 간의 제1분절 합류부와는 구분되어 있다.
- 온쓸개관 : 간샘창자 인대(hepatoduodenal ligament) 안에서 간동맥, 간문맥의 전후면에 위치한다. 온간관이 쓸개관과 합쳐져서 온쓸개관을 형성한다. 원위부 온쓸개관과 췌관이 정상적으로는 샘창자 내부에서 합류하는데, 샘창자 외부에서 합류하는 경우 긴 공통관(common channel)을 형성하게 되며, 이러한 경우를 anomalous pancreatic duct-biliary duct junction(APBDJ)라고 한다.

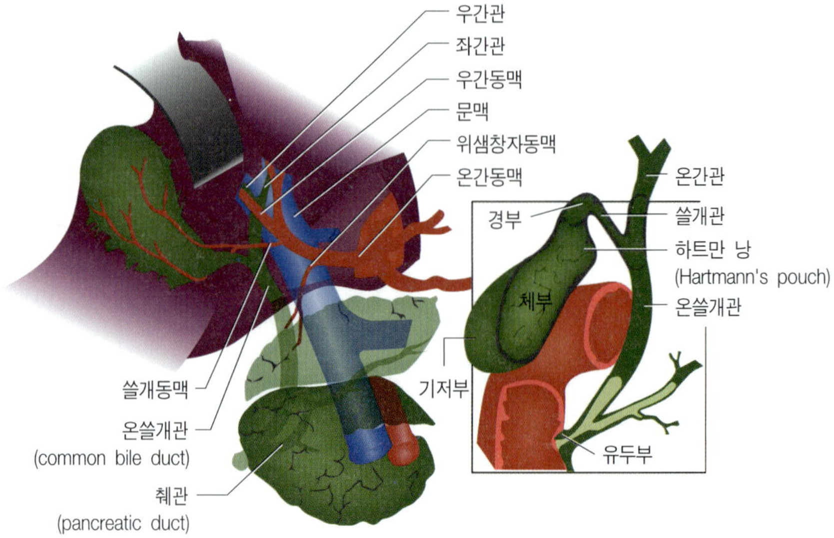

그림 32-1 담도계의 해부학적 구조

(2) 쓸개 및 쓸개관

쓸개의 길이는 7～10cm, 폭은 3～5cm, 용량은 30～60ml이다.

부분적으로 복막에 덮여 간의 하부에 위치하며, 기저부(fundus), 체부(body), 누부(infundibulum), 경부(neck)로 나뉜다. valves of Heister라는 구조물은 쓸개 경부와 쓸개관이 나선 모양으로 점막 주름을 보이는 부분을 지칭하는데, 담석의 통과를 막고 쓸개관의 과다한 수축이나 이완을 억제하는 기능을 한다. 쓸개관의 길이는 1～5cm, 자름은 3～7mm이다. 일반적으로 온간관과 예각으로 만나서 온쓸개관을 형성한다.

> **심화학습**
>
> ◆ **캐롯 삼각(Calot's triangle)**
>
> 온쓸개관, 간의 하연, 쓸개관을 세변으로 하는 삼각형을 말한다. 이 안에 포함되는 구조물로는 쓸개동맥, 우간동맥, 쓸개관 림프절이 있으며, 임상적으로 쓸개절제술 시 쓸개동맥, 우간동맥의 위치를 확인하는 지표가 된다.

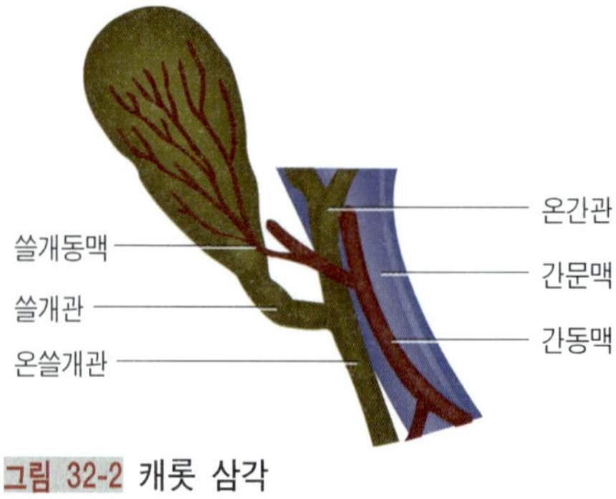

그림 32-2 캐롯 삼각

32.2 담도계 병태생리의 일반적 고려사항

1) 증상

담도계 병리에 관련된 증상은 보통 담도폐쇄 및 감염과 관련되어 있다. 흔한 증상들은 복부통증, 황달, 발열, 오심 및 구토이다.

(1) 복통

담도계에서 기인한 복부통증의 가장 흔한 원인은 담석 및 쓸개의 염증이다.

① **담도 산통**(biliary colic) : 담석에 의한 쓸개폐쇄는 산통이 아니므로 이 용어는 잘못된 용어이지만 흔하게 쓰인다.

② **방사통** : 담석에 의한 통증은 지속적이며 등, 견갑골 주변, 오른쪽 어깨부위로 방사된다.

③ **심와부 및 우상사분면 통증**(RUQ pain) : 오심 및 구토와 연관된 복부에 조이는 듯한 갑갑함이 특징이다. 쓸개 경부, 쓸개관, 온쓸개관에 담석으로 인한 폐쇄로 쓸개 수축 시 통증이 유발되며, 지방식이 통증을 가장 심하게 유발한다. 급성쓸개염 때에는 복막이 자극되어 머피 징후(Murphy's sign)가 나타난다.

(2) 황달

혈청빌리루빈이 2.5mg/dl 이상이면 공막에 황달이 나타난다(scleral icterus). 혈청빌리루빈이 5mg/dl 이상이면 피부에도 황달이 나타나며, 이러한 변화는 조직에 쓸개즙색소가 침착되어 발생한다.

(3) 발열

담도계의 세균 오염은 급성쓸개염과 결석에 의한 담도폐쇄 시에 나타나는 흔한 특징이다.

① **샤르코 3징후**(Charcot's triad)

우상복부 통증, 황달, 발열의 세 가지로 급성담관염을 시사하는 소견이다.

② **레이놀드 5징후**(pentad of Reynolds)

샤르코 3징후+정신상태 변화, 저혈압으로 심한 담관염을 시사한다.

2) 검사실 소견

담도결석에 의한 담도폐쇄 시에는 간기능 이상과 간세포 손상 소견을 보인다.

(1) 간세포 손상

① 불포합 빌리루빈(unconjugated or indirect bilirubin)의 증가

② 빌리루빈 생산증가와 포합(conjugation) 작용의 감소에 따른 간세포의 섭취 감소로 발생한다.

(2) 포합(직접) 고빌리루빈혈증(conjugated or direct hyperbilirubinemia)

① 빌리루빈 배출 장애(간내 정체)이거나 간외담도폐쇄에 기인한다.

② 고빌리루빈혈증 외에 알칼리성 포스파타아제의 증가소견이 있다면 담도폐쇄를 진단할 수 있다. 쓸개염이 강력히 의심되는 환자 중 빌리루빈, 알칼리성 포스파타아제, aminotransferase(AST/ALT)의 상승이 동반된 소견이 있다면 담도염을 반드시 의심해야 한다.

3) 영상검사

(1) 단순 촬영

담석의 15%만이 단순복부촬영에서 관찰된다. 복부통증이 있는 환자에서 흔히 시행되고 있지만 우상복부에 국한된 통증을 보이는 환자에게 단순복부촬영은 큰 도움이 되지 못한다.

(2) 초음파

담석과 급성 쓸개염의 병리적 변화를 진단하는데 매우 유용하고 정확한 검사로써 담석증의 일차검사로 이용된다.

특이도와 민감도는 모두 95% 이상이며, 급성쓸개염의 동반되는 소견으로써 급성쓸개염을 간접적으로 시사하는 소견인 쓸개벽의 비후, 쓸개주위 체액저류, 쓸개경부를 담석이 꽉 막고 있는 경우의 발견에도 유용하다.

또한, 간외담도폐쇄의 선별검사로도 유용하며, 간외담도가 10mm 이상으로 확장되거나 간내담도가 4mm 이상이면 담도폐쇄를 시사한다.

표 32-1 상복부 통증과 관련된 담도계 진단검사의 정확도

의심되는 진단	영상검사	민감도(%)	특이도(%)
쓸개결석	초음파	95	99
급성 결석성 쓸개염	초음파	88	80
	HIDA	95	95
급성 무결석성 쓸개염	초음파	36~93	17~89
	HIDA	70~80	90~100
담도결석	내시경역행췌담관조영술(ERCP)	95	89
	자기공명 췌담관조영술(MRC)	95	98
	수술중 담관조영술	78	97
	복강경 초음파	80	99
Biliary dyskinesia	HIDA	94	80

ERCP, endoscopic retrograde cholangiopancreatography
HIDA, cholecystokinin hepatobiliary 2,6-dimethyl-iminodiacetic acid scan

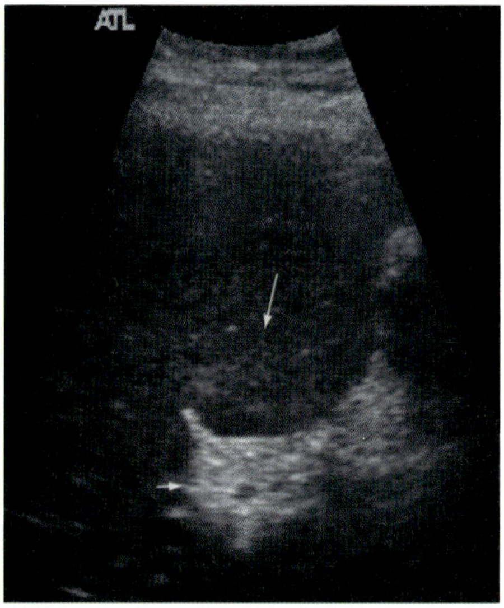

그림 32-3 간관합류부의 간종괴(긴 화살표)와 담도 압박(짧은 화살표)의 초음파 소견

(3) 경구 담관조영술(oral cholecystography)

현재 복부초음파로 대치되었으며 과거에 담석증의 진단에 이용되었다.

(4) 컴퓨터 단층촬영

① CT와 초음파

담석이 석회화되어 있지 않은 경우에는 쓸개즙과 구별하기가 어렵다는 점에서 CT는 초음파에 비해 담도계 질환에 있어서의 전반적인 진단적 가치는 떨어진다. 실제 CT의 담도 및 쓸개의 담석 검출의 민감도는 55～65%에 불과하다.

② CT의 적응증

CT는 간외담도폐쇄의 위치와 원인을 감별하는 데는 가장 정확하다. 간담도계나 췌장의 종양성 병변, 간농양, 간실질 질환(담도성 간경변, 장기 위축) 등과 감별 진단하는데 유용하다.

(5) 담관조영술(cholangiography)

담관조영술은 담도계에 조영제를 주입함으로써 간내외 담도의 해부학적인 구조를 밝히는 데 있어 가장 정확하고 민감도가 높은 검사임

① **자기공명 담관조영술**(MR Cholangiography)

비침습적이며 해부학적 세부구조에 대해 훌륭한 정보를 제공한다. 또한 조영제가 필요 없다는 장점이 있다.

② **CT 담관조영술**

비침습적이지만 조영제가 필요하다.

③ **내시경역행췌담관조영술**(Endoscopic Retrograde Chlangiopancreatography, ERCP)
내시경을 통해 식도－위－샘창자를 거쳐 오디 괄약근을 절개하고 조영제를 주사하여 온쓸개관부터 간내 담관까지의 영상 및 췌관의 영상을 얻는 검사이다. 진단과 동시에 내시경을 통한 담관내 결석 제거, 스텐트 삽입과 같은 치료적 중재술의 기회 제공하는 장점이 있으며, 원위부 온쓸개관이나 팽대부 폐쇄를 쉽게 알 수 있고 조직검사가 가능하기 때문에 간담도계 악성 종양이나 담도결석에서 가장 유용한 검사이다. 단점은 침습적인 시술이라는 점이며, 2～5%의 합병증 빈도를 보인다.

④ **경피적 담관조영술**(Percutaneous Transhepatic Cholangiography, PTC)
내시경을 사용하지 않고 경피적으로 간을 천자하여 간외담도를 찾아 조영제를 주사하여 담도계를 조영하는 검사이다. ERCP가 불가능하거나 근위부 담도폐쇄가 있어 ERCP로는 담도계를 충분히 조영하지 못하는 경우에 이용한다.

4) 세균학적 검사

담도와 쓸개 안의 쓸개즙은 담석이나 다른 담도계 질환이 없는 경우에는 세균이 존재하지 않지만, 담석이나 담도폐쇄가 존재하는 경우, 쓸개즙 안의 세균이 증가하게 된다(bactibilia).

(1) 쓸개즙배양 시 세균의 검출률

증상이 있는 쓸개결석 및 만성쓸개염 환자의 11～30%에서 세균이 검출된다.

급성쓸개염인 경우에는 46%에서 검출되며, 온쓸개관 결석이 동반된 경우에는 검출률이 증가된다.

(2) 흔한 원인균

심화학습

◆ 담도계 감염(쓸개염, 담도염, 담도계 패혈증, 온쓸개관 폐색 등)에서 흔하게 발견되는 미생물의 종류

1. *Enterobacteriacea*(빈도: 68%)
   - *Escherichia coli*
   - *Klebsiella species*
   - *Enterobacter species*
2. *Enterococcus species*(빈도: 14%)
3. *Anaerobes*(빈도: 10%)
   - *Bacteroides species*
4. *Clostridium species*(빈도: 7%)
5. *Streptococcus species*(드물다)
6. *Pseudomonas* species(드물다)
7. *Candida species*(드물다)

(3) 세균감염의 경로

샘창자를 통한 상행 감염이 가장 유력하다.

(4) 항생제의 선택

① 예방적 항생제

담도계 수술 전, ERCP나 PTC 시행 전에는 예방적 항생제를 사용해야 한다. 쓸개결석이나 만성쓸개염에서 복강경 쓸개절제술을 시행하는 저위험군 환자에서는 사용할 필요가 없다. 고령, 최근의 급성쓸개염의 기왕력이 있는 환자, 개복술로의 전환의 위험이 있는 고위험군에서는 1세대 cephalosporin계 항생제인 cefazolin을 사용한다.

② 치료적 항생제

급성쓸개염, 담도염에서는 그람음성균과 그람양성균, 혐기성 세균을 커버할 수 있는 항생제를 사용한다.

32.3 양성 질환의 병태생리

1) 담석성 담도질환(calculous biliary disease)

(1) 역학

담석은 입원치료가 필요한 소화기계 질환 중 가장 흔하다. 젊은 층에서 호발하며, 건강한 사람을 대상으로 한 부검 시 발견율은 11～36%이다.

(2) 담석의 위험인자

심화학습

◆ 담석의 위험인자

- 비만(BMI > 30kg/m^2)
- 급격한 체중감소
- 임신
- 다산의 과거력(multiparity)
- 여성
- 환자의 직계가족(first-degree relatives)
- 약물 : ceftriaxone, postmenopausal estrogens, total parenteral nutrition
- 인종 : Native American(Pima Indian), Scandinavian
- 소장질환 및 절제/우회술(Ileal disease, resection or bypass)
- 고령

(3) 담석의 병태생리

담석은 주로 칼슘염이나 콜레스테롤이 쓸개즙에 용해되지 못해 발생한다. 담석의 분류는 콜레스테롤 함량에 따라 콜레스테롤 담석이나 색소성 담석으로 나뉘며, 색소성 담석은 다시 흑색석과 갈색석으로 분류된다.

① **콜레스테롤 담석**(cholesterol gallstones)

콜레스테롤 과포화 상태에서, 미셀과 소포체들의 콜레스테롤 운반능이 초과됨으로 인해 결정체가 형성된다. 일반적으로 노랗고 딱딱하며 둥근 형태를 띤다. 비만, 체중 감량, 호르몬제 복용과 관련이 있으며 주로 쓸개에 생기며 담도에 생기는 경우는 드물다. 서양에서의 발생빈도에 비해 우리나라에서는 비교적 드물게 발생하지만 서구화됨에 따라 점차 비율이 증가하고 있다.

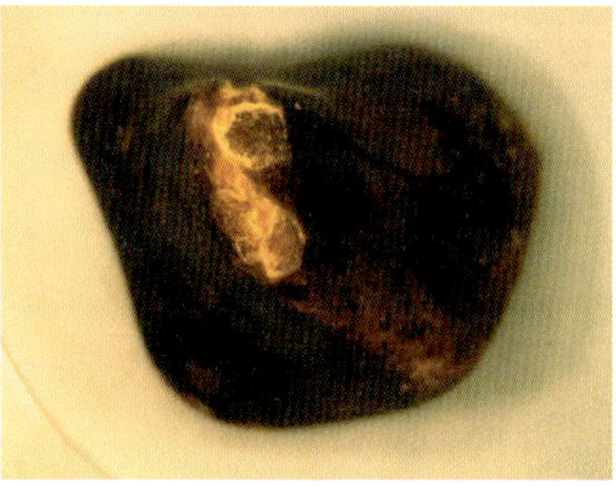

그림 32-4 콜레스테롤 담석

② **색소성 담석**(pigment stones)

색소성 담석은 콜레스테롤 함유량이 20% 미만이며, 칼슘 빌리루빈염으로 인해 어두운 색을 띤다.

- **흑색석**(black pigment stones) : 작고 찐득찐득하다. hereditary spherocytosis, sickle cell disease, 간경변과 같은 용혈성 질환과 관련이 있다. 보통 감염과는 관련이 없으며 대부분 쓸개 내에서만 존재한다. 서양에 비해 동양에 흔하다.

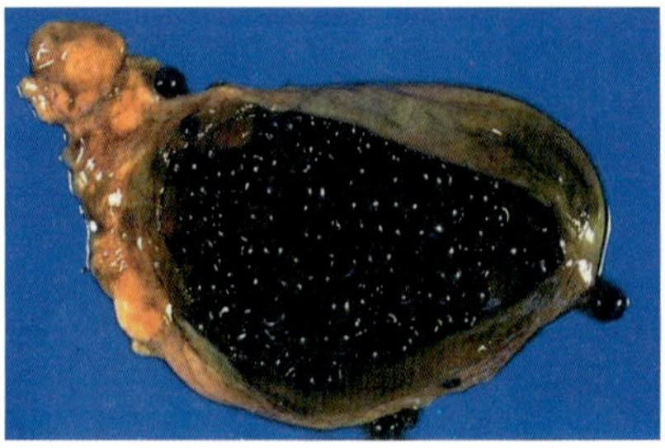

그림 32-5 쓸개 내의 흑색석
절제된 쓸개 표본 내에 다수의 밝게 빛나는 흑색석이 관찰된다.

- **갈색석**(brown pigment stones) : 부드럽고 동글동글하다. 동양에 흔하고 특징적으로 담도 내에서 발견된다. 흑색석에 비해 콜레스테롤과 calcium palmitate의 함량이 높고 서구에서는 담도계 운동 이상과 동반된 세균감염 시 일차적 담도결석으로 나타난다. 세균성 점액(대장균등에서 분비하는 Bacteria β-glucuronidase)이 용해된 포합 bilirubin glucuronide을 가수분해하여 불용성 유리 빌리루빈을 생성하는데, 이것이 칼슘과 결합하여 결정을 형성한다.

(4) 자연경과

대부분의 쓸개결석 환자는 무증상이다. 일부의 환자에서 쓸개관 폐쇄를 일으켜 증상이 나타난다.

담석과 관련된 질환은 급성쓸개염, 담도염이 동반/동반되지 않은 담도결석, 담석성 췌장염(gallstone pancreatitis; 담석이 췌관을 자극하여 염증을 일으킨다), 담석성 장폐쇄(gallstone ileus), 담관암 등이다.

담석은 개복 수술 시나 복부 초음파, CT 시 우연히 발견되는 흔한 소견이다. 무증상의 담석을 가진 사람에서 매년 단지 1~2%에서 증상이나 관련 질환이 발생한다.

(5) 쓸개결석의 수술 적응증

꼭 알아둡시다!!!

◆쓸개결석의 수술 적응증

1. 쓸개결석으로 인한 증상이 있을 경우
2. 무증상 쓸개결석일 경우
   - 결석의 크기가 3cm 이상일 때
   - 결석과 용종이 함께 존재할 때
   - 쓸개벽의 국소적 혹은 전반적인 비후
   - APBDJ
   - 석회쓸개(도재쓸개; porcelain gall bladder)
   - 다른 이유로 개복한 경우에 쓸개결석이 존재하는 경우
   - 쓸개의 기능 불량 시 선택적으로 시행
   - 당뇨가 있는 환자의 일부에서 선택적으로 시행

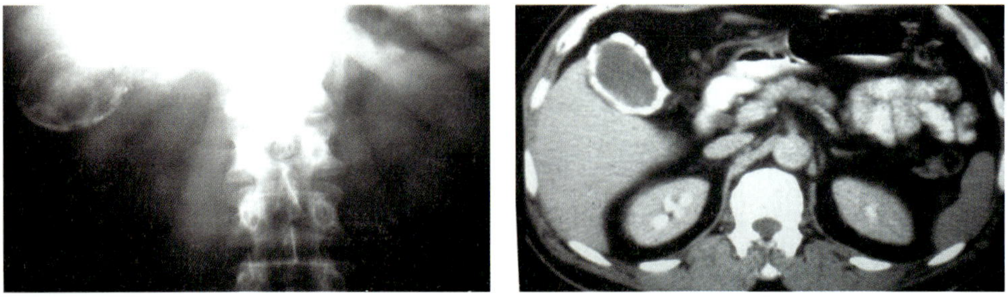

그림 32-6 석회쓸개(porcelain GB)
단순 복부 촬영상 쓸개 벽이 보이고 있으며, 전산화 단층 촬영에서도 쓸개 벽의 석회화 소견이 명확하게 보이고 있다.

2) 만성 결석성 쓸개염(chronic calculous cholecystitis)

쓸개관 폐쇄에 의해 반복되는 우상복부 통증과 진행되는 염증소견을 만성쓸개염이라 한다. 조직학적으로는 상피하·장막하 섬유화와 단핵구 침윤을 보인다.

(1) 임상소견

① 통증

만성쓸개염에서의 통증은 지속적이며 보통 1~5시간 동안 발생한다. 24시간을 넘기는 것은 드물며, 하루 이상 통증이 지속된다면 이는 급성쓸개염이 원인일 수 있다. 통증은 명확히 구별가능하고 환자가 그 횟수를 셀 수 있을 만큼 분명하다.

② 오심 및 구토가 있을 수 있으며, 발열 및 황달은 드물다.

③ 신체검진 소견은 보통 정상이다.

(2) 진단

임상소견 및 영상검사 상의 담석의 존재로 진단한다.

초음파는 담석 진단의 표준검사이다.

- 용종의 여부, 온쓸개관의 지름, 간실질의 이상소견 등도 함께 알 수 있다.

(3) 치료

선택적 복강경 쓸개절제술(elective laparoscopic cholecystectomy)

① 수술 전 환자는 과식이나 지방 섭취를 금해야 한다.

② 당뇨 환자는 급성쓸개염이나 괴사성 쓸개염의 고위험군이므로 즉각적인 수술을 시행해야 한다.

③ 임신부는 임신 2기에 수술한다.

꼭 알아둡시다!!!

◆쓸개절제술의 적응증

1. 응급수술(증상 발생 후 24~72시간 이내의 수술)
   - 급성쓸개염
   - 기종성 쓸개염
   - 화농성 쓸개염
   - 쓸개 천공
   - 내시경적 결석제거술의 과거력이 있는 경우
2. 선택 수술
   - 담도 이운동증(biliary dyskinesia)
   - 만성쓸개염
   - 증상이 있는 쓸개결석

3) 급성 결석성 쓸개염(acute calculous cholecystitis)

급성 담낭염은 90~95%에서 쓸개결석과 관련이 있다.

(1) 병태생리

쓸개관의 폐쇄로 인해 쓸개가 팽창하게 되고 이로 인해 쓸개벽의 염증 및 부종이 발생해서 쓸개염이 생긴다. 염증 이후에 보통 담석은 자연 배출되고 염증은 가라앉지만, 5~10%에서는 쓸개벽의 허혈 및 괴사가 초래된다. 급성 괴사성 쓸개염(acute gangrenous cholecystitis)으로 발전하게 되면, 쓸개 안에 농양 또는 화농성 조직이 생기게 되며, 치명적일 수 있어 응급수술이 필요하다.

(2) 임상소견

① 증상

우상복부 통증이 가장 흔한 증상이며, 발열, 오심 및 구토가 있다(만성 결석성 쓸개염과의 중요한 차이).

② 신체검진 소견

- 우상복부 압통 및 근경직 : 염증이 복부 전반으로 파급된 경우 광범위한 압통 및 반발통, 근 경직 소견을 보일 수 있다.
- 종괴 촉진 : 쓸개와 인접한 대망이 종괴로 만져질 수 있다.
- 머피 징후(Murphy's sign) : 우상복부를 깊이 촉진하면서 흡기 시행 시 갑자기 숨을 멈추는 증상이 나타난다.

③ 검사실 소견

백혈구 증가(leukocytosis), 혈청 빌리루빈의 증가, 알칼리성 포스파타아제, trans-aminases, 아밀라아제의 경미한 증가가 있다.

(3) 진단

① 초음파 : 가장 유용한 진단법

담석의 발견, 쓸개벽 두께의 증가(> 4mm), 쓸개주위 체액저류, 쓸개팽대, 꽉 들어찬 담석, 초음파 검사 시의 초음파 프로브로 우상복부를 눌러 Murphy's sign 등을 관찰한다.

② 컴퓨터 단층촬영

초음파 소견과 유사한 소견을 보인다. 급성쓸개염에서는 초음파에 비해 민감도가 떨어진다.

(4) 치료

① 초기치료 : 수액공급, 항생제, 진통제

항생제는 그람음성 호기성균뿐만 아니라 혐기성균까지 커버할 수 있어야 한다.

② 쓸개절제술(cholecystectomy) : 가장 확실한 치료법

- 내과적 치료 후 6~10주 이후에 시행하는 지연 쓸개절제술(interval cholecystectomy)에 비해 증상이 나타난 지 2~3일 이내에 시행하는 조기 쓸개절제술이 선호된다.
- 수술은 일단 복강경으로 시도해보고, 염증으로 인해 해부학적 구조물이 명확하게 알기 어려운 경우에는 개복술로 전환한다. 복강경 쓸개절제술이 개복 쓸개절제술보다 재원기간 및 재입원율이 낮으므로 비용-효과면에서 우수하다. 만성쓸개염에 비해 염증이 심하기 때문에 개복술로의 전환비율은 만성쓸개염의 수술 시보다 높아 4~35%에 달한다. 이외에도 고령, 남성, 높은 ASA class, 비만, 4mm 이상의 쓸개벽 두께가 있으면 개복 전환비율이 높아지게 된다.

③ 급성쓸개염의 합병증

- 화농성 쓸개, 기종성 쓸개염, 쓸개천공이 생길 수 있으며, 응급 쓸개절제술이 요구된다. 염증반응이 캐롯 삼각 안의 해부학적 구조물을 불분명하게 해서 쓸개관을 결찰하기 어렵거나 쓸개의 안전한 박리가 불가능한 경우에는 간 쪽의 쓸개벽을 남겨두는 부분 쓸개절제술을 시행하기도 한다.
- 환자가 수술을 견디기 어려운 경우에는 간을 통해 배액관을 쓸개 내에 삽입하는 경피적 쓸개 배액술(percutaneous transhepatic cholecystostomy)을 시행하기도 한다. 이 경우 3~4개월이 지나고 염증이 가라앉은 후 지연 쓸개절제술을 시행한다.

4) 담도결석(choledocholithiasis)

(1) 담도 결석의 분류

① **일차 결석**(primary stone)

담도에서 생긴 결석을 말한다. 서양에 비해 동양에서 흔하다. 담도 내에서 형성되는 원인은 쓸개즙 정체 및 감염과 관련이 있으며, 쓸개즙 정체는 담도 협착, 유두부 협착

(papillary stenosis), 종양 등에 의해서 발생한다.

② **이차 결석**(secondary stone)

서구에 흔하다. 쓸개에서 형성되어 담도관을 통해 담도로 이동한 담석으로써 갈색석이 흔하다.

③ **잔류 결석**(retained stone)

쓸개절제술 후 2년 이내에 발견된 담도 결석

④ **재발성 결석**(recurrent stone)

쓸개절제술 2년 이후에 발견된 담도 결석

(2) 임상양상

① 담도폐쇄가 동반된 경우에는 쓸개즙 정체 및 배출 장애로 인해 우상복부 통증, 황달, 밝은 변 색깔, 어두운 소변 색이 나타난다. 혈청 빌리루빈($>$ 3.0mg/dl), serum aminotransferases, 알칼리성 포스파타아제가 상승한다.

② 담도염이 동반된 경우에는 염증으로 인한 발열 및 오한이 동반된다.

(3) 진단

① **초음파** : 진단의 초기검사로 이용

쓸개 내의 결석 및 온쓸개관의 지름을 측정하여 진단에 유용한 정보를 얻는다. 담석이 동반된 환자에서 8mm 이상의 온쓸개관 지름과 황달 및 담도계 통증이 있다면 담도결석을 매우 높은 정도로 시사한다.

② **자기공명 담관조영술**(MR cholangiography)

자기공명 담관조영술은 온쓸개관 결석에 대해 민감도와 특이도가 각각 95%와 98%로 매우 정확한 검사이며, 매우 우수한 해부학적 세부구조에 대한 영상을 제공한다. 기존에는 치료 목적뿐만 아니라 진단을 위해서도 침습적인 ERCP를 시행하였는데, 자기공명 담관조영술이 발전함에 따라 많은 수의 환자에서 ERCP를 피할 수 있게 되었다. 즉, 진단만을 위해서 검사를 시행한다면 자기공명 담관조영술을 시행하고, 여기서 이상 소견이 나오면 ERCP로 치료적인 시술을 하는 것이 가능하다.

③ **내시경역행췌담관조영술**(ERCP)

- ERCP는 진단뿐만 아니라 치료적 목적으로도 이용가능하여, Vater 팽대부를 도관하여 진단적 담도조영 영상을 얻고 담석을 제거할 수 있다.
- 침습적이어서 합병증이 약 5%가량에서 발생한다. 담도염, 췌장염이 대부분의 합병증이다.

④ **초음파내시경**(Endoscopic Ultrasound, EUS)

팽대부 도관 없이 담도결석을 발견할 수 있으나 그 민감도는 ERCP에 비해 떨어진다.

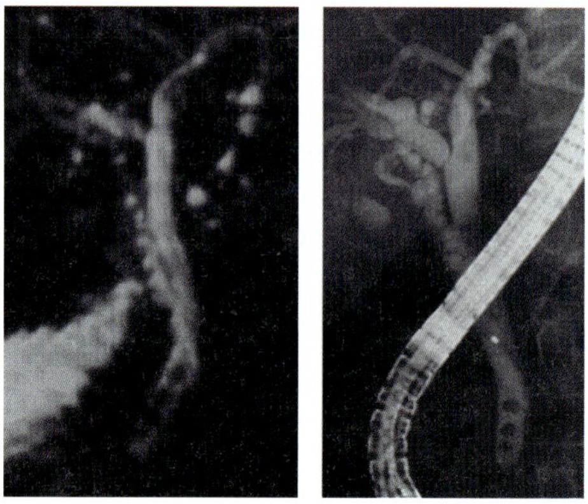
A B

그림 32-7 담관조영술 영상
A, 정상 지름을 보이는 온쓸개관에서 다량의 작은 결석에 대한 자기공명 담관조영술 영상
B, 같은 환자에서의 ERCP 영상

(4) 치료

① 내시경담관조영술(endoscopic cholangiography)

담도 결석이 의심되는 환자에서 내시경담관조영술은 진단 뿐 아니라 유두절개술을 통한 결석의 제거도 시행할 수 있다.

심화학습

◆ 내시경 치료

1. 수술 전 내시경 치료의 적응증
   - 담도염이 악화되는 경우
   - 팽대부위에 담석이 꽉 찬 경우
   - 담석성 췌장염
   - 동반질환이 많은 경우
   - 동반된 간경변이 있는 경우
2. 내시경 치료가 불가능한 경우
   - 다발성 결석
   - 간내 담석(intrahepatic stones)
   - 담도 전체에 담석이 꽉 찬 경우
   - 도관이 어려운 경우
   - 샘창자 게실(duodenal diverticula)이 있는 경우
   - 담도 협착(biliary stricture)
3. 내시경 치료의 성공률
   - 내시경 유두절제술의 합병증 빈도 : 5～8%
   - 초회 시행 시 담도 결석의 완전 제거율 : 71～75%
   - 반복 시행 시 제거율 : 84～95%
   - 내시경 담석제거술 이후 담도 결석이 재발가능하기 때문에 반드시 쓸개절제술을 시행해야 한다.

② 복강경적 온쓸개관 조사(laparoscopic common bile duct exploration)

쓸개절제술시 수술 중 담관조영술을 실시하여 담석을 진단하고 쓸개관이나 담도공(formal choledochotomy)을 통해 담석을 제거한다. 해부학적인 구조이상으로 내시경적 결석제거가 실패한 경우 개복에 의한 온쓸개관 조사를 시행한다.

- T자관(T-tube)의 삽입 : 담도공을 통해 결석제거가 이루어진 경우 T자관을 거치해야 한다. T자관은 수술 후 방사선적 결석제거의 통로로 사용된다. 관의 크기는 수술 후 결석 제거 도구들이 통과 가능한 16F 이상이 되어야 한다.

심화학습

◆ 담석성 췌장염(gallstone pancreatitis)

담도 결석에 의해 췌장관이 폐쇄되고 염증을 일으켜 생기는 췌장염을 말한다. 원인이 불분명한 췌장염 환자에게서 초음파로 쓸개결석 및 담도 결석 여부를 확인하여 진단할 수 있으며, ERCP를 통한 괄약근절개술 및 담석 제거로 치료가 가능하다. ERCP로 일단 췌장염이 완화되면 추후 쓸개절제술을 시행한다.

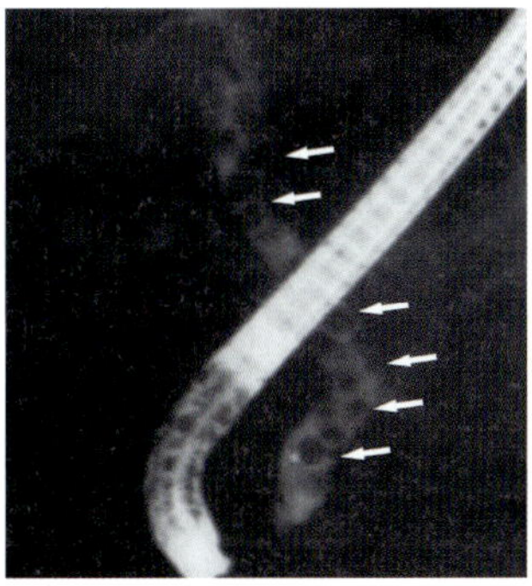

그림 32-8 온쓸개관 결석의 ERCP 소견
온쓸개관 전체에 걸쳐 다수의 결석이 충만결손으로 관찰된다(화살표).

5) 담석성 담도 질환의 수술적 치료

(1) 복강경 쓸개절제술(laparoscopic cholecystectomy)

선택적 복강경 쓸개절제술이 개복술로 전환되는 비율은 5% 내외이다. 급성쓸개염의 경우에는 염증으로 인해 해부학적 구조물을 알아보기 어려워 30%에 이른다.

심화학습

◆ 복강경 쓸개절제술의 금기증(contraindications)

- 혈액응고 장애(coagulopathy)
- 심한 만성 폐쇄성 폐질환(severe chronic obstructive pulmonary disease)
- 간질환의 말기(end-stage liver disease)
- 울혈성 심부전(congestive heart failure)
- 해부학적 구조를 명확히 파악하기 어려운 경우

(2) 수술중 담관조영술

꼭 알아둡시다!!!

◆수술 중 담관조영술의 적응증(Indications for Intraoperative Cholangiogram)

1. 수술 전 간 효소치의 증가
2. 복강경적 박리 중 해부학적 구조가 모호한 경우
3. 담도의 수술 전 손상이 의심되는 경우
4. 수술 전 영상검사에서 온쓸개관의 확장이 있는 경우
5. 내시경적 담도결석 제거술을 시행하지 않은 담석성 췌장염
6. 황달
7. 지름이 큰 온쓸개관에서 작은 결석이 있는 경우
8. 온쓸개관 결석에 대한 내시경역행췌담관조영술(ERCP)이 실패한 경우

(3) 개복 쓸개절제술(open cholecystectomy)

복강경 쓸개절제술이 널리 보급됨에 따라 개복 쓸개절제술은 드문 수술이 되었다.

꼭 알아둡시다!!!

◆개복 쓸개절제술의 적응증(Indications for Open Cholecystectomy)

1. 심폐 예비능이 불량한 경우
2. 쓸개암이 의심되거나 진단된 경우
3. 간경변 및 문맥 고혈압
4. 임신 3기
5. 복합 술기

6) 쓸개절제술 후 증후군(postcholecystectomy syndromes)

(1) 담도손상 및 결찰(bile duct injury and ligation)

의인성 담도손상에 의한 양성 담도 협착은 대부분 복강경 쓸개절제술에 의해 발생한다. 대부분의 손상은 수술 중이나 수술 직후에 발견되는데 적절한 치료를 할 경우 장기적 결과는 양호하다. 인지되지 못하거나 적절히 치료되지 않은 담도 협착은 장기적으로 반복적 담관염, 이차성 담도성 간경변, 간문맥 항진증 등을 일으킬 수 있다.

① 임상양상

주요 담도 손상의 약 25%가 수술 중에 발견되며, 쓸개즙 누출, 비정상적인 담도조영소견으로 발견된다. 담도가 손상을 입어 쓸개즙 누출이 되면 쓸개즙이 복막을 자극하여

심한 복통이 생기고, 담도를 결찰하여 완전히 막히면 황달이 발생하게 된다.

② 진단 및 치료

담도 손상의 치료는 진단 시기 및 손상 정도에 의해 결정된다. 적절한 치료가 이루어지지 않을 때 담도성 간병변이나 담도염 같은 심각한 합병증 발생할 수 있다.

심화학습

◆ 쓸개절제술

1. 쓸개절제술 중 발견한 담도 손상의 치료
   - T관의 삽입 : 작고 열에 의한 손상이 없는 외벽의 부분 손상은 손상부위에 T관을 삽입하여 치료한다.
   - 단-측 담도-공장 문합술(end-to-side choledochojejunostomy with a Roux-en-Y loop of jejunum) : 손상의 크기가 크거나 전기소작기에 의한 열 손상이 동반된 경우 또는 손상이 담도 둘레의 50%가 넘는 경우에 시행한다.
   - 단순 결찰술(simple ligation) : 간관의 단독손상으로 지름이 3mm 이내인 경우, 하나의 간분절만 배액하는 간관의 경우에 가능하다.
2. 쓸개절제술 후 발견한 담도 손상의 치료
   - 일반적으로 쓸개즙 누출은 조기에 발견되지만 담도 협착은 손상 후 수개월에서 수년 후에 황달이나 담도염으로 뒤늦게 나타나는 경우가 많다.
   - 복통, 복막염, 패혈증 등의 쓸개즙종괴(biloma)의 소견이 있는 경우 : 초음파 또는 컴퓨터 단층촬영으로 진단하고 항생제 정맥 투여 및 쓸개즙종괴의 배액을 통해 치료한다.
   - 소견이 있는 경우 : 담관조영술(ERCP, PTC)을 통해 진단하고, 내시경적 스텐트 삽입술 또는 경피적간경유담관조영술(PTC)을 통해 쓸개즙을 배액하여 치료한다.

③ 결과

- 담도손상의 수술적 치료의 장기 결과는 양호하여 90% 이상의 환자가 황달, 담도염에서 회복된다.
- 쓸개즙 누출로 인해 수술 후 발견된 손상은 쓸개즙 누출이 사라지고 염증이 조절된 술 후 6주 이후에 재건해야 한다.
- 흔한 합병증으로는 반복적 담관염, 담관루, 쓸개즙 누출, 혈담즙이 있다.
- 재건 술 후 담도-공장 문합의 협착은 10%의 환자에게서 나타나고, 술 후 20년 후에도 나타날 수 있다.
- 스텐트 삽입을 포함한 경피적 풍선확장술은 수술적 방법에 비해 낮은 성공률을 보인다.

(2) 쓸개절제술 후 통증(postcholecystectomy pain)

쓸개에서 기원한 복통이나 다른 증상이 쓸개절제술 후에도 수개월에서 수년 동안 지속되는 것을 말하며, 원인으로는 잔류담석, 쓸개즙 누출, 오디괄약근 기능 부전 등이 있다. 통증이 발생하면 원인 질환에 맞게 개별 치료한다.

(3) 잔류 담도 결석(retained biliary stones)

쓸개절제술 후 4주 이내에 담도 결석이 재발하는 것을 말하며, 내시경적 담석 제거술을 통해 제거한다.

(4) 쓸개즙 누출(biliary leak)

누출은 주로 쓸개관 결찰 부위에서 일어나며, 쓸개관 결찰 부위의 염증으로 인해 결찰 클립이 이탈하여 발생하는 경우가 많다. 수술 후 보통 1주 이내에 우상복부통증, 발열, 오한, 고빌리루빈혈증 등이 나타나며, 초음파, 컴퓨터 단층촬영 등으로 우상복부의 체액저류를 확인하여 진단한다.

쓸개즙 누출이 발생하면 경피적 배액술 및 내시경적 스텐트 삽입술을 시행하여 담즙이 체외 또는 샘창자로 배액될 수 있도록 길을 만들어 주어 치료하고, 염증이 안정화되는 약 6주 후에 수술적 재건술을 시행한다.

7) 담석에 의한 장폐색(gallstone ileus)

(1) 병태생리

쓸개와 장 사이에 샛길이 자발적으로 발생하여 쓸개결석이 장으로 이동하여 기계적 폐쇄를 일으키는 질환을 말한다. 쓸개－장루는 급성쓸개염에 이은 쓸개의 천공이 인접한 장으로 발생하거나 담석에 의한 쓸개벽의 압력괴사(pressure necrosis)에 의해서 발생하는데, 보통 쓸개와 샘창자 간에 호발한다.

(2) 임상증상 및 진단

① 임상증상

- 오심, 구토, 복통이 발생한다.
- 담석이 기계적으로 장을 막았다가 자연히 풀리는 양상으로 진행되며 'tumbling obstruction'으로 불린다.

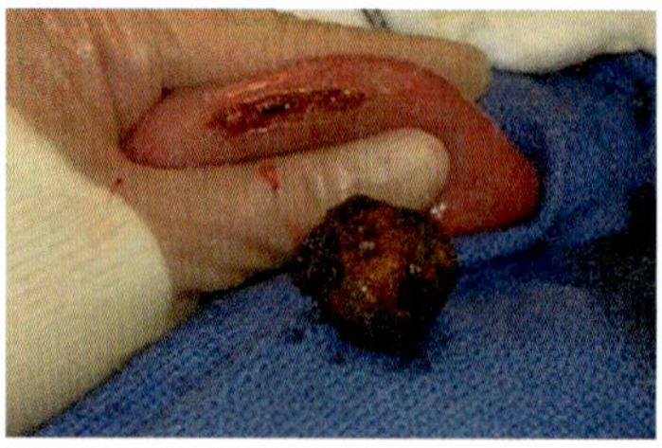

그림 32-9 담석장폐색
소장 내에서 담석을 꺼내는 모습

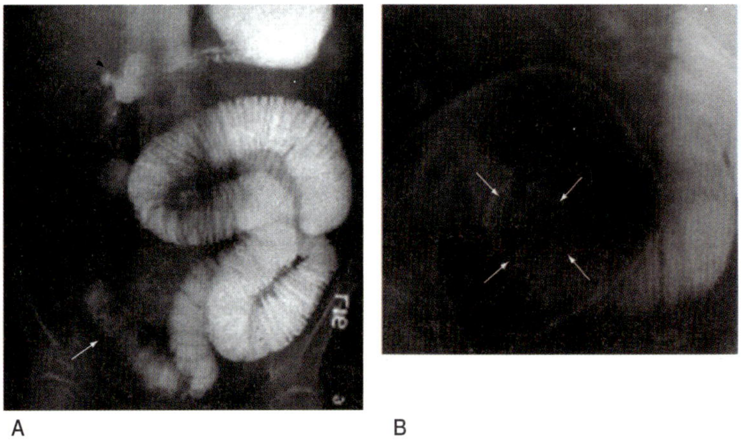

그림 32-10 바륨 조영 영상
A, 우상복부에 불규칙한 바륨의 집적(collection)을 보이고(화살표 머리) 이는 쓸개관의 부분 충만(filling)을 나타낸다. 공장과 회장 모두 현저히 늘어나있고 소장폐쇄에 합당한 바륨의 희석 양상을 보인다. 둥근 내강 내 충만 결손부위에서 바륨 집적의 급격한 단절이 있으며 이 부위의 폐색을 시사한다(화살표).
B, 변연부의 희미한 석회화를 보이는 부드러운 내강 내 종괴에 의해 발생한 소장폐색

② 진단

- 영상검사에서 장폐색의 소견과 함께 기담증(pneumobilia)을 보이거나 쓸개에서 먼 부위에 석회화된 담석을 증명함으로써 진단한다.
- 가장 흔한 부위는 내강이 좁은 말단 회장(terminal ileum) 부위이다.

(3) 치료

근위부 장의 절개를 통해 담석을 제거함으로써 장폐색을 해결한다. 장폐색 주변에 담석으로 인한 압력 괴사 부위가 있다면 함께 제거한다. 담석의 제거와 더불어 원인 제거를 통해 재발을 막기 위해 담도-장루를 제거하고 쓸개절제술을 시행한다.

8) 무결석성 담관질환(noncalculous biliary disease)

(1) 급성 무결석성 쓸개염(acute acalculous cholecystitis)

전체 급성쓸개염의 5~10%에 해당한다. 결석성 쓸개염에 비해 임상증상이 심하며 흔히 괴사, 농양 및 천공으로 진행한다.

고령 환자에게 흔하며 화상, 외상, 장기간의 경정맥 영양공급, 복부 대동맥류 수술이나 심폐우회술 같은 주요수술을 시행 받은 환자에게서 쓸개 내 쓸개즙 정체 및 쓸개의 허혈성 손상으로 인해 발생한다.

초음파로 담석이 없는데도 불구하고 급성 결석성 쓸개염의 소견을 보이면 진단 가능하다. 수술적 치료를 견딜 수 있는 환자에서는 응급 쓸개절제술을 시행하며 그렇지 못한 환자에서는 경피적 쓸개조루술(percutaneous, ultrasound-guided, or CT-guided cholecystostomy)을 시행한다.

(2) 급성담도염(acute cholangitis)

담도계의 폐쇄 또는 세균 증식으로 인해 생기는 담도의 염증성 질환이다.

① 원인

- 담도폐쇄의 원인으로는 담도 결석이 가장 흔하며, 담도 협착, 문합부 협착, 담관암, 팽대부주위암(periampullary cancer) 등도 담도폐쇄를 일으켜 담도염의 원인이 될 수 있다.
- ERCP나 PTC 같은 시술 중에 담도의 압력이 높아져 세균 전위(bacterial translocation)가 일어나서 담도염이 발생할 수 있다.
- 원인균 : *E. coli*, *Klebsiella pneumoniae*, *Streptococcus faecalis*, *Bacteroides fragilis* 등이 흔하게 관찰된다.

② 증상 및 소견

- 가장 흔한 증상은 발열 및 오한이며 황달, 저혈압, 상복부 통증이 발생할 수 있다.
- 검사실 소견 상 백혈구 증가, 고빌리루빈혈증, 알칼리성 포스파타아제와 transaminases의 상승이 보인다.

③ 진단 및 치료

- ERCP 또는 PTC를 통한 담도조영검사로 진단하고 배양검사, 조직검사, 쓸개즙의 배액 등의 치료적 목적으로도 사용한다.
- 항생제 정맥 투여 및 수액요법으로 지지 치료를 하며, 독성 담관염으로 인한 패혈성 쇼크가 생긴 경우에는 중환자실에 입원하여 혈압상승제를 투여한다.
- 담도 감압이 가장 중요한 치료 수단이며, 비수술적으로 ERCP 또는 PTC를 이용하여 담도 감압하고 비수술적 방법이 불가능하다면 수술적으로 담도 감압술 및 T tube 삽입술을 시행한다.

(3) 담도 협착(biliary strictures)

만성췌장염, 온쓸개관 결석, 급성 담관염, 쓸개결석에 의한 담도폐쇄(Mirizzi's syndrome)로 발생한다.

임상적으로 담도염의 특징이나 황달을 나타내며, 담관조영술을 통해 진단한다. 경피적 혹은 내시경적으로 풍선확장술 또는 스텐트 삽입술을 시행하여 치료한다.

비수술적으로 치료가 불가능하면 온쓸개관－공장 문합술 또는 간관－공장 문합술을 시행한다.

(4) 담도 낭종(biliary cysts), 담관낭(choledochal cyst)

담도의 낭포성 확장을 보이는 선천성 기형으로써, 비교적 드문 질환이지만, 수술적 치료를 요하는 심각한 질환이다.

소아나 청소년기에도 나타나며, 성인에서 더 흔히 진단되고, 여자에서 남자보다 8배 더 호발한다.

① 병태생리

APBDJ(Anomalous Pancreatic duct-biliary Duct Junction)이 중요한 발병 원인이다. APBDJ란 담도-췌관 합류부가 샘창자 밖에 존재하면서 긴 공통관을 형성하는 것을 말한다. 공통관을 형성하게 되면, 췌관의 압력이 담관의 압력보다 높기 때문에 췌장액이 원위부 온쓸개관으로 역류하여 담관의 점막 손상, 만성 염증, 담관벽 약화를 일으키게 되어 담관이 낭성 확장을 일으키게 된다.

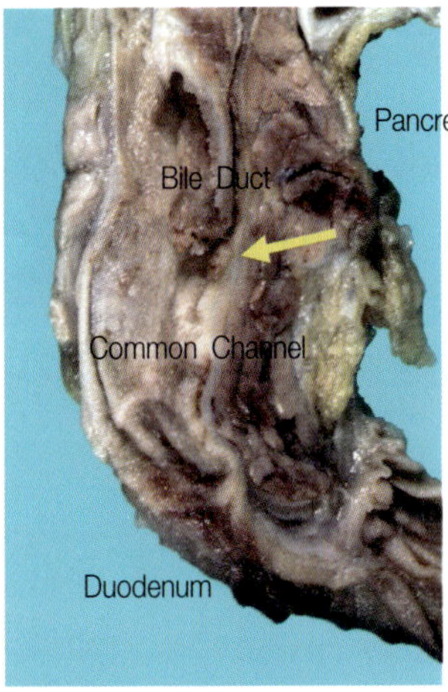

그림 32-11 담관낭종의 절제 표본
담관과 췌관이 샘창자 벽 바깥에서 합류하여 긴 공통관(화살표)을 형성하고 샘창자로 합류한다.

② 분류

꼭 알아둡시다!!!

◆ 담관낭종의 분류

Type Ⅰ : 간외담도의 확장
  Type Ⅰa : 낭성 확장
  Type Ⅰb : 국소적 확장
  Type Ⅰc : 방추형 확장(fusiform dilatation)
Type Ⅱ : 간외담도의 게실적 확장
Type Ⅲ : 온쓸개관의 샘창자내 부분의 낭종성 확장; 총담관류(choledochocele)
  Type Ⅳa : 간내외담도의 확장
  Type Ⅳb : 간외담도의 여러 부분의 확장
Type Ⅴ : 간외담도에 국한된 확장(Caroli's disease)

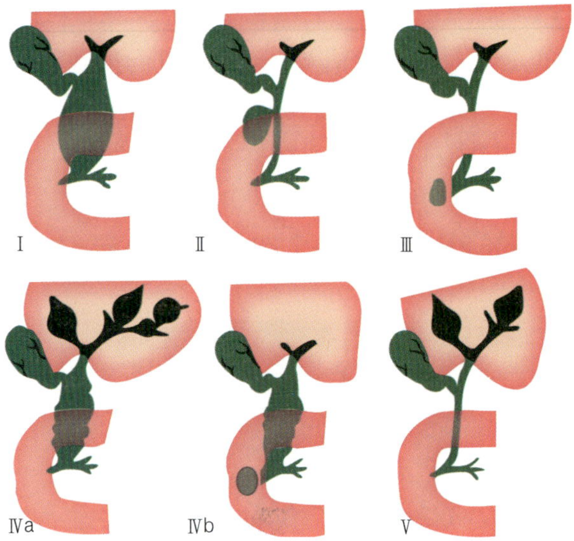

그림 32-12 담관낭종의 Todani Modification of Alonso-Lej Classification

③ 임상양상

담관낭종의 임상적 3징후는 우상복부 통증, 황달, 복부 종괴를 말한다. 단지 10%의 환자에게서만 이 세 가지 소견이 모두 나타나며, 성인의 경우는 복통과 황달이 흔하다.

- **담관낭종의 합병증**
  - 간문맥 고혈압 : 낭종이 인접한 간문맥을 압박하거나 지속적인 담도폐쇄로 인해서 발생 가능하다.
  - 담관낭종의 파열 : 드물지만 쓸개즙 복수, 쓸개즙성 복막염 등이 발생 가능하다.
  - 온쓸개관 주변의 가성낭종 형성 : 온쓸개관 결석, 쓸개결석 등이 발생 가능하다.
  - 악성 종양의 발생 : 담도, 간, 쓸개 등에서 기원하며, 빈도는 2.5~26%에 달하며, 담관낭종을 수술해야 하는 가장 중요한 이유이다.

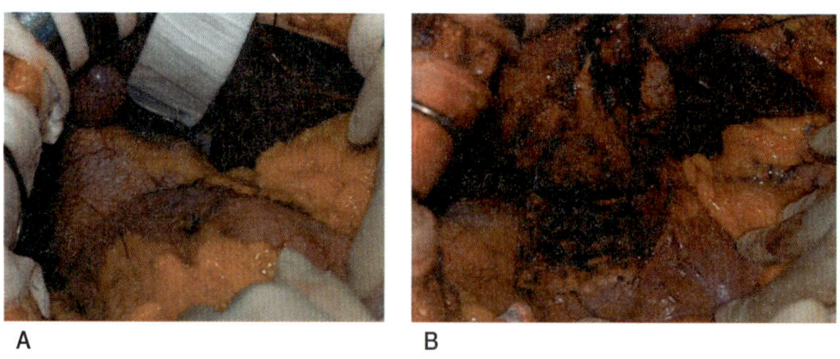

그림 32-13 1형 담관낭종
A, 쓸개와 위 사이에 크기가 매우 큰 1형 담관낭종이 관찰된다. B, 췌장과의 합류부에서 담관낭종을 박리하여 제거하고 있다.

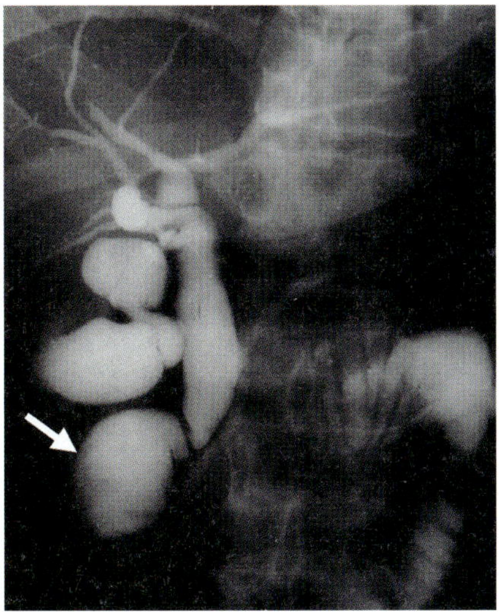

그림 32-14 type Ⅱ의 ERCP 소견
간외담도에서 확장되어 분지하는 게실이 관찰된다.

- **진단** : 영상검사로 진단한다.
  - 초음파 또는 CT
  - 담관조영술 : 담관낭종의 type을 결정하여 수술 계획을 세우는데 도움이 된다.

④ 담관낭종의 치료

치료의 목표는 증상을 완화하고 담관낭종의 장기 합병증을 예방하는 것이다.

- **Type Ⅰ, Ⅱ** : 쓸개절제술+낭종을 포함한 간외담도의 절제+Roux-en-Y 간−공장 문합술을 시행한다. 낭종 표면을 구성하는 점막에서 악성종양의 발생가능성이 있기 때문에 낭종의 완전제거가 중요하다.

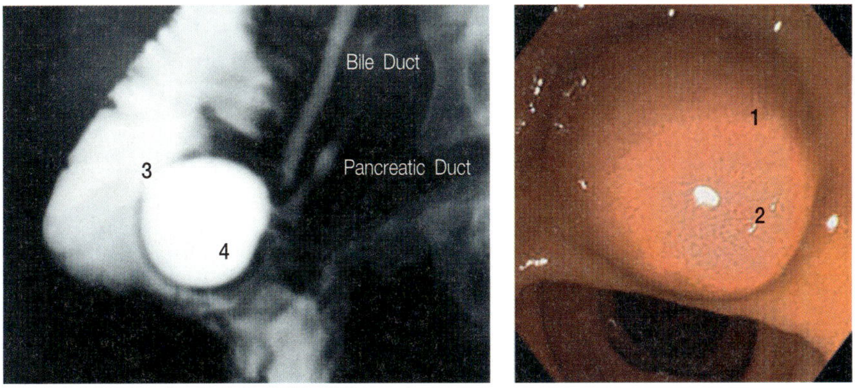

그림 32-15 type Ⅲa의 ERCP 소견
A, type Ⅲ의 ERCP 소견. 둥그런 모양의 낭종의 모양을 가지는 총담관류가 관찰된다.
B, type Ⅲ의 내시경 소견. 총담관류가 샘창자 내강으로 돌출되어 관찰된다.

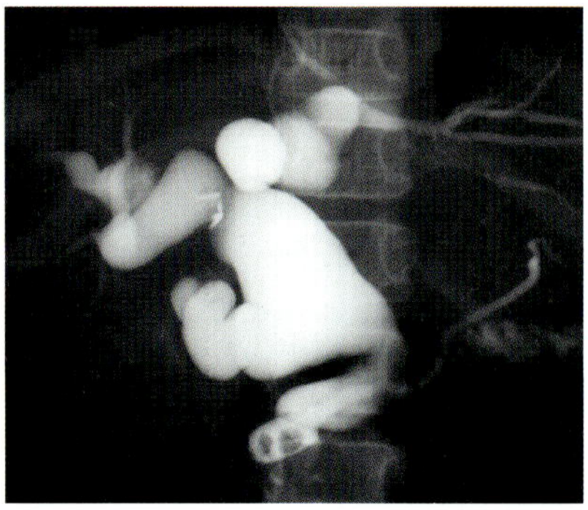

그림 32-16 type Ⅳa의 ERCP 소견
간내담도 및 간외담도가 확장되어 있고 특징적으로 간 문부에서는 협착이 관찰된다.

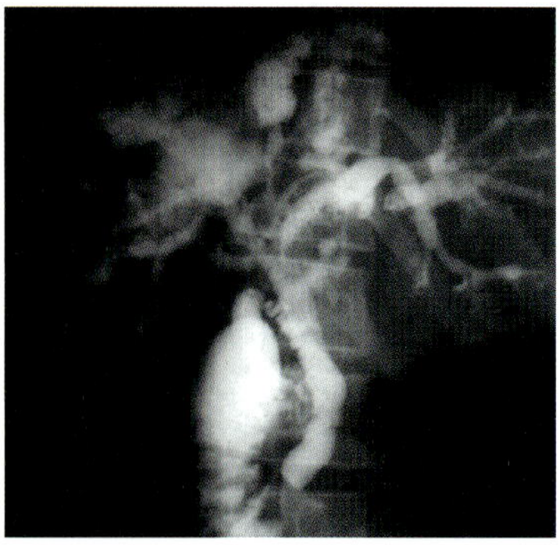

그림 32-17 type Ⅴ Caroli's disease의 ERCP 소견
간우엽의 간내담도에 다수의 연결되는 낭성 구조물이 보인다.

- **Type Ⅳ** : 간외낭종을 제거하고, 간내 낭종이 한 부분에 국한되어 있다면 이환된 간엽을 절제한다.
- **Type Ⅴ** : 양측엽을 모두 침범하였기 때문에 간이식만이 유일한 치료법이다.

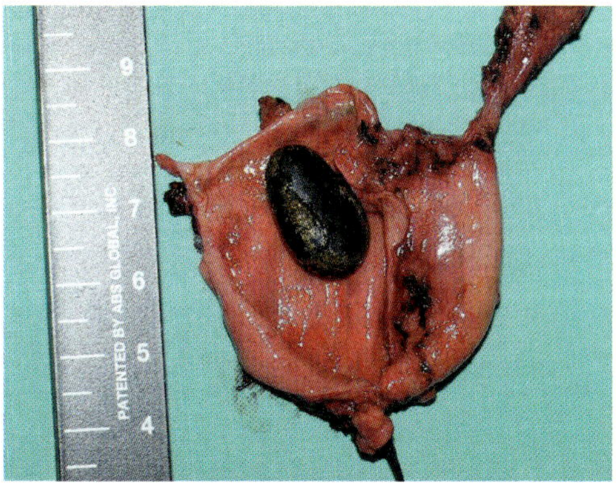

그림 32-18 담관낭종의 절제 사진
담관낭종 내에 담관 결석이 보인다.

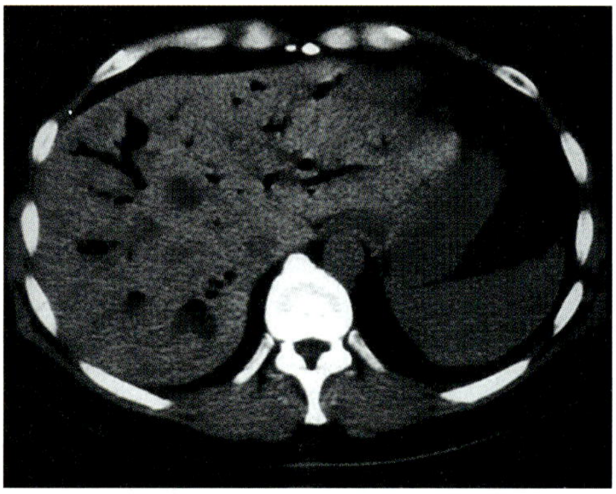

그림 32-19 Caroli's disease의 컴퓨터 단층촬영 영상
전반적으로 확장된 담도가 관찰된다.

9) 쓸개의 용종형 양성종양(benign polypoid lesion of gallbladder)

(1) 종류 및 특징

쓸개의 용종형 양성 종양으로는 콜레스테롤 용종이나 선근종증(adenomyomatosis)과 같은 양성 가성종양(benign pseudotumor)과 쓸개의 선종이 있다. 복부 초음파를 시행하는 일반인 가운데 3~7%에서 존재하며, 쓸개절제술 표본의 2~12%에서 존재한다.

① **콜레스테롤 용종**

콜레스테롤 용종은 쓸개의 가장 흔한 양성 종양이며, 일반적으로 그 크기는 1cm를 넘지 않는다. 초음파 소견 상 특징적인 에코를 보이며 30%에서는 다발성으로 발견된다.

② **선근종증**

선종증은 초음파에서 특징적으로 미세낭종(microcyst)의 특징을 가지는 무경성의 용종으로 발견되며, 1cm보다 큰 경우도 있다.

③ **선종**(adenoma)

선종은 쓸개의 선암과 구분이 어렵다.

(2) 악성 위험도 및 수술의 적응증

다음과 같은 경우 악성 위험도가 증가하며 따라서 수술적 절제가 필요하다.

① 60세 이상

② 담석과 함께 존재

③ 크기가 증가할 때

④ 크기가 10mm 이상일 때

→ 모든 증상이 있는 용종형 종양은 수술적 절제가 원칙이다. 크기가 10mm 이하이고 증상이 없으면서 초음파에서 악성의 특징이 관찰되지 않으면 추적관찰 할 수 있다.

꼭 알아둡시다!!!

◆**쓸개 용종의 수술 적응증**

1) 증상이 있는 용종

2) 무증상의 용종에서 다음에 해당될 때

① 60세 이상

② 담석과 함께 존재

③ 크기가 증가할 때

④ 크기가 10mm 이상일 때

문제

32-1 4)

45세 여자가 간헐적으로 우측 상복부에 통증이 있었다. 복부 초음파 검사에서 쓸개 결석 및 쓸개 벽의 비후를 보였으나 쓸개의 팽만은 없었다. 가장 적절한 치료 방법은?

1) 항생제 투여 후 추적 관찰

2) 담석 용해제 경구 투여

3) 체외 충격파로 담석 쇄석술

4) 쓸개 절제술

5) 경피경간 담도 배액술(PTBD)

해설

쓸개 결석에 의한 증상이 있는 경우로 수술적 치료가 추천된다. 가능한 경우 복강경하 쓸개 절제를 시행한다.

32-2 2)

45세 여자가 2일간 지속된 우상복부 동통으로 내원하였다. 체온 39.5℃, 맥박 110회/min, 백혈구 15,000/mm^3이며, 초음파 소견은 사진과 같았다. 적절한 진단은?

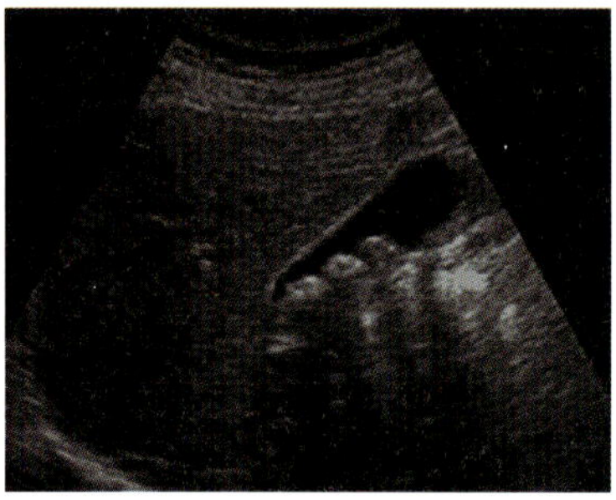

1) 급성 막창자꼬리염　　2) 급성 쓸개염
3) 급성 췌장염　　4) 천공성 십이지장 궤양
5) 간농양

해설
초음파상 쓸개에 담석이 보이며, 발열, 빈맥 및 백혈구 증다증은 급성 염증을 의미하므로 가장 적절한 진단은 급성 쓸개염이다.

32-3 1)

복강경 쓸개 절제술이 개복 쓸개 절제술보다 유리한 점은?

가. 수술 후 재원일수가 적다.	나. 수술 후 통증이 적다.
다. 수술 후 회복이 빠르다.	라. 담관 손상이 적다.

1) 가, 나, 다　　2) 가, 다　　3) 나, 라
4) 라　　5) 가, 나, 다, 라

해설
복강경 쓸개 절제술이 수술 후 복부 상처가 작고, 이에 따라 회복기간이 짧으므로 수술 후 재원일수 및 통증이 적다. 그렇지만 복강경 쓸개 절제술에서 개복 쓸개 절제술보다 담관 손상의 빈도는 높다.

32-4 3)

복통으로 내원한 환자의 복부 초음파 상에서 쓸개 내의 담석이 발견되었다. CBD의 직경이 5mm, 빌리루빈 1.2, ALP 100, AST/ALT 80/70이다. 다음으로 취해야 할 조치는?

1) MRI
2) ERCP
3) 복강경하 쓸개절제
4) 복강경하 쓸개절제 및 수술 중 담도조영술
5) 개복 쓸개절제 및 수술 중 담도내시경

해설
증상이 있는 담석환자는 수술한다. 이 환자에서는 쓸개 외의 담관확장 소견이 없고(온쓸개관의 직경은 10mm까지 정상), 혈액검사 소견이 정상이기 때문에 담관의 폐색이 없다고 볼 수 있기 때문에 쓸개만 절제한다.

32-5 4)

건강검진 복부 초음파 검사에서 쓸개용종이 발견되었다. 이 경우 쓸개 절제술을 권하는 경우는?

1) 50세 여자
2) 당뇨
3) 간경변
4) 직경 1.5cm
5) 다발성

해설
용종형 양성종양의 수술 적응증을 알아두어야 한다.

32-6 1)

60세 여자가 복부초음파에서 우연히 발견된 1.5cm의 담석으로 왔다. 쓸개두께는 정상이었으며 증상은 없었다. 간내 담도 스캔에서 쓸개 분출률은 70%로 정상이다. 적합한 처치는?

1) 경과 관찰
2) 개복 쓸개절제술
3) 복강경 쓸개절제술
4) 피부간 경유 내시경적 담석절제술
5) 내시경적 쓸개관 괄약절제술

해설
무증상 쓸개결석이면서 크기가 3cm 미만이다.

32-7 3)

쓸개절제술의 적응이 되지 않는 경우는?

1) 무증상의 3.2cm 담석
2) 무증상인 porcelain GB 내의 5cm 크기의 담석
3) 무증상인 쓸개 내의 떠다니는 담석(floating stone)
4) 과거 쓸개염 있었으나 현재 무증상인 5mm의 담석
5) 췌장염을 동반한 담석

해설
쓸개절제술의 적응증을 모두 알아두어야 한다. 3)번 보기는 담석의 크기가 제시되지 않았기 때문에 절제술의 적응증에 해당하지 않으며, 4)번 보기는 논란이 될 수 있으나 과거 쓸개염이 있었기 때문에 수술의 적응증이 될 수 있다.

32-8 4)

42세 여자가 쓸개 용종으로 복강경 쓸개절제술을 받았다. 수술 후 2일째 우상복부 통증 및 압통과 39℃의 발열이 있었으며, Lab상에서는 백혈구 10,000, 맥박 120회/분, 간기능 검사와 소변검사 정상, 단순 흉부 촬영 정상, 단순 복부 촬영상 마비성 장폐색증 소견을 보였다. 진단은?

1) 무기폐
2) 간농양
3) 가로막하 농양
4) 담즙샛길
5) 급성췌장염

해설
복강경 쓸개절제술 후 우상복부 통증, 발열, 오한, 고빌리루빈혈증 등이 나타나면 쓸개즙 누출을 의심해야 한다.

32-9 3)

복강경 쓸개절제술 후(laparoscopic cholecystectomy) CBD에 5mm 의 결석이 발견되었다. 올바른 조치는?

1) 담석 용해제 경구투여
2) 체외 충격파 쇄석술
3) 내시경적 유두절개술
4) 담석제거 후 T-tube 삽입
5) 담석제거 후 간공장 문합

해설

쓸개절제술 후의 잔류 담관결석 치료는 내시경적 유두절개술 및 결석 제거술이다.

32-10 4)

CBD stone을 T tube 통한 stone 제거술 후 CBD 조영술에서 잔류결석이 발견되었다. 이 경우 가장 좋은 치료법은?

1) 생리식염수 주입
2) 헤파린 주입
3) 결석용해제 주입
4) T tube를 통해 바스켓형 기구로 제거
5) 수술

해설

담도계의 수술 중 온쓸개관에 손상이 있어 협착이 염려되거나, 향후 결석이 염려될 때 온쓸개관에 절개창을 가한 후 T자 모양의 tube를 삽입하여 체외로 쓸개즙을 배액시킨다. 수술 후 T tube를 이용하여 T tube cholangiography를 시행할 수 있으며 이때 협착 여부, 결석 존재 여부를 파악할 수 있으며, 이상이 없으면 T tube를 손으로 뽑는다. 그러나 결석이 발견되면 T tube를 통해 기구를 삽입하여 결석을 제거할 수 있다.

32-11 5)

다음은 담관염과 동반되는 조건이다. 옳은 것은?

가. ERCP	나. 담도소장 문합술
다. 양성담도협착	라. 총수담관 결석

1) 가, 나, 다
2) 가, 다
3) 나, 라
4) 라
5) 가, 나, 다, 라

해설

담관염

1) 병태생리
   ① obstruction
   ② bacterial growth
2) 원인
   ① obstruction
      - cholelithiasis
      - benign stricture
      - biliary enteric anastomotic stricture
      - cholangiocarcinoma
   ② bacteremia
      - ERCP
      - PTB

32-12 2)

담관 낭종에 대한 설명으로 옳은 것은?

가. 담관계암 발생이 증가
나. 치료 방법은 낭종창자연결술(cystoenterostomy)이다.
다. 췌담관 합류기형이 원인이 될 수 있다.
라. 신생아에서는 담관염증상이 주로 나타난다.

1) 가, 나, 다 2) 가, 다 3) 나, 라
4) 라 5) 가, 나, 다, 라

해설

예전에는 낭종과 창자를 연결하는 수술을 시행하기도 하였으나, 남은 낭종에서 암이 발생하는 경우가 흔하기 때문에 이제는 반드시 낭종을 절제한다. 신생아에서의 가장 흔한 증상은 황달이다.

32-13 5)

choledochal cyst 설명 중 옳은 것은?

가. 복통이 흔한 증상이다.
나. 가장 흔한 type은 간외담도의 단일방추형 낭종이다.
다. 오랜 시간이 지나면 암이 발생될 수 있다.
라. 담관조영술(cholangiography)이 진단에 도움이 된다.

1) 가, 나, 다 2) 가, 다 3) 나, 라
4) 라 5) 가, 나, 다, 라

해설

가. abdominal pain : 87%
jaundice : 42%
nausea : 29%
fever : 26%
abdominal mass : 13%
복통, 황달, 복부종괴가 삼주징이다.
나. type Ⅰ(간외방추형) : 50%
type Ⅳ : 35%
라. 담관조영술은 choledochal cyst의 type을 결정하고 수술의 정도를 결정하기 위해 요구된다.

32-14 5)

총담관낭은 절제가 원칙이다. 그 이유는?

가. bypass 수술은 담관폐쇄의 빈도를 증가시킨다.
나. bypass 수술은 역류성 담관염의 빈도를 증가시킨다.
다. 잔류낭은 췌장염을 일으킨다.
라. 잔류낭은 암의 발생을 증가시킨다.

1) 가, 나, 다 2) 가, 다 3) 나, 라
4) 라 5) 가, 나, 다, 라

해설

낭종의 벽은 fibrous tissue로 이루어지고 mucosal lining이 결여된 상태이다. 따라서 scarring으로 인한 폐쇄는 필연적이며, 두꺼운 벽의 섬유낭은 bile을 정체시켜 이로 인한 합병증을 가져온다. 나아가 cyst retention은 가장 심각한 합병증인 낭종벽 내의 malignancy를 가져온다.

32.4 악성 담도 질환

1) 쓸개암(gallbladder cancer)

주로 고령자에게 발생하는 경과가 좋지 않은 악성 질환이다. 쓸개결석으로 쓸개절제술 시 우연히 발생하는 초기의 질환을 제외하고, 대부분의 환자에서 예후는 불량하다.

서구에서의 5년 생존율은 5～38%에 불과하며, 진단 당시 대부분의 쓸개암은 절제 불가 상태이다. 최근 들어 국소 쓸개암의 적극적인 수술적 접근이 고무적인 결과를 낳고 있다.

(1) 발병률

① 쓸개암은 모든 소화기계 암종 중 발생률 5위를 차지한다.

② 미국에서는 매년 5,000명의 신환이 발생한다. 여자에게서 2～3배 흔하며, 75%의 환자가 진단 시 65세 이상이다. 인종 및 지리에 따라 발생률이 다양하다.

(2) 원인

① 쓸개결석 및 만성쓸개염이 있는 환자에게 그렇지 않은 환자에 비해 발병률이 7배 더 높다.

② 같은 쓸개결석이 있더라도 증상이 있는 쓸개결석에서 발병률이 더 높다.

③ 쓸개결석으로 선택적 쓸개절제술을 시행받은 1%의 환자에서 우연히 쓸개암이 발견되었다.

(3) 병리 및 병기

① 쓸개암의 90%는 선암(adenocarcinoma)으로 분류된다.

② 진단 당시 25%의 쓸개암은 쓸개벽에 국한되어 있고, 35%는 인접 장기로의 침윤이나 주위림프절 전이가 있으며, 40%는 원격전이를 보인다.

③ 쓸개암의 간으로의 파급 경로

- 쓸개 기저부를 통한 직접 침윤
- 혈관 림프 문맥 침윤
- 원격 혈행성 전이

심화학습

◆쓸개암의 위험인자

- 담석
- 도재쓸개(porcelain gallbladder)
- Anomalous pancreatobiliary junction
- 담관낭종
- 쓸개 선종
- 일차성 경화성 쓸개염
- 비만
- 장티푸스 감염

–콜레스테롤 용종이나 1cm 미만의 선종은 위험인자가 아니다.

(4) 임상양상

우상복부 통증이 있으며, 쓸개염이나 담도 결석으로 오인될 수 있다. 체중감소, 황달, 복부 종괴 등은 드물다. 40%의 환자가 만성쓸개염의 임상증상을 나타내며, 통증, 발열, 구토, 압통 등 급성쓸개염의 임상증상이 나타나기도 한다.

감별진단으로는 만성쓸개염, 췌장암, 급성쓸개염, 담도 결석, 쓸개 수종(gallbladder hydrops) 등이 있다.

표 32-2 쓸개암의 TMN 병기

Stage	Stage grouping		
ⅠA	T1	N0	M0
ⅠB	T2	N0	M0
ⅡA	T3	N0	M0
ⅢB	T1	N1	M0
	T2	N1	M0
	T3	N1	M0
Ⅲ	T4	Any N	M0
Ⅳ	Any T	Any N	M1

T1 : 종양이 lamina propria(T1a) or 근육층(T1b)까지 침범한 경우
T2 : 종양이 근주위 결합조직(perimuscular connective tissue)까지 침범한 경우, 단 장막(serosa)이나 간 침범은 없어야 한다.
T3 : 종양이 장막을 뚫는 경우(복측 복막, visceral peritoneum) and/or 간으로의 직접침윤이 있는 경우 and/or 인접 단일 장기로의 침윤이 있는 경우or 위, 샘창자, 결장, 대망, 간외담도의 침윤이 있는 경우
T4 : 종양이 주문맥(main portal vein) or 간동맥 or 인접 장기/기관의 다발성 침윤이 있는 경우
N0 : 림프절 전이가 없는 경우
N1 : 국소 림프절 전이가 있는 경우
M0 : 원격전이가 없는 경우
M1 : 원격전이가 있는 경우

(5) 진단 : 영상검사

① 초음파 : 쓸개 내강 안의 불균질한 종괴 및 불규칙한 쓸개벽이 관찰된다. 진단의 민감도는 7~10%이다.

② 컴퓨터 단층촬영 : 쓸개를 대치하는 종괴 및 인접장기로의 침윤을 알 수 있다.

③ 나선형 컴퓨터 단층촬영(spiral CT) : 인접 혈관 구조를 파악할 수 있다.

④ 자기공명영상 : 인접한 간과 쓸개암을 구분할 수 있고 담도폐쇄 및 간 문맥 침윤 여부를 영상화할 수 있다.

⑤ 담관조영술 : 담관암에서 황달이 있는 환자에게 도움이 되며, 온쓸개관의 긴 협착이 특징적으로 관찰된다.

⑥ 영상검사에서 다음과 같은 소견이 보이면 수술적 치료가 불가능하고 고식적 치료를 한다.

- 간 또는 복막에 전이가 있는 경우
- 간문맥을 종양이 둘러 싼 경우(encasement)
- 광범위한 간동맥 침윤

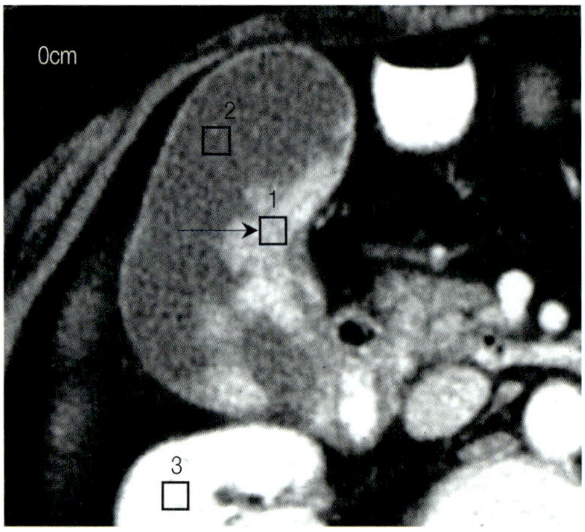

그림 32-20 담낭암의 CT 소견
조영 증강되는 무경성의 용종성 병변이 담낭벽 내부에 관찰된다.

(6) 치료

국소 쓸개암의 수술적 치료는 병기에 의해 결정된다.

① **쓸개절제술**

점막 및 점막하층에 국한된 종양(T1a)과 근층의 종양(T1b)인 경우에 쓸개절제술만으로도 완전한 치유를 기대할 수 있다. 5년 생존율은 T1a인 경우 100%, T1b인 경우 85%이다. 복강경 쓸개절제술 시 포트를 삽입한 부위(port sites)에서 재발할 수 있고, 쓸개를 조작하는 도중에 쓸개가 천공되어 복강 내 파종이 발생할 수 있으므로 수술 전에 미리 암이 의심된다면 쓸개즙의 누출을 방지하기 위해서 개복 쓸개절제술을 시행하는 것이 좋다.

② **확대 쓸개절제술**(extended cholecystectomy)

쓸개 절제뿐만 아니고 간실질을 최소 약 2cm가량의 경계를 두고 함께 절제하는 술기를 말한다. T3 이상의 쓸개암 또는 stages Ⅱ, Ⅲ에서 시행하며, 주변 림프절 전이가 있을 수 있으므로 주변 림프절절제술을 함께 시행한다(쓸개관 주변, 쓸개주위, 간문맥주위, 복강동맥의 오른쪽, 후 췌샘창자 림프절). 작은 암종의 경우에는 간실질의 쐐기형 절제(wedge resection)를 시행하고, 큰 종양의 경우에는 해부학적 간절제(확대 간우엽 절제술)를 시행하는 것이 바람직하다.

③ **고식적 치료**(palliative management)

쓸개암은 진단 당시 대부분의 경우에서 절제 불가능하기 때문에 절제 불가능한 암종에서는 조직 검사 후 비수술적 고식적 치료를 고려해야 한다.

- 폐쇄성 황달이 있으면 내시경적 / 경피적 담도 스텐트 삽입술을 시행한다.
- 통증은 삶의 질 향상을 위해 적극적으로 치료해야 하며, 경피적 복강신경절 차단술이 도움이 된다.

④ **항암화학요법**

항암 화학요법과 방사선 치료 모두 생존율 향상에 기여하지 못하기 때문에 일반적으로 시행하지 않는다.

(7) 생존율

① 쓸개암의 생존율에 영향을 미치는 가장 중요한 인자는 진단 당시의 병기이다.
② 최근의 수술 술기의 발달과 적극적인 절제가 전반적인 생존율 향상에 기여해왔다.
③ 쓸개암 환자의 전반적인 5년 생존율은 15%가량이다.

병기별 5년 생존율은 다음과 같다.

- T1a : 100%
- T1b : 85%
- T2 : 59~61%.
- Stage ⅡA : 28~63%
- Stage ⅡB : 19~25%
- Stage Ⅳ의 중앙 생존율(median survival) : 1~3개월

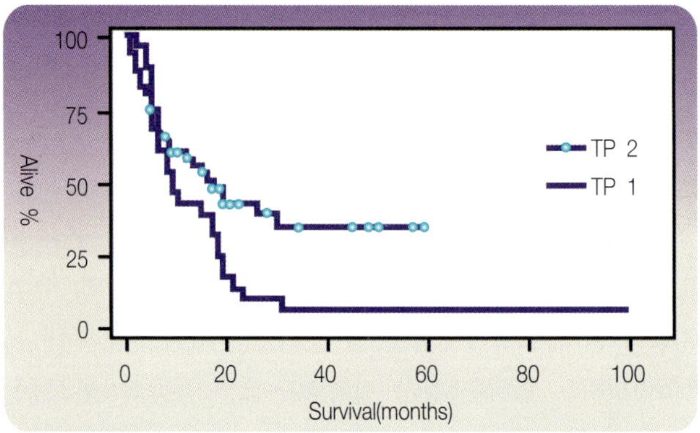

그림 32-21 적극적인 수술적 치료 후 호전된 쓸개암 생존율

• TP1 : 1990~1996 : 적극적인 치료 전
• TP2 : 1996~2002 : 적극적인 치료 후

2) 담관암(bile duct cancer)

담관암은 간 내/외 담도에서 발생하는 드문 암종이다. 간관 합류부에서 가장 호발(60~80%)하며, 드물게 원위부 온쓸개관이나 간외담도에서 발생하기도 한다. 대부분의 담관암 환자는 황달을 보이므로 폐쇄성 황달이 있는 환자는 반드시 담관암의 가능성을 확인해야 한다.

외과적 절제가 가능한 경우에는 장기간의 무병 생존율을 기대할 수 있다. 그러나 대부분의 환자는 절제 불가능하기 때문에 쓸개즙 배액과 담도염 및 간부전 방지를 위한 고식적 우회술이나 담도 배액술을 시행받게 된다.

(1) 발병률

미국에서의 발병률은 10만 명 당 1~2명이다. 점차 간외담관암은 증가하고, 간내담관암은 감소하는 추세이며, 나이가 들수록 발병률은 증가한다.

(2) 위험인자

① 원발성 경화성 쓸개염, 담관낭종, 간내 담석 : 모두 담도 결석, 쓸개즙 정체, 감염과 관련이 있다.
② 남자에 흔하다(쓸개암과의 차이점).
③ B형 및 C형 간염 : 간내 담관암의 위험인자
④ Lynch syndrome Ⅱ : 유전성 '암 가계' 증후군
⑤ 다발성 담도 유두종증(multiple biliary papillomatosis) : 담도의 다발성 선종성 용종, 반복되는 복부통증, 황달, 급성 담도염이 특징이다.
⑥ 담도-장 문합술 : 간-공장 문합술보다 경샘창자 유두성형술이나 담도-샘창자 문합술이 담관염의 위험성이 더 크기 때문에 보다 더 위험하다.
⑦ 기타 : 간흡충, 산업 화학물, 다이옥신, 궤양성 대장암

(3) 병기 및 분류

① 담관암의 해부학적 분류

- 간외담관암
- 간문부 담관암
- 원위부 담관암

② 간문부 담관암의 분류(Bismuth classification)

- 1형 : 온쓸개관에 국한
- 2형 : 주담도 합류부를 침범했으나 2차 간내 담관 합류부(secondary intrahepatic ducts)를 침범하지 않은 경우
- 3a형 : 주담도 합류부와 오른쪽 2차 간내 담관 합류부를 침범한 경우
- 3b형 : 주담도 합류부와 왼쪽 2차 간내 담관 합류부를 침범한 경우
- 4형 : 양쪽 2차 간내 담관 합류부를 침범한 경우

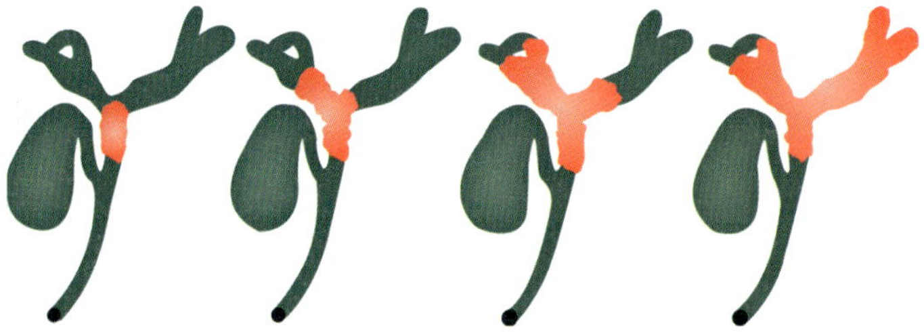

그림 32-22 간문부 담관암의 Bismuth classification

③ 담관암의 병기

- stage ⅠA : 담도에 국한된 종양
- stage ⅠB : 담도 주위조직으로의 침윤이 있는 종양
- Stage ⅡA : 국소적으로 진행된 종양. 단, 림프절 전이는 없음
- stage ⅡB : 주변 림프절 전이가 있는 종양
- stage Ⅲ : 국소적으로 진행되어 절제가 불가능한 종양
- stage Ⅳ : 원격전이가 있는 종양

간문맥 침습 및 간분엽 위축 : 담관암의 중요 예후인자이며 향후 분류에 포함될 예정이다.

표 32-3 담관암의 AJCC TMN classification

Stage	Stage grouping		
Stage 0	Tis	N0	M0
Stage Ⅰ	T1	N0	M0
Stage Ⅱ	T2	N0	M0
Stage Ⅲ	T1 or T2	N1 or N2	M0
Stage ⅣA	T3	Any N	M0
Stage ⅣB	Any T	Any N	M1

Tis : 상피내암(carcinoma in situ)
T1 : 종양이 상피하 결합조직을 침범한 경우(tumor invades the subepithelial connective tissue)
T2 : 종양이 근주위 결합조직까지 침범한 경우(tumor invades perimuscular connective tissue)
T3 : 종양이 인접장기를 침범한 경우(tumor invades adjacent organs)
N0 : 주변 림프절 전이가 없는 경우(no regional lymph node metastases)
N1 : 간샘창자 인대의 림프절 전이가 존재하는 경우(metastasis to hepatoduodenal ligament lymph nodes)
N2 : 췌장 주위, 샘창자 주위, 문맥주위, 복강동맥 주위, and/or 위창자간막동맥 주위 림프절 전이가 존재하는 경우(metastasis to peripancreatic, periduodenal, periportal, celiac, and/or superior mesenteric artery lymph nodes)
M0 : 원격전이가 없는 경우(no distant metastasis)
M1 : 원격전이가 존재하는 경우(distant metastasis)

(4) 임상양상

① 황달 : 간문부와 원위부 담관암은 쓸개즙의 흐름이 전체적으로 막히기 때문에 90%에서 나타난다. 간내 담관암의 경우에는 일부의 쓸개즙만 정체되기 때문에 말기에 도달하기 전에는 황달이 드물게 나타난다.

② 소양감, 발열, 복부 통증, 피로, 식욕부진, 체중감소 등은 상대적으로 드물다.

③ 담도염 : 흔한 증상은 아니지만 담도에 시술을 가한 후에 흔히 나타난다.

④ 신체검진 소견 : 황달을 제외하고 특이소견이 없다.

(5) 진단 및 절제 가능성 평가

① 검사실 소견

- 혈청 빌리루빈 증가 : 간문부 및 원위부 담관암에서 보통 10mg/dl 이상이다.
- 알칼리성 포스파타아제의 현격한 증가가 있다.
- 혈청 CA 19-9이 증가된다.

② 영상검사

- **초음파 및 컴퓨터 단층촬영** : 초기 검사로 적합하다. 간내 담관암은 컴퓨터 단층촬영으로 쉽게 영상화가 가능하지만, 간문부 담관암 및 원위부 담관암은 초음파나 기본적인 컴퓨터 단층촬영으로 알기 힘들다. 따라서 담도를 잘 조영할 수 있는 지연조영 CT를 시행하도록 한다.

• **담관조영술**

– 경피적 담관조영술 : 간문부 담관암의 경우 암종의 근위부 침범 정도가 절제가능성 여부를 결정하는데 가장 중요하므로 내시경적 담관조영술보다 적합하다(경피적 담관조영술이 ERCP보다 근위부를 확인하기에 좋고 ERCP는 원위부의 병변을 확인하기에 좋다).

– 담도 배액술 : 환자의 혈청 빌리루빈이 10mg/dl 이상인 경우 담도 배액술이 필요하다. 담도 배액술을 시행하면 담도염 발생을 줄이고, 수술 후 재원기간을 줄일 수 있다. 담도폐쇄가 해결되지 않을 경우 쓸개즙정체, 담도성 간경변, 간 기능 부전이 급격히 진행할 수 있다.

– 조직 진단을 위해 담관조영술을 시행한 후 경피적 세침흡인 조직 검사, brush and scrape biopsy, 쓸개즙 세포진 검사를 시행할 수 있다.

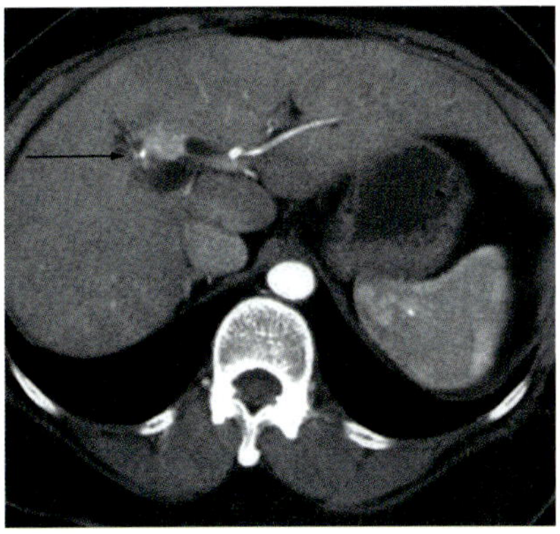

그림 32-23 간문부 담관암의 컴퓨터 단층촬영 영상
간문부의 종양(화살표)과 양쪽 담관의 확장이 보인다.

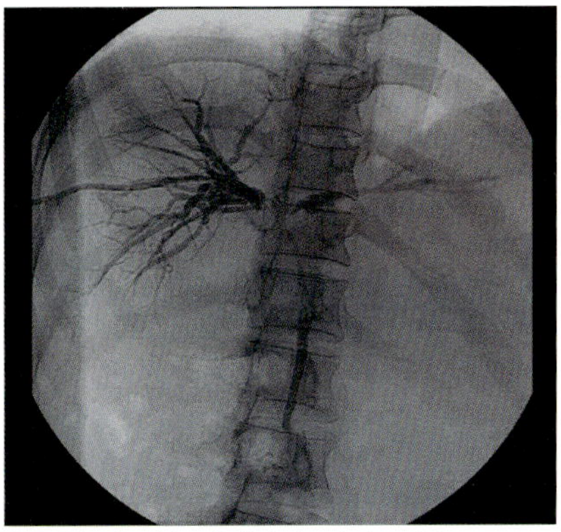

그림 32-24 간문부 담관암의 담관조영술
종괴로 인한 좌간관, 우간관 합류부의 충만결손(filling defect)이 관찰된다.

(6) 치료

① 절제 불가능을 시사하는 방사선학적 기준

꼭 알아둡시다!!!

◆ **담관암의 절제불가능을 시사하는 영상학적 기준**

1. 양측성 이차 합류부를 침범한 경우
2. 양측성 간동맥 침범한 경우
3. 문맥 분지부의 근위부를 둘러싼 경우
4. 한쪽 간엽의 위축 및 반대쪽 간문맥을 둘러싼 경우
5. 한쪽 간엽의 위축 및 반대쪽 담도의 침범
6. 원격전이

② 고식적 치료

절제 불가능한 종양을 가진 환자들은 비수술적 고식적 치료를 시행한다.

- 경피적 담도 배액술 및 스텐트 삽입술 : 간문부 담관암에서 시행
- 내시경적 담도배액술 및 스텐트 삽입술 : 원위부 담관암에서 시행
- 스텐트 재질의 선택 : 플라스틱 스텐트에 비해 금속 스텐트가 악성 담도폐쇄에 더 적합하다.

③ 수술적 치료

절제연에 종양이 남아 있지 않은 R0 절제만이 완치를 기대할 수 있다.

심화학습

◆R0, R1, R2 resection

R0 resection은 수술 후 현미경으로 암세포가 보이지 않는 것을 말하며, R1은 육안으로는 암종이 없지만 현미경적으로 남아 있는 것을 의미하고, R2는 육안으로도 종양이 남아 있는 것을 의미한다.

- **원위부 온쓸개관의 담관암**
  - 췌샘창자절제술(Whipple's procedure) 또는 날문보존 췌샘창자절제술(Pylorus Preserving Pancreatico Duodenectomy, PPPD)이 표준수술방법이며, PPPD가 대부분의 환자에서 췌샘창자절제술에 비해 적합하다.
  - 절제가 불가능한 경우에는 쓸개절제술+종양의 근위부에서 Roux-en-Y 간관-공장 문합술(종양으로 인한 담도 폐색의 감압)+위-공장 문합술(향후 생길 수 있는 샘창자폐색의 감압)을 시행한다.

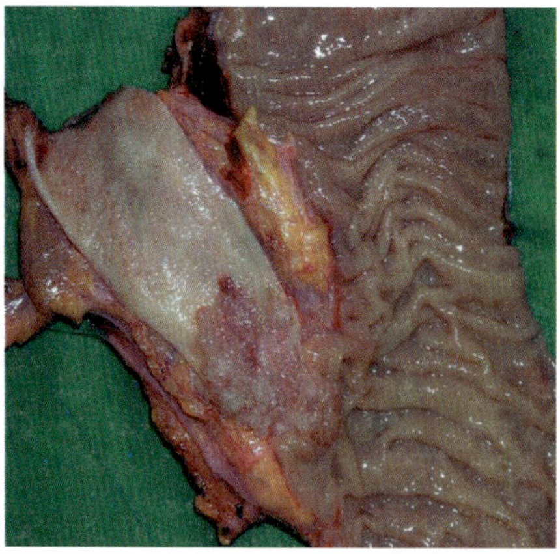

그림 32-25 원위부 담관암의 PPPD 후 절제 표본
원위부 담관암이 담관의 내강으로 돌출되어 있으며 샘창자로의 침범이 의심된다.

- **간내 담관암**
  - 간내 담관암이 존재하는 해당 간 부위의 간절제술
- **간문부 담관암**

위치(Bismuth-Corlette classification)에 따라 결정한다.

- type Ⅰ : 5~10mm의 절제연을 두고 간외담도절제술+주변 림프절절제술 및 Roux-en-Y 간관-공장 문합술 시행한다.
- type Ⅱ : 5~10mm의 절제연을 두고 간외담도절제술+주변 림프절절제술 및 Roux-en-Y 간관-공장 문합술을 시행하며, 간절제술이 필요할 경우 시행한다.
- type Ⅲ, Ⅳ : 절제연을 확보하기 위해 간절제술 및 문맥절제술 등의 공격적인 수술을 시행한다.

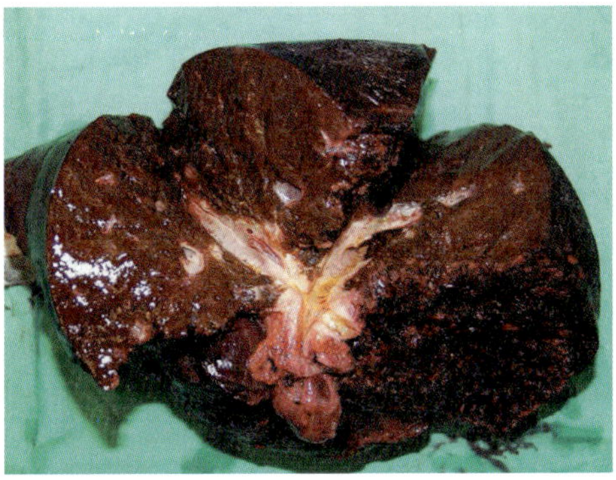

그림 32-26 간문부 담관암의 절제 표본

심화학습

◆간문부 담관암에서의 간 1분엽(caudate lobe)절제술

간문부 담관암의 type Ⅱ, Ⅲ에서는 1분엽 담도의 침범이 흔하므로, 많은 외과의들이 1분엽절제술을 시행하도록 추천하고 있다.

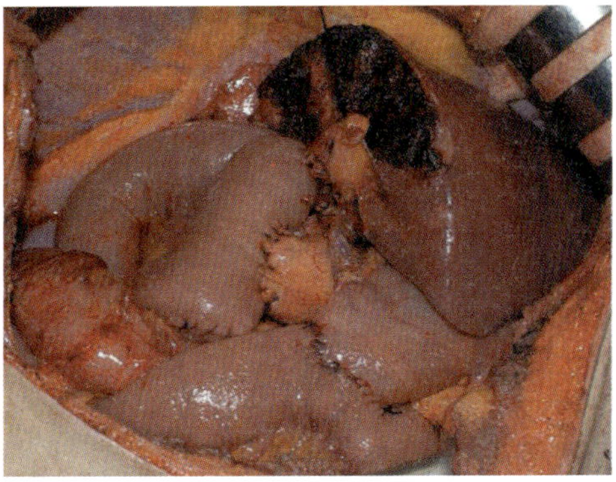

그림 32-27 간췌샘창자 절제술

간문부 담관암으로 간췌샘창자 절제술을 시행하였다. 간췌샘창자 절제술은 췌샘창자 절제술에 간 절제술을 같이 시행한 것으로 간문부담관암이 하부 담관으로도 침윤이 심한 경우에 시행한다.

④ 비수술적 치료

- 방사선 치료 : 간 실질로의 국소 침습 및 절제 후 현미경적 잔류암이 있는 경우에 한해 제한적으로 생존율 향상을 보임
- 항암치료는 생존율 개선 효과가 없기 때문에 시행하지 않는다.
- 광역동 치료(photodynamic therapy)를 절제 불가능한 담관암에서 고식적 치료로 사용하기도 한다.

3) 전이성 암 및 기타 악성 질환(metastatic and other tumors)

담도폐쇄를 일으킬 수 있는 기타 악성 질환 : 간세포암 및 전이성 간암이 간문부 담관을 침습하여 폐쇄성 황달을 일으킬 수 있다.

간문부, 쓸개주위 림프절 전이에 의한 담도폐쇄를 일으킬 수 있는 기타 악성 질환으로는 간세포암, 결장암, 췌장암, 유방암, 난소암, 림프종 등이 있다.

문제

32-15 4)

원위부 온쓸개관암의 가장 적절한 근치절제수술은?

1) 온쓸개관절제술
2) 온쓸개관절제 및 간 부분절제술
3) 샘창자보존 췌두부절제술
4) 췌샘창자절제술
5) 췌장전절제술

해설

For resectable distal cholangiocarcinoma, pancreatoduodenectomy is the optimal procedure.

32-16 5)

간외 담관암의 위험인자는?

1) 간경화
2) 만성 췌장염
3) 바이러스성 간염
4) 온쓸개관 결석
5) 온쓸개관 낭종

해설

담관암의 위험인자
① parasite infection
② congenital anomalies : choledochal cyst, biliary ectasia
③ primary sclerosing cholangitis
④ Chronic ulcerative colitis
⑤ biliary tract carcinogens : 고무공장, 자동차공장

32-17 5)

쓸개암의 위험인자와 관련된 질환은?

가. 담석
나. 쓸개용종
다. 석회쓸개
라. anomalous pancreatobiliary union disease

1) 가, 나, 다 2) 가, 다 3) 나, 라
4) 라 5) 가, 나, 다, 라

해설

담석이나 쓸개용종을 수술하는 이유는 모두 쓸개암을 유발할 수 있기 때문이다. 따라서 담석이나 쓸개용종이 수술 적응증은 모두 쓸개암의 위험인자이다.

32-18 1)

65세 남자가 쓸개 용종으로 복강경 쓸개절제술을 받았다. 동결 절편 조직 검사에서 쓸개암으로 판명되었고, 암은 근육층을 침범하였다. 가장 적절한 처치는?

1) 추적관찰
2) 항암화학요법
3) 방사선요법
4) 확대 쓸개절제술
5) 주위 장기 광범위 절제 및 항암화학요법

해설

근육층을 침범하였으면 T1b에 해당한다. 쓸개절제술만으로도 충분한 치료가 가능하다.

32-19 1)

57세 남자가 담석으로 진단 받고 복강경 쓸개절제술을 받았다. 수술 중 동결 절편 조직 검사에서 장막하층까지 침범된 쓸개암이 발견되었다. 그 다음의 처치는?

1) 확대 쓸개절제술
2) 간우엽절제술 및 췌두부십이지장 절제술
3) 항암화학요법
4) 방사선 요법
5) 관찰

해설

담낭암의 치료 원칙에 따른다. 담낭암이 T_1(근육층까지 침범한 경우)인 경우에는 쓸개 절제술로 충분하지만, 장막하층까지 침범(T_2)하였으므로 확대 쓸개절제술이 필요하다.

PACIFIC
SURGERY

33

외분비 췌장

Exocrine Pancreas

33.1 해부학

1) 해부학적 위치

상복부의 후복막강에 위치하며, 위와 소망의 뒤쪽에 위치한다. 샘창자의 C-loop의 중간에서 비장 문부(splenic hilum)를 향해 비스듬하게 위치하며, 하행 대정맥, 복부대동맥, 비장정맥, 좌측 부신의 전면에 위치한다.

2) 췌장의 부분(regions) : 4개의 부분

(1) 두부(head) 및 구상돌기(uncinate process)

두부는 샘창자의 C loop 안에 위치하고, 구상돌기는 문맥, 위창자간막정맥(SMV) 및 동맥(SMA)의 뒤쪽(behind)에서 두부에서 후중앙(posteromedial)쪽으로 뻗어 있다.

(2) 경부(neck)

두부에서 중앙쪽으로, 위 혈관의 앞쪽(anterior)으로 뻗어 있다.

(3) 체부(body)

경부에서 비장을 향해 외측(lateral)으로 뻗어 있다.

(4) 미부(tail)

비장 문부쪽으로 뻗어 있다.

3) 췌관

(1) 주췌관(main pancreatic duct, duct of Wirsung)

① 위치 및 주행방향

췌 미부에서 시작되어 샘창자의 유두부(papilla of Vater)에서 끝나며, 전체적으로 췌장의 뒤편(posterior)에 위치한다. 주행방향은 미부와 체부에서는 췌장의 위쪽(superior)

경계와 아래쪽(inferior) 경계 사이에서 중앙선의 약간 머리쪽(cephalad)으로 주행한다.

② 크기

성인의 두부 췌관의 지름은 3.1~4.8mm가량이며, 미부 췌관의 지름 : 0.9~2.4mm으로 두부에서 굵고 꼬리부분에서 얇다. 나이가 들수록 지름이 증가한다.

(2) 부췌관(minor pancreatic duct, duct of Santorini, or accessory pancreatic duct)

주췌관보다 크기가 작고, 주췌관에서 시작되어 작은 유두부(lesser papilla)를 통해 샘창자로 개구한다. 주췌관의 약간 앞쪽(anterior), 2cm 근위부(proximal)에 위치한다.

33.2 췌장염

1) 정의 및 분류

(1) 급성 췌장염

이전에 건강하던 사람에게 발생한 급격한 증상 발병 및 해소를 보이는 췌장염을 말한다.

(2) 만성 췌장염

이전에 발생한 췌장염으로 내분비적/외분비적 장애가 있거나 급성 췌장염 발병 이후에도 증상이 지속적으로 남아 있는 경우를 말한다.

2) 병리

(1) 급성 췌장염의 병리학적 변화 및 중등도

췌장 실질 및 주위조직의 지방 괴사와 그와 연관된 염증반응을 나타낸다. 이와 같은 병리학적인 변화 정도와 췌장염의 중증도는 직접적인 연관이 있으며 다음과 같다.

① mild pancreatitis(경증) : 간질 부종(interstitial edema) 및 염증 세포의 침윤이 있으며 상대적으로 괴사는 거의 없다.

② severe pancreatitis(중증) : 광범위한 췌장 조직의 괴사, 췌장 내 혈관의 혈전, 혈관 파괴, 췌장 실질의 출혈 등이 관찰된다.

③ infected pancreatitis(감염성 췌장염) : 췌장 내 혹은 췌장 주위의 농양이 형성되고 조직 괴사가 일어난다.

3) 원인

꼭 알아둡시다!!!

◆ 췌장염의 원인

1. 급성웨장염
   - 알코올 남용
   - 담도 결석
   - 약물
   - 내시경역행췌담관조영술(ERCP)
   - 고칼슘증
   - 고지혈증
   - 원인불명
   - 감염
   - 허혈
   - 기생충
   - 수술 후
   - 전갈
   - 외상
2. 만성췌장염
   - 자가면역
   - 췌관폐쇄
   - 알코올 남용
   - 유전
   - 고칼슘증
   - 고지혈증
   - 원인불명

(1) 담도 결석(biliary pancreatitis)

담석이 샘창자내의 말단 담−췌관(terminal biliopancreatic duct)을 통해 지나갈 때 췌관을 자극하여 염증반응을 일으켜 급성 췌장염이 발생할 수 있으며, 이와 같은 췌장염을 biliary pancreatitis라고 한다.

(2) 에탄올 남용

① 에탄올과 췌장염

만성췌장염의 가장 흔한 원인이며 급성 췌장염도 일으킬 수 있으나, 알코올 소비량과 췌장염의 발병도와는 직접적인 상관관계는 없다.

② 알코올 유발성 만성췌장염

지속적인 에탄올 남용은 임상적으로 명백하지 않더라도(subclinical) 급성 췌장염을 반복해서 일으키고 이는 췌장 손상과 괴사를 일으켜 만성 췌장염의 특징인 섬유화를 초래한다. 알코올이 췌장염을 일으키는 정확한 기전은 아직 알려져 있지 않다.

(3) 약물

매우 다양한 종류의 약물이 췌장염과 관련이 있다.

표 33-1 췌장염과 관련이 있는 약물

약 물	원 인	
명확한 원인이 되는 약물	• 5-Aminosalicylate • 6-Mercaptopurine • Azathioprine • Cytosine arabinoside • Dideoxyinosine • 이뇨제 • 에스트로겐	• Furosemide • Metronidazole • Pentamidine • Tetracycline • Thiazide • Trimethoprim-sulfamethoxazole • Valproic acid
잠재적 원인이 되는 약물	• Acetaminophen • α-Methyl-DOPA • Isoniazid • l-Asparaginase	• Phenformin • Procainamide • Sulindac • DOPA(dihydroxyphenylalanine)

(4) 췌관 폐쇄

(5) 유전성 및 자가면역성 췌장염

(6) 기타

① 췌장 외상

췌장의 손상으로 인한 염증반응으로 작은 췌관의 협착 및 폐쇄를 일으킨다.

② 수술 후 췌장염

- 췌장의 관류 저하(hypoperfusion) 및 동맥 색전(atheroembolism)으로 발생할 수 있다.
- 내시경역행췌담관조영술(ERCP), 오디괄약근 내압검사 등과 같은 시술도 췌장염을 일으킬 수 있다.
- 대사 이상
  - **고칼슘혈증**(부갑상샘 기능항진증) : 췌장내 소화효소의 활성화를 촉진하여 췌장염을 일으킨다.
  - **고지혈증**(type Ⅰ, Ⅳ, Ⅴ hyperlipoproteinemias) : 동반된 hyperchylomicronemia 및 지방산으로 인해 췌장 내 미세 혈관의 흐름을 저해하여 췌장염을 일으킨다.
- 전갈(scorpion stings) : 강력한 췌장 소화 효소 자극제를 포함하여 췌장염을 유발시킨다.

4) 임상증상

(1) 증상

① 복부통증

- 보통 심와부 통증으로 나타나며, 상복부, 하복부, 가슴부위 통증도 나타날 수 있다. 늑막 통증으로 인해 어깨부위로 방사통이 나타날 수 있다.

- 통증은 갑자기 시작되어 최고점까지 서서히 증가하는 양상이며, 지속적이고, 무릎을 감싸 안고 앞쪽으로 수그리면 감소하는 특징이 있다.

② 오심 및 구토

(2) 신체검진 소견

① 환자의 자세

췌장염 환자는 뒹굴뒹굴 구르거나 더 편안한 자세를 취하기 위해 끊임없이 움직이는 특징을 보인다. 특히 심한 복부 통증일 때 장천공 등과 같은 외과적 질환과의 감별이 중요한데, 장천공 환자는 움직이지 않으려고 하며, 이는 췌장염과의 중요한 감별점이 된다.

② 발열 및 빈맥

손상받은 췌장에서 유리된 cytokines, chemokines 등의 염증 요소에 의해 발열 및 빈맥이 생긴다.

③ 저용량성 저혈압(hypovolemic hypotension)

경부 정맥 허탈, 피부 건조, 점막 건조, 피하 탄력 감소 등을 나타낸다.

④ 호흡기계 증상

호흡곤란 및 빈호흡(tachypnea), 늑막 삼출(pleural effusion), 성인 급성 호흡곤란 증후군(adult respiratory distress syndrome, ARDS)이 발생할 수 있다.

⑤ 복부 증상

- **장폐색증**(ileus) : 장음 감소 및 복부 압통 및 반발통, 복부팽만, 복근 경직 등의 증상을 보인다.
- **심와부 종괴** : 염증으로 팽대한 췌장 및 주위 조직이 종괴로 촉지된다.
- **옆구리 주변의 반상 출혈**(Grey Turner's sign), 배꼽주위 반상 출혈(Cullen's sign), 후복막강 출혈을 나타냄. 드물다. 심한 췌장염의 경과 중 나타난다.
- **피하 통증성 홍반**(tender subcutaneous induration and erythema) : erythema nodosum과 형태학적으로 유사하다. 피하 지방의 괴사로 인해 발생한다.

심화학습

◆ Ranson's prognostic signs

Ranson criteria란 급성 췌장염의 정도와 예후를 임상적으로 평가하기 위한 방법이다. 한 가지 항목 당 1점으로 해석하여 3점 이상에 해당하는 경우 중증 췌장염의 가능성이 높다고 판단하며, 0~2점은 2%, 3~4점은 15%, 5~6점은 40%, 7~8점은 100%의 치사율을 가진다.

표 33-2 췌장염

	입원시	입원 후 48시간 경과 후
담석성 췌장염	Age > 70yr	Hct fall > 10
	WBC > 18,000/mm^3	BUN elevation > mg/100mL
	Glucose > 220mg/100mL	CA_{2+} < 8mg/100mL
	LDH > 400IU/L	Base deficit > 5mEq/L
	AST > 250U/100mL	Fluid sequestration > 4L
비담석성 췌장염	Age > 55yr	Hct fall > 10
	WBC > 16,000mm^3	BUN elevation > 5mg/100mL
	Glucose > 200mg/100mL	Ca_{2+} < 8mg/100mL
	LDH > 350IU/L	PaO_2 < 55mmHg
	AST > 250U/100mL	Base deficit > 4mEq/L
		Fluid sequestration > 6L

5) 진단

(1) 혈청 검사

① **췌장염과 아밀라아제**

췌장염에서 보통 혈청 아밀라아제는 상승하지만, 상승 정도가 췌장염의 중등도를 반영하지는 않는다. 치명적인 췌장염 환자의 10%에서 정상 또는 정상치에 가까운 혈청 아밀라아제를 보인다. 혈청 아밀라아제는 증상 시작 후 2~12시간 후에 증가하고 이후 감소하기 시작하며, 3~6일 후에는 정상으로 돌아온다. 1주 이상 증가되는 경우에는 가성낭종, 농양, 췌장성 복수 등의 합병증을 의심해 보아야 한다. 소변중 아밀라아제는 혈청 아밀라아제의 상승보다 오래 지속되기 때문에 증상이 시작된 지 오래된 사람에게서 진단에 도움을 준다.

② **진단적 가치로서의 아밀라아제**

고아밀라아제혈증을 보이는 질환은 급성쓸개염, 장천공, 장폐색, 장경색 등에서도 보일 수 있다. 또한 췌장염에서는 급격한 아밀라아제의 상승을 보이기 때문에 아밀라아제의 완만한 상승은 보통 췌장염에 기인한 것이 아니다.

③ **아밀라아제의 상승이 없는 췌장염**

만성 췌장염은 췌장의 외분비선(exocrine gland)이 감소한 상태이기 때문에 혈청 아밀라아제의 상승이 뚜렷하지 않을 수 있다. 고지혈증 유발성 췌장염에서는 혈중 순환 아밀라아제 저해인자로 인해 고아밀라아제혈증이 나타나지 않을 수 있다.

④ **혈중 리파아제의 상승**

아밀라아제 상승과 평행하게 상승하며, 상승 기간이 아밀라아제에 비해 길기 때문에 증상 시작 후 수일이 경과한 환자에게 진단적으로 유용하다.

(2) 영상검사

① 단순 흉부 촬영 및 복부 촬영

쉐장염의 진단 자체에 도움이 되지는 않는다.

② 복부 초음파

쓸개결석의 존재 여부, 담도 확장 등을 관찰하는데 유용하나, 상복부 장관 내의 공기 음영으로 인해 그 효과가 제한적이다.

③ 컴퓨터 단층촬영

췌장염의 진단 및 중증도 판정에 도움이 되며, 합병증을 발견하기에 가장 좋은 검사이며, 치료방법 결정에 도움이 된다.

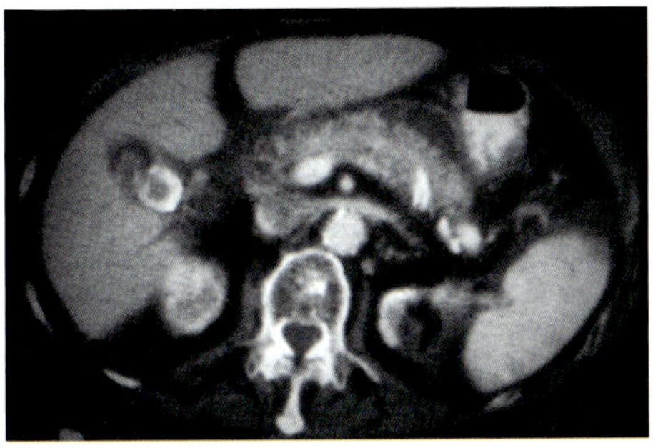

그림 33-1 급성 췌장염의 CT 소견
췌장 실질이 모두 조영 증강되며 췌장의 부종 및 췌장 주위 조직의 지방조직 침착이 관찰된다.

6) 급성기 췌장염의 치료

(1) 통증의 치료

췌장염의 통증은 극심하고 제어하기가 어렵기 때문에 대부분의 환자에서 마약성 진통제가 필요하다. Meperidine 계 약물(예, Demerol)이 적합하며, 오디괄약근을 수축시켜 담도성 췌장염을 악화시킬 수 있기 때문에 Morphine은 금기이다.

(2) 수액 치료 및 전해질 교정

초기치료에서 적극적인 수액공급 및 전해질 교정이 가장 중요하다. 급성 췌장염에서는 수분손실이 대량으로 일어나 혈액 농축 및 저용량성 쇼크가 발생할 수 있고, 질환 초기의 부적절한 수액 요법은 중등도를 악화시키고 합병증의 위험을 높이게 된다.

심화학습

◆췌장염에서 수분 부족이 일어나는 원인

1. 외적 수분손실(external fluid losses) : 반복되는 구토 및 오심으로 인한 수분 섭취 제한
2. 내적 수분손실(Internal fluid losses) : 외적 수분손실량보다 크다. 염증이 있는 주변(췌장주위 후복막강), 폐 실질, 체내 연조직으로 수분의 손실이 발생하며, 이는 췌장염으로 인한 염증 요소(proinflammatory factors)유리로 인해 광범위한 모세혈관 누출에 의해 발생한다.

(3) 비위관의 삽입

오심, 구역, 구토는 수분 및 전해질 손실을 일으키며, 또한 위식도 점막 손상으로 인한 위장관 출혈을 야기하기 때문에 비위관을 삽입함으로써 구토를 줄여 환자에게 편안함을 제공할 수 있다. 하지만 비위관 삽입이 췌장염의 결과에 영향을 주지는 못한다.

(4) 예방적 항생제 사용

경증 췌장염에는 사용할 필요가 없으며, 중증 췌장염의 경과에 긍정적인 역할을 하기 때문에 광범위하게 사용된다.

(5) 영양공급

중증 췌장염 환자는 상당기간 동안 경구 식이가 불가능하기 때문에 총정맥영양(Total Parenteral Nutrition, TPN)을 시행한다. 췌장염이 호전되면, 장관 내 세균의 translocation을 막기 위해 비위관을 통해 시도해 볼 수 있다.

(6) 급성 췌장염의 수술 적응증

① 진단이 불확실할 때(uncertainty of diagnosis)
② 이차적인 췌장 감염을 치료하고자 할 때(treatment of secondary pancreatic infection)
③ 동반된 담도계 질환을 교정하고자 할 때(correction of associated biliary tract disease)
④ 보존적 치료를 적절하게 시행했음에도 불구하고 임상적으로 환자 상태가 악화될 때 (progressive clinical deterioration despite optimal supportive care)

7) 후기 합병증의 치료

(1) 췌장염 국소 합병증의 정의(4가지)

① **급성 액체 저류**(acute fluid collections)

중증 췌장염의 초기에 발생하며, 환자의 30~50%에서 나타난다. 육아종성 조직이나 섬유화 조직으로 이루어진 벽이 없으며, 반 이상에서 자연 소실된다. 자연 소실되지 않는 경우 가성낭종이나 괴사조직으로 진행할 수 있다.

② **췌장 및 췌장 주위 괴사**(pancreatic and peripancreatic necrosis)

죽은 조직으로 구성되며, 특징적으로 지방 괴사 조직을 포함하여 반죽 모양으로 보인다. 일부는 가성낭종으로 변화하거나 섬유성 조직으로 대치된다.

③ **췌장 가성낭종**

- 내용물은 췌장액으로 소화 효소가 풍부하다. 섬유성 조직 혹은 육아종성 조직으로 구성된 비표피성(nonepithelialized) 벽으로 둘러싸여 있으며, 췌장 내에서도 발생할 수 있으나 대부분 췌장 바깥에 발생한다.
- 형태는 둥글거나 타원형이다. 췌장염의 급성기 후 4~6주 이전에는 발생하지 않는다. 감염은 흔하지 않으나 내부에 고름이 존재할 경우 췌농양이 된다.

④ **췌농양 및 감염성 췌 괴사**

췌장염의 결과로 발생한 복강 내 농양을 말하며, 괴사조직은 거의 없고 고름으로 대치된다. 췌장의 근위부에 흔하다.

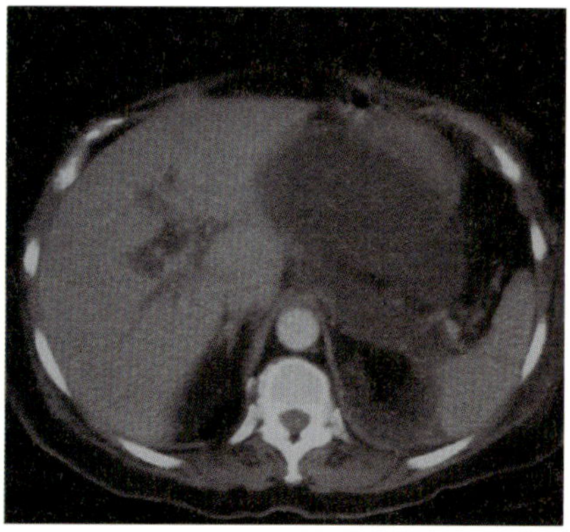

그림 33-2 급성 액체 저류의 CT 소견
경계가 불명확한 급성 액체저류가 소낭(lesser sac)에 관찰된다.

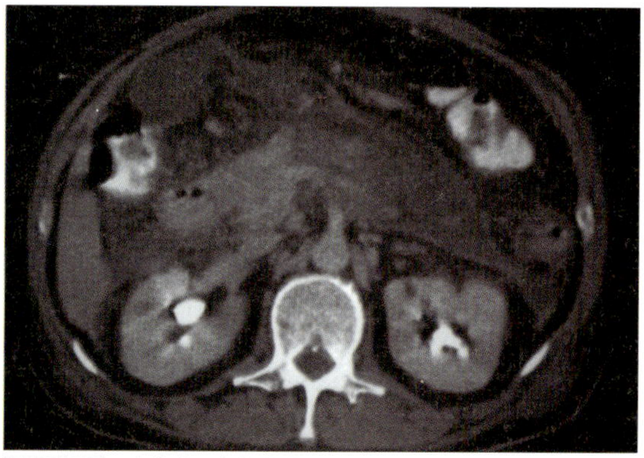

그림 33-3 괴사성 췌장염의 CT 소견
조영제 주입에도 불구하고 췌장 실질의 조영증강이 관찰되지 않는 특징을 보인다.

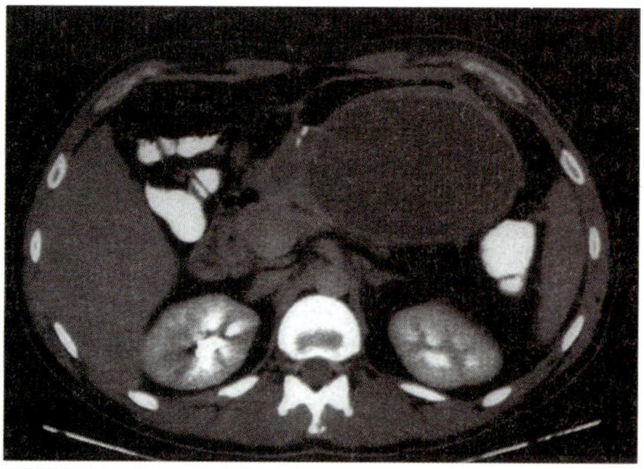

그림 33-4 췌장 가성낭종의 컴퓨터 단층촬영 영상

(2) 진단

모든 췌장염의 합병증의 진단에 있어서는 조영 증강 컴퓨터 단층촬영(contrast-enhanced CT)이 가장 좋은 진단방법이다.

(3) 급성 액체 저류의 치료

감염이 없는 경우, 자연 치유되므로 치료가 필요 없으며 배액술은 감염을 초래할 수 있으므로 권장되지 않는다. 감염이 있는 경우에는 항생제 치료 및 경피적 배액술을 시행한다.

(4) 췌장 괴사의 치료

감염이 없는 경우에는 수술적 치료는 일반적으로 권장되지 않는다. 반면 감염이 있는 경우에는 항생제 단독치료는 효과가 없고, 괴사조직이 반죽처럼 형성되어 끈끈하기 때문에 효과적으로 배액되지 않으므로 배액술도 효과가 없다. 따라서 수술적으로 괴사조직을 제거하는 것이 가장 적합한 치료이다.

표 33-3 감염성 췌장 괴사의 수술적 치료

분 류	치료방법
전통적인 방법	변연절제술(débridement) 후 임상 경과 관찰 후 필요 시 재수술 변연절제술 및 팩킹(packing) 후 임상 경과 관찰 후 필요 시 재수술 변연절제술 및 지속적인 관류세척요법(continuous lavage)
비전통적인 방법	항생제 단독 치료 항생제 치료 및 경피적 배액술 항생제 치료 및 내시경적 배액술 괴사조직 제거술을 시행하지 않는 항생제 치료 및 수술적 배액술 항생제 치료 및 미세 침습 수술을 통한 괴사조직 제거술

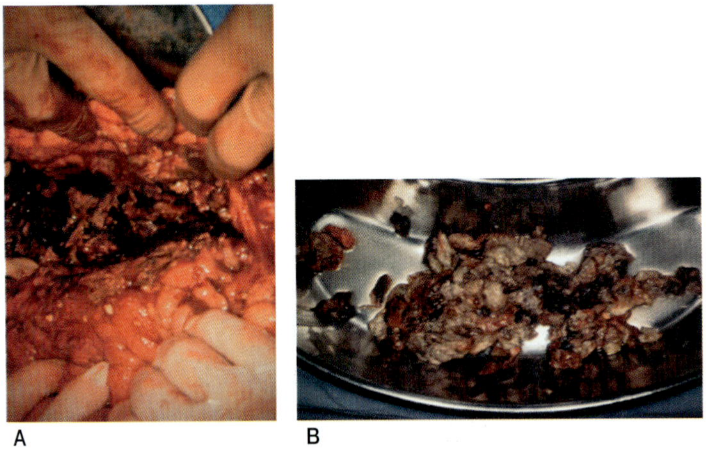

A B

그림 33-5 괴사된 췌장의 수술적 치료

A, 괴사되어 검게 변한 췌장 주위 조직이 관찰된다.

B, 제거된 췌장 주위의 괴사조직. 괴사조직의 크기가 크고 끈끈하기 때문에 배액술로는 제거하기가 불가능하다.

(5) 췌장 가성낭종의 치료

대부분의 가성낭종은 췌관과 연결되어 있으며 소화 효소가 풍부한 액체를 가지고 있다. 기존에는 5cm 이상의 크기로 6주 이상 가성낭종이 지속되면 배액 또는 수술적 치료를 해야 한다고 정의되었지만, 추적 관찰 결과 크기가 크더라도 많은 경우에 자발적 소실을 보이므로 치료가 항상 필요하지는 않다. 다음과 같은 경우에 치료가 필요하다.

① 가성낭종의 진단이 확실하지 않고 낭성 악성종양(cystic malignant mass)과 구분이 되지 않을 때
② 크기가 지속적으로 증가(특히 6cm보다 큰 경우)할 때
③ 고열, 종괴로 인한 압박 효과, 통증과 같은 합병증 있는 경우

수술은 낭종이 췌미부에 있는 경우에는 원위부 췌장절제술을 시행하고, 그 외의 경우에는 낭종과 위 또는 샘창자, 또는 공장을 연결하여 낭종을 배액하는 낭종 내배액술을 시행하는 것이 좋다.

문제

33-1 5)

급성 췌장염에서 수술을 고려해야 하는 경우는?

1) 췌장 30% 괴사
2) 췌장 주위 지방 괴사
3) 고열 및 말초 혈액 백혈구 증가
4) 췌장 주위 다발성 액체 저류
5) 췌장 주위 괴사 조직 내 공기 음영

해설

급성 췌장염의 수술 적응증을 알아두어야 한다. 보기 가운데 이차적인 췌장 감염을 시사하는 소견은 괴사 조직 내 공기음영이며, 공기음영은 세균증식으로 인해 생긴다.

33-2 5)

급성 췌장염의 수술 적응증은?

가. 다른 급성 복증과 구별이 안 될 때
나. 적절한 치료에도 호전이 안 되는 경우
다. 췌장 농양 발생 시
라. 담관결석에 의한 급성췌장염인 경우

1) 가, 나, 다　2) 가, 다　3) 나, 라
4) 라　5) 가, 나, 다, 라

해설

급성 췌장염의 수술 적응증
① 진단이 불확실할 때
② 2차적인 췌장감염
③ 동반된 담도 질환의 교정
④ 보존적 치료에도 불구하고 임상 상태의 악화시

33.3 만성췌장염

1) 만성췌장염의 원인 및 병태생리

췌장이 섬유화되고 내분비/외분비 기능을 상실하는 비가역적 변화를 보이는 염증상태를 가리키며, 가장 흔한 원인은 알코올 남용이다.

급성 염증반응으로 시작하고, 반복적인 급성 췌장 손상 및 괴사, 섬유화가 나타나면서 발생하게 된다.

2) 만성췌장염의 진단

(1) 병력

췌장성 복부통증의 병력을 확인한다. 60~80%에서는 알코올 남용의 과거력이 있으며, 유전성 췌장염이나 자가면역성 췌장염의 가족력을 보일 수 있다. 당뇨나 흡수장애(예, 지방변)의 병력은 내분비/외분비 기능장애를 시사한다. 특징적으로 어깨부위로 방사하는 복통이 있으며, 이는 알코올 섭취나 음식 섭취로 유발될 수 있다.

(2) 영상검사

췌장 석회화가 컴퓨터 단층촬영 등의 검사에서 발견된다. 만성 췌장염의 진단적 소견이며, 췌관 내 단백질에 탄산칼슘이 침착되어 나타난다. 췌장의 석회화는 만성췌장염의 진단에 진단적이지만 이 소견이 없다고 만성 췌장염을 배제할 수는 없다.

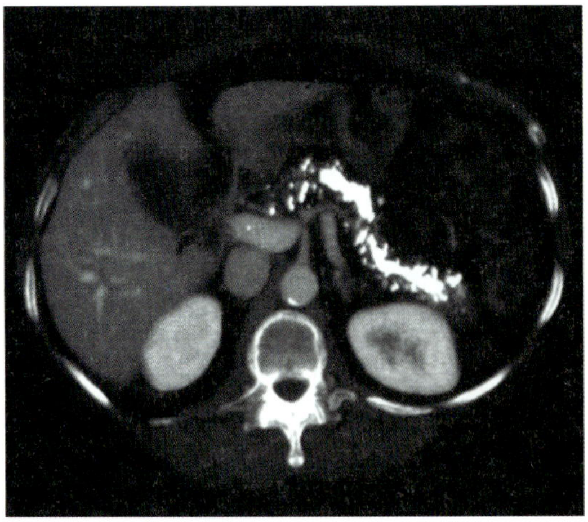

그림 33-6 만성 췌장염에서의 컴퓨터 단층촬영
다수의 석회화된 췌관 내의 돌이 관찰된다.

① 췌관계 검사

만성 췌장염 진단에 있어 민감도가 가장 높은 방법으로 여러 가지 검사법이 있다.

- 검사방법
  - 내시경역행췌담관조영술
  - 컴퓨터 단층촬영 담관조영술
  - 자기공명 담관조영술
- 소견
  - 췌관이 불균질하고 다양한 정도의 협착, 췌관 확장 등의 소견이 나타난다.
  - 주췌관뿐만 아니라 작은 췌관에서도 나타난다.
  - "chain of lakes" 또는 "string of pearls" : 협착에 의해 췌관이 가늘어졌다가 확장되는 형태가 반복적으로 나타나는 모양이 진주 목걸이 모양과 같다고 해서 붙여진 이름이다.

② 경피적/내시경 초음파

췌관 확장, 석회화, 가성낭종, 실질 섬유화 등을 파악하는데 도움이 된다.

(3) 자연 경과

간헐적이거나 지속적인 복통으로 일상생활에 제약이 있으며, 당뇨, 지방변, 체중감소 등과 같은 췌장 기능의 손실이 동반된다.

3) 만성 췌장염에서의 통증의 치료(treatment of pain in chronic pancreatitis)

(1) 내과적 치료

① 알코올 유발성 췌장염 : 금주

② 고지혈증 유발성 췌장염 : 식이 조절 및 약물투여

③ 자가면역성 췌장염 : 스테로이드 투여

(2) 내시경적 치료

① 내시경적 유두괄약근절개술 : 오디괄약근압이 상승되어 있는 경우에 유용하다.

② 내시경적 부췌관 괄약근절개술(Endoscopic minor pancreatic sphincterotomy) : 분할췌의 경우 유용하다.

③ 내시경적 췌석절제술

④ 췌관 협착 확장술 및 스텐트 삽입술

(3) 신경박리술

① 복강신경총 차단술 : 경피적 혹은 내시경적으로 시행한다.

② Splanchnicectomy : 흉강경적 접근법으로 시행한다.

(4) 수술적 치료

① 적응증

- 통증의 치료 : 환자의 일상생활 및 생산활동에 크게 영향을 미치는 통증이나, 혹은 금주 및 비마약성 진통제투여에 반응하지 않는 통증이 있는 환자에서 시행한다.
- 암이 의심되는 경우

② 수술법

협착되어 있는 췌관을 제거하거나, 장과의 문합을 통해 감압하는 수술을 한다.

- **감압 수술** : 만성 췌장염 환자들은 일반적으로 췌관이 전반적으로 확장되어 있고 협착이 중간중간에 존재하는 경우가 많다. 췌관이 1cm 이상으로 확장되어 있는 경우에는 감압수술이 가능하다. 전체 췌관을 감압시켜 주는 것이 필수적이며, 측측 췌관-공장 문합술(side to side pancreaticojejunostomy)을 가장 흔히 시행한다.

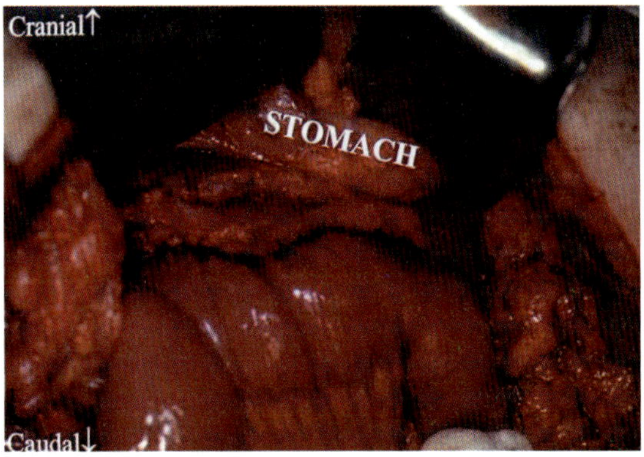

그림 33-7 측측 췌관-공장문합술
위 하방으로 췌장과 공장의 문합이 이루어져 있다. 만성 췌장염에서 췌관의 전체적인 감압을 위하여 시행한다.

> **심화학습**
>
> **◆측측 췌관-공장 문합술**
>
> Peustow and Gillesby 수술법이라고도 한다. 확장된 췌관을 따라 췌장 실질을 열어 췌관을 open시키고 비장을 절제한다. 공장 loop를 끌어올려 한쪽 벽을 열고 열린 췌관을 합입(invagination)시켜 췌액을 배액한다.

- **절제술** : 췌미부에 국한된 만성췌장염인 경우에는 원위췌절제술(distal pancreatectomy), 두부에 병변이 국한되어 있으면 췌샘창자절제술(whipple's procedure), 날문보존 췌샘창자절제술(pylorus preserving pancreatico duodenectomy)이 이상적인 수술방법이다.

심화학습

◆ 만성 췌장염의 수술

만성 췌장염의 수술적 치료는 감압술, 절제술, 신경 절제술이 있다. 지금까지는 감압술이 가장 선호되고, 국소적인 병변이 있거나 암이 의심되는 경우에는 절제술을 시행하여 왔다.

그렇지만 최근의 연구에 따르면 만성 췌장염은 췌장 두부에 숨어있는 병소(nidus)에 의해 발생하는 것으로 생각되며, 이에 따라 췌장 두부의 절제술을 시행하는 것이 추천되고 있다. Frey와 Ho가 이러한 췌장 두부를 같이 절제하는 수술에 대한 연구를 많이 하였으며, 단순 감압술을 시행하는 것보다 췌장 두부의 절제술을 같이 시행하였을 때 결과가 더욱 우수한 것으로 생각되고 있다.

이러한 췌장 두부를 같이 제거하는 방법으로는 Whipple법(췌샘창자 절제술) Beger법, Frey법이 있으며 각각의 수술에 따라 성적이 약간씩 차이는 있으나 통증 해소나 재발 방지에 있어 전반적으로 우수한 것으로 생각되고 있다.

Strate T, Bachmann K, Busch P, et al: Resection vs drainage in treatment of chronic pancreatitis: Long-term results of a randomized trial. Gastroenterology 134:1406, 2008.

Klempa I, Spatny M, Menzel J, et al: [Pancreatic function and quality of life after resection of the head of the pancreas in chronic pancreatitis. A prospective, randomized comparative study after duodenum preserving resection of the head of the pancreas versus Whipple's operation]. Chirurg 66:350, 1995.

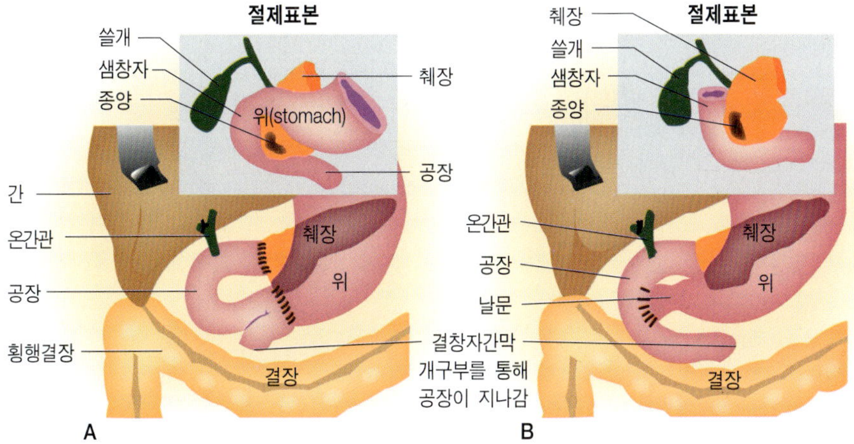

그림 33-8 췌샘창자절제술

A, 췌샘창자절제술(whipple procedure)

B, 날문보존 췌샘창자절제술(pylorus-preserving pancreaticoduodenectomy)

문제

33-3 3)

만성 췌장염으로 복통이 심하여 수술을 하고자 한다. ERCP에서 췌관이 전장에 걸쳐 확장되어 있고, 다발성 협착이 보인다. 알맞은 치료는?

1) 괄약근 성형술
2) 내장신경절제술
3) 측측 췌관-공장 문합술
4) 췌전절제술
5) 날문보존샘창자절제술

해설
① 췌관 확장이 없을 때
- partial pancreatectomy
- Whipple's operation

② 췌관 확장이 있을 때
- P-J stent, longitudinnal pancreaticojejunostomy

33-4 1)

급성췌장염으로 치료받던 45세 남자환자가 입원 5일째 증상과 검사소견은 호전되었으나 우상복부의 약간의 압통이 있었다. 복부 초음파상 췌장머리부분에 5cm의 낭종성 종괴가 보였다 적합한 조치는?

1) 경과관찰
2) 외배액술
3) 내배액술
4) 췌장전절제술
5) 췌장샘창자절제술

해설
췌장 가성낭종은 크기가 지속적으로 증가하거나 관련 합병증(고열, 종괴로 인한 압박 효과)이 있는 경우가 아니면 경과를 관찰한다.

33-5 5)

급성췌장염으로 내과 치료 후 퇴원 3주 만에 복부 초음파 추적 검사를 해 보니 췌장 미부에 직경 2cm의 낭종성 병변이 발견되었다. 적절한 조치는?

1) 외부 배액술
2) 원위부 체절제술
3) Roux-en-Y 낭종공장문합술
4) 낭종절제 및 췌공장문합술
5) 추적 관찰

해설
급성췌장염으로 치료 후에 생긴 병력으로 보아 췌장염의 합병증으로 발생한 췌장 가성낭종이 의심된다. 악성 종양과 감별이 확실하다면 췌장 가성낭종은 크기가 작은 경우 추적 관찰한다.

33-6 5)

췌장 가성낭종(pancreatic pseudocyst) 치료 결정에 영향을 주는 요소는?

가. 증상유무	나. 낭종 성숙도
다. 합병증 유무	라. 환자의 나이

1) 가, 나, 다
2) 가, 다
3) 나, 라
4) 라
5) 가, 나, 다, 라

해설
췌장 가성낭종으로 인한 합병증이 있으면 수술을 시행한다.

33-7 3)

췌장의 가성낭종을 설명한 것이다. 맞는 조합은?

가. 원인으로는 외상이 가장 흔하다.
나. 급성기에 자연 소실될 수도 있다.
다. 만성기에 합병증은 거의 동반되지 않는다.
라. 6주 후에도 소실되지 않으면 내배액술을 시행한다.

1) 가, 나, 다　　2) 가, 다　　3) 나, 라
4) 라　　5) 가, 나, 다, 라

해설

가성낭종은 90%는 췌장염이 원인이고, 10%는 외상 후에 발생한다. 약 40% 정도에서 자연 소실이 되지만, 자연 소실이 되지 않을 경우 감염이나 압박 효과 및 통증을 일으킬 수 있으므로 수술을 시행한다.

33.4 악성 췌장 종양

1) 유병률 및 역학

(1) 미국에서의 역학

미국에서 매년 25,000~30,000명의 신환 발생하며, 암사망의 4~5위를 차지한다. 두부에 70%, 체부에 20%, 미부에 10%의 비율로 발생한다.

(2) 호발 대상

여성보다 남성에 더 많으며, 백인보다 흑인에서 더 흔하다.

(3) 췌장암의 위험인자

① 고령일수록 유병률이 증가하여, 60~80세가 80%를 차지하며, 40세 미만에서는 매우 드물어 2%에 불과하다.
② 췌장암의 가족력
③ 유전성 췌장염, 만성 췌장염의 과거력
④ 흡연
⑤ 발암인자의 직업적 노출

2) 유전성 췌장암 증후군

(1) 췌장암이 호발하는 유전성 질환군

① 유전성 비용종성 결장암(Hereditary Nonpolyposis Colon Cancer, HNPCC)
② 가족성 유방암(familial breast cancer, BRCA2 mutation)
③ Peutz-Jeghers 증후군

④ 혈관확장성 운동실조증(ataxia-telangiectasia)

⑤ FAMMM(Familial Atypical Multiple Mole Melanoma) syndrome

⑥ 유전성 췌장염

(2) 췌장암의 위험이 높은 가족력

first-degree relatives 가운데 2명 이상의 췌장암이 있는 사람은 유전성 췌장암에 이환될 확률이 높다.

3) 증상 및 징후

췌장암의 증상은 상당히 진행된 후에 나타나는 경우가 많으며, 증상, 징후, 신체검진 소견은 종양의 발생 위치에 따라 결정된다.

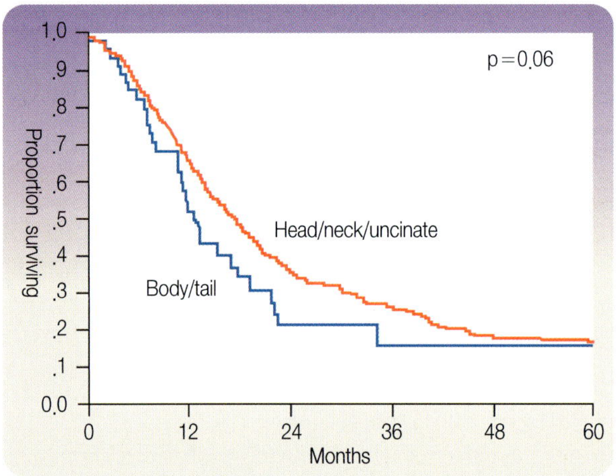

그림 33-9 췌 두부 및 구상돌기의 병변과 췌 체부 및 미부의 암에 있어서의 생존율 비교
췌 체부와 미부의 암이 보다 더 불량한 예후를 보인다.

(1) 췌 두부 및 구상돌기의 병변

담관, 췌관, 샘창자의 폐쇄를 일으키며, 설명되지 않는 췌장염, 무통성 황달, 오심 및 구토, 지방변, 체중감소를 동반한다. 췌장을 넘어서 진행되는 경우에는 신경 침습에 따른 상복부, 등의 통증이 생기며, 복강 내 파종이나 문맥 폐쇄에 의한 복수가 발생하게 된다.

(2) 췌 경부, 체부, 미부의 병변

황달이나 위 유출부 폐쇄는 드물며, 종양이 상당히 진행되기까지 무증상인 경우가 많기 때문에 예후가 좋지 않다. 종양이 진행하면 식욕부진, 체중감소와 같은 전신적인 증상이 나타난다.

(3) 잠복성 췌장암의 경우

이전에 없던 당뇨가 첫 번째 증상일 수 있다.

표 33-4 췌장암의 증상 및 징후

	흔한 증상/징후		드문 증상/징후	
췌두부암	체중감소	92%	오심	37%
	통증	72%	허약감	35%
	황달	82%	소양감	24%
	짙은 색 뇨	63%	구토	37%
	밝은 색 대변	62%		
췌체부/미부암	체중감소	100%	황달	7%
	통증	87%	짙은 색 뇨	5%
	허약감	43%	밝은 색 대변	6%
	오심	45%	소양감	4%
	식욕부진	33%		
	구토	37%		

(4) 신체검진 소견

① 원격전이를 시사하는 림프절 비대 소견
- subumbilical(“Sister Mary Joseph node”)
- pelvic peritoneal(“Blumer’s shelf”) shelf
- left supraclavicular lymphadenopathy(“Virchow’s node”)

② 악성 복수가 복강 내 파종에 의해 발생할 수 있다.

③ 위식도정맥류 및 caput medusae : 문맥, 비장정맥, 위창자간막정맥, 폐쇄에 의해 발생한다.

④ Courvoisier's sign : 종양에 의한 원위부 온쓸개관의 폐쇄로 무통성의 쓸개가 촉지되며, 팽대부주위암의 존재를 시사한다.

4) 혈액검사

① 빌리루빈과 알칼리성 포스파타아제가 상승하면 폐쇄성 황달을 시사한다.

② 기타 일반 혈액검사는 보통 정상소견을 보인다.

③ CEA와 CA 19-9 : 가장 널리 사용되는 혈청 종양 표시자로써 상당히 진행된 경우에 상승하는 경우가 많아 치료 가능한 초기 단계에는 정상일 수 있다. 다른 양성 질환에도 상승할 수 있다.

5) 영상검사

(1) 경피적 초음파 검사

대부분의 경우에서 초기검사로 사용되며, 종괴가 고형인지 낭성인지의 감별에 유용하다. 간외담도의 확장 여부를 확인함으로써 황달의 감별진단에 도움이 된다.

(2) 나선형 조형증강 컴퓨터 단층촬영(helical contrast-enhanced CT)

경계가 불분명한 저음영의 종괴로 나타나며, 경계부보다 중심부가 더 저음영인 경우 중심부 괴사 및 낭성 변화를 시사한다. 병변보다 왼쪽(미부)에 위치한 췌관의 확장이 있을 수 있다. 진단의 특이도는 95%이상이며, 크기가 2cm 이상일 경우 민감도는 95%에 해당한다.

(3) 양전자 단층촬영(PET)

CT나 MRI에서 발견하지 못한 작은 병변을 찾는데 도움이 되며, 아직 민감도와 특이도는 정립되지 않았다.

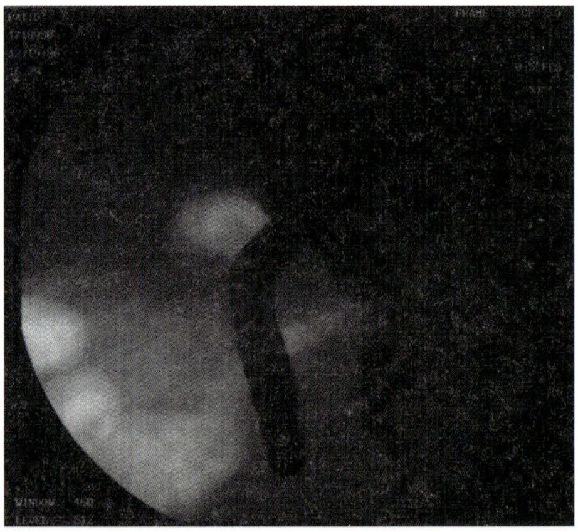

그림 33-10 ERCP의 double-duct sign
담도 협착에 스텐트가 횡으로 삽입되어 있다. 인접 담관 및 췌관이 췌두부 췌장암으로 인해 협착되어 있다.

(4) 내시경역행췌담관조영술(ERCP)

① CT나 MRI에서 종괴가 발견되지 않은 폐쇄성 황달의 감별진단에 유용하다. 담석 및 기타 비종양성 담도폐쇄 원인을 발견할 수 있고, 담도폐쇄 위치 판별하는데 도움이 된다.
② 담도와 췌관이 모두 확장된 소견(the double-duct sign) : 췌장암을 강력히 시사하지만, 만성 췌장염과 자가 면역성 췌장염 등의 양성 질환에서도 나타날 수 있다.

6) 췌장암의 병기결정

(1) 췌장암의 AJCC TNM 분류

① **T stage**

- Tis : carcinoma in situ. PanIN-3에 해당
- T_1 : 췌장에 국한되면서 2cm 이하인 경우
- T_2 : 췌장에 국한되면서 2cm 이상인 경우
- T_3 : 췌장을 넘어섰으나 절제 가능한 경우, 복강동맥총(celiac axis) 및 위창자간막동맥 침범이 없어야 한다. 문맥이나 위창자간막정맥 국소 침습은 허용
- T_4 : 중요 췌주위 동맥 침범으로 절제 불가능한 경우

② **N stage**

- N_0 : 주변 림프절 전이가 없는 경우
- N_1 : 주변 림프절 전이가 있는 경우

③ **M stage**

- M_0 : 원격전이가 없는 경우
- M_1 : 원격전이가 있는 경우, 흔한 장소로는 간, 폐, 복막 등이 있다.

표 33-5 췌장암의 AJCC TNM 병기

병기	T Status	N Status	M Status
Stage 0	Tis	N_0	M_0
Stage ⅠA	T_1	N_0	M_0
Stage ⅠB	T_2	N_0	M_0
Stage ⅡA	T_3	N_0	M_0
Stage ⅡB	T_1	N_1	M_0
	T_2	N_1	M_0
	T_3	N_1	M_0
Stage Ⅲ	T_4	Any N	M_0
Stage Ⅳ	Any T	Any N	M_1

(2) 췌장암의 불량한 예후인자

- 무배수체(aneuploidy)
- 종양의 크기가 클 때(T_2)
- 림프절 전이가 있는 경우(N_1)
- 불완전절제 : 나쁜 예후와 가장 관련이 높음

(3) 췌장암의 예후 및 절제가능성 판단

① 췌장암의 예후는 매우 불량

- 절제술 후 5년 생존율 및 중앙 생존기간 : 14%, 14개월
- stages Ⅲ의 중앙 생존기간 : 8~12개월
- stage Ⅳ의 중앙생존기간 : 3~6개월

② 절제 가능성 판단

- 수술 전 시행하는 여러 영상검사를 종합하여 판단한다.
- 절제 불가능하다고 판단되는 경우는 다음과 같다.
  - 위창자간막동맥 침습(간문맥, 위창자간막정맥 침습은 종양이 완전히 둘러싼 경우를 제외하면 기술적으로 절제 가능한 경우가 있다.)
  - 종양이 췌장막을 넘어서 후복막강으로 침윤한 경우
  - 복강동맥총 기시부, 위창자간막동맥 기시부의 림프절, 신경구조물의 침습이 있는 경우
  - 간샘창자 인대 침윤이 있는 경우

7) 췌두부 및 구상돌기의 수술적 절제

(1) 췌샘창자절제술

날문보존 췌샘창자절제술과 생존율, 이환율이 비슷하다. 근위부 위장관을 위전정부(antrum)에서 절제하며, 쓸개, 원위부 온쓸개관, 췌두부, 구상돌기, 경부, 샘창자를 절제한다. 절제 후에는 췌-공장 문합술, 온간관-공장 문합술, 위-공장 문합술 세 곳의 문합을 시행한다.

(2) 날문보존 췌샘창자절제술

췌샘창자절제술은 위전정부에서 위를 절제하는 반면, 위를 보존하고 샘창자 제1부에서 절제하는 술기로 췌샘창자절제술에 비해 기술적으로 더 쉽고 시간이 덜 걸리는 장점이 있다.

근위부 위장관을 샘창자 제1부에서 절제하고, 쓸개, 원위부 온쓸개관, 췌두부, 구상돌기, 경부, 샘창자를 절제한다.

문합술은 위-공장 문합술 대신 샘창자-공장 문합술을 시행한다는 차이점을 제외하고 췌샘창자절제술과 동일하다. 단점은 지연 위배출(delayed gastric emptying)이 생길 수 있다.

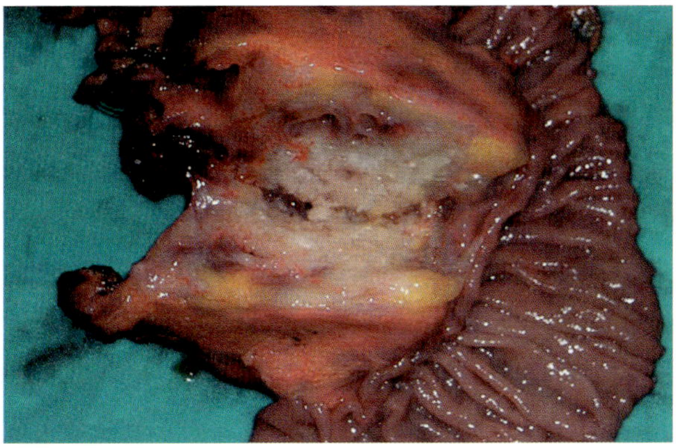

그림 33-11 췌두부암의 PPPD 시행 후 절제 표본
췌두부의 흰색 종괴와 오른쪽의 샘창자가 관찰된다.

(3) 췌샘창자절제술의 합병증

① 수술 후 사망률

숙련된 외과의가 대규모 센터에서 시행했을 경우의 수술 사망률은 2~4%로 비교적 낮은 편이다.

② 수술 후 합병증

- 문합부 누출 : 10~20%에서 발생하며 췌장루를 초래할 수 있다. 췌장루가 발생하면 적절하게 배액술을 시행하여 치료한다.
- 복강 내 농양 : 수술 후 별다른 이유 없이 열이 지속된다면 복강 내 농양을 의심해야 하고 CT를 시행해서 진단한다. 경피적으로 배액하여 치료한다.
- 지연 위 배출 : 15~40%에서 발생한다. 수술 후 식이 진행 시 환자가 구토를 하게 되면 지연 위배출을 진단할 수 있으며, 비위관을 삽입하고 위액이 배액되는 양이 줄어들 때까지 기다린다. 약 1주가량의 시간이 지나면 대부분 자연 회복된다.
- 췌장 흡수 저하 및 지방변 : 외분비 기능의 일부 상실로 인해 나타나며, 췌장 효소의 투여로 치료한다.

(4) 췌샘창자절제술의 결과

① 관선암종의 수술 후 5년 생존율은 10~20%로 매우 낮다.

② 생존율에 영향을 미치는 인자

- 절제연에 암종이 남아 있는지의 여부 : 가장 영향력 있는 인자
- 종양의 지름
- 이배수체/무배수체의 DNA 함량 여부
- 림프절 전이

8) 췌체부 및 췌미부의 수술적 절제

(1) 체부 및 미부의 암종의 특징

① 증상 발현이 적기 때문에 진단 시 국소적으로 광범위한 진행 및 원격전이를 보이는 경우가 많고 따라서 예후가 불량하다.

② 비장정맥 침습 및 폐쇄가 있더라도 절제 가능하다.

③ 비장정맥과 위창자간막정맥 합류부 침범이 있으면 절제가 불가능하다.

(2) 원위부 췌절제술

① 악성 종양의 경우 비장절제술을 동시에 실시한다.

② 양성 종양의 경우 비장절제술을 반드시 시행할 필요는 없다.

(3) 합병증

① 가로막하 농양이 5~10%에서 생기며, 경피적 배액술로 치료한다.

② 췌관 누출이 20%가량에서 생기며, 경피적 배액술로 치료한다.

(4) 예후

① 진단 시 10%의 환자에서만 절제 가능하다.

② 절제 가능한 환자의 5년 생존율이 8~14%로 매우 낮으며, 이는 췌두부 췌장암보다 낮은 수치이다.

③ 장기 생존율에 영향을 미치는 인자는 췌두부 췌장암과 유사하다.

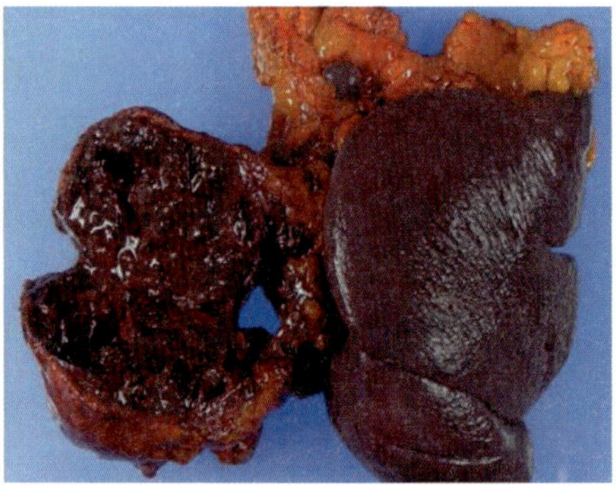

그림 33-12 원위부 췌절제술 시행 후 수술 표본
반으로 절제된 원위부 췌장과 비장, 비장 위쪽에 작은 덧비장(accessory spleen)이 관찰된다.

9) 항암 방사선 요법(chemoradiation therapy)

(1) 절제 불가능한 종양에 대해 방사선치료와 항암치료(5-FU 혹은 gemcitabine)를 병합함으로써 대부분의 경우 가장 좋은 결과를 나타낸다.

(2) 절제 후 보조적 항암 화학요법 : 절제연에서 종양이 없는(R0 resection) 환자군을 대상으로 방사선 치료와 5-FU 병합요법이 2년 생존율을 18%에서 43%로 증가시킨다.

문제

33-8 1)

40세 남자가 통증 없는 황달을 주소로 내원하였다. 첫 번째 선별검사로 옳은 것은?

1) 복부 초음파 검사 2) 복부 X선 검사
3) CT 4) ERCP
5) 간담관주사법

해설
담도계 질환의 의심되는 환자의 비침습적이고도 효과적인 선별검사는 초음파이다.

33-9 4)

70세 남자. 소양감과 황달을 주소로 내원하였다. 우상복부에서 distended nontender gallbladder가 만져졌다. protein : 6.5 albumin : 3.3, total bilirubin : 15.2, direct bilirubin : 10.5, OT/PT: 65/80, ALP : 550이었다. 다음 검사는?

1) 상부위장관 바륨 조영술 2) 경구 쓸개 조영술
3) 상부 위장관 내시경 4) 복부 초음파
5) 간생검

해설
일반적으로 담도계 질환의 진단 수단으로는 비침습적인 복부초음파가 최우선시 되며, 초음파 소견상 악성이 의심되는 경우에는 CT를 시행한다.

33-10 4)

몸통, 꼬리부분 췌장암의 가장 흔한 증상은 무엇인가?

1) 황달 2) 복통
3) 설사 4) 체중감소
5) 가려움증

해설
담도 압박으로 인한 황달, 가려움증은 두부의 병변일 때 흔하며, 몸통이나 꼬리부분의 췌장암은 전신적인 증상이 나타날 때까지 증상이 없는 경우가 흔하다.

33-11 2)

췌장암(pancreas cancer)에 관한 옳은 설명은?

가. 췌장두부에 가장 잘 생긴다.
나. 췌장미부암이 췌장두부암보다 예후가 좋다.
다. 관샘암(ductal adenocarcinoma)이 가장 흔하다.
라. 췌장두부암은 췌장두부의 국소절제로 치료가 충분하다.

1) 가, 나, 다 2) 가, 다 3) 나, 라
4) 라 5) 가, 나, 다, 라

해설
증상 발현이 적기 때문에 진단 시 국소적으로 광범위한 진행 및 원격 전이를 보이는 경우가 많고 따라서 두부암에 비해 예후가 불량하다.

33-12 4)

췌장암의 설명 중 맞는 것은?

가. 두부에 비해 체부, 미부에 빈도가 높다.
나. 발생초기에 황달이 나타난다.
다. 두부에 비해 체부, 미부에 발생 시 예후 좋다.
라. 간전이시 췌샘창자 절제는 금기이다.

1) 가, 나, 다 2) 가, 다 3) 나, 라
4) 라 5) 가, 나, 다, 라

해설
체부, 미부의 암일 때는 황달이 없는 경우가 많다. 원격 전이가 있으면 수술의 금기이다.

33-13 5)

65세 남자가 2주간의 황달을 주소로 내원하였다. 황달은 점점 심해졌고, 1개월간 3kg의 체중 감소가 있었다. CT 소견이 다음과 같을 때 진단은?

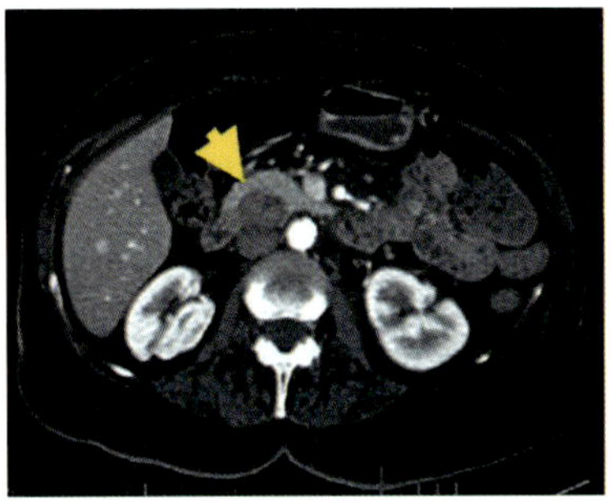

1) 간염 2) 급성 담낭염
3) 총수담관 결석 4) 만성 췌장염
5) 췌장암

해설
췌두부에 경계가 불분명한 저음영의 종괴가 관찰된다. 췌두부에 위치해있기 때문에 황달이 발생했을 것으로 생각된다.

33.5 췌장 및 샘창자의 외상

1) 췌장 손상의 원인 및 사망률

(1) 원인

심각한 복부 외상 환자의 3～12%에서 췌장 손상이 발생한다. 췌장만 단독으로 손상되는 경우는 드물고 여러 장기의 동반 손상이 흔하게 발생한다.

췌장 손상의 2/3이 자상(penetrating trauma)에 의해 발생하며, 1/3이 둔상(blunt trauma)에 의해 발생한다.

(2) 사망률

- 둔상에 의한 손상 : 17～19%
- 칼에 의한 자상 : 3～5%
- 일반 총상 : 15～22%
- 산탄총에 의한 총상 : 46～56%.

2) 진단

(1) 혈청 아밀라아제 측정

췌장 손상에서 상승되지만 다른 복부 장기 손상에서도 상승 가능하기 때문에 아밀라아제가 높아졌다고 해서 췌장 손상이 있다고 말할 수는 없다. 하지만 입원 후 아밀라아제의 지속적인 상승은 췌장 손상의 특이적인 소견이다.

(2) 조영 증강 CT

비침습적 검사 중 가장 유용한 검사이다.

① 췌장 손상을 시사하는 소견
- 췌장주위 삼출액이 고이는 소견
- 췌장의 국소적/미만적 확대 소견
- 췌장 실질 파괴
- 조영제가 도달하지 못하는 부분의 발생

② 초기 CT 촬영에 나타나지 않은 후기 손상이 발생가능하기 때문에 시간 간격을 두고 연속적으로 CT 촬영을 시행하는 것이 도움이 된다.

(3) 췌관 손상의 판단

혈관 및 샘창자 손상은 수술 시 평가가 가능하나 췌액 누출 및 췌장의 완전 절단이 있는 경우를 제외하고는 췌관 손상을 판단하기는 어렵다. 따라서 수술 중에 샘창자 절개 후 샘창자를 통해 접근하여 수술 중 췌관조영술을 시행함으로써 췌관 손상을 판단할 수 있다.

3) 췌장 손상의 단계 및 치료

(1) 췌장 손상의 단계

① Grade Ⅰ : 췌관 손상이 없는 경미한 손상

② Grade Ⅱ : 췌관 손상이 없는 주요 손상

③ Grade Ⅲ : 원위부 완전 절단 또는 췌관 손상을 동반한 손상

④ Grade Ⅳ : 근위부 완전 절단 또는 팽대부를 포함한 손상

⑤ Grade Ⅴ : 췌두부의 광범위한 손상

(2) 췌장 손상의 치료

① Grade Ⅰ의 치료 : 경과 관찰

② Grade Ⅱ의 치료 : 괴사 조직 제거술, 배액술, 가능한 경우 일차봉합술

③ Grade Ⅲ의 치료

- 손상받은 부위의 왼쪽에서 원위부 췌절제술 및 비장절제술 시행
- 소아의 경우 비장절제술 후 패혈증이 발생할 수 있으므로 비장을 가능한 보존
- 가능한 경우 Roux-en-Y 배액술

④ Grade Ⅳ, Ⅴ의 치료

- 치료의 목표 : 적절한 지혈 및 장관 오염 방지, 동반 손상의 복구
- 환자 상태가 불안정한 경우 여러 차례로 나누어서 수술하기도 한다.
- 수술법
  - Damage control, 지혈 및 배액술
  - 췌샘창자절제술 : 췌두부에서 통제할 수 없는 출혈이 지속되는 경우 초기 수술에서 췌샘창자절제술을 시행할 수 있다.
  - duodenal diverticularization : 위날문부 폐쇄술 및 위－공장 문합술(위액의 샘창자로의 유입을 방지함으로써 손상된 샘창자를 보호하는 술기로써 날문부 폐쇄술 시 흡수 봉합사 사용하고, 약 3주 후에는 흡수 봉합사가 풀림으로써 날문부 기능을 회복할 수 있음)
  - Triple-tube decompression
    위액의 배액을 위해 위절개술을 통한 관의 삽입
    공장절개술을 통한 샘창자내 관의 삽입
    영양공급을 위한 공장 내 관의 삽입

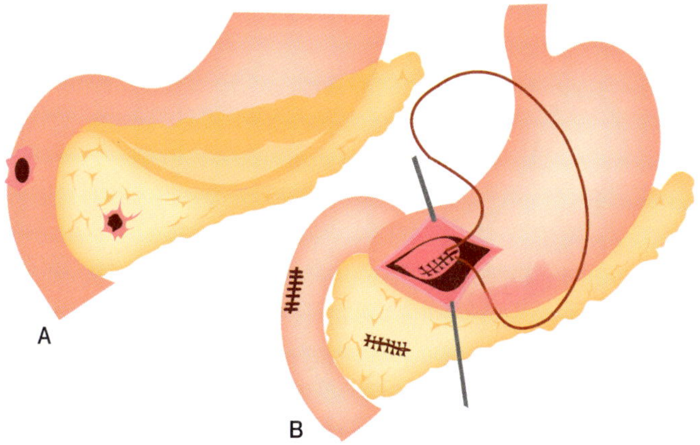

그림 33-13 위날문부 폐쇄술 및 위-공장 문합술
샘창자 손상부를 봉합하고 췌장 손상부를 절제한 후에 위에 절개창을 내고 흡수성 봉합사를 이용하여 날문을 봉합한다. 이후 위-공장 문합술을 시행한다.

4) 후기 합병증

- 췌장 가성 농양
- 췌장 농양
- 췌관 협착

PACIFIC
SURGERY

34

비 장

Spleen

34.1 비장의 해부학 및 기능

1) 비장의 해부학

비장의 크기는 길이 12cm, 폭 7cm, 넓이가 3 to 4cm가량이며 무게는 약 150g이다.

비장은 비장동맥으로부터 동맥혈을 공급받는데, 비장동맥은 췌장의 위쪽 경계를 따라 주행하며 많은 수의 췌장분지, 짧은위동맥, 왼위대망동맥, 그리고 비장분지로 갈라진다. 비장동맥은 비장의 hilum에서 trabeculae, wite pulp, marginal zone을 거쳐 red pulp로 주행하여 비장정맥으로 유입되어 위창자간막정맥으로 배액된다.

2) 비장의 기능

초기 태아기에는 중요한 조혈기관으로써의 기능을 하게 되며, 태생 5주가 지나면 비장은 조혈기관으로써의 기능을 잃게 되고 골수가 그 기능을 하게 된다. 따라서 건강한 성인에서는 비장을 제거해도 빈혈이나 백혈구결핍은 발생하지 않는다.

비장의 주된 기능은 두 가지가 있으며, 한 가지는 기계적인 필터(mechanical filteration) 기능이며, 다른 한 가지는 정상적인 적혈구의 모양을 유지하는 역할을 한다.

(1) 기계적인 필터 기능

① 노화된 적혈구를 제거

② 말라리아 기생충이나 Bartonella와 같은 적혈구 내의 항원을 제거

③ 인체가 항체를 가지지 못하는 미생물의 제거

(2) 정상적인 적혈구의 모양 유지 기능

① 미성숙 적혈구의 핵을 제거하고 과다한 세포막을 제거함으로써 둥근 적혈구를 오목하고 핵이 없는 적혈구로 성숙시킨다.

② 적혈구 표면의 pit나 spur와 같은 이상을 수리한다.

③ 모양이 변형되거나 노화된 적혈구를 제거한다.

심화학습

◆무비장 상태(asplenic condition)가 되면 다음과 같은 세포들이 말초 혈액 내에 출현한다.

1. 과녁세포(target cell) : 병적으로 얇은 미성숙 적혈구로써 적혈구 중심이 과녁모양을 띈다.
2. Howell-Jolly bodies : 적혈구 내에 존재하는 적혈구 핵의 잔유물
3. Heinz bodies : 적혈구 내에 변성된 헤모글로빈이 존재한다.
4. Pappenheimer bodies : 철분 과립
5. 반점(stippling)
6. 돌기세포(spur cells)

34.2 비장절제술의 적응증 중 양성 혈액질환

1) 특발성 혈소판감소 자반증(Idiopathic Thrombocytopenic Purpura, ITP)

(1) 정의 및 원인

독성 물질에 노출, 또는 혈소판을 감소시키는 질환에 노출되지 않은 상태에서 발생하는 혈소판 감소증이다. 혈소판 감소증을 일으킬만한 질환들을 모두 배제한 후에 진단할 수 있으며, 혈소판 표면 항원에 대한 자가항체(autoantibody)에 의해 혈소판이 파괴되는 질환이다.

(2) 특징

성인에서는 젊은 여성에 호발한다. 소아에서는 남녀비가 같으며, 혈소판 감소증의 증상은 심하게 나타나지만 자연적으로 완치되는 경우가 80%에 이른다. 혈소판 수치는 낮지만 골수의 조혈 기능은 정상적이다.

(3) 증상

흔한 증상으로는 자반증(purpura), 코피(epistaxis), 잇몸출혈(gigival bleeding), 혈뇨(hematuria) 등이 있고 드물게 위장관 출혈(GI bleeding)이나 뇌내출혈(intracerebral hemorrhage)이 발생할 수 있다.

(4) 진단

혈소판 감소증을 일으킬 수 있는 다른 질병들을 배제하여 진단한다.

(5) 비수술적 치료

① 증상이 없고 혈소판 수치가 50,000/mm^3 이상 : 특별한 치료 없이 경과 관찰한다.
② 증상이 없고 혈소판 수치가 30,000~50,000/mm^3 : 특별한 치료 없이 주의 깊게 추적

관찰한다.

③ 혈소판 수치가 30,000/mm^3 이하인 경우, 또는 50,000/mm^3 이하면서 점막의 출혈이나 고혈압, 소화성 궤양 등의 출혈 위험인자가 있는 경우 : glucocorticoid를 사용한다(prednisolone을 하루에 1mg/kg). 이와 같은 치료로 2/3의 환자에서는 1주일 내에 혈소판 수치가 50,000/mm^3 이상으로 상승하고 26%에서는 완전 회복된다.

④ 혈소판 수치가 20,000/mm^3 이하이면서 점막의 출혈이 있는 환자, 또는 혈소판 수치에 관계없이 치명적인 출혈의 위험이 있었던 환자 : 입원치료 해야 한다.

⑤ 혈소판 수혈 및 Immunoglobulin 정맥 주사 : 혈소판 수혈은 심각한 출혈이 있을 경우에 한해서 출혈의 조절을 위해 사용되지만 그렇지 않은 경우 ITP 환자에서는 도움이 되지 않는다. immunoglobulin 정맥 주사는 급성출혈 환자, 수술예정 환자, 출산 환자에 사용된다. 또한 혈소판 수치가 20,000/mm^3 이하이면서 비장절제술이 예정되어 있을 때 사용된다. 1g/kg를 2일간 사용하며, 대부분의 환자에서 3일 내에 혈소판 수치의 증가가 관찰된다.

(6) 비장절제술

2/3의 환자에서 시행하며 혈소판 수치가 완전히 정상화되며, 더 이상의 치료가 필요 없다.

① 비장절제술의 적응증

- 증상이 심한 혈소판저하증
- 치료를 위해 독성 용량의 스테로이드가 필요할 때
- 스테로이드 치료 후에 재발했을 때
- ITP를 진단받은 지 6주 이상이 경과했고 지속적으로 혈소판 수치가 10,000/mm^3 이하일 때
- ITP를 진단받은 지 3개월 이상이 경과했고 일차 치료에 반응이 없으며, 혈소판 수치가 30,000/mm^3 이하일 때
- 임신 2기 환자에서 스테로이드와 IV immunoglobulin 치료에도 반응이 없고 혈소판 수치가 10,000/mm^3 이하이거나 30,000/mm^3 이하면서 출혈 문제가 있는 경우

② 비장절제술의 비적응증

ITP를 진단받은 지 6개월 이상이 경과했고 혈소판 수치가 50,000/mm^3 이상일 때

③ 비장절제술 후의 경과

대부분의 환자에서 수술 후 10일 이내에 혈소판 수치가 증가한다. 비장절제술 후 반응 없는 사람들에서는 반드시 덧비장(accessory spleen)을 의심해야 하며, 반응이 없는 환자의 약 10%에서 발견된다. 특히 비장이 없는 상태에서 특징적으로 발견되는 적혈구 형태가 나타나지 않을 때, 방사성 동위원소 스캔에서 비장이 관찰될 때에는 덧비장이 있을 것을 예측할 수 있다. 덧비장으로 인해 증상의 호전이 없는 환자들은 덧비장 절제술을 시행하며 가장 많이 발견되는 곳은 위비장인대(gastrosplenic ligament) 혹은 비문부(splenic hilum)이다.

2) 유전둥근적혈구증(hereditary spherocytosis)

(1) 원인 및 특징

유전둥근적혈구증은 상염색체 우성유전을 하는 질환으로 spectrin이라는 적혈구의 세포골격 단백질의 부족으로 인해 발생한다. 이 단백질의 결함은 적혈구막의 이상을 초래하여 작고, 둥글고, 단단한 적혈구를 만들게 되고 따라서 삼투압에 취약하게 된다. 또한 이러한 적혈구들은 모양의 이상으로 인해 비장에서 포식되어 제거되기 쉽다.

(2) 증상 및 진단

빈혈, 황달, 비장종대가 발생한다. 말초혈액도말에서 둥근적혈구를 확인하고, 그물적혈구(reticulocyte)의 증가, 삼투압취약성의 증가, 쿰즈반응 음성을 확인하여 진단한다.

(3) 치료

비장을 절제한다고 해서 적혈구의 모양이 정상화되는 것은 아니지만 적혈구가 비장에서 제거되는 것을 막을 수 있기 때문에 비장절제를 시행한다. 비장을 절제하면 용혈이 감소하고 빈혈을 해소할 수 있기 때문에 진단이 되면 소아기에 시행하는 것이 일반적이다.

OPSI의 가능성이 있기 때문에 수술은 4세까지 미루는 것이 일반적으로 추천된다. 한편 유전성타원구증(hereditary elliptocytosis), 유전성 열성변형적혈구증가증(hereditary pyropoikilocytosis), hereditary xerocytosis, hereditary hydrocytosis와 같은 병들도 적혈구의 세포막에 이상을 가져와서 적혈구 파괴를 증가시키는 질환으로 이들 질환을 가지고 있으면서 빈혈이 심하면 비장절제의 적응증이 된다.

3) 적혈구 효소 결핍으로 인한 용혈성빈혈

비정상적인 당(glucose)의 사용과 대사로 인해 용혈이 발생하는 질환이다.

(1) Pyruvate kinase 결핍증

상염색체 열성으로 유전하는 질환이며, 적혈구의 가변형성(deformability)이 감소하고 용혈이 증가하는 질환이다. 비장에서 적혈구의 파괴가 일어나게 되며, 비장종대가 발생한다. 비장을 절제함으로써 빈혈을 완화시키고 수혈의 필요성을 감소시킨다.

(2) Glucose-6-phosphate dehydrogenase 결핍증

X염색체 연관 유전을 하며 아프리카, 중동, 지중해에 흔한 질환이다. 용혈성 빈혈이 발생하지만 비장절제가 필요한 경우는 드물다.

4) 혈색소병증(hemoglobinopathies)

(1) 낫적혈구빈혈(겸상적혈구빈혈, sickle cell anemia)

hemoglobin S를 가지는 환자에서 발생하는 질환이며, 혈액에 낫 모양의 적혈구가 나타나는 유전성의 용혈성 빈혈이다. 산소 분압이 낮은 상황에서는 hemoglobin S분자는 세포 내에서 결정화되어 적혈구의 모양이 낫 모양의 길고 뒤틀어진다. 이러한 적혈구는 단단하고 가변형성이 적기 때문에 모세혈관을 막아 혈전을 형성하고 미세경색을 일으킨다. 이러한 변화는 특히 비장에서 흔하기 때문에 질병 발생 초기에는 비장종대가 일어나게 되며, 시간이 지남에 따라 혈관이 모두 막혀 비장이 사라지는 자가신절제(autosplenectomy) 상태가 된다.

(2) 지중해빈혈(thalassemia)

지중해빈혈은 헤모글로빈 합성의 결함으로 인해 생기는 상염색체 우성유전 질환이다. 지중해빈혈에서도 용혈성 빈혈이 일어나고, 비장경색, 비장종대가 발생할 수 있다.

(3) 낫적혈구빈혈 및 지중해빈혈에서의 비장절제 적응증

두 질환에서 모두 비장기능항진증(hypersplenism) 및 급성 비장격리증(acute splenic sequestration)이 발생할 수 있다. 비장기능항진증 및 급성 비장격리증에서는 비장이 급격히 커지게 되고 극심한 통증을 유발하며, 많은 양의 피가 비장에 격리됨으로써 대량 수혈이 필요하게 된다. 이러한 상황에서는 복부 불편감으로 인해 일상생활에 지장이 초래될 수 있다. 따라서 비장기능항진증 및 급성 비장격리증은 비장절제술의 적응증이 된다.

34.3 비장절제술의 적응증 중 악성 종양

1) 림프종(lymphoma)

(1) 호지킨병(Hodgkin's disease)

① 특징 및 증상

호지킨병은 전형적으로 20～30대의 젊은 성인에 발생하는 악성 림프종이다. 대부분의 환자는 진단 당시에 무증상의 림프절종대를 보이며, 대부분의 환자는 경부 림프절의 종대가 있다. 병이 진행하면 야간 발한, 체중 감소, 가려움증과 같은 전신증상(constitutional symptoms)이 나타날 수 있다.

② 병기결정

적절한 치료 및 정확한 병기결정을 위해 비장절제를 포함한 개복술이 중요하다. 진단적 개복술 및 비장절제를 시행한 환자 가운데 38.9%에서 비장 침범이 관찰되었으며,

비장 침범이 있는 환자의 반에서는 비장이 복강 내의 유일한 병소였다.

③ 비장절제술의 적응증

CT가 발달함에 따라 수술 없이 병기결정이 가능하게 되었다. 또한 초기의 호지킨병에 대해 독성이 덜한 전신적 항암요법이 널리 쓰이게 됨에 따라 진단적 개복술의 빈도가 감소하게 되었다. 따라서 현재에는, 병기결정을 위한 개복술 및 비장절제술은 stage Ⅰ IA, ⅡA와 같은 초기 호지킨병 환자에서 주로 사용되는데, 이들에서는 병기결정이 치료방법의 결정에 중요한 영향을 미치기 때문이다. 초기의 호지킨병은 종종 방사선치료만으로도 완치되는 경우가 있다.

④ 비장절제술의 비적응증

다음과 같은 재발의 위험이 높은 환자에서는 병기결정을 위한 개복술을 하지 않고 전신적인 항암요법을 시작한다.

- B symptoms이 있는 환자
- 1개 이상의 imaging study에서 Intraabdominal involvement의 증거가 있는 환자

심화학습

◆호지킨병의 병기

- stage Ⅰ : single lymphatic site
- stage Ⅱ : two or more lymphatic site on same side of diaphragm
- stage Ⅲ : lymphatic disease(include splenic involvement) on both sides of diapharagm
- stage Ⅳ : disseminated into extralymphatic sites such as liver, lung, bone marrow
- subscript E : single or contiguous extralymphatic involvement in stages Ⅰ to Ⅲ
- subscript S : splenic involvement
- constitutional symptoms : B(presence) or A(absence)
  (예, stage ⅡA or ⅡB)

(2) 비호지킨 림프종(non-Hodgkin's lymphoma)

① 특징 및 증상

비장의 가장 흔한 일차성 종양은 비호지킨 림프종이며, 비호지킨 림프종 환자의 50~80%에서 비장 침범이 있다.

② 비호지킨 림프종에서의 비장절제술의 적응증

- 복통, 조기 포만감을 유발하는 심한비장종대의 치료
- 빈혈, 혈소판감소증, 백혈구감소증을 동반한 비장기능항진증
- 비호지킨 림프종이 비장에만 국한된 환자에서의 진단 및 병기결정

2) 백혈병(leukemia)

(1) 유모세포 백혈병(hairy cell leukemia)

① 특징

- 유모세포가 관찰되는 백혈병이 유모세포 백혈병이며, 전체 백혈병의 2%를 차지하는 드문 질환이다.
- 유모세포는 주로 B 림프구에서 관찰되는데, 세포막이 주름져 있고, 세포질이 비집고 나와 있는 것처럼 보이는 세포를 말한다.
- 특징 : 비장종대, 범혈구감소증(pancytopenia), 종양성 단핵세포(neoplastic mononuclear cell)가 말초혈액과 골수에 관찰된다.
- 환자는 주로 비장종대가 있는 고령의 남성이다.

② 치료

- 병이 완만한 진행을 보이는 10%의 환자에서는 치료가 필요 없지만 대부분의 환자는 치료가 필요하다.
- 비장절제는 비장이 매우 커진 경우, 내과적 치료에 반응하지 않는 비장기능항진증이 있을 때 시행한다.
- 수술은 매우 효과적이고 예후 또한 훌륭하다.
- 4년 생존율은 80%이다.

(2) 만성 림프구성 백혈병(Chronic Lymphocyte Leukemia, CLL)

① 특징

CLL은 상대적으로 성숙하지만 기능적으로 불완전한 림프구가 지속적으로 침착되는 B-cell leukemia이다. 남성에서 흔하며 일반적으로 50세 이후에 발병한다.

② 치료

Chlorambucil이 그동안 내과적 치료의 근간이었며 증상의 완화에 도움이 되지만, 최근에는 purine analogues가 일차 치료제로 사용된다. 골수 이식 또한 점차 증가하는 추세에 있다. CLL의 치료에 있어 비장절제는 비장종대로 인한 증상의 완화 목적과 비장기능항진증과 관련된 혈구감소증의 치료 목적으로 시행한다. 증상의 완화는 거의 항상 성공적인 반면, 빈혈과 범혈구감소증의 교정은 60~70%에서 가능하다.

(3) 만성 골수성 백혈병(Chronic Myelogenous Leukemia, CML)

① 특징

- CML은 골수성분이 악성 변형을 일으키는 골수증식성 질환으로서 필라델피아 염색체라는 염색체 표지자가 처음 발견된 백혈병이다.
- 필라델피아 염색체는 22번 염색체와 9번 염색체의 조각이 융합되어 생기며, 비정상적인 발암 단백질인 p210bcr-abl을 발현시킨다.

② 만성기－가속기－급성전환기

- 소아에서 고령까지 다양한 나이에 발병하며, 만성기(chronic phase)로 시작하여 완만한 병의 진행을 보이고 무증상인 경우가 많다.
- 가속기(accelerated phase)에는 발열, 야간 발한, 진행성 비장종대가 생길 수 있으나 가속기에도 증상이 나타나지 않을 수도 있다.
- 가속기가 지나면 급성 전환기(blastic phase)가 오게 되고 가속기의 증상과 더불어 빈혈, 감염성 합병증, 출혈이 발생하게 된다. 비장종대와 비장격리증이 발생할 수 있다.

③ 치료

골수이식을 포함한 내과적인 치료가 일차 치료이다. 비장절제는 생존율의 증가를 가져오지 않으며, 비장종대와 비장격리증이 있는 환자에서 증상을 완화시키는 목적 이외에 다른 효과는 없는 것으로 보인다.

3) 비장의 비혈액 종양(nonhematologic tumors of spleen)

(1) 비장의 전이성 종양

비장은 암환자의 약 7%에서 원격전이가 일어나는 장기이다. 비장으로 흔하게 전이하는 암으로는 유방암, 폐암, 흑색종이 있으며, 실제 모든 악성종양은 비장으로 전이할 수 있다. 비장의 전이성 종양은 일반적으로 무증상이지만, 비장종대, 비장파열로 인해 증상이 나타날 수 있다. 비장전이가 있는 환자 가운데 증상이 있는 환자들을 선택적으로 수술하여 효과적으로 증상완화를 도모할 수 있다.

(2) 혈관종양

비장에 가장 흔하게 생기는 원발 종양은 혈관 종양이고, 양성 혹은 악성일 수 있다. 혈관종은 주로 다른 원인으로 인해 비장절제를 시행한 후 우연히 발견되는 경우가 흔하다. 기타 혈관육종(angiosarcoma), 림프관종(lymphangioma), 림프관육종(lymphangiosarcoma) 등이 발생할 수 있다. 비장절제를 통해 진단, 치료 및 고식적 증상완화를 도모할 수 있다.

34.4 비장절제술의 적응증 중 기타 양성 질환

1) 비장낭종(splenic cysts)

(1) 특징

비장낭종은 비장의 비기생충성 낭종의 약 10%를 차지한다. 대부분의 비기생충성 낭종은 가성낭종이며 외상에 의해 이차적으로 생긴다.

(2) 증상

비장낭종은 종종 증상 없이 우연히 발견되기도 하며, 증상이 있는 경우에는 막연한 상복부의 불편감, 조기 포만감, 흉통, 요통, 어깨통증으로 나타난다. 증상은 낭종의 크기와 연관이 있고 8cm보다 작은 낭종은 주로 무증상이다. 드물게 낭종이 파열, 출혈, 감염되어 급성 증상을 나타내기도 한다.

(3) 진단 및 치료

진단은 CT가 가장 좋으며, 증상이 있는 큰 낭종의 경우에 수술하게 된다. 비장을 전절제하거나 부분절제 할 수 있다. 부분절제술은 수술이 매우 까다롭기는 하지만, 비장 기능을 유지할 수 있는 장점이 있으며, 최소 25%의 비장만 존재해도 폐렴구균에 대한 방어력을 가지게 된다.

2) 비장농양(splenic abscess)

(1) 빈도 및 사망률

비장농양은 드문 질환으로 잠재적으로 치명적일 수 있는 질환이다. 발생 빈도는 0.7%이며, 정상인에 생긴 단일 농양일 경우 사망률이 15~20%이며, 면역저하 환자에서의 다발성 농양은 사망률이 80%에 이를 정도로 치명적이다.

(2) 원인

원인 질환으로는 악성종양, 진성적혈구증가증(polycythemia vera), 심내막염, 외상, 혈색소병증, 요로 감염, AIDS 등이 있다.

(3) 증상 및 진단

증상은 비특이적이고 완만한 진행을 보이며, 복통, 발열, 흉통이 발생한다. 복통은 좌상복부 또는 복부 전체에 걸쳐 나타날 수 있다. CT 또는 복부초음파가 가장 좋은 진단방법이다. 2/3의 비장농양은 단일성이며 나머지 1/3은 다발성이다.

(4) 치료

단일성 농양인지 다발성 농양인지에 따라 치료 방침이 다르다. 단일성 농양은 CT유도 배액(CT-guided drainage)과 항생제 투여로 치료하며, 약 90%의 성공률을 보인다. 이와 같은 시도가 실패하거나 다발성 농양이면 비장절제술을 시행한다.

3) 부유비장(wandering spleen)

(1) 정의

비장은 정상적으로 걸이인대(suspensory ligament)에 의해 복막에 부착되어 있기 때문에 정상적인 비장의 위치에 고정되어 있게 된다. 그러나 이러한 부착이 정상적으로 일어나지 않으면 비장이 고정되지 않고 복강 내에 부유하게 되는 현상이 부유비장이다.

(2) 원인

다산 여성(multparous women)에서 임신 기간 동안의 호르몬 변화로 인해 일어난다고 생각된다. 부유비장은 주로 소아 또는 20～40세의 여성에서 발생한다.

(3) 증상

대부분 무증상이다. 증상이 있는 환자들은 반복적인 복통을 호소하며, 이러한 복통은 비장 혈관 줄기(pedicle)의 긴장(tension)과 간헐적인 꼬임(torsion)에 의해 발생한다. 꼬임이 지속되면 정맥울혈과 비장비대가 생길 수 있다. 지속적이고 심한 통증이 지속되면 비장의 꼬임과 허혈이 발생할 수 있다.

(4) 진단

CT로 진단한다. 전형적인 소견은 정상적인 위치가 아닌 다른 곳에 비장이 위치하게 된다. 조영증강 CT에서 비장이 조영되지 않는다면 비장염전을 의심할 수 있다.

(5) 치료

증상이 심하지 않고 비장의 조영이 잘되는 경우에는 비장고정술(splenopexy)을 시행하고 조영이 잘되지 않아 비장염전이 의심되면 비장절제술을 시행한다.

34.5 비장 손상

급성 외상 파트 참조

34.6 비장 절제술 후 합병증

1) 비장 절제술 후 혈소판 증가증

(1) 특징

비장 절제술 후 출혈성 합병증 및 혈전성 합병증이 모두 증가한다. 특히 만성 골수성 백혈병이나 진성 적혈구 증가증, 특발성 혈소판 증가증이 있는 환자에서 이러한 합병증이 더 많이 발생한다.

(2) 결과

심부정맥 혈전증이나 폐색전이 비장 절제술을 시행받지 않은 환자(9.7%)보다 3~4배 발생(35.6%)이 증가한다.

2) 비장 절제술 후 감염증(Overwhelming Post-Splenectomy Infection, OPSI)

(1) 원인

S. pneumoniae가 원인균으로 50~90%정도에서 동정된다. 그 외에도 H. influenzae, N. meningitidis, salmonella 등의 균이 동정되는 경우도 있다.

5세 미만의 아이들에게서 흔히 발생하며, 외상에 의한 비장 절제술 환자에게는 발생이 적은 편이다.

(2) 증상

발열 및 오한을 비롯한 인후통, 근육통, 설사, 구토 등의 전구 증상이 있다. 1~2일 정도의 오한이 있은 후 급격히 병이 진행되어 병원으로 내원한다. 일반적으로 병의 진행이 빠른 편이고, 저혈압, 호흡곤란, 의식장애 등이 수 시간 이내에 나타나며 사망할 수 있다.

(3) 예방

전체 비장 절제술 환자의 4~5%에서 발생하며, 일단 병이 발병하면 적절한 치료에도 사망률이 50~70%에 달한다. 회복되는 경우에도 뇌수막염으로 인한 청력 소실이나 세균성 심내막염 등 심각한 후유증을 남기는 경우가 많다. 그러므로 병이 발생하기 전에 예방하는 것이 중요하다.

가능하면 비장 절제술 최소 2주 전에 폐렴구균 백신, H. influenzae 백신 및 뇌수막염 백신을 투여하고, 수술 전 백신을 접종하지 못한 경우는 수술 후 2주 이내에 백신을 투여한다.

문제

34-1 1)

덧비장(accessory spleen)이 가장 많이 나타나는 부위는?

1) 비장문(splenic hilum)
2) 대망(greater omentum)
3) 위비장 인대(gastrosplenic ligament)
4) 위대장 인대(gastrocolic ligament)
5) 장간막(mesentery)

해설

비장 절제술을 시행할 때, 덧비장을 찾기 위해서 비장문, 대망 및 장간막을 확인하여야 한다. 이 중 덧비장이 가장 많이 존재하는 곳은 비장문이다.

34-2 5)

다음 중 비장 절제술의 적응증으로 옳은 조합은?

가. 비장 파열
나. 호지킨 병(Hodgkin's disease)
다. 유모세포 맥혈병(Hairy cell leukemia)
라. 유전성 둥근 적혈구증(herediatry spherocytosis)

1) 가, 나, 다　　2) 가, 다　　3) 나, 라
4) 라　　5) 가, 나, 다, 라

해설
본문 참조

34-3 2)

특발성 혈소판 감소 자반증(ITP) 진단으로 비장 절제술을 시행한 후 재발의 가장 흔한 원인은?

1) splenosis　　2) accessory spleen
3) misdiagnosis　　4) liver cirrhosis
5) leukemia

해설
덧비장을 찾지 못한 경우 ITP 재발의 원인이 된다.

PACIFIC Surgery

35

혈 관

Vascular

35.1 동맥류 질환

1) 정의

동맥류는 정상동맥 지름의 1.5배 이상으로 커진 상태를 의미하며 대동맥에 가장 흔하게 발생하고 엉덩동맥(iliac), 오금동맥(popliteal), 대퇴동맥(femoral) 순으로 발생빈도가 높다. 대동맥 중에서도 복부대동맥이 가장 흔한 부위이다. 동맥확장(ectasia)은 정상 지름의 1.5배 이하로 늘어난 경우를 지칭한다.

2) 분류

확장에 포함된 혈관층을 기준으로 혈관의 전 층이 포함되어 확장된 진성동맥류(true aneurysm), 일부 층만 포함된 가성동맥류(pseudoaneurysm, false aneurysm)로 구분한다. 동맥류의 형태에 따라 방추형(fusiform), 주머니형(saccular)으로 구분할 수 있는데 방추형은 가장 흔한 형태로 대칭적으로 혈관이 확장된 모양이고 주머니형은 일부만 확장된 비대칭적 형태를 나타낸다. 또한 동맥류를 원인에 따라 구분할 수 있는데 죽상경화증(atherosclerotic degeneration)에 의한 동맥류가 가장 흔한 형태이며 그 외에도 선천성, 감염성(mycotic), 박리성 동맥류로 나뉜다.

3) 병리기전

단백분해효소의 활성화로 인해 탄력소(elastin)와 콜라겐 분해가 일어나 혈관벽이 약해짐으로써 동맥류가 발생하는 것이 일반적인 기전으로 알려져 있다. 3기 매독 또는 진균 감염과 염증에 의해 동맥류가 생길 수 있고 그 외에도 유전적 소인, 혈관내막(intima) 손상에 의한 박리가 원인이 될 수 있다.

가성동맥류의 경우 둔상(blunt) 또는 관통상(penetration), 중재적 시술, 문합부 파열에 의해 혈액이 혈관 외부로 유출되고 주위조직과 섬유화 반응을 일으킴으로써 형성된다.

4) 복부 대동맥류(Abdominal Aortic Aneurysm, AAA)

신동맥하부(infrarenal)를 침범하는 경우가 가장 흔하며 복부 대동맥류의 약 40%에서 엉덩동맥(iliac artery), 특히 온엉덩동맥(common iliac artery)이 이환되는 것으로 알려져 있다. 평균 호발연령은 75세이며 여성보다 남성에 더 많이 발생한다. 매년 빈도가 증가하는 추세이다.

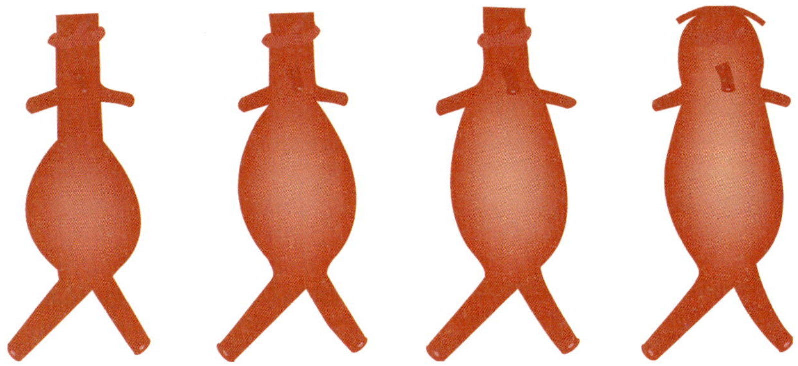

Ⅰ. 콩팥하부형(infrarenal) Ⅱ. 콩팥근접형(juxtarenal) Ⅲ. 콩팥주변형(pararenal) Ⅳ. 콩팥상부형(suprarenal)

그림 35-1 복부 대동맥류의 분류

(1) 위험요인

- 고령
- 남성
- 흡연 : 가장 중요한 위험요인
- 가족력
- 죽상경화증

(2) 질환의 경과

동맥벽 파열이 가장 흔하면서도 치명적인 합병증으로 동맥류 최대장경의 길이가 제일 중요한 결정인자이다. 일단 파열이 발생하면 환자의 절반은 병원에 도착하기 전에 사망하고 파열 후 수술을 시행해도 사망률이 50%에 이른다. 파열의 위험도는 장경이 증가함에 따라 높아지고 4~5.5cm의 경우 0.5~1%, 5.5~6cm는 5~10%, 6~7cm은 10~20%의 확률로 파열이 발생한다.

따라서 동맥류가 5.5cm 이상이면 수술을 시행해야 한다. 그 외에도 만성 폐쇄성 폐질환, 고혈압 등도 파열에 영향을 미친다.

파열 외에 동맥의 확장도 일어날 수 있는데 5cm 이상이 되면 확장속도가 빨라진다(매년 0.4~0.5cm 증가).

(3) 임상증상

복부의 모호한 통증이 가장 흔한 증상이며 박동성 복부 종괴를 호소하기도 한다. 심한 통증과 함께 압통이 있는 경우 파열이 임박했음을 나타낸다. 대동맥류 파열이 일어난 경우 복부팽만 및 쇼크가 발생할 수 있다.

(4) 진단

이학적 검진상 팽창하는 박동성 종괴가 촉지되고 단순촬영에서 특징적인 계란껍데기 모양(eggshell)의 석회화가 관찰되면 진단을 내릴 수 있다. 가장 흔하게 사용되는 비침습적 검사로는 이중 초음파 검사(duplex sono)가 있으며 복부 대동맥류가 의심되는 환자의 초기평가, 선별, 경과 관찰에 유용하게 사용되지만 치료계획을 수립하는 데는 부적합하다. 이는 신동맥, 엉덩동맥 등과의 관계를 정확히 볼 수 없기 때문이다.

현재 CT가 가장 정확한 검사로 이용되고 있으며 신동맥, 엉덩동맥과의 관계뿐만 아니라 크기 및 범위를 정확히 파악할 수 있어 기존의 침습적인 혈관조영술을 대체하고 있다. MRI는 CT에 비해 장점이 뚜렷하지 않아 흔히 사용되지는 않는다.

혈관조영술은 수술 전 평가 및 치료계획 수립에 유용한 기존의 방법이지만 신독성, 카테터로 인한 색전증, 가성동맥류와 같은 부작용의 가능성이 상존한다.

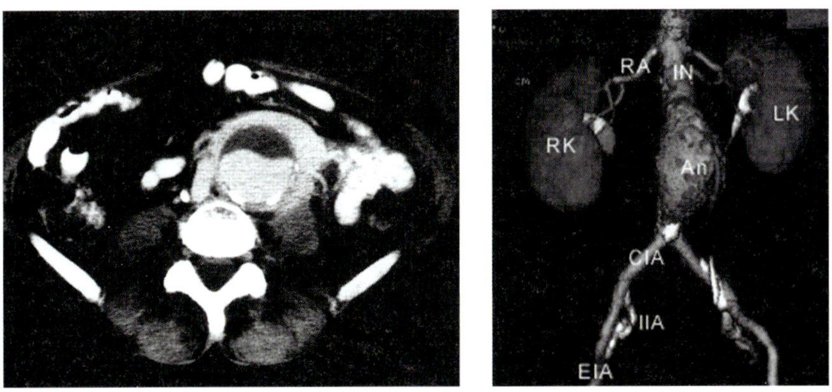

A B

그림 35-2 신동맥하부 대동맥류의 CT 사진

(5) 수술 전 평가

동맥류 환자의 경우 심폐기계, 혈관, 신질환이 동반된 경우가 많아서 이에 대한 평가가 필요하다. 병력청취 및 각 혈관에 대한 맥박 검사를 시행하고 채혈검사, 심전도, 흉부 단순촬영을 실시한다. 심혈관계 합병증이 가장 흔하므로 심부하 검사(cardiac stress test)를 반드시 실시하고 목동맥 잡음(carotid bruit)이 있거나 뇌혈관 질환 병력이 있는 환자의 경우 목동맥 혈류를 검사해야 한다.

부가적으로 폐기능검사도 실시한다. 동맥류가 파열된 환자는 즉각적으로 수술해야 하므로 수술 전 평가를 생략한다.

(6) 수술의 적응증

- 지름이 5.5cm 이상(특히 남자), 4.5~5cm 이상(여자 또는 파열의 고위험군)
- 매년 1cm 이상 속도로 커지는 경우
- 증상이 있는 경우
- 비전형적인 동맥류(감염성, 박리성, 주머니형)
  → 고령, 고위험군, 과거 수술력으로 유착이 심한 환자 등에서는 개복술보다는 수술로 인한 합병증 및 이환율이 낮은 혈관내 동맥류 복원술(EndoVascular Aneurysm Repair, EVAR)을 추천한다.

(7) 성적 및 합병증

- 정규 수술시 사망률은 5% 미만이고 합병률은 10~30%로 알려져 있다.
- 심근경색은 수술 후 사망의 가장 흔한 원인으로 수술 후 2일 이내 호발한다. 2번째 원인은 신부전으로 수술 중 출혈, 조영제 사용에 의해 발생하며 폐렴이 3번째 흔한 원인으로 알려져 있다.
- 그 외에 인조혈관에서 발생한 혈전 또는 색전으로 인해 다리허혈이 발생할 수 있는데 이환된 다리의 통증, 압통, 피부색 변화, 말초맥박의 소실이 특징적이며 수술을 통해 혈전을 제거해야 한다.
- 허혈성 결장염(ischemic colitis)도 중요한 합병증의 하나로 혈변과 복통, 백혈구 상승을 특징으로 하며 연성 S자결장경(flexible sigmoidoscopy)으로 진단할 수 있다.
- 기타 합병증으로 출혈, 마비성 장폐색, 척수 허혈로 인한 다리마비, 성기능장애, 가성동맥류, 인조혈관혈전, 감염 등이 생길 수 있다.

(8) 혈관내 동맥류 교정술(enduvascular aneurysm repair)

- 대퇴동맥을 천자한 후 절개를 통해 접근하여 스텐트를 대동맥의 경부와 엉덩동맥에 고정하는 시술로 개복술을 필요로 하지 않기 때문에 이환율이 낮다. 이 시술을 시행하기 위해서는 혈관의 구부러짐이 심하지 않아야 하고 적절하게 엉덩동맥과 대퇴동맥의 접근이 가능해야 하며 인조혈관과 동맥이 서로 붙을 수 있는 근위/원위부가 적절해야 한다.
- 시술 후 가성동맥류, 혈종, 출혈, 원위부 색전증, 내부누출(endoleak) 등의 합병증이 생길 수 있다.
- 혈관 내 동맥류 교정술이 개복을 통한 복원술에 비해 비용은 높지만 고위험군에 유리하고 이환율이 낮다. 사망률은 동일하다.

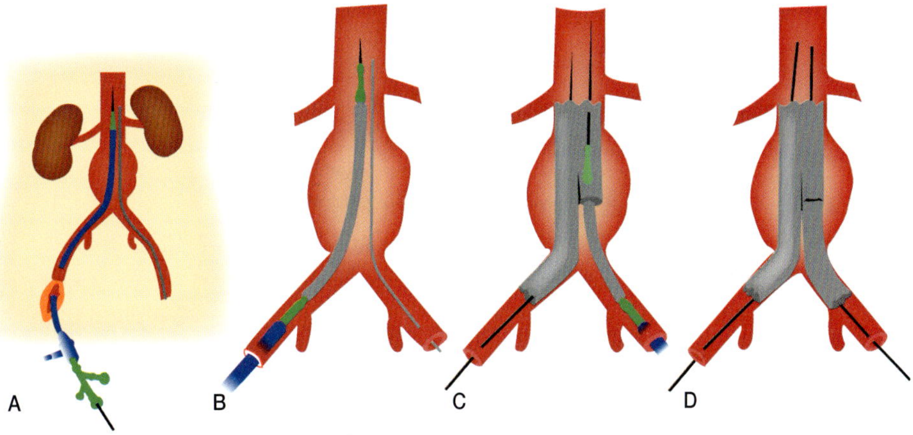

그림 35-3 혈관내 동맥류 교정술의 모식도

A, B, 양쪽 총넙다리동맥(common femoral artery)에 관을 삽입하여 오른쪽 관을 신동맥 주위에 위치시킨다.
C, 스텐트를 대동맥과 오른쪽 엉덩동맥(iliac artery)에 위치시킨다.
D, 왼쪽 스텐트를 앞서 삽입한 스텐트에 연결시킨다.

심화학습

◆ 내부누출(endoleak)은 유형에 따라 다음과 같이 구분한다.

- 1형 : 인조혈관의 끝부분이 동맥벽과 떨어져서 발생
- 2형 : 대동맥에서 기시되는 동맥으로부터 역출혈이 생기는 경우(요추동맥, 정중엉치동맥)
- 3형 : 인조혈관벽의 손상에 의해 발생
- 4형 : 인조혈관의 다공성(porosity)에 의해 발생

1, 3형은 수술 또는 재시술이 필요하고 2, 4형은 치료가 필요하지 않다.

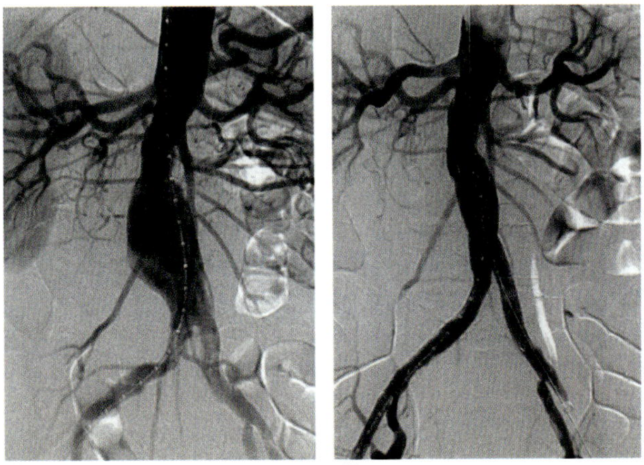

그림 35-4 동맥조영술

A, 혈관내 대동맥류 교정술 전의 동맥조영술. B, 성공적인 교정술 후의 동맥조영술

✤ 이 것 만 알 아 두 세 요 ✤

◆복부 대동맥류에서 반드시 알아야 할 항목

- 원인
- 파열 또는 파열이 임박했음을 시사하는 소견
- 수술의 적응증
- 흔한 합병증
- 혈관내 동맥류 복원술의 장점

5) 가성동맥류

외상 또는 의인성(iatrogenic) 손상에 의해 주로 발생하고 혈관 문합 후 문합이 벌어져서 생길 수 있다. 대퇴동맥(각종 시술을 대퇴동맥에 가장 많이 한다)에 가장 호발하고 통증 또는 박동성 종괴를 주증상으로 한다. 이 중 초음파 검사가 가장 좋은 진단방법이다.

치료는 크기에 따라 다른데 2cm 이하의 경우 압박을 하면 70%에서 저절로 혈전이 형성되어 멎으며 2cm 이상의 동맥류는 수술을 통해 손상 부위를 복원한다. 최근 초음파 유도하에 트롬빈(thrombin)을 주입하는 방법도 시도되고 있다.

✤ 이 것 만 알 아 두 세 요 ✤

◆가성동맥류에서 반드시 알아야 할 항목

- 중재적 시술의 병력
- 치료법

35.2 말초 폐쇄성 동맥질환

1) 죽상동맥경화증(artherosclerosis)

(1) 위험인자

표 35-1 죽상동맥경화증의 위험인자

절대적	상대적
고콜레스테롤혈증 흡연 고혈압 당뇨	고령 남성 고중성지방혈증 고호모시스테인혈증 앉아 일하는 생활습관 가족력

(2) 병리기전

세 가지 특징을 갖는다.

① **죽상경화판**(atherosclerotic plaque)

죽상동맥경화증의 병리학적 특징으로 평활근 세포, 결체조직, 지질, 대식세포로 구성되어 있으며 관상동맥, 신동맥아래의 대동맥 부위, 엉덩/대퇴동맥, 목동맥과 같은 갈림(bifurcation) 또는 구부러지는 부위에 호발한다. 팔 또는 온목동맥, 신동맥, 장간동맥에는 발생빈도가 적다.

② **적응확장**(adaptive enlargement)

죽상경화판으로 인해 좁아진 내강을 보상하기 위해 혈관전체가 확장된다.

③ **손상에 대한 반응**(response to injury) **이론**

혈관내피가 손상을 받으면 손상 부위로 평활근 세포가 이동 및 증식을 하여 신생혈관 내막을 형성하고 지질이 축적된다.

(3) 버거씨병(Buerger's disease, Thromboangiitis Obliterans, TAO)

① 특징

중동, 아시아 지역에 호발하며, 20~35세의 젊은 연령의 흡연자에게 발생하는 것이 가장 큰 특징이다. 경골동맥(tibial a.)과 같은 근육동맥(muscular a.)에 주로 발생하고 반복성 표재 정맥염(recurrent superficial phlebitis) 또는 이동정맥염(phlebitis migrans)을 동반한다. 허혈부위의 경계가 명확히 구분되며, 작은 크기 또는 중간 크기의 동맥에 호발한다. 죽상동맥경화와 달리 팔에도 빈번하게 발생한다.

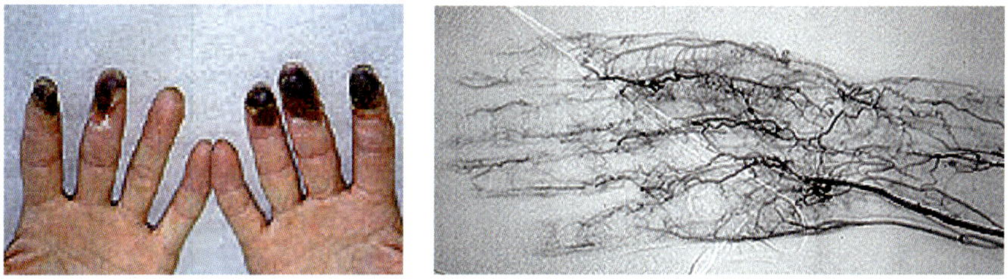

A B

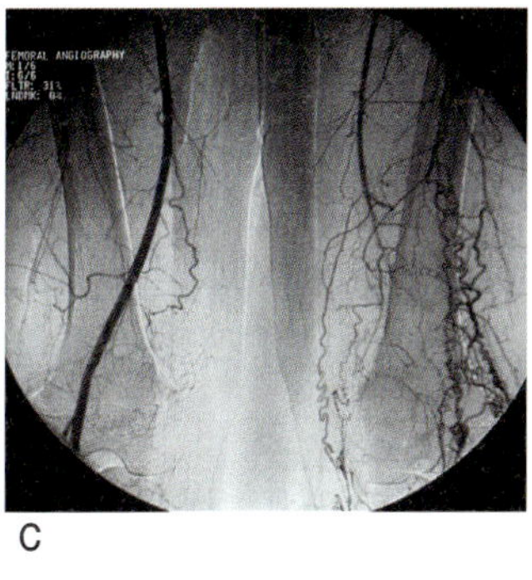

C

그림 35-5 버거씨병

A, 버거씨병의 육안 소견으로 손가락 끝의 괴사가 관찰된다.

B, 동맥조영술에서 손가락으로 향하는 말초 혈관이 관찰되지 않는다.

C, 오른쪽에 비해 왼쪽 넙다리동맥(femoral artery)의 혈류가 무릎 위에서 끊기며, 보상적으로 주변 혈관들이 곁순환을 이루고 있다.

② 진단

병력으로 진단이 가능하며, 혈관조영술을 통해 코르크따개모양(corkscrew appearance)과 함께 소·중동맥의 부분적인 폐쇄, 풍부한 곁순환(collateral)을 확인 할 수 있다.

③ 치료

흡연하면 증상이 악화되고 금연하면 완화된다. 이 질환은 동맥의 원위부에서 시작하여 근위부로 진행하기 때문에 수술을 시행하는 것이 어렵다.

(4) Leriche syndrome(Aortoiliac occlusive disease)

Robert Graham에 의해 1814년에 처음 기술된 질환이지만, 프랑스 외과의인 R. Leriche가 질환의 원인을 밝혀냄으로써 Leriche syndrome으로 불리게 되었다.

① 정의

대동맥과 엉덩동맥의 분지부에 발생하는 혈관폐쇄성 질환이다.

② 증상

남성 환자에 있어 다음의 특이적인 삼주징이 있다.

- 파행(claudication) : 보행 시 종아리, 허벅지, 엉덩이에 통증이 유발된다.
- 발기부전(impetence)
- 대퇴동맥 맥박의 감소

③ 진단

증상과 이학적 검사로 진단한다.

④ 치료

- **경피적 혈관성형술**(percutaneous transluminal angioplasty) : 폐색이 심하지 않은 경우에는 경피적으로 카테터를 혈관에 진입시켜 혈관을 넓혀준다.

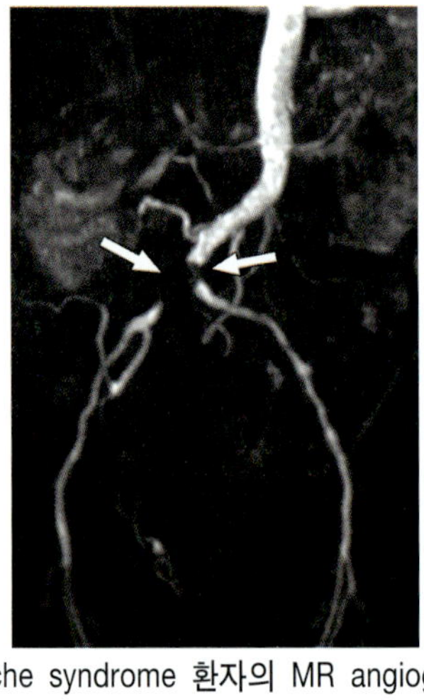

그림 35-6 Leriche syndrome 환자의 MR angiography 사진
대동맥과 양쪽 엉덩동맥의 폐색이 관찰된다.

- **우회술** : 폐색이 심한 경우 대동맥－대퇴동맥 우회술(Aorto-femoral bypass), 대퇴－대퇴동맥 우회술(femoro-femoral bypass), 엉덩－대퇴동맥 우회술(iliofemoral bypass) 등을 시행한다.

(5) 타카야수 동맥염(Takayasu's arteritis, Pulseless disease)

젊은 여성에 발생하고 대동맥과 그 분지 동맥 등의 큰 동맥에 호발한다. 열, 오한, 관절염 등과 같은 전신 증상이 수반되며 염증을 조절한 후 수술을 시행한다.

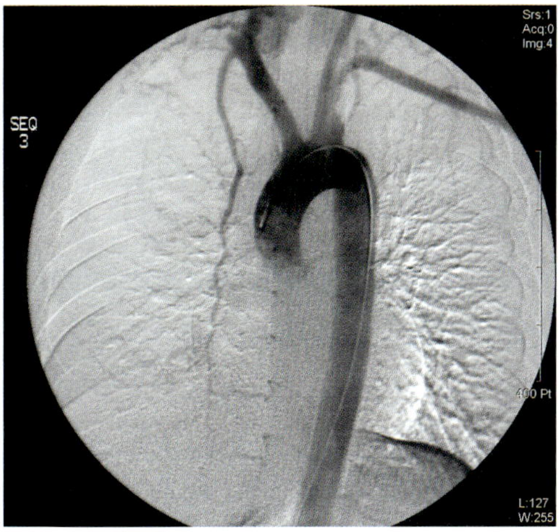

그림 35-7 타카야수 동맥염의 혈관조영술 사진

(6) 관자동맥염(Temporal arteritis, Giant cell arteritis)

50세 이상의 여성에서 표재성 관자동맥, 척추동맥에 호발한다. 두통과 전신 증상이 생길 수 있으며 고농도의 스테로이드로 치료한다. 수술은 드물게 시행한다.

(7) 레이노드 현상(Raynaud's phenomenon)

① 정의

추위나 스트레스에 노출되었을 때 간헐적이고 반복적인 손가락 동맥의 수축에 의해 발생하는 질환이다.

② 원인 및 증상

다양한 류마티스 질환, 혈액 질환, 약물에 의해 발생할 수 있다. 통증, 감각이상, 궤양 등이 주된 증상이며, 방치할 경우 손가락을 잃을 수 있다.

③ 치료

증상을 유발하는 상황을 회피하고 칼슘채널 길항제나 교감신경 차단제를 복용하는 것이 주된 치료법이다. 증상이 매우 심한 경우에는 교감신경절제술(sympathectomy)을 시행할 수 있다.

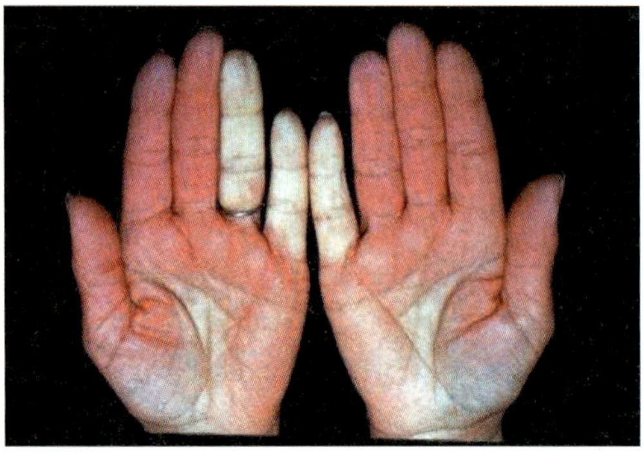

그림 35-8 레이노드 현상

"참고하세요"

◆전신성 혈관염이 호발하는 위치

1. 큰 혈관(large vessel) : 타카야수 동맥염, 베첏 혈관염
2. 중간 혈관(medium sized vessel) : 버거씨병, 가와사키병, 결절다발동맥염(polyarteritis nodosa)
3. 작은 혈관(small sized vessel) : 과민성혈관염(hypersensitivity angiitis)

2) 말초 폐쇄성 동맥질환(peripheral arterial occlusive disease)의 진단법

(1) 비침습성 혈역학적 평가

① **Ankle-brachial index(ABI)**

동맥의 폐쇄성 질환이 의심될 때 가장 손쉽게 시행할 수 있는 비침습적인 검사법이다. ABI란 이환된 다리 발목의 수축기 혈압/양 팔 중 더 높은 수축기 혈압으로 정의되고 폐쇄성 질환의 중증도를 잘 반영한다. 정상인에서는 다리의 혈압이 팔의 혈압보다 높기 때문에 ABI는 1을 넘는다. ABI값이 1.0~1.2는 정상, 0.5~0.7은 파행(claudication), 0.4미만은 심한 허혈(휴식시 통증, 괴사)을 의미한다. 또한 동맥 수술 후 경과 관찰에 있어서도 유용한 검사이다. 혈관벽의 석회화 때문에 당뇨, 만성신부전 환자에서 부정확하다는 제한점이 있다.

② **segmental pressure technique**

혈압측정띠를 여러 부위에서 측정하고 인접 부위의 혈압 차이가 30mmHg 이상일 경우 동맥의 폐쇄를 의미한다.

③ **exercise(treadmill) test**

파행 환자에서 기능 저하의 정도를 측정한다.

④ **limb plethysmography(pulse volume recording)**

파형 분석으로 혈관의 협착 부위를 파악한다.

(2) 도플러와 이중초음파

① 목동맥갈림 부위에 가장 많이 사용한다.

② 다리의 정맥우회술 후 평가에도 흔히 사용한다.

(3) 경피적 산소측정법

(4) 동맥조영술

① 천자부위 또는 삽입관에 의한 합병증

- 출혈
- 가성동맥류
- 동정맥루(AV fistula)
- 색전

② 조영제 관련 합병증

- 과민성 반응
- 혈관확장 및 저혈압
- 신독성
- 삼투압에 의한 혈량과다(hypervolemia)

3) 폐쇄성 동맥 질환에 대한 치료

(1) 내과적 치료

금연이 가장 중요한 치료법이다. 혈중 지질을 저하시키는 약제나 aspirin, ticlopidine, clopidrogel과 같은 항혈소판제제를 복용한다.

(2) 수술법

① **우회술**

지름이 큰 동맥을 재건하는데는 인조혈관이 유리하고 지름이 작은 동맥의 재건에는 자가 정맥(주로 대복재정맥, GSV)을 주로 사용한다. 개존 기간을 결정하는 요인으로는 유입혈관, 유출혈관, 재건에 사용하는 혈관의 종류가 중요하다. 합병증으로는 우회혈관의 폐쇄 및 감염이 있을 수 있다.

② **동맥내막절제술**(endarterectomy)

지름이 크고 혈류가 많은 혈관(목동맥 분지 부위, 내장 동맥 기시부)의 국소적으로 좁아져 있는 부위에 적용한다.

③ **경피적 혈관성형술 및 스텐트**(Percutaneous Angioplasty, PTA, stenting)

풍선성형술은 죽상경화판을 파손 및 전위시켜 혈관중간막(media)을 과신장시킴으로써 내경을 넓힐 수 있다. 풍선성형술 후 혈관내피의 과증식으로 인한 재협착이 발생하는

데 이를 방지하기 위해 스텐트를 삽입하는 것이 도움이 된다.

(3) 혈전용해술(thrombolytic therapy)

대부분 경피적 혈관성형술이나 수술에 보조적 요법으로 사용되고 urokinase, tissue plasminogen activator(t-PA)가 많이 사용되는 약제이다. 혈관조영술을 통해 카테터을 혈전 근처에 위치시킨 후 고용량을 주입하면 된다. 주로 급성 혈전·색전에 효과적이고 2주 이상 경과한 경우에는 비효과적이다. 합병증으로 심각한 출혈을 일으킬 수 있으므로 주의해야 한다.

표 35-2 혈전용해술의 금기증

절대적 금기증	상대적 금기증
최근 위험한 출혈이 있었던 경우	위장관 출혈 또는 소화성 궤양의 병력
최근 뇌졸중이 있었던 경우	응고장애
최근 주요수술 또는 외상을 입었던 경우	조절이 되지 않는 고혈압
종말기관의 비가역적 허혈	임신
두개내 병변이 있는 경우	출혈성 망막병증
최근 안과적 시술을 받은 경우	

꼭 알아둡시다!!!

◆말초 폐쇄성 동맥질환에서 반드시 알아야 할 항목

1. 위험인자
2. 평활근 세포의 역할
3. 각 질환의 대략적인 특징은 파악하고 있어야 한다(특히 버거씨병)
   - 버거씨병 : 젊은 나이, 흡연자, 중간 크기의 동맥
   - 타카야수 동맥염 : 젊은 여성, 큰 동맥, 맥박 소실
   - 레이노드 : 추위, 스트레스
4. ABI의 측정법 및 수치가 나타내는 상태
5. 동맥폐색에 필요한 진단법을 이해
6. 혈전용해술의 금기증

문제

35-1 5)

다음 증상 중 Leriche syndrome에서 나타날 수 있는 현상은?

가. 간헐적 파행	나. 양 다리 위축
다. 다리 및 족부창백	라. 발기부전

1) 가, 나, 다　　2) 가, 다　　3) 나, 라
4) 라　　5) 가, 나, 다, 라

해설

대동맥과 엉덩동맥의 분지부의 혈관이 폐쇄됨으로써 나타날 수 있는 현상을 고른다.

35-2 2),9)

55세 남자가 종아리 통증으로 왔다. 100m 정도 걸으면 종아리에 통증이 느껴지고 5분간 쉬면 좋아졌다. 신체검사 상 부종은 없었으나 냉감은 있었다. 필요한 검사 두 가지를 고르시오.(두 가지)

1) 무릎 관절경
2) duplex US
3) 다리 정맥 조영술
4) 신경 근전도 조영술
5) 다리 림프 조영술
6) 척추 MRI
7) 폐환기－관류 스캔
8) plethysmography
9) ABI(ankle brachial index)

해설
부종이 없고 냉감이 있으므로 다리 동맥폐쇄 질환이 의심된다. 동맥조영술, 초음파, ABI가 진단에 도움이 되는 검사이다.

35-3 3)

도플러를 이용하여 사지 혈압을 측정한 결과이다. 발목－위팔지수(ankle－brachial index, 오른쪽/왼쪽)는?

오른쪽 위팔 140/100mmHg
왼쪽 위팔 120/80mmHg
오른쪽 발목 70/40mmHg
왼쪽 발목140/100mmHg

1) 0.4/1.0
2) 0.4/1.25
3) 0.5/1.0
4) 0.5/1.17
5) 2.0/1.0

해설
다리 발목의 수축기 혈압/양 팔 중 더 높은 수축기 혈압이다.

35-4 1)

36세 남자가 6개월 전부터 지속된 양 다리의 통증과 보행장애를 주소로 내원하였다. 15년 동안 매일 한 갑 반씩 흡연력이 있다. 겨울이면 발가락 끝이 하얗게 변한다고 하였다. 다리의 얕은 정맥을 따라 통증이 있었고 넙다리동맥과 오금동맥의 맥박은 정상적으로 촉지되었으나 발등동맥의 맥박은 약했다. 치료는?

1) 금연
2) 항응고제
3) 혈진용해제
4) 항고혈압제

해설
젊은 남자와 흡연력을 통해 버거씨병을 의심할 수 있다. 추위에 레이노드 현생을 나타낼 수 있다. 금연 외에 별다른 치료가 없다.

35-5 2)

버거병에 관한 설명으로 옳은 것은?

가. 20~40대 남자에게서 호발한다.
나. 대동맥활(arotic arch)과 대동맥의 주가지 동맥을 침범한다.
다. 질병의 발생에 흡연이 연관되어 있다.
라. 스테로이드 치료가 증상완화에 중요하다.

1) 가, 나, 다　　2) 가, 다　　3) 나, 라
4) 라　　5) 가, 나, 다, 라

해설
중간 크기 또는 작은 크기의 동맥에 발생한다.

35-6 5)

Buerger씨 병의 설명 중 맞는 것은?

가. medium & small size vessel를 주로 침범한다.
나. 흡연하면 악화된다.
다. 20~30세에서 나타난다.
라. 팔에서도 나타난다.

1) 가, 나, 다　　2) 가, 다　　3) 나, 라
4) 라　　5) 가, 나, 다, 라

해설
가. 작거나 중간크기의 동맥과 정맥을 침범한다.
나. 흡연을 계속하면 예후가 나빠진다.
다. 40세 미만의 젊은 남자에서 호발한다.
라. 팔이나 다리의 원위부를 침범한다.

35-7 1)

2년 전 전신성 경화증을 진단받은 40세 여성이다. 찬물에 손을 담그면 손끝이 창백해지고 푸르게 변하며, 이상감각을 나타낸다고 한다. 따뜻하게 하면 붉게 변하고 약한 통증을 나타낸다고 한다. 이 현상은 날씨가 추울 때 자주 발생한다고 한다. 치료는?

1) 보온　　2) 베타차단제
3) 스테로이드　　4) 비스테로이드 항염증제
5) 교감신경절제술

해설
1) 따뜻하게 보온하고 스트레스를 피하며 금연하는 것이 치료의 기본이다.
2) β-blocker는 레이노드 현상을 더 악화시킬 수 있다.
3), 4) 스테로이드나 NSAID는 치료로 사용되지 않는다.
5) cervical sympathectomy는 증상의 일시적인 호전을 가져올 수 있지만 병의 진행을 예방하지는 못한다. digital sympathectomy는 일부환자에서 효과가 있을 수 있지만 경피증을 동반할 때는 효과가 없다.

35.3 급성 혈전색전성 질환

다리는 허혈에 대해 5~6시간까지 견딜 수 있고 신경이 허혈에 가장 예민해 손상을 빨리 받는다(신경 → 근육 → 피하층 → 피부 → 뼈).

1) 재관류 증후군

골격근이 허혈로 인한 손상을 받은 후 재관류가 되었을 때 횡문근형질막(sarcolemma)으로부터 각종 이온, 단백질, 효소 등이 분비되어 생기는 증상으로 산소 자유라디칼에 의해 발생된다고 여겨진다.

혈역학적 불안정성, 젖산산증(lactic acidosis), 고칼륨혈증, 미오글로빈뇨증(myoglobinuria), 급성 신부전, 심근 수축력 감소 및 부정맥, 급성 구획증후군(acute compartment syndrome) 등이 증상으로 발현될 수 있다.

2) 원인

(1) 색전증

① 원인

심장에서 기인하는 경우가 대부분이고 그 중 심방세동 및 심근경색이 가장 흔하다.

표 35-3 말초 색전의 원인

원 인	빈 도
심장	(80%)
심방세동	50%
심근경색	25%
기타	5%
심장 외 원인	(10%)
동맥류	6%
근위부의 동맥	3%
기이색전(정맥의 혈전이 ASD 또는 VSD를 통해 동맥으로 유입되어 색전을 일으키는 현상)	1%
기타 및 특발성	10%

② 호발부위

대퇴동맥 분지부에 가장 흔하게 발생한다.

표 35-4 말초 색전의 호발 부위

위 치	빈 도
대동맥 분지부	10~15
엉덩동맥 분지부(iliac bifurcation)	15
넙다리동맥 분지부(femoral bifurcation)	40
오금(popliteal)	10
팔(upper extremities)	10
뇌(cerebral)	10~15
창자간막 및 내장(mesenteric/visceral)	5

(2) 혈전증

색전증에 비해 천천히 내강이 좁아지게 되므로 측부순환이 형성될 시간이 충분하다(↔ 색전증은 갑자기 발생한다). 표재성 대퇴동맥에 주로 호발하며 항트롬빈 Ⅲ 결핍증, 루푸스항응고인자(lupus anticoagulant), 단백질 C 결핍, factor Ⅴ leiden 변이와 같은 과응고 상태에 의해 촉진된다.

이식편(graft)의 폐쇄 원인은 시기에 따라 다른데 초기(2개월 이하)에서는 수술 술기의 문제가 가장 흔하고 중기(2개월~2년)에는 혈관내막의 증식, 후기(2년 이상)에는 죽상경화증의 진행이 흔한 원인이다.

3) 임상증상

5"P"s로 일컬어지는데 통증(pain)이 가장 흔한 증상이고 이전에 증상이 없던 환자에서 갑작스런 통증을 호소하면 색전증을 의심해야 한다. 그 외에 창백함(pallor), 무맥박(pulselessness), 감각이상(paresthesia), 마비(paralysis)가 나타날 수 있다. 이환된 사지가 단단하고 경직되어 있으면 비가역적인 손상을 입어 사지절단술이 필요함을 뜻한다.

혈전증에 비해 색전증의 경우 심방세동, 심근경색과 같은 위험인자가 대부분 동반되어 있고 갑작스런 발병이 특징적이다. 일측성이며 측부순환이 덜 발달되어 있는 것도 특징이라 할 수 있다.

4) 치료

(1) 색전에 의한 폐쇄

급성 폐쇄 또는 심장성색전의 경우 항응고를 시행하고 Fogarty catheter를 이용한 색전제거술을 시행한다.

이환된 사지의 생활력(viability)을 평가하여 사지절단술을 시행하기도 한다.

(2) 혈전에 의한 폐쇄

막힌 부위가 길면서 근위/원위부의 혈류가 양호한 경우 수술을 통한 우회술이 좋은 치료법이 될 수 있다. 짧은 부위의 폐쇄는 혈전용해술을 시행한다.

(3) 구획증후군

장딴지에 가장 호발하여 그 중에서도 전방구획에 가장 흔하다. 육안 소견에 비해 매우 심한 통증을 호소하고 엄지발가락 갈퀴막(web)의 저린감이 주증상이다. 혈관 폐쇄가 6시간 이상 지속될 경우 예방적으로 근막절개술을 고려해야 한다. 원위부 다리에는 외측, 전방, 깊은 후방, 얕은 후방의 4구역이 있으며 근막절개술 시행 시에는 이 4구역을 모두 감압해 주어야 한다. 근막절개술 시 2군데의 절개 및 4구역의 감압을 시행한다.

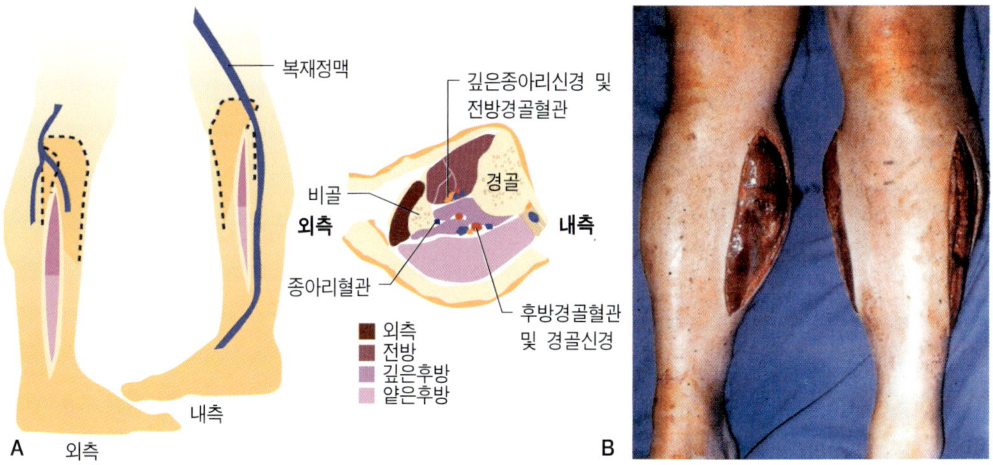

그림 35-9 근막절개술
A, 다리의 4구역을 감압하기 위하여 외측과 내측 두 곳에 절개를 가한다.
B, 근막절개술의 육안 소견

꼭 알아둡시다!!!

◆급성 혈전색전성 질환에서 반드시 알아야 할 항목

1. 신경이 가장 쉽게 손상받는다.
2. 재관류 증후군
3. 원인은 대부분 심장에서 비롯된다.
4. 5"P's
5. 혈전증과 색전증의 차이를 이해한다.

문제

35-8 2)

53세 남자가 갑작스러운 왼다리 통증으로 내원. 심장판막질환으로 수술 후 항응고제 사용 중 최근에 항응고제 사용을 중단하였다. 왼무릎 이하 부위가 차갑고 창백했다. Femoral artery는 만져지지만 popliteal artery 이하 부위는 만져지지 않았다. 진단은?

1) compartment syndrome
2) acute thromboembolism
3) atherosclerosis obliterans
4) thromboangitis obliterans
5) popliteal artery entrapment syndrome

해설
최근에 항응고제를 중단했다는 점에서 급성 혈전색전성 질환을 의심할 수 있다.

35-9 1)

오른다리 급성 동맥폐쇄증 환자에게서 볼 수 있는 증상이다. 옳은 것은?

가. 마비(paralysis)	나. 감각이상(paresthesia)
다. 통증	라. 하반신마비(paraplegia)

1) 가, 나, 다　　2) 가, 다　　3) 나, 라
4) 라　　5) 가, 나, 다, 라

해설
5P에 대해 알아두어야 한다.

35-10 1)

34세 남자가 2시간 전부터 갑자기 시작된 왼다리의 통증과 무력감을 주소로 응급실에 내원하였다. 환자는 심방세동(atrial fibrillation)으로 치료 중이었으며 이학적 검사상 왼쪽 서혜부 이하에서 맥박이 촉지되지 않았으며, 다리는 차고 창백하였다. 오른다리는 정상으로 보였다. 이 환자에게 가장 적절한 치료는?

1) Fogarty catheter embolectomy
2) systemic heparinization
3) Aortofemoral bypass graft
4) percutaneous transluminal angioplasty(PTA)
5) below knee amputation

해설
심방세동 환자에서 발생한 색전성 질환이다. 항응고를 시행하고 색전제거술을 시행한다.

35-11 2)

최근 심근경색을 앓았던 60세 남자가 심한 급성복통을 주소로 내원하였다. 신체검사에서 혈압은 정상이고 복부에 압통이나 반사통은 없으며, 혈액검사에서 백혈구증가와 산혈증이 있다. 가장 의심되는 질환은?

1) 대동맥류 파열
2) 창자간막동맥 색전증
3) 창자간막정맥 혈전증
4) 급성 폐렴
5) 급성 고환염전

해설
심근경색의 병력과 심한 급성복통에 유의한다. 매우 갑자기 발생하므로 초기에는 압통이나 반사통이 없을 수 있다.

35.4 다리의 만성 폐쇄성 질환

1) 진단 및 평가

ABI, 도플러, PVR, treadmill test 및 혈관조영술을 시행한다.

심혈관계 위험인자를 교정하고 수술 전 내과적 치료를 시작하는 것이 사망률, 이환율을 낮추는 데 중요하다.

2) 치료

(1) 대동맥–엉덩동맥의 폐쇄성 질환

엉덩동맥의 좁은 부위의 폐쇄에 대해서는 경피적 혈관성형술 및 스텐트가 주로 사용된다. 대동맥–대퇴동맥간의 우회술을 시행할 수 있는데 근위부는 신동맥과 아래창자간막동맥 사이에, 원위부는 총대퇴동맥에 이식편을 문합한다. 복강으로의 접근이 불가능하거나 복강 내 다른 병소가 있는 경우 또는 대동맥혈류가 만족스럽지 못할 때에는 겨드랑–대퇴동맥 우회술(axillo-femoral), 대퇴–대퇴동맥 우회술, 엉덩–대퇴동맥 우회술을 실시할 수 있다.

(2) 서혜부 이하 부위의 폐쇄성 질환

휴식시 통증이 있거나 궤양이 동반된 경우 수술적 치료가 필요하고 자가 정맥 이식편이 가장 성적이 우수하다. 재수술의 경우 반대쪽 대복재정맥을 우선적으로 사용하고 차선책으로 팔의 정맥 또는 소복재정맥을 이용한다.

심화학습

◆ 정맥 이식편의 문합법

1. reversed vein graft : 정맥 내 판막 절제가 필요없다(정맥을 뜯어서 위아래를 뒤집는다고 생각한다).
2. In situ bypass : 문합시 내경의 크기가 잘 맞고 맥관벽혈관(vasa vasorum)이 잘 유지된다(몸뚱이는 그대로 두고 유입부, 유출부가 될 부분만 박리해서 붙인다고 생각한다).

35.5 폐쇄성 신동맥 질환

신동맥의 폐쇄로 인해 신혈류가 감소하고 레닌분비가 증가한다. 이에 따라 체액저류 및 혈관수축이 일어나고 이차적으로 고혈압이 발생한다. 양쪽 신동맥이 이환될 경우 토리여과율도 감소한다.

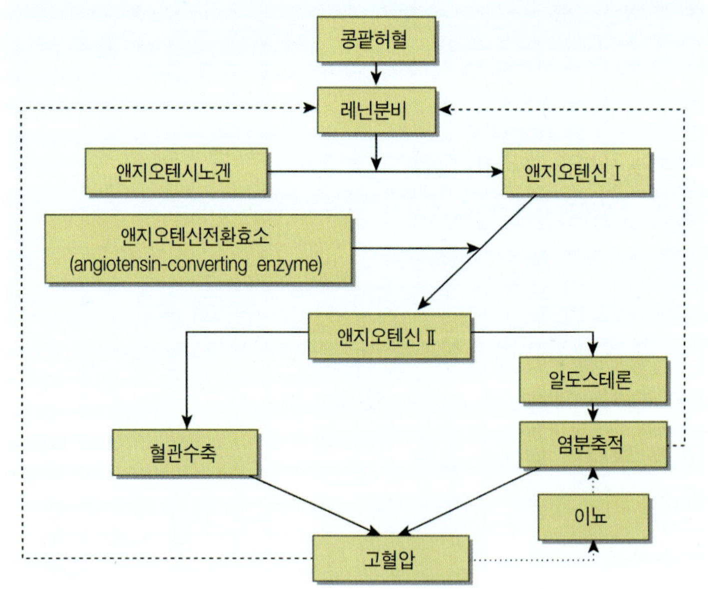

그림 35-10 콩팥허혈로 인해 발생하는 레닌 과분비의 결과
점선은 억제효과를 의미한다.

1) 병리기전

심화학습

◆ 폐쇄성 신동맥 질환의 원인

- 죽상동맥경화증
- 동맥섬유근 형성이상증(fibromuscular dysplasia)
- 타카야수 동맥염
- 방사선에 의한 혈관염
- 신경섬유종증(neurofibromatosis)
- 혈전색전증

(1) 죽상동맥경화증

신혈관성 고혈압 원인의 90%를 차지하고 넘치는 죽상경화판("spillover" plaque) 때문에 대동맥에 인접한 근위에 호발한다(다시 말해서 대동맥의 죽상경화판이 신동맥 입구를 막는다는 것이다). 50% 이상 양쪽에 발생한다.

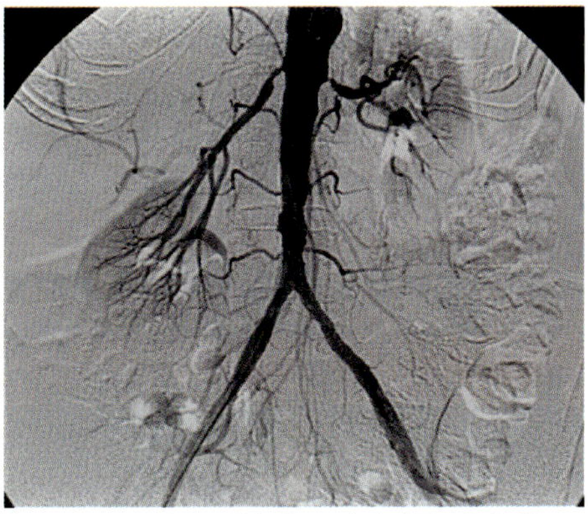

그림 35-11 양쪽 신동맥 근위부의 죽상경화를 나타내는 동맥조영술
대부분의 죽상판은 신동맥 기시부를 침범한다.

(2) 동맥섬유근 형성이상증

두 번째로 흔한 원인으로 죽상동맥경화증에 비해 원위부에 발생하고 혈관조영술상 특징적인 염주 모양(string of beads)의 모습을 보인다.

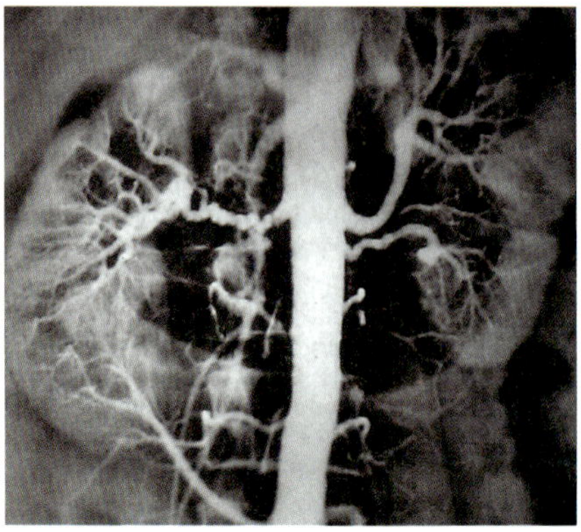

그림 35-12 신동맥의 섬유근형성이상증
염주 모양이 특징적이다.

2) 진단

(1) 다음과 같은 경우 신동맥성 고혈압을 의심해야 한다.

① 115mmHg 이상의 심한 이완기 고혈압

② 치료에 잘 반응하지 않는 고혈압

③ 심와부/옆구리의 잡음(bruit)이 동반되는 경우

④ 죽상동맥경화증 환자에서 고혈압과 함께 이유를 알 수 없는 신기능 저하가 동반되는 경우

⑤ 매우 심한 고혈압 또는 고혈압발작

⑥ ACE 억제제에 극적인 반응을 보이는 고혈압

⑦ 혈압의 호전과 함께 혈중 크레아티닌이 상승하는 경우

(2) 검사법

생리적 검사법으로는 레닌 측정법, 정맥신우조영술(intravenous pyelography), 동위원소검사 등이 있고 해부학적 검사법에는 초음파, CT, MRI 등이 포함되며 동맥조영술이 가장 정확한 진단방법이다.

3) 치료

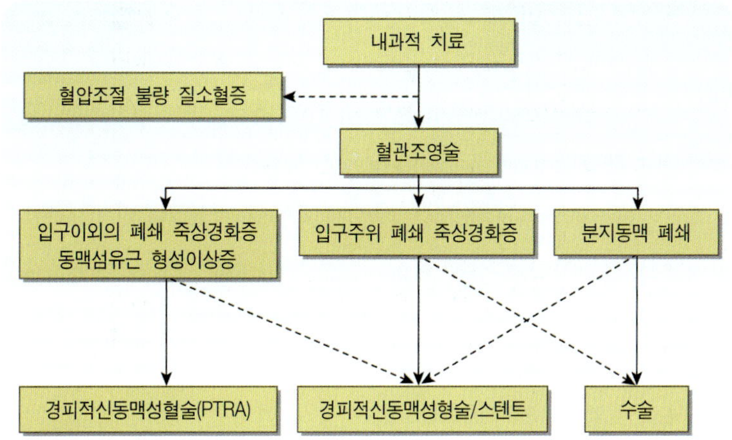

그림 35-13 신동맥 폐쇄질환 환자에서의 치료방침

(1) 내과적 치료

베타차단제, 이뇨제, 혈관확장제, ACE 억제제 등의 일반적인 항고혈압제를 사용한다. ACE 억제제를 사용하는 데도 불구하고 혈압조절이 어려운 경우나 혈압조절은 되지만 신기능이 저하되는 경우에는 혈관조영술을 시행해야 한다.

(2) 경피적 신동맥성형술(Percutaneous Transluminal Renal Angioplasty, PTRA)

죽상동맥경화증의 경우 혈관확장술 단독으로는 효과적이지 않고 스텐트를 병용하는 것이 효과적이다. 동맥섬유근 형성이상증에서는 풍선확장술이 표준치료법이다.

(3) 수술

동맥내막절제술 또는 우회술 등이 있다.

✤ 이 것 만 알 아 두 세 요 ✤

폐쇄성 신동맥 질환에서 반드시 알아야 할 항목

- 죽상동맥경화증과 동맥섬유근 형성이상증의 차이를 비교할 수 있어야 한다.
  - 호발부위, 사진, 치료법

35.6 창자간막 허혈

1) 병태생리

(1) 급성 창자간막 폐쇄(acute mesenteric occlusion)

심장에서 발생한 색전이 주로 위창자간막동맥(SMA)을 막음으로써 생긴다.

(2) 급성 비폐쇄성 창자간막부전증(acute nonocclusive mesenteric insufficiency)

실제 혈관의 폐쇄가 있는 것이 아니라 패혈증, 심혈관계허탈(cardiovascular collapse)과 같은 중증시 주요장기로 가는 혈류를 확보하기 위해 창자간막 혈관이 수축함으로써 상대적인 혈류부족이 발생하고 혈압상승제(vasopressor) 사용시 악화된다.

(3) 만성 창자간막부전증(chronic mesenteric insufficiency)

죽상동맥경화증이 주원인으로 대동맥, 창자간막동맥 근위부를 주로 침범한다. 급성에 비해 풍부한 측부순환이 특징이다. 식사 후 필요로 하는 혈류량에 비해 적은 혈류가 공급되어 발생하는 일시적인 복통이 주된 증상으로 장협심증(intestinal angina)으로 불리기도 한다.

2) 임상증상 및 처치

(1) 급성 창자간막동맥 폐쇄

색전에 의한 위창자간막동맥 폐쇄가 가장 흔한 형태로 심한 배꼽주위의 복통을 주소로 한다. 대부분 부정맥, 최근의 심근경색 등 심질환의 기왕력이 있으며 백혈구 증가 및 대사성 산증 소견을 보인다. 폐쇄 초기에는 압통이 없는 것이 특징이다. 의심하는 것이 진단에 중요하고 혈관조영술이 도움이 될 수 있다. 수술이 가장 좋은 치료방법이다.

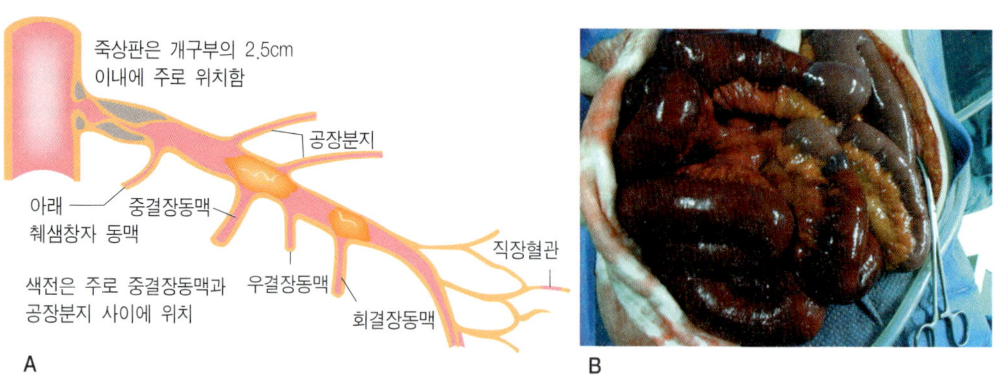

그림 35-14 색전 또는 혈전으로 인해 위창자간막동맥폐쇄가 일어나는 전형적인 위치 및 장괴사 사진

(2) 비폐쇄성 창자간막 부전증

중환자에서 볼 수 있고 이학적 검진에 비해 전반적인 복통을 심하게 호소한다. 동맥조영술상 혈관의 폐쇄가 관찰되지 않고 국소적인 혈관의 경련수축으로 창자간막 혈관이 염주 모양을 형성한다. 치료는 혈액량 유지를 위해 수액을 공급하고 혈관수축제를 끊는 것이다. 수술은 장의 괴사가 있을 때 시행한다.

(3) 창자간막 정맥 폐쇄

간질환, 문맥성 고혈압, 췌장염, 복강 내 염증 등 많은 질환에 의해 유발될 수 있고 모호한 복통과 함께 경미한 압통을 특징으로 한다. CT상 장벽이 두꺼워져 있으며 문맥계의 조영이 지연되는 소견을 보인다. 혈역학적 보조 치료와 함께 항응고치료를 우선 시행하며 수술은 복막염이 있을 때 실시한다(수술을 통한 혈전제거술은 시행하지 않는다).

(4) 만성 창자간막부전증

식후 30분에 배꼽주위의 복통을 호소한다. 병력청취, 배제진단을 통해 진단할 수 있으며 동맥조영술이 가장 확실한 진단법으로 복강동맥(celiac artery), 위창자간막동맥, 아래창자간막동맥 중 2개 이상 폐쇄된 소견을 보인다. 고령 또는 수술의 위험이 높은 환자에서는 풍선혈관성형술을 시행하고 다른 환자에서는 동맥내막절제술 또는 우회술을 시행한다.

꼭 알아둡시다!!!

◆창자간막 허혈에서 반드시 알아야 할 항목

1. 4가지 질환의 병리기전을 이해한다.
2. 증례를 보고 진단을 내릴 수 있어야 한다.
3. 치료법의 차이를 이해한다.

문제

35-12 5)

1개월 전 심근경색이 있었던 73세 남자 환자로 심한 복통을 주소로 응급실에 내원하였다. 신체검사에서 혈압은 정상이고 복부에 압통이나 반사통은 없었다. 가장 의심 되는 질환은?

1) 대동맥류 파열
2) 급성 쓸개염
3) 급성 막창자꼬리염
4) 소장폐쇄
5) 창자간막동맥 색전

해설

급성 창자간막동맥 폐쇄가 의심되며 그 원인은 심장에서 떨어져 나온 색전인 경우가 대부분이다. 부정맥, 심근경색 등의 과거력이 있는 환자에서 의심해야 한다.

35.7 정맥질환

1) 해부학

표재정맥(대복재정맥, 소복재정맥), 심부정맥, 관통정맥(perforating vein), 판막으로 구성되어 있다. 관통정맥은 표재정맥과 심부정맥을 연결하고 기능을 못할 경우 표재정맥으로 고압이 전달된다. 혈류의 역류를 막는 판막은 다리의 원위부에 많이 분포한다.

2) 정맥부전증(정맥류, varicose vein)

정맥부전증은 관통판막의 기능이상으로 인해 원위부의 정맥혈이 근위부의 정맥으로 유입되지 못해서 발생하는 질환이다. 큰두렁정맥(great saphenous vein)이 대퇴정맥으로 유입되는 부위의 정맥부전이 가장 흔하며 종아리의 내측에 증상이 심하다. 작은두렁정맥(small saphenous vein)이 대퇴정맥으로 유입되는 부위에 생기면 종아리 뒷부분에 정맥류가 나타난다.

(1) 증상

통증, 나른함, 불편감, 부종, 가려움, 궤양, 피부변화(색소침착, 피하경화) 등의 증상을 호소하고 통증은 활동하고 난 오후, 밤에 심하고 아침에는 덜한 특성을 보인다. 따뜻한 환경 또는 장기간 서 있을 때 악화된다.

(2) 진단

병력청취, 이학적 검사와 함께 Brodie-Trendelenburg 검사를 실시하는데 누운 자세에서 다리를 올려 정맥의 혈류를 제거한 후 복재-대퇴 연결부를 압박하고 일으켜 세워서 관통정맥의 기능을 평가한다. 압박상태에서 대복재정맥의 혈류가 빠르게 충만해지면 관통정맥 판막의 이상, 압박을 푼 상태에서 대복재정맥의 혈류가 충만해지면 복재정맥 내 판막의 이상으로 추측해 볼 수 있다. 그 외에도 심부정맥 폐쇄여부를 평가하는 Perthes 검사, 도플러 등의 검사법이 있다.

(3) 치료

- 비수술적 치료법으로 압박법을 먼저 시행한다. 증상에 따라 적당한 압력의 압박스타킹을 사용한다.
- 궤양이 있을 경우 창상치료
- 경화요법(sclerotherapy) : 작은 크기의 정맥류에 경화제를 주사기로 주입하는 방법
- 정맥절제술(phlebectomy) : 두렁정맥(saphenous vein)은 놔두고 정맥류만 제거하는 방법
- 정맥제거술(stripping) : 증상이 매우 심하거나 피부의 궤양이 있을 때 시행한다. 가장 확실한 수술법이며, 정맥류의 원인이 되는 큰두렁정맥을 대퇴정맥과 만나는 부위(saphenofemoral junction)에서부터 발목부위까지 제거하고, 작은두렁정맥을 오금(popliteal fossa) 부위에서 제거한다.

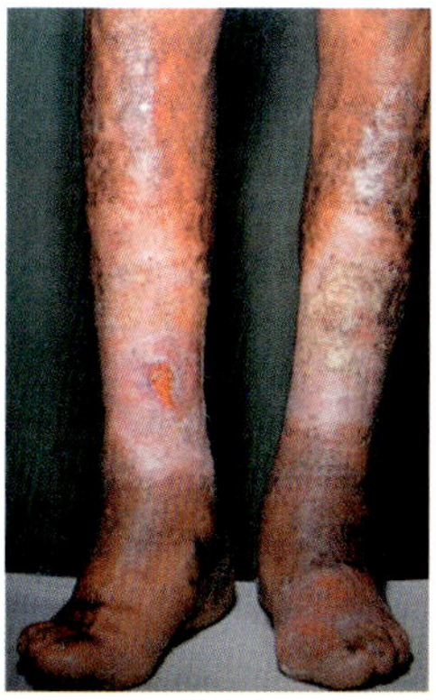

그림 35-15 정맥부전증으로 인한 부종 및 색소침착

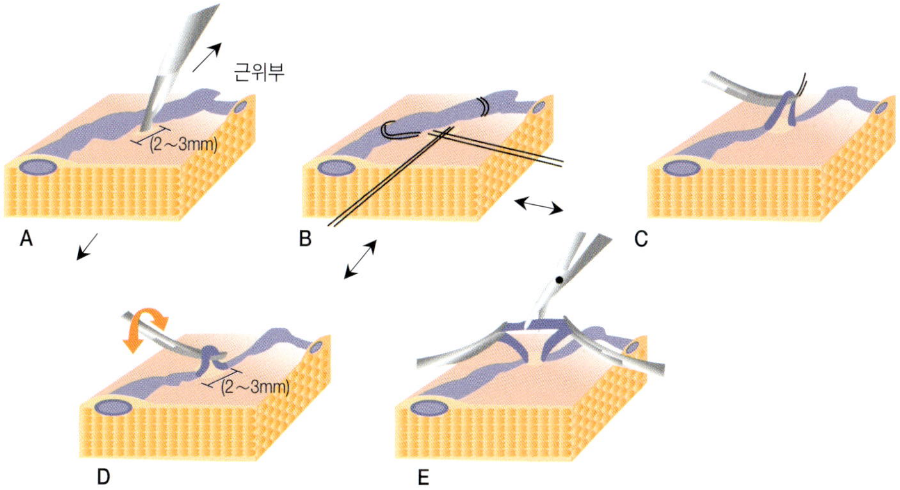

그림 35-16 정맥절제술(phlebectomy)의 술기

꼭 알아둡시다!!!

◆정맥부전증에서 반드시 알아야 할 항목

1. 증상 및 하루 중 증상의 차이
2. 정맥계 및 관통정맥, 판막에 대해 이해한다.
3. Trendelenburg 검사법

3) 심부정맥 혈전증(Deep Vein Thrombosis, DVT)

정맥(vein)내 혈액저류(venous stasis), 혈관내피세포의 손상(endothelial injury), 과응고상태(hypercoagulable state)에 의해 혈전증이 발생하는데, 이를 비르효의 삼주징(Virchow's triad)이라고 한다. 심부정맥 혈전증은 만성 정맥 부전증을 초래할 수 있고 가장 심각한 합병증인 폐색전증을 일으킬 수 있다.

(1) 원인 및 위험인자

① 과응고상태
② 주요 수술 시행 후
③ 외상
④ 악성종양
⑤ 3일 이상 움직이지 못할 때

(2) 진단

의심이 중요하다. 이학적 검사인 호만 징후(Homan's sign)는 발등굽힘(dorsiflexion)시 장딴지의 통증을 호소하는 현상으로 심부정맥 혈전증에 특징적이다. 정맥조영술이 가장 정확한 검사법이며 피브린-피브리노겐 측정법(fibrin fibrinogen assay)이 진단에 도움이 된다. 하지만 최근에는 비침습적이고 정확도가 높은 이중주사 초음파(duplex sonography)가 많이 사용되고 있다.

(3) 예방

심부정맥혈전이 잘 생기는 장딴지 근육을 활성화해야 하므로 수술 후 24~48시간 내에 걷는 것이 중요하다. 스타킹과 같은 압박도구가 도움이 된다. 예방에 많이 사용되는 약물은 헤파린으로 전통적으로 사용되던 미분획 헤파린(unfractionated heparin)에 비해 저분자량 헤파린(Low Molecular Weight Heparin, LMWH)은 출혈로 인한 합병증이 적고 예방효과가 뛰어나며 aPTT 검사가 필요가 없어 더 선호되고 있다.

(4) 치료

① 항응고치료 : 정맥으로 투여하는 헤파린에서 경구복용이 가능한 와파린(warfarin)으로 전환한다. 와파린은 적어도 3~6개월간 복용해야 하며 혈전이 재발한 경우나 고위험군은 평생 복용해야 한다(와파린은 기형을 유발하므로 임산부에서는 금기).
② 혈전용해술
③ 혈전제거술
④ 폐색전을 예방하기 위해 아래대정맥필터(IVC filter)를 삽입한다.
다음과 같은 경우 필터를 삽입한다.

- 적절한 항응고치료에도 불구하고 반복적으로 혈전색전증이 발생하는 경우
- 항응고치료를 받을 수 없는 환자에서의 혈전증
- 만성 폐색전증으로 인한 폐동맥고혈압
- 항응고치료의 합병증이 있는 경우
- 항응고치료에도 불구하고 엉덩대퇴 부위의 혈전이 증가하는 경우

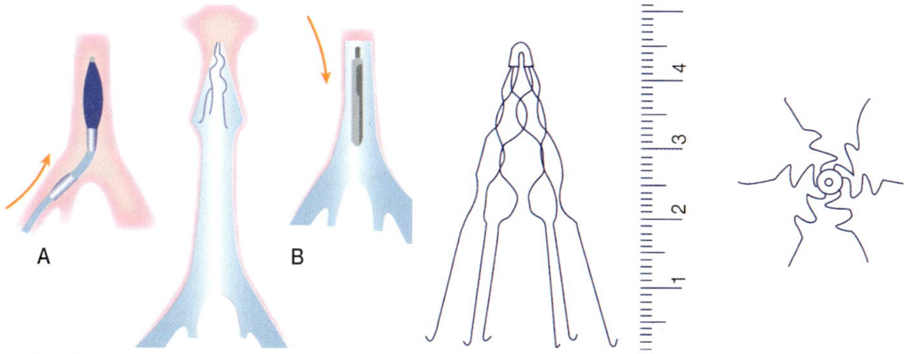

그림 35-17 아래대정맥필터

꼭 알아둡시다!!!

◆ 심부정맥혈전증에서 반드시 알아야 할 항목

1. 비르효의 삼주징
   - 혈액저류(venous stasis)
   - 혈관내피세포의 손상(endothelial injury)
   - 과응고상태(hypercoagulable state)
2. 원인 및 위험인자
   - 과응고상태
   - 주요 수술 시행 후
   - 외상
   - 악성종양
   - 3일 이상 움직이지 못할 때
3. 예방법

문제

35-13 5)

45세 여자가 양 다리에 두드러지는 표면 정맥, 다리는 부었다. 압통, 색 조변화와 절뚝거림은 없었다. 적합한 치료는?

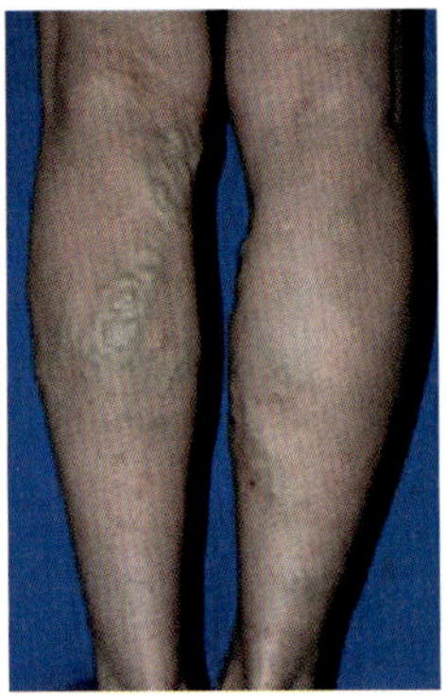

1) 소염제
2) 항응고제
3) 섬유소용해제
4) 항혈소판제제
5) 외압박스타킹

해설

증상이 심하지 않기 때문에 보존적 치료부터 시작한다.

35-14 2)

67세 남자가 가끔씩 다리가 붓는다고 왔다. 오래 서있거나 걸어 다니면 양쪽 장딴지가 단단해지고 자고 일어나면 좋아졌다고 한다. 다리 사진이다. 진단은?

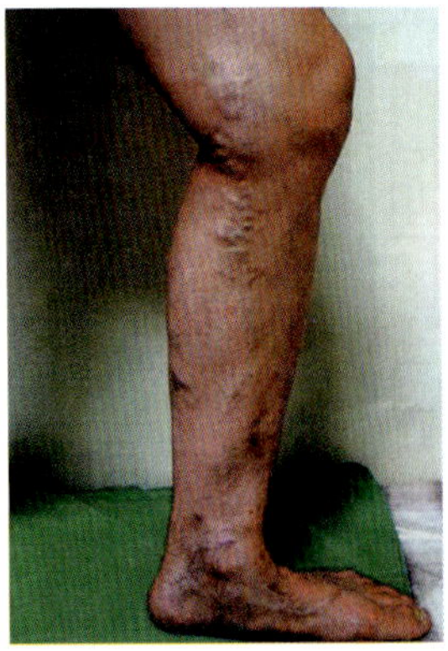

1) 정맥염
2) 정맥류
3) 버거병
4) DVT
5) 동맥폐색질환

해설

① 증상
- standing pain
- night cramping
- ankle swelling

② 치료
- 보존적 치료
  - 주기적으로 다리를 올려주거나 오래 서 있지 않는다.
  - 압박스타킹을 착용
  - 경화요법
- 수술적 치료
  - 증상이 매우 심하거나 피부 궤양이 있을 경우
  - 정맥절제술 및 큰두렁정맥과 작은 두렁정맥의 제거

35-15 4)

53세 남자 환자로 2일 전부터 다리가 아프고 부어서 내원하였다. 다리의 맥박을 정상이었으며 도플러 초음파 검사 상 femoral vein 이하의 혈류는 없었다. 다음중 적절한 처치는?

1) 온열찜질
2) 탄력 스타킹
3) 공기압박 마사지
4) 항응고 치료
5) 근막절개술(fasciotomy)

해설
맥박이 정상이므로 동맥질환이 아니며, 도플러 상 대퇴정맥 이하의 혈류가 없었던 점으로 보아 심부정맥 혈전증이 의심된다.

35-16 2)

72세 여자환자가 왼쪽 인공고관절치환술을 받았다. 수술 5일 후부터 왼쪽 다리에 통증과 함요부종(pitting edema)을 호소하였다. 적합한 검사는?

1) 뼈스캔
2) 이중주사초음파(duplex sonography)
3) 림프관조영술(Lymphangiography)
4) 폐환기－관류 스캔(ventilation－perfusion scan)
5) 구획압력 측정

해설
주요 수술 시행 후 3일 이상 움직이지 못하는 상태로 있던 환자에서 발생한 심부정맥 혈전증이다.

35-17 1)

수술환자에서 다리 심부정맥 혈전증을 예방하기 위한 조치이다. 옳은 것은?

가. 압박스타킹착용	나. 저분자량 헤파린
다. 간헐적 공기압박술	라. 절대안정

1) 가, 나, 다
2) 가, 다
3) 나, 라
4) 라
5) 가, 나, 다, 라

해설
수술 후 최대한 일찍 보행을 시작하는 것이 좋다.

35–18 3)

비만한 48세 여자 환자가 하부 직장암으로 수술 예정이다. 폐색전증을 예방하기 위해 가능한 방법은?

가. aspirin
나. 수술 후 조기 보행
다. 심호흡 운동
라. pneumatic leg compression

1) 가, 나, 다　2) 가, 다　3) 나, 라
4) 라　5) 가, 나, 다, 라

해설
가. 폐색전증을 예방하기 위해서는 항혈소판제인 아스피린이 아닌 항응고제인 헤파린이나 와파린을 사용한다.
다. 심호흡 운동은 atelectasis의 예방을 위한 것이며, 폐색전증의 예방과는 관계가 없다.
라. 공기를 이용해 다리를 압박해 주는 기구를 사용하면 예방에 도움이 된다.

35–19 2)

하지의 심부정맥 혈전증의 치료를 위해 장기간 와파린 경구 투여를 하고자 한다. 목표로 하는 적정 prothrombin time은 어느 정도인가?

1) 1.0 이하　2) 2.0～3.0
3) 4.0～6.0　4) 6.0～10.0
5) 10.0 이상

해설
본문 참조

35.8 림프관

림프계는 초여과(ultrafiltration)된 수분, 물질을 재흡수하고 미생물에 대해 림프절을 통해 면역방어를 시행하며 장에서 흡수된 지질의 흡수 및 운반을 담당한다.

림프부종은 3단계로 구분하며 1단계는 함요부종(soft pitting edema)으로 간질에 단백질이 풍부한 수분이 축적되어 발생하고, 2단계는 비함요부종(nonpitting edema)으로 섬유모세포, 지방세포, 대식세포 등과 함께 결체조직이 축적되어 발생한다. 3단계는 림프정체성 코끼리피부병(lymphostatis elephantiasis)인데 염증으로 인한 섬유화 및 흉터가 형성된다.

림프부종과 달리 정맥부종의 경우 피부변화(색소침착, 궤양)가 있고 발의 부종이 없으며 밤 동안 다리를 올리고 있으면 증상이 호전된다는 차이가 있다.

35.9 기 타

1) 동정맥루(Arteriovenous Fistula, AVF)

주로 쓰는 팔의 반대쪽에 시행에 시행하고 팔에 시행할 수가 없을 때는 다리에 시행한다. 동정맥루의 종류는 다음과 같다.

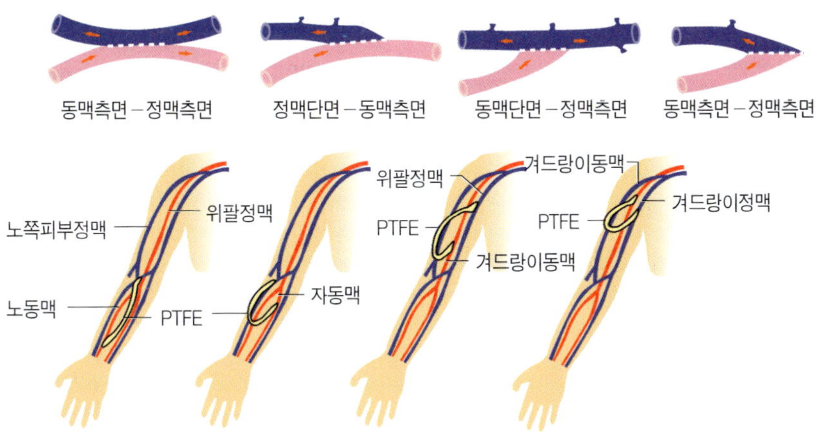

그림 35-18 노동맥과 노쪽피부정맥 사이에 흔히 시행하는 동정맥루 방법 및 팔에서 시행하는 jump graft 방법

(1) 성적

인조 혈관보다 자가 혈관을 이용하는 것이 보다 더 우수하다. 위치별로는 Radio-cephalic fistula(Brescia-Cimino)이 가장 우수하고 그 외에도 Snuffbox fistula, ulnarcephalic, brachiocephalic, brachiobasilic fistula가 있다.

(2) 합병증

합병증으로는 동정맥루 형성실패(failure to mature), 협착, 동맥루 및 혈전증이 생길 수 있다. 협착은 동맥쪽보다 정맥쪽에 더 많이 발생한다. 또 동맥 전환 증후군(arterial steal syndrome)이 생길 수 있는데 동맥의 혈류가 근위부 정맥으로 지나가면서 부가적으로 원위부로부터 혈류도 뺏겨 허혈이 생기는 현상을 뜻한다. 정맥성 고혈압도 발생할 수 있다.

2) 복막투석

혈관접근이 어렵거나 심혈관계가 불안정한 환자, 출혈 경향이 있는 환자에서 투석을 시행해야 하는 경우 혈액투석에 비해 복막투석이 추천된다. 단, 과거 복부 수술력이 있거나 복막의 정화력이 부적절한 환자에서는 시행되어서는 안 된다.

환자의 이동이 편하고 식사 제한이 적으며, 항응고 치료를 하지 않아도 되는 장점이 있다. 반면에 출혈, 장관천공, 장마비, 카테터로 인한 감염 등의 합병증이 생길 수 있으며 포도상구균이 가장 흔한 원인균이다.

문제

35-20 3)

만성신부전(CRF) 환자에서 혈액 투석을 위해 시술한 동정맥루(AV fistula)에 대한 설명 중 옳은 것은?

1) 팔보다는 다리에 먼저 시술한다.
2) 시술 후 1주 내에 사용 가능하다.
3) 오른손잡이는 왼쪽에 시술함이 원칙이다.
4) 자가 정맥보다는 인조 혈관 사용하는 것이 좋다.
5) 협착(stenosis)은 정맥보다는 동맥 쪽에 더 많이 발생한다.

해설

5) AV fistula에서 가장 흔한 합병증은 근위부 정맥의 협착이며, 48%에서 발생한다.

35-21 3)

만성 신부전 환자에서 혈액투석을 위한 vascular access 수술에 대한 내용이다. 맞는 것은?

1) 일반적으로 많이 사용하는 팔에 시술한다.
2) 팔보다는 다리를 이용하는 것이 이상적이다.
3) 팔에서는 손목부위를 많이 이용한다.
4) 인조혈관을 일차적으로 이용한다.
5) 팔의 경우 ulnar artery와 basilic vein을 연결한다.

해설

1) 많이 사용하는 쪽의 반대편 팔에 시술
2) 가장 많이 시술하는 곳은 access와 합병증이 비교적 적은 상완
4) 인조혈관은 합병증 등으로 샛길을 사용할 수 없게 된 경우 사용
5) radial artery와 cephalic vein을 연결

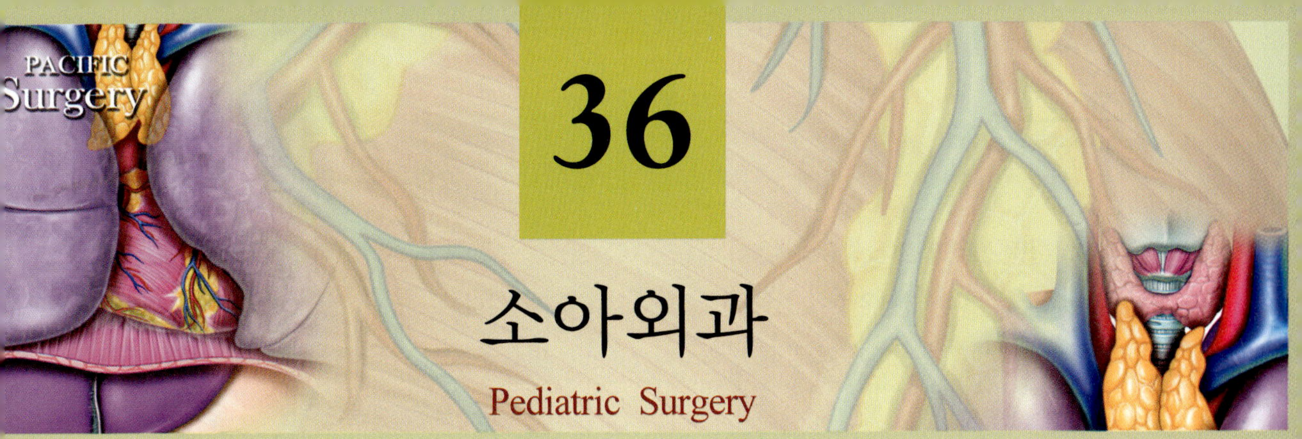

36 소아외과

Pediatric Surgery

36.1 신생아 생리

1) 심혈관계의 특징

(1) 자궁 내에서는 타원구멍(foramen ovale), 동맥관(ductus arteriosus)을 통해 우 → 좌 단락으로 혈액이 순환되지만 출산 후 탯줄 및 동맥관의 폐쇄와 폐동맥압의 급격한 감소로 동맥관이 닫힌다.

(2) 동맥관 개존증(patent ductus arteriosus)을 유발할 수 있는 요인으로는 저산소증, 산증, 패혈증, 미숙아 등이 있고 수술적 결찰 또는 인도메타신(indomethacin)을 사용하여 동맥관을 폐쇄시킬 수 있다.

(3) 모세혈관의 재충만 속도를 통해 심혈관계 관류를 평가할 수 있다(정상은 1초 이내)

(4) 간의 크기로 혈장량을 예측할 수 있다.

(5) 심박출량(심박수×일회박출량)은 심박수에 의해 주로 좌우된다(박출량 증가에는 한계가 있다).

2) 호흡기계의 특징

(1) 8세까지 종말세기관지(terminal bronchiole), 폐포(alveoli)가 지속적으로 형성된다.

(2) 미성숙폐가 미숙아의 사망률(mortality), 이환율(morbidity)의 중요 원인이 된다.

(3) 폐포가 부족하고 표면활성제(surfactant)의 생산이 감소되어 있다.

(4) 기도가 작기 때문에 상대적으로 분비물에 의해 잘 막힌다.

(5) 정상 호흡수는 분당 40～60회로 코벌렁임(nasal flaring, grunting), 늑골간·흉골하 뒤당김(intercostal · substernal retractions), 청색증(cyanosis)이 관찰되는 경우 호흡곤란을 의심해야 한다.

(6) 코로 숨을 쉰다.

3) 한랭스트레스(cold stress)

(1) 신생아에서 저체온증이 잘 생기는 이유는 다음과 같다.

① 상대적으로 체표면적이 크다.

② 털과 피하지방이 부족하다.

③ 불감성 수분손실(insensible water loss)이 많다.

④ nonshivering thermogenesis

(2) 저체온증은 관류 감소와 산증을 초래하므로 가온장치를 통해 체온을 유지시켜야 한다.

(3) 체온 측정은 겨드랑부위, 피부를 통해 시행하는 것이 정확하고 직장은 정확도가 떨어진다.

4) 감염

(1) 면역글로불린과 C3b 수치의 감소로 인해 상대적인 면역결핍상태이다.

(2) 반복적인 시술, 장기간의 기도삽관, 중심정맥관 및 도뇨관 삽입에 의해 패혈증이 유발될 수 있다.

(3) 장관영양(enteral feeding)의 감소, 불안정한 체온, 모세혈관의 재충만 속도 감소, 빈호흡, 과민성(irritability) 같은 비특이적이면서도 애매한 임상증상의 변화가 있어도 패혈증을 항상 의심해야 하고 경험적 항생제(empiric antibiotics)의 사용이 중요하다.

문제

36-1 5)

신생아 심혈관계의 생리적 특성 중 옳은 것은?

1) 간크기는 혈관 내 혈액량과 관계없다.
2) 심박출량(cardiac output)은 맥박수와 무관하다.
3) 서맥 시 일회심박출량(stroke volume) 증가한다.
4) 탈수 시 모세혈관 재충전(capillary refill)이 빨라진다.
5) 모세혈관 재충전도는 심혈관류 상태를 정확히 반영한다.

해설
태아 심박출량은 맥박수에 의존하며, 탈수가 있으면 모세혈관 재충전속도는 느려진다.

36.2 수액, 전해질 및 영양

오차 범위가 좁기 때문에 신중한 수액 및 포도당의 공급이 필요하고 성인에 비해 단백질, 에너지 요구량이 많다(성장을 해야 되기 때문). 충분한 칼로리의 공급 여부는 일일 체중증가(daily weight gain) 여부로 알 수 있다.

1) 수액

(1) 불감성 수분손실

- 미숙아 ≤ 1,500g : 45～60ml/kg/day
- 만삭아 : 30～35ml/kg/day(성인 : 15ml/kg/day)
- 가온장치, 광치료를 시행 받거나 호흡부전 시 수분손실이 증가한다.
  → 총수분량은 제태 12주에 94%에 달하지만 만삭 시 78%로 감소하고 성인이 되면 60%까지 떨어진다. 생후 3～5일까지 체중의 10%까지 감소하는 것을 생리적 수분손실(physiologic water loss)이라고 한다.

(2) 수액공급량

충분한 수분섭취를 보여주는 두 가지 지표는 소변량과 소변 오스몰 농도로 최소 소변량은 1～2ml/kg/일, 오스몰 농도는 최대 700mOsm/kg(성인은 최대 1,200mOsm/kg)가 유지되어야 한다.

표 36-1 신생아 및 영아에 대한 수액공급량

M	P
미숙아 < 2.0kg	140～150ml/kg/일
2～10kg의 신생아 및 소아	100ml/kg/일 for first 10kg
10～20kg의 소아	1,000ml + 50ml/kg/일 for weight 10～20kg
20kg 이상의 소아	1,500ml + 20ml/kg/일 for weight > 20kg

2) 전해질 요구량

신생아는 매일 2～4mEq/kg의 Na, 1～2mEq/kg의 K을 필요로 한다.

3) 칼로리 요구량

일일 총칼로리 요구량은 100～120kcal/kg/일로 성장하면서 감소하고 일일 체중증가(30g/일)는 충분한 에너지 공급을 가리키는 지표로 역시 성장과 더불어 감소한다.

4) 단백질

전체 일일 칼로리의 15%를 구성하고 매일 2～3.5g/kg을 공급해야 하며 18세가 되면 1g/kg로 감소한다. 비단백질 칼로리(nonprotein calorie) 대 단백질 칼로리(protein calorie)의 비율은 150 : 1 이상이어야 한다.

5) 탄수화물

장기간 탄수화물을 공급하지 못하는 경우 저혈당증, 발작, 신경학적 이상 및 사망을 초래할 수 있다. 고혈당시 고오스몰혈증으로 인한 탈수가 발생하므로 과다혈당 공급은 피해야 하고 총정맥영양용액에 인슐린을 첨가할 경우 저혈당을 초래할 수 있어 소아에서는 금기이다.

6) 지방

성장과 칼로리 공급을 위해 매일 투여해야 하며 일일 0.5g/kg로부터 2.5～3.0g/kg까지 증량할 수 있다. 비포합고빌리루빈혈증(unconjugated hyperbilirubinemia) 환아에서는 지방산이 알부민과 결합하여 빌리루빈을 유리시켜 황달을 악화시킬 수 있으므로 지질 주입 시 주의를 요한다.

" 참고하세요 "

신생아 생리는 다양한 문제의 출제가 가능하므로 자세하지는 않더라도 전반적인 내용의 이해가 필요하다.

36.3 체외생명보조술

심폐우회술을 통해 단기간(수일～수주) 동안 심폐기능을 도와주는 역할을 한다.

1) 적응증

(1) 태변흡인 : 가장 흔하고 치료 성공률도 가장 높음(> 90%)
(2) 호흡곤란증후군
(3) 지속성 폐동맥고혈압
(4) 패혈증
(5) 선천성 가로막 탈장
(6) 선천성 심기형으로 수술예정인 경우

2) 배제 기준

(1) 청색증을 동반하는 선천성 심기형
(2) 생존을 저해하는 다른 주요 기형이 동반된 경우

(3) 난치성 응고장애 또는 출혈
(4) 초음파상 유의한 두개내 출혈이 있는 경우
(5) 고압기계환기를 14일 이상 시행하는 경우
→ ECLS전 모든 환아는 심초음파와 두개내 초음파를 반드시 시행해야 한다.

3) 체외생명보조술(Extracorpreal Life Support, ECLS)의 구조

오른쪽 속목정맥(내경정맥; internal jugular vein)과 온목동맥(총경동맥; common carotid artery)이 가장 흔한 도관삽입 부위로 ECLS의 구성은 〈그림 36-1〉과 같다. 회로 내의 응고를 방지하기 위해 전신적인 헤파린을 사용하므로 출혈의 위험이 높다.

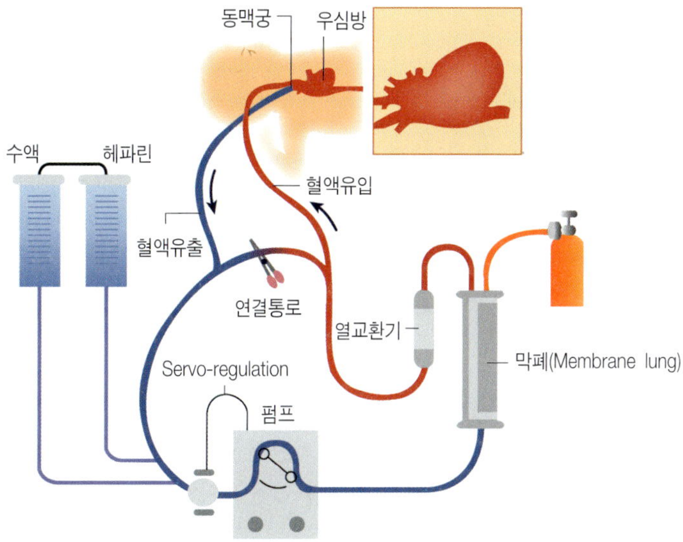

그림 36-1 ECLS의 모식도

4) ECLS로부터의 이탈

동맥 내 산소압과 폐순응도가 상승하고 흉부사진에서 폐야가 선명해질 경우 ECLS를 제거할(weaning) 수 있다. 대부분 5~6일 정도만 사용하고 선천성 가로막 탈장 또는 패혈증 시에는 더 장기간 사용할 수도 있다.

5) 합병증

출혈이 가장 흔하고 그 외에도 발작 또는 신경학적 장애, 신부전, 고혈압, 감염 등이 생길 수 있다.

심화학습

◆ ECLS

ECLS는 통상적 치료시 사망률이 80% 이상일 것으로 예상되는 환아 가운데 아래 조건을 만족하는 경우 시행할 수 있다.

1. 12시간 동안 폐포동맥간 산소분압차(Alveolar-arterial oxygen gradient, $AaDO_2$)가 620 이상이거나 6시간 동안 $AaDO_2$가 620 이상이면서 광범위한 압력손상(barotrauma)이 동반되어 있고 수축촉진약(inotropics)을 필요로 하는 심한 저혈압이 있는 경우
2. oxygen index이 40 이상
3. 제태주수가 34주 이상
4. 2kg 이상의 출생체중
5. 가역적 폐상태

꼭 알아둡시다!!!

◆ ECLS에서 반드시 알아야 할 항목

1. 원리
2. 적응증
   - 태변흡인 : 가장 흔하고 치료 성공률도 가장 높음(>90%)
   - 호흡곤란증후군
   - 지속성 폐동맥고혈압
   - 패혈증
   - 선천성 가로막 탈장
   - 선천성 심기형으로 수술예정인 경우
3. ECLS 전 시행해야 하는 검사

36.4 경부병변

1) 낭림프관종(Cystic hygroma)

림프계가 주위의 림프관 또는 정맥과 연결되지 않아 국소적으로 림프액이 축적되어 발생하는 질환으로 후경부(75%), 액와부(20%), 후복막, 종격동 등에 호발한다.

절반가량은 출생 시부터 발견되고 2세경 대부분 알 수 있으며 종괴로 인해 주변 구조물이 압박되어 생기는 증상 또는 감염, 출혈로 나타난다. 산전 진단이 중요한데 이는 염색체 이상, 기도압박 등으로 인해 사망률이 증가할 수 있기 때문이다.

치료는 완전한 수술적 절제이며 수술 전 MRI로 병변의 범위를 파악해야 한다. 하지만 양성이므로 근치적으로 제거할 필요는 없다. 수술 외에도 *bleomycin*이나 *S. pyogenes*의 유도체를 이용하여 치료를 시도할 수 있다.

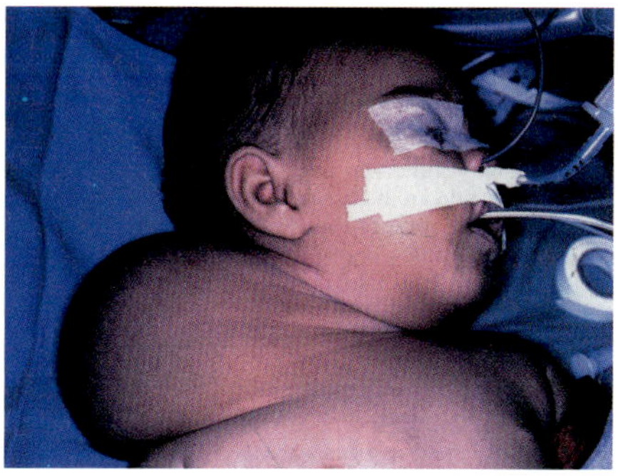

그림 36-2 낭림프관종(cystic hygroma)

2) 아가미틈새잔유물(Branchial cleft remnants)

태생기의 아가미틈새로부터 발생한 낭(cyst), 굴(sinus), 샛길(fistula) 등이 소멸되지 않고 잔존하는 상태를 뜻한다. 임상적으로 샛길의 경우 소아에 호발하고 지속적인 점액의 분비를 특징으로 하고, 낭의 경우에는 성인에서 종괴의 형태로 발견되는 경우가 많다.

각 잔유물의 위치는 첫 번째 잔유물(1st branchial remnant)의 경우 귀의 앞/뒤 또는 경부 상부에 위치하고, 가장 흔한 형태인 두 번째 잔유물은 흉쇄유돌근(SCM muscle)의 전방 경계를 따라 바깥구멍(external opening)이 위치한다. 세 번째 잔유물은 흉골위패임(suprasternal notch) 또는 빗장뼈(clavicle) 주위에 위치한다.

3) 갑상혀관낭(Thyroglossal duct cyst)

취학 전 아동에 호발하고 경부 중앙에 발생하는 가장 흔한 병변으로(midline neck mass시 가장 먼저 의심해야 한다). 막구멍(foramen cecum)과 갑상샘 피라미드엽(pyramidal lobe of thyroid) 사이에 발생한다. 수술 전 갑상샘 초음파 또는 스캔을 반드시 시행해야 한다. 무턱대고 종양을 제거했는데 종양이 설갑상샘(lingual thyroid)이라면 평생을 갑상샘 없이 살아야 하기 때문이다.

(1) 수술의 적응증

- 크기가 증가하는 경우
- 낭이 감염될 위험이 높은 경우
- 암종(carcinoma)이 동반되어 있을 가능성이 있는 경우(1∼2%)

(2) 치료

목뿔뼈(hyoid bone)의 중앙부분을 포함하여 낭종과 tract 전체를 제거하는 Sistrunk operation을 시행한다. 완전 제거가 안 되면 재발가능성이 매우 높다.

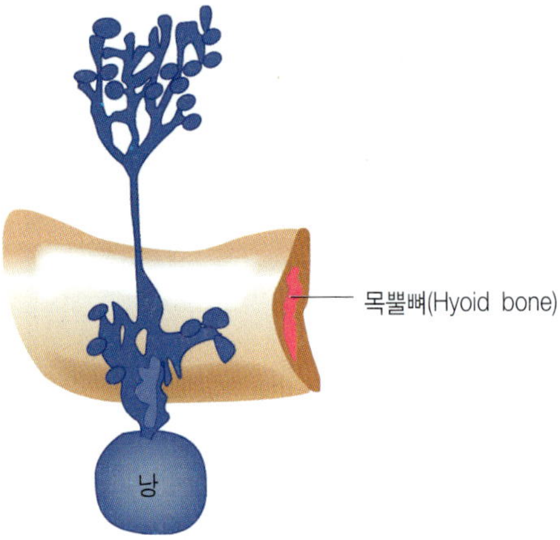

그림 36-3 갑상혀관낭(Thyroglossal duct cyst)

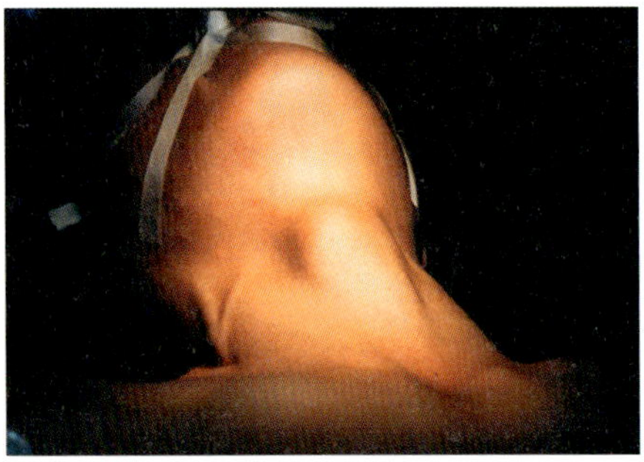

그림 36-4 갑상혀관낭의 수술 전 사진

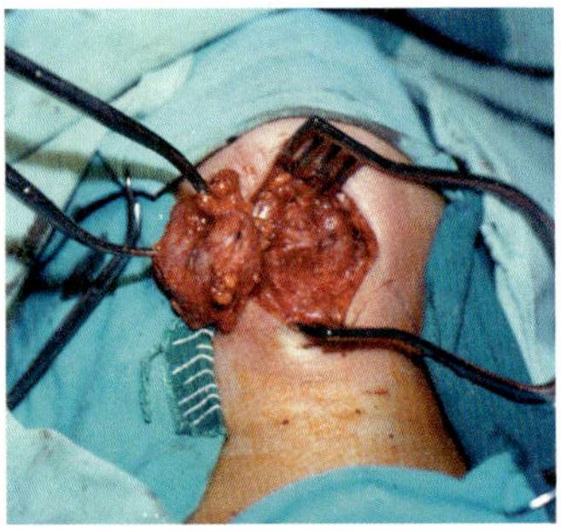

그림 36-5 갑상혀관낭의 절제 소견

심화학습

◆경부정중앙 종괴의 감별질환

- 갑상혀관낭(thyroglossal duct cyst)
- 유피낭종(dermoid cyst)
- 갑상샘종괴(thyroid mass)
- 가슴샘낭종(thymic cyst)
- 턱끝림프절(submental LN)

4) 사경(torticollis)

분만외상(birth trauma)이 원인일 것으로 추정되나 정확한 원인은 밝혀져 있지 않다.

이환된 경부 근육 내에 종괴가 만져지고 선천성의 생후 4~6주에 확인되며 후천성의 경우 급성근육염(acute myositis), 뇌간종괴(brainstem tumor) 등과 연관되어 있다.

대부분의 환아에서 보존적 치료만으로도 효과적이다. 수술적 치료는 보존적 치료에도 불구하고 1년 이상 지속되는 경우 고려하며 흉쇄유돌근의 하부 1/3을 절단한다.

꼭 알아둡시다!!!

◆ 경부종괴에서 반드시 알아야 할 항목

1. 경부중앙 종괴시 감별해야 할 질환
2. 갑상혀관낭의 수술 원칙
3. 사경의 치료원칙

문제

36-2 1)

20대 여자가 3개월 전부터 목 아래 말랑말랑한 3cm정도의 종괴가 만져져서 내원하였다. 진단은?

해설

아가미틈새잔유물은 낭의 경우에 성인에서 종괴의 형태로 발견되는 경우가 많다.

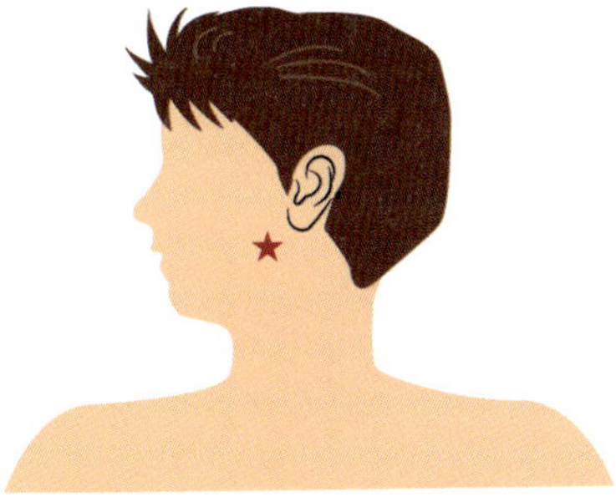

1) 아가미틈새낭(branchial cleft cyst)
2) 갑상혀관낭(thyroglossal duct cyst)
3) 림프종(lymphoma)
4) 악성 종양
5) 부갑상샘

36-3 5)

38세 남성으로 목 앞쪽의 중앙부에 2cm의 종괴가 있어 내원하였다. 어린 시절부터 있었고, 혀를 내밀면 상부로 종괴가 올라갔으며, 목뿔뼈(설골, hyoid bone) 바로 밑에 위치하고 있다. 이 환자의 처치로 옳은 것은?

가. 갑상혀관낭절제술을 시행한다.
나. Delphian림프절과 감별진단이 필요하다.
다. 재발방지를 위해 목뿔뼈를 같이 제거한다.
라. 환자가 갖고 있는 유일한 갑상샘 조직일 가능성이 있으므로 갑상샘 scan 시행해야 한다.

1) 가, 나, 다 2) 가, 다 3) 나, 라
4) 라 5) 가, 나, 다, 라

해설
델피안림프절(Delphian LN)은 갑상샘 정중앙에서 위쪽으로 올라가는 피라미드엽(pyramidal lobe) 주변에 위치하는 림프절이다.

36-4 4)

5세 남자 환아가 목 중앙에 1cm의 종괴를 주소로 내원하였다. 종괴는 혀 내밀 때 상방으로 움직였다. 진단은?

1) goiter 2) cystic hygroma
3) bronchial cleft cyst 4) thyroglossal duct cyst
5) ectopic thyroid

해설
목중앙에 위치하고 혀의 움직임에 따라 움직이는 종괴는 갑상혀관낭이다.

36-5 5)

신생아기에 호발하는 경부종괴는?

가. 갑상혀관낭(thyroglossal duct cyst)
나. 림프관 낭종(cystic hygroma)
다. 아가미틈새낭(branchial cleft cyst)
라. 사경 (torticolis)

1) 가, 나, 다 2) 가, 다 3) 나, 라
4) 라 5) 가, 나, 다, 라

해설
본문 참조

36.5 식도폐쇄와 기관식도루

3/10,000의 확률로 발생하고 남아에 주로 생긴다(소아에서 장이 막히는 경우는 대부분 남자에서 많다). 부모의 양수과다증 병력과 관련이 있다.

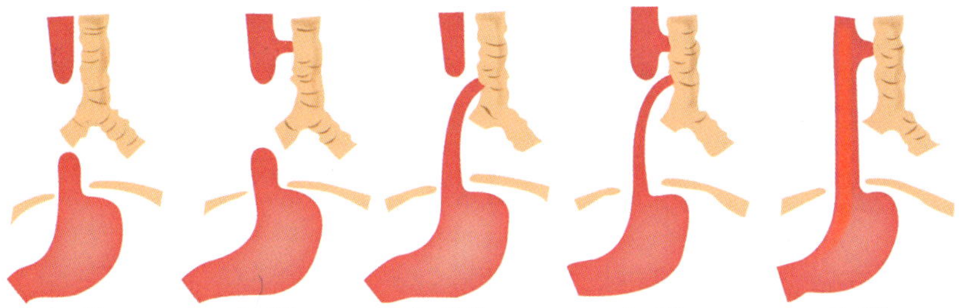

그림 36-6 식도폐쇄와 기관식도루의 유형 및 빈도

1) 동반기형

2/3에서 기형이 동반되고 1/3은 미숙아이다.

VACTERL(Vertebral, Anorectal, Cardiac, Tracheal, Esophageal, Renal, Limb)이 흔히 동반되므로 수술 전 검사가 필요하다.

2) 임상증상

과다한 침분비(excessive salivation), 기침 또는 목맴(coughing or choking), 양수과다증 병력(polyhydramnios history), 빈호흡, 무호흡, 청색증(TEF 동반시) 등이 나타난다. type E는 증상이 모호하여 늦게 발견될 수 있다.

3) 진단

비위관(nasogastric tube)을 삽입하려고 시도해도 진입이 안 되는 경우 의심하고 위장관 gas 여부로 기관식도루 동반유무를 판단할 수 있다. 진단을 위해서 단순촬영으로 충분하고 굳이 조영제를 사용할 필요는 없다.

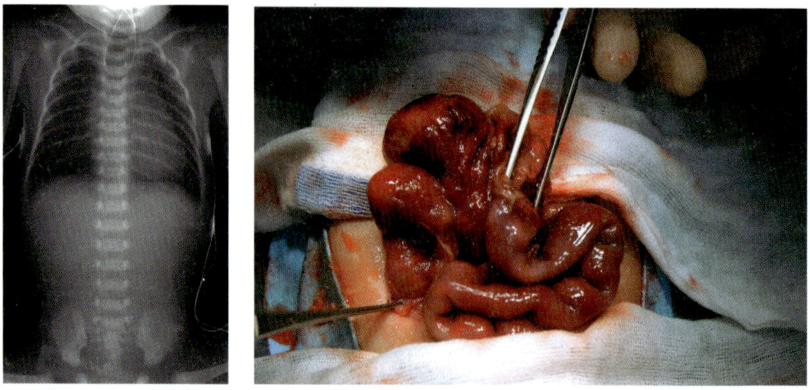

그림 36-7 식도폐쇄 환아의 단순 X선 소견
튜브가 근위부 식도주머니에서 말려있는 모습을 볼 수 있다.

4) 수술 전 검사 및 처치

근위부 식도주머니(esophageal pouch)의 감압과 흡인(aspiration) 방지를 위해 비위관을 넣고 흡인(suction)을 시행하며 인공호흡기 치료를 실시한다. 동반기형에 대한 검사로 심초음파 및 척추, 콩팥 초음파를 시행해야 한다.

5) 수술적 치료

기관식도루가 동반되어 있는 경우 기관식도루를 결찰한다. 분리되어 있는 근위부/원위부 식도에 대해서는 길이가 충분할 경우 일단계 문합(one stage anastomosis), 그렇지 않을 경우 지연문합(delayed anastomosis)을 시행한다.

6) 결과 및 합병증

사망률은 동반기형(특히 심장기형, 염색체 이상)과 연관되어 있다. 합병증으로는 위식도역류(GER)가 25～50%, 문합부협착(anastomosis stricture) 및 누출(leakage)이 각각 15～30%, 10～20%에서 발생하며, 기관연화증(tracheomalacia)이 8～15%에서 나타난다.

꼭 알아둡시다!!!

◆식도폐쇄 및 기관식도루에서 반드시 알아야 할 항목

1. 식도폐쇄의 임상증상, 사진
2. 단순촬영에서 원위부 장관가스 유무를 통해 기관식도루 여부를 맞출 수 있어야 한다.
3. 가장 흔한 유형
4. 진단법
5. 예후인자 : 동반된 기형

문제

36-6 5)

신생아가 입안에 침이 많고, 경구 섭취 시 청색증과 빠른맥을 보였다. 경구 분비물 흡인 후 증상이 호전되었다. 비위관 삽입 시 8cm부터 진행되지 않았다. 생존에 가장 중요한 소견은?

1) 성별
2) 체중(2.5kg 이하)
3) 폐렴
4) 수술 전 수유 여부
5) 동반기형

해설
경구섭취 시의 청색증, 비위관 삽입 장애는 모두 기관식도루의 전형적인 소견이다. 생존에 가장 중요한 예후인자는 동반기형이다.

36-7 3)

생후 수시간된 신생아의 입에서 분비물이 지속적으로 나왔으며, 처음 먹일 때 사레와 기침과 함께 청색증을 보였다. 이 환아에 대한 설명 중 옳은 것은?

가. 상부식도와 기관이 샛길을 형성한 형이 흔하다.
나. 엄마의 양수과다증의 병력이 있다.
다. 조영제를 사용하여 식도맹간의 위치를 확인한다.
라. 흡인성 폐렴이 사망의 원인이다.

1) 가, 나, 다
2) 가, 다
3) 나, 라
4) 라
5) 가, 나, 다, 라

해설
가. 하부식도와 기관 사이 샛길(type C)이 가장 흔한 형태이다(85%).
나. 엄마의 양수과다증의 병력이 흔하다.
다. 조영제를 사용한 검사는 흡인의 위험이 높아 금기이다.
라. 구강 분비물이 기관 내로 들어가서 흡인성 폐렴이 생길 수 있다.

36.6 비후성 날문 협착증

1) 정의 및 특징

비후성 날문 협착증(Hypertrophic Pyloric Stenosis, HPS)은 날문부 돌림근육(circular muscle)의 비대로 인해 위배출구 폐색이 발생하는 질환으로 생후 2~8주의 남아에 호발한다.

2) 임상증상

비담즙성 분출구토(nonbilious projectile vomiting)를 특징으로 하며 위산의 소실을 초래하므로 저염산 대사성 알칼리증(hypochloremic metabolic alkalosis)이 발생한다. 위의 연동운동이 증가해서 심와부(epigastrium)에서 관찰되기도 한다.

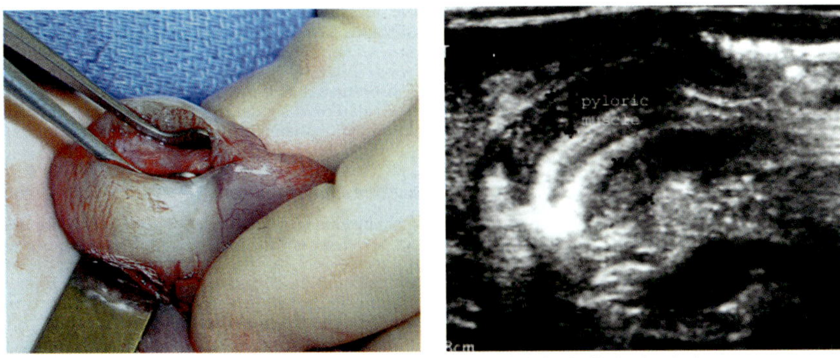

그림 36-8 비후성날문협착증 환아에서의 날문부 근육절개술과 초음파 사진
두꺼워져 있는 날문부 근육을 절개한 후 양쪽으로 펴서 점막을 노출시킨다.

3) 진단

(1) 올리브 모양의 종괴가 심와부 또는 우상복부에서 촉지되면 추가검사 필요 없이 진단할 수 있다.

(2) 복부 초음파(날문부 근육 두께 > 3～4mm, 날문부 길이 > 15～18mm)

(3) 상부 위장관 촬영 : 다른 폐쇄의 원인을 감별할 수 있다.

4) 치료

(1) 날문부 근육절개술 : 점막, 점막하층은 그대로 두고 두꺼워진 근육층을 세로로 절개해서 좁아진 내강을 넓힌다.

(2) 구토로 인해 탈수가 많이 되어 있는 상태이므로 수술 전 충분히 수액공급을 시행하고 대사성 알칼리증을 교정한다. 발견 즉시 수술해야 하는 응급질환은 아니다.

(3) 수술 당일 경구 음식 섭취가 가능하다.

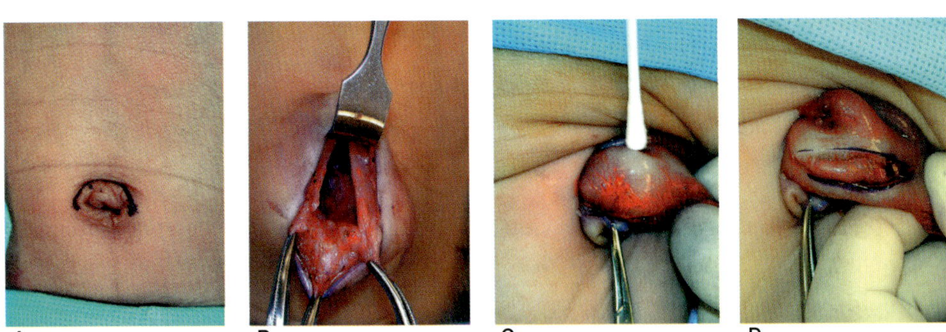

그림 36-9 날문부 근육절개술의 절차
A, 배꼽 위쪽으로 반원형의 절개를 가한다.
B, 절개창을 통해 복강 내로 진입한다.
C, 겸자로 비후되어 있는 날문을 피부 바깥으로 끄집어낸다.
D, 점막하층이 나타날 때까지 근육층을 세로로 절개한다.

꼭 알아둡시다!!!

◆ **비후성 날문 협착증에서 반드시 알아야 할 항목**

1. 호발연령 : 생후 2~8주의 남아
2. 올리브 모양의 복부종괴
3. 비담즙성 구토, 알칼리증
4. 처치

문제

36-8 3)

태어난 지 1개월 된 남아가 지속적인 구토를 응급실에 왔다. 탈수 상태였으며 신체검사 상 복부에 올리브 모양의 덩이가 만져졌다. 치료는?

1) antrectomy
2) fundoplication
3) pyloromyotomy
4) gastrojejunostomy
5) vagotomy with pyloroplasty

해설

신생아의 지속적인 구토, 복부의 올리브 모양의 종괴는 비후성 날문 협착증의 전형적인 소견이다.

36.7 샘창자 폐쇄증

1) 특징

샘창자 폐쇄증(duodenal atresia)은 끈과 같은 상태의 샘창자 내부에 공포화(vacuolization)가 이루어지면서 내강을 형성하는데 이 과정의 장애로 인해 발생하는 질환이다. 샘창자 협착증(duodenal stenosis), 점막망(mucosal web), 섬유끈(fibrous cord)도 동일한 범주의 질환군으로 볼 수 있다.

2) 동반기형

동반기형으로는 미숙아, 다운증후군(Down syndrome), 양수과다증, 윤상췌장(annular pancreas), 회전이상(malrotation), 담도폐쇄증(biliary atresia), 심장/콩팥/식도/항문직장기형이 있을 수 있다.

3) 진단

(1) 단순촬영 상 쌍방울징후(double bubble sign)가 특징적으로 관찰된다.
(2) 담즙성 구토 : 대부분 바터팽대부(ampulla of Vater) 하방에 발생한다.
(3) 상부 위장관 촬영 : 원위부 가스가 있을 경우 중간창자꼬임(midgut volvulus)의 감별 위해 시행한다.

4) 치료

좁아져 있는 샘창자의 근위부와 원위부를 연결하는 샘창자-샘창자 문합술을 시행한다. 점막망의 경우에는 샘창자를 열고 망을 절제한다.

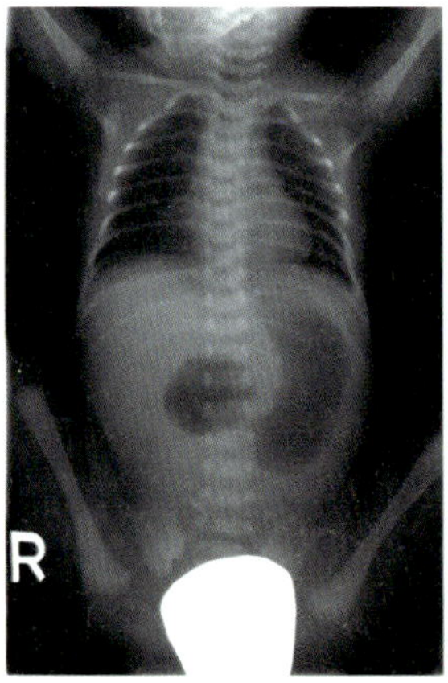

그림 36-10 샘창자폐쇄 환아의 복부사진
전형적인 쌍방울 징후(double bubble sign)가 관찰된다.

36.8 공장회장 폐쇄증

1) 특징

공장회장 폐쇄증(jejunoileal atresia)은 자궁 내에서 부분적인 장간막 혈관 이상(intrauterine focal mesenteric vascular accident)으로 인해 발생한다.

담즙성 구토와 복부팽만이 특징적인 임상증상이며 낭성 섬유증(cystic fibrosis)을 제외한 다른 기형과의 동반은 드물다.

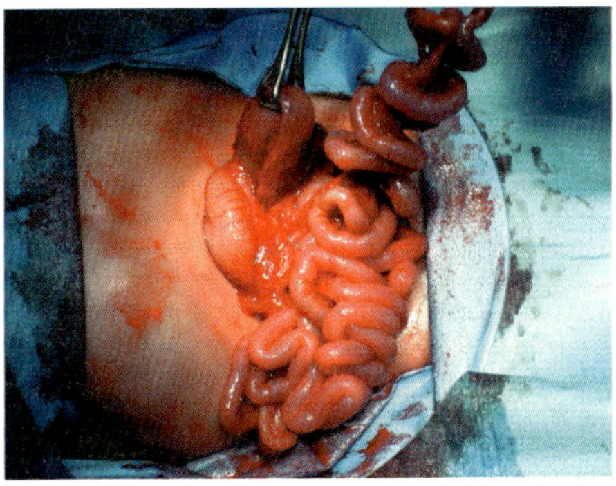

그림 36-11 공장회장 폐쇄증

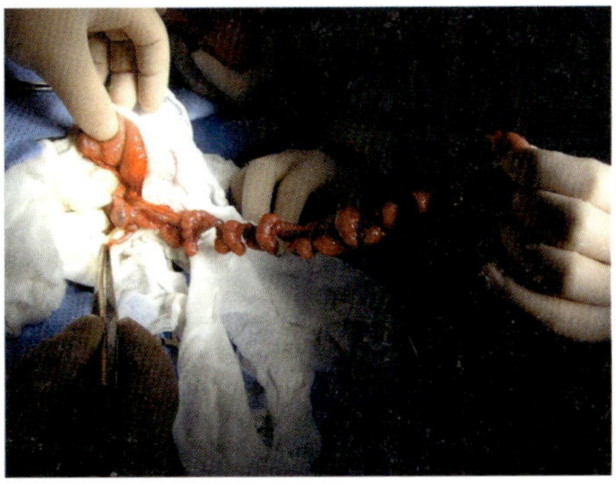

그림 36-12 공장폐쇄증

2) 유형

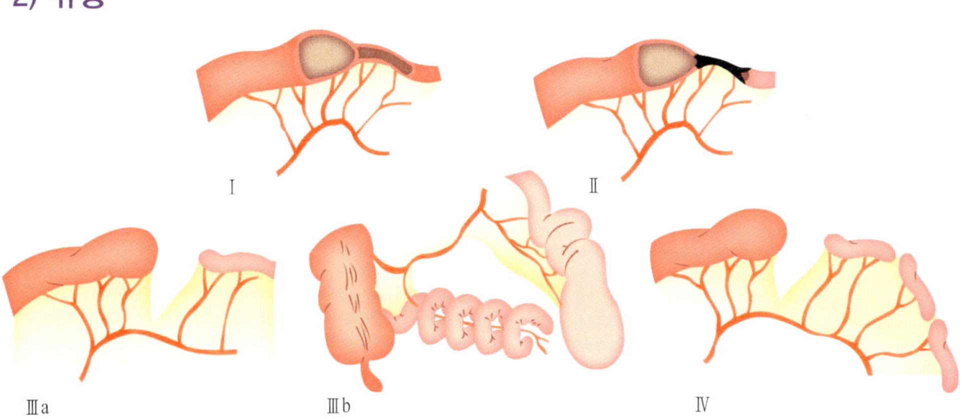

그림 36-13 다양한 유형의 소장폐쇄

Type Ⅰ : 장간막과 소장이 잘 연결되어 있으나 그물막(web)이 존재한다.
Type Ⅱ : 장간막은 완전하지만 소장은 섬유화된 끈으로 존재한다.
Type Ⅲa : 장과 장간막의 연결이 부분적으로 끊어져 있다.
Type Ⅲb : 장간막과 장이 완전히 나누어진 모양이며 사과 껍질(apple peel) 혹은 크리스마스트리 기형이라고도 한다.
Type Ⅳ : 여러 곳의 소장 형성 부전이 존재한다.

3) 진단

진단은 단순촬영상 공기액체층(air-fluid level)과 함께 원위부 장관에 공기가 없는 모습이 특징적이며 다발성 폐쇄를 감별하기 위해 바륨관장을 시행할 수 있다.

4) 치료

치료는 폐쇄된 장을 절제하거나 우회해서 연속성을 유지하도록 문합한다.

36.9 장회전 및 고정 이상

1) 특징

태생 4주에 중간창자가 복강 밖으로 나갔다가 10주에 다시 복강 내로 들어와 270도 반시계 방향으로 회전하고 후복강에 고정되는 과정의 장애로 인해 발생한다.

신생아가 갑작스런 담즙성 구토를 할 경우 의심해야 하며 불완전한 꼬임의 경우 복통, 간헐적인 구토, 이른 팽만감, 체중감소, 성장장애가 주증상인 경우도 있다.

2) 진단

상부 위장관 촬영이 표준 진단법으로 알려져 있다.

3) 치료

중간창자꼬임(midgut volvulus)은 혈관이 함께 꼬여 장의 괴사를 초래하기 때문에 응급수술을 요하는 외과 질환이다.

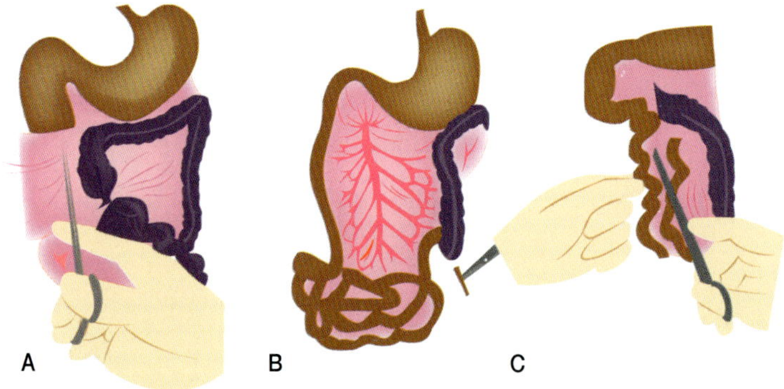

그림 36-14 Ladd's procedure
A, Ladd's band를 절개한다. B, C, 장간막 기저부위를 넓혀 장을 풀어준다.

✤ 이 것 만 알 아 두 세 요 ✤

◆Ladd's procedure

1) 꼬여 있는 장을 푼다.
2) 장의 생존여부를 평가하여 확실한 괴사부위는 절제하고 애매하면 24~36시간 후 2차 수술을 시행하여 가능한 한 많은 장을 남김으로써 단장증후군(short bowel syndrome)을 피하도록 한다.
3) Ladd's band(상행결장과 샘창자를 잇는 band)를 박리한다.
4) 장간막 기저부위를 넓혀서 장꼬임의 재발을 낮춘다.
4) 충수돌기절제술을 시행한다.
6) 소장은 오른쪽, 대장은 왼쪽으로 정리한다.

4) 결과

소아의 단장증후군 가운데 약 20%를 차지하는 질환으로 즉각적인 발견 및 수술이 가장 중요하고 재발은 드물다.

꼭 알아둡시다!!!

◆중간창자꼬임에서 반드시 알아야 할 항목

1. 증상 2. true surgical emergency 3. Ladd's procedure

문제

36-9 4)

구토를 주소로 내원한 환아의 복부 X-ray 사진이다. 상기 소견으로 감별해야 할 질환 중 가장 응급으로 수술을 시행하여야 하는 경우는?

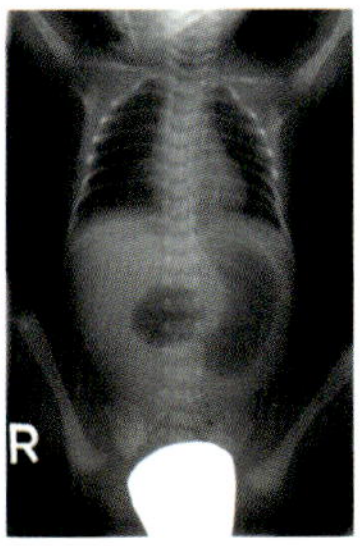

1) Annular pancreas
2) Duodenal web
3) Duodenal atresia
4) Midgut volvulus
5) Malrotation of midgut

해설

샘창자, 소장에 있을 때 관찰되는 쌍기포 징후(double bubble sign)의 사진이다. 보기 모두 쌍기포 징후가 나타날 수 있다. 그러나 보기 가운데 응급으로 수술해야 하는 질환은 중간창자염전이다.

36.10 괴사소장결장염(Necrotizing EnteroColitis, NEC)

1) 정의 및 특징

일반적으로 미숙아에서 발생하며, 소장과 결장에 괴사가 진행되는 질병이다. 신생아기의 위장관계 응급질환 중 가장 흔한 원인으로 미숙아 여부가 가장 중요한 단일 위험인자로 알려져 있다.

2) 증상 및 진단

(1) 증상

보챔, 불안정한 체온, 식이 감소와 같은 비특이적 증상 또는 복부팽만, 구토, 혈변, 전신 패혈증과 같은 증상을 보일 수 있다.

(2) 진단

단순촬영에서 낭성장기종(pneumatosis intestinalis) 또는 문맥의 공기음영, 고정된 소장고리, 자유공기(free air)가 관찰될 때 내릴 수 있다.

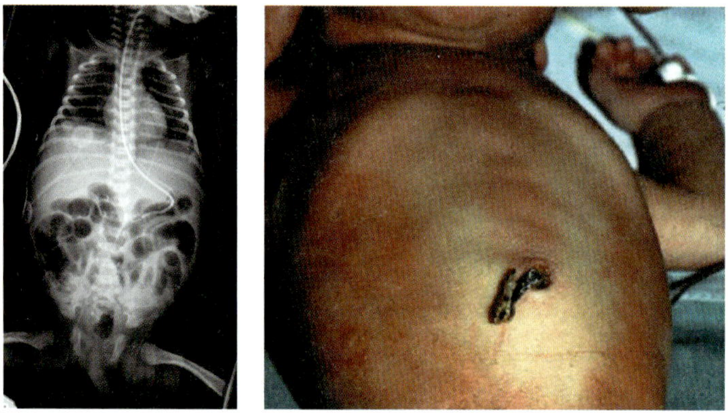

A B

그림 36-15 괴사소장대장염 환자 X선 소견과 육안 소견
낭성장기종(pneumatosis intestinalis) 및 복벽의 봉와직염이 관찰된다.

3) 보존적 치료

(1) 비위관 삽입 및 금식

(2) 수액공급 및 수혈

(3) 광범위 항생제 투여

4) 수술적 치료의 적응증

(1) 절대적 적응증 : 장관 천공

(2) 상대적 적응증

① 환아의 임상적 악화

② 복벽의 봉와직염(abdominal wall cellulitis)

③ 악화되는 산증

④ 백혈구 또는 혈소판 수치의 저하

⑤ 촉지되는 복부의 종괴 또는 반복적으로 촬영한 복부 사진 상 고정되어 있는 소장 고리(persistent fixed loop on repeated abdominal radiographs)

→ 수술적 치료는 가능하면 bowel을 많이 남기고 괴사된 장을 제거한 후 장루(stoma)를 형성하는 것을 원칙으로 한다.

5) 결과

소아의 단장증후군을 유발하는 가장 흔한 원인이며 유착 등의 합병증이 발생할 수 있다. 사망률은 10∼50%에 이른다.

꼭 알아둡시다!!!

◆ 괴사소장대장염에서 반드시 알아야 할 항목

1. 미숙아
2. 특징적인 X-ray 소견
3. 치료법 및 주요 합병증

36.11 장중첩증

1) 특징

장중첩증(intussusception)은 어린 소아에서 발생하는 장폐색의 가장 흔한 원인으로 회장-맹장 이행부에 가장 호발한다. 증례 가운데 50% 가량이 생후 3개월에서 1년 사이에 발생하며, 2세 이후에 발생하는 경우는 20%에 불과하다. 남아에서 보다 더 흔하며, 대부분 발육 상태가 좋고 건강한 환아에서 발생한다. 성인과 달리 소아에서 유발원인은 드물며, 유발원인 중 가장 흔한 것은 멕켈게실이다.

2) 증상

갑작스럽고 쥐어짜는 듯한 복통과 함께 구토, 만져지는 복부종괴를 증상으로 한다. 혈성점액성 대변(currant jelly stool)이 특징적이다.

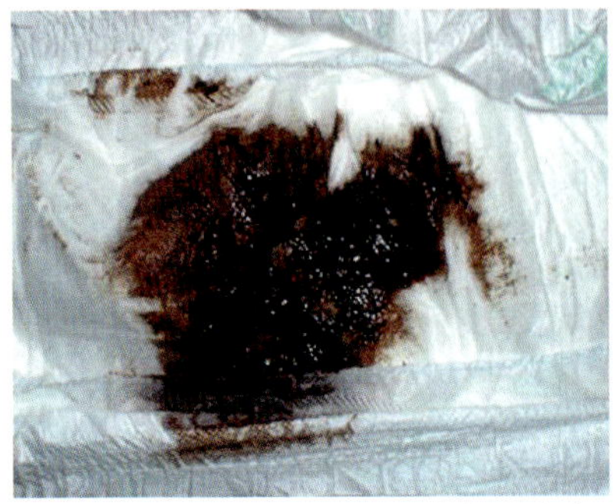

그림 36-16 장중첩증에서의 혈성점액성 대변

3) 진단

단순 촬영이 도움이 되나 초음파에서 관찰되는 표적징후(target sign)가 특징적이다.

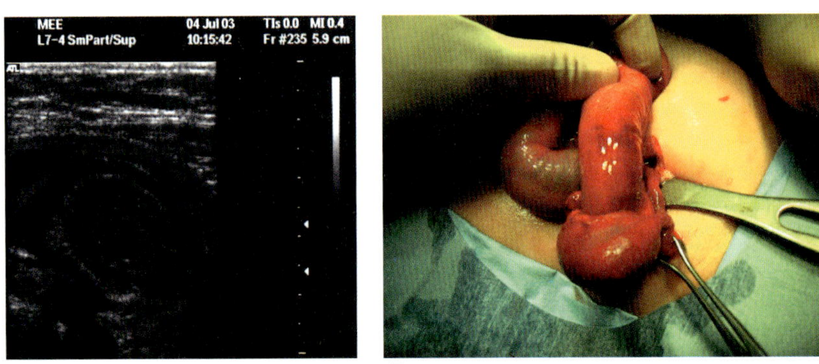

A B

그림 36-17 장중첩증의 초음파 사진 및 수술소견

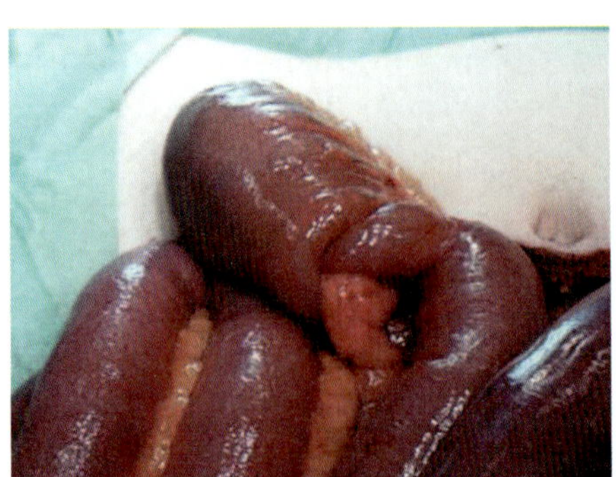

그림 36-18 장중첩증의 수술소견

4) 치료

(1) 공기 또는 조영제를 이용하여 관장을 통한 정수압정복(hydrostatic reduction by enema)

진단과 치료를 동시에 시행할 수 있고 성공률은 80%에 이르지만 24시간 내에 11%에서 재발이 보고되고 있다.

최근에는 공기를 더 많이 사용하는 추세이다.

재발 시 다시 정수압 정복을 시도한다.

복막염이 의심되거나 환자가 불안정한 상태일 때는 수술이 우선되며 정수압 정복은 시행하지 않는다.

(2) 수술적 치료

복막염이 있는 경우나 소장이 완전히 폐쇄된 경우, 소장에 발생한 경우(전달되는 압력이 약해서 정복이 어렵다), 자주 재발하는 경우에는 수술을 원칙으로 한다.

도수정복(manual reduction)을 원칙으로 하고 정복이 안 되거나 장의 생존여부가 의심되는 경우, 유발원인이 있으면 장절제를 시행한다.

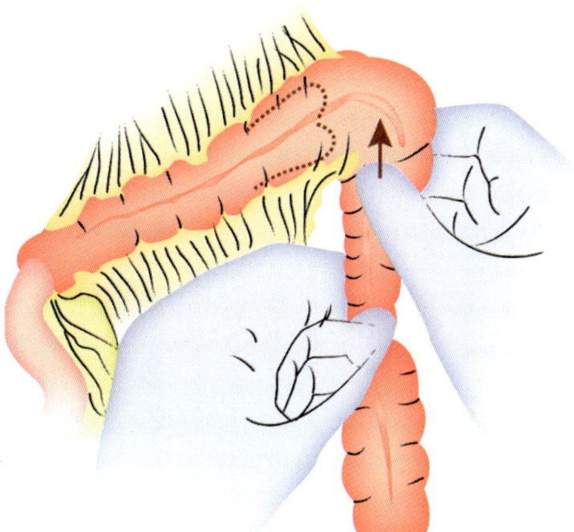

그림 36-19 장중첩증의 도수정복
장이 파열될 수 있기 때문에 중첩된 장을 손으로 뽑으면 안 되며, 손가락으로 중첩된 장의 원위부에서 밀어올리며 압력을 높여 정수압정복과 같은 원리로 도수정복 한다. 도수정복이 원활하게 이루어지지 않으면 절제 후 문합한다.

꼭 알아둡시다!!!

◆장중첩증에서 반드시 알아야 할 항목

1. 증상
2. 수술적 치료보다 공기 또는 조영제를 이용한 정복을 먼저 시행한다.

36.12 헤르쉬스프룽병(Hirschsprung's disease)

근육층 신경얼기(Auerbach's plexus)와 점막하 신경얼기(Meissner's plexus)에 신경절이 없기 때문에 기능적 폐쇄가 발생하는 것을 특징으로 한다. 이 때문에 정상 창자는 늘어나는 반면, 신경절이 없는 창자는 위축되는데 정상 창자와 비정상 창자 사이의 구간을 이행대(transition zone)라고 명칭한다.

하부 직장을 공통적으로 침범하며 근위부 침범 정도는 차이가 있다. 75%의 환아에서 직장과 S자 결장을 침범하며 17%에서는 비장굽이 및 횡행결장까지, 8%에서는 소장까지 침범하는 것으로 알려져 있다. 다운증후군과 연관이 있는 것으로 보고되고 있다.

1) 임상증상

생후 24시간 이내에 태변이 나오지 않거나 점차적인 복부팽만과 더불어 담즙성 구토가 있을 경우 의심할 수 있다.

소장대장염은 헤르쉬스프룽병(Hirschsprung's disease)으로 인한 사망의 가장 흔한 원인이다. 직장 수지 검사를 시행하였을 때 직장은 비어 있으며, 직장에서 손가락을 뺄 때 대변과 함께 가스가 갑자기 밀려 나온다.

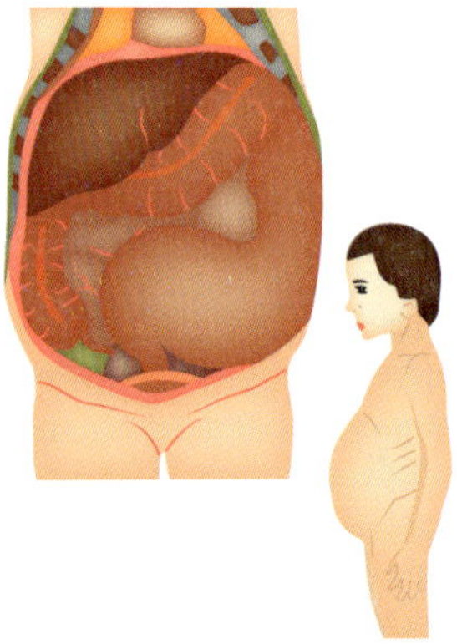

그림 36-20 복부팽만을 보이는 헤르쉬스프룽병 환자

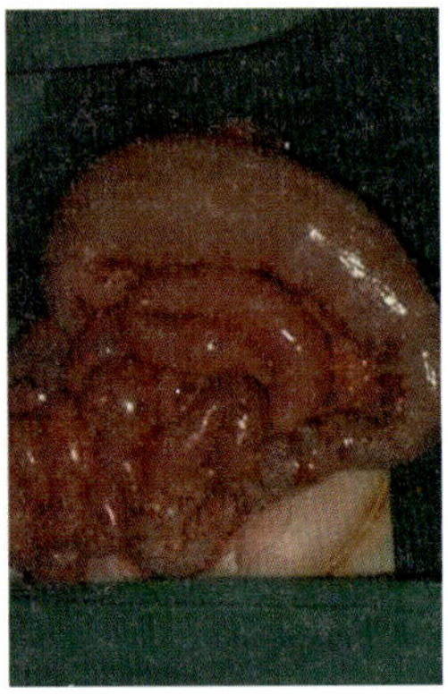

그림 36-21 헤르쉬스프룽병 환자의 수술장 소견
이행대 상부의 확장된 대장이 관찰된다.

2) 진단

(1) 바륨관장

진단을 위한 최초검사로 흔히 사용되며, 검사 전 관장이나 직장수지검사(rectal exam)는 이행대의 확인을 어렵게 하므로 시행하면 안 된다. 더불어 변비의 다른 원인도 배제할 수 있다.

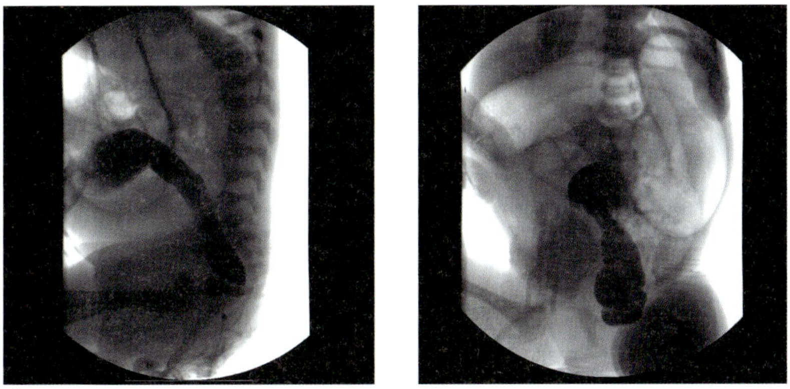

그림 36-22 헤르쉬스프룽병 환자에서의 측면 및 정면 바륨관장 검사영상
이행대가 뚜렷이 관찰된다.

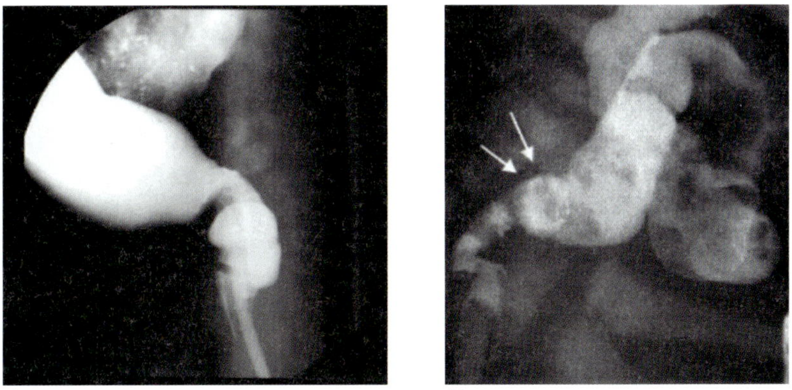

그림 36-23 헤르쉬스프룽병 환아의 바륨관장검사영상
이행대가 관찰된다.

(2) 항문직장압검사(anorectal manometry)

직장확장 시 내괄약근이 이완되지 않는 것이 특징적이며(failure of the internal sphincter to relax when rectum is distended) 이를 직장항문억제반사(rectoanal inhibitory reflex) 음성이라고 한다.

(3) 직장생검(rectal biopsy)

표준이 되는 검사로 적어도 치상선(dentate line) 2cm 상방에서 시행해야 한다. 신생아는 흡인생검(suction biopsy)을 시행하지만 큰 소아는 점막이 두껍기 때문에 전층(full thickness) 생검을 시행한다. 생검소견 상 신경절이 없고 신경줄기가 비대해져 있으며 아세틸콜린에스테르분해효소(AchE) 염색 시 풍부한 소견을 특징으로 한다.

3) 수술적 치료

(1) 전환결장루(diverting colostomy)

생검 확인 후 정상적인 결장을 꺼낸다. 환자가 어느 정도 성장한 후 확정적 수술을 통해 신경절이 없는 장을 절제하고 정상적인 장을 문합하는 확정적 수술을 하게 된다.

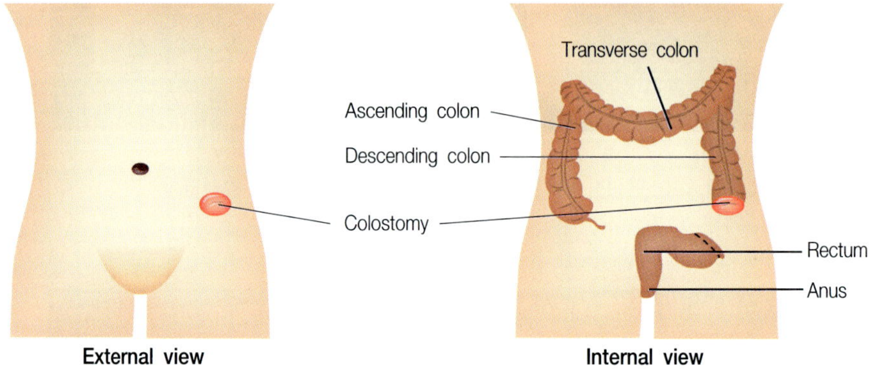

그림 36-24 Bowel Resection and Colostomy
신경절이 없어 늘어나 있는 장을 남겨두고 그 근위부의 정상적인 결장을 꺼내어 장루를 만든다.

(2) 확정적 수술

- **Swenson** : 신경절이 없는 장을 제거하고 남은 장관을 가동화시켜서 결장-항문문합(colo-anal anastomosis)을 시행한다.
- **Duhamel** : 신경절이 없는 장의 일부 끝을 남기고 정상결장을 뒤로 내려서 문합을 시행한다.
- **Soave** : 신경절이 없는 직장의 점막을 제거하고 정상결장을 남아 있는 직장 안으로 끌어내려서 결장-항문문합을 시행한다. 최근에는 결장루 시행 후 단계적 수술을 하지 않고 일단계 수술로서 Soave 술식을 많이 사용하고 있다.

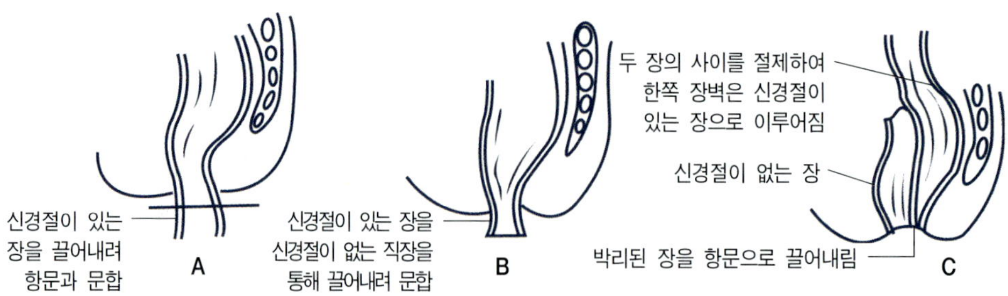

그림 36-25 헤르쉬스프룽병의 Swenson, Soave, Duhamel 수술법
A, Swenson 술기의 모식도. B, Soave 술기의 모식도. C, Duhamel 술기의 모식도

꼭 알아둡시다!!!

◆ 헤르쉬스프룽병에서 반드시 알아야 할 항목

1. 임상증상 및 사진
2. 진단법
3. 이행대의 이해

문제

36-10 2)

5개월 된 남아 환자가 복부팽만을 주소로 내원하였다. 태어나서 대변을 잘 못보고 가끔 토하였으며, 복부팽만이 심하여 자주 관장을 할 때마다 대변과 공기가 많이 나왔다고 한다. 진단은?

1) 기능성 변비
2) 선천성 거대결장증
3) 선천성 갑상샘 저하증
4) 장중첩증
5) 장이상회전

해설

일반적으로 복부팽만으로 인해 생후 3개월 이내에 진단되지만 무신경절 부위가 짧아서 증상이 심하지 않을 경우 아이가 자란 후에 진단될 수 있다. 변비가 심하고 이행대를 통과하면서 변이 가늘어져 가는 변을 본다. 손가락을 넣었다 뺄 때, 관장을 할 때 대변과 공기가 갑자기 많이 밀려나오는 특징이 있다.

36-11 5)

다음 사진은 계속되는 변비와 복부팽만을 주소로 내원한 10개월 된 남아의 바륨 관장 사진이다. 이 환아에 대한 설명 중 맞는 것은?

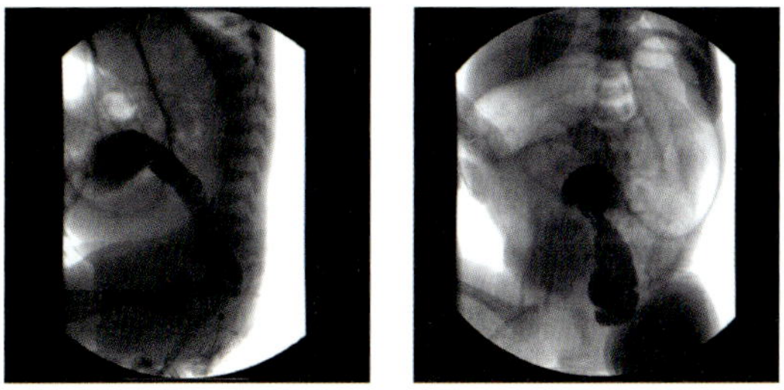

A　　B

가. 직장 생검이 진단에 유효하다.
나. 직장에 손가락을 넣어보면 비어 있다.
다. 24시간 후에도 결장에 조영제가 남아 있다.
라. 직장 압력 검사 상 외괄약근압은 정상이다.

1) 가, 나, 다
2) 가, 다
3) 나, 라
4) 라
5) 가, 나, 다, 라

해설

신경절이 없기 때문에 직장은 비어 있으며, 조영제로 관장을 한 이후에 24시간이 지나도 조영제가 내려오지 않는다. 내괄약근압이 증가되어 있으며 외괄약근압은 정상이다. 확진 검사는 직장 생검이다.

36.13 항문막힘증

항문막힘증(imperforate anus)은 남아에 더 흔한 질환으로서 항문이 막혀 있으면서 샛길이 동반되는 경우가 많다. 남아에서는 결장-요도(colo-urethral) 샛길이 흔하며, 여아에서는 결장-안뜰(colo-vestibular) 샛길이 흔하다.

1) 분류

항문막힘증은 직장주머니 끝부분(rectal pouch ending)과 항문올림근(levator ani)의 높이 관계에 따라 분류하며, 직장주머니 끝부분이 항문올림근보다 머리 쪽에 위치하면 고위형, 같은 높이이면 중간형, 보다 더 항문 쪽에 가까우면 저위형으로 분류한다.

심화학습

◆항문막힘증의 분류

1. 여아
   - 고위형 : anorectal agenesis with or without rectovaginal fistula, rectal atresia
   - 중간형 : anorectal agenesis with or without rectovaginal fistula, anal agenesis
   - 저위형 : anovestibular or anocutaneous fistula(anteriorly displaced anus), anal stenosis
   - Cloaca
2. 남아
   - 고위형 : anorectal agenesis with or without rectoprostatic urethral fistula, rectal atresia
   - 중간형 : anorectal agenesis with or without rectobulbar urethral fistula, anal agenesis
   - 저위형 : anocutaneous fistula(anteriorly displaced anus), anal stenosis

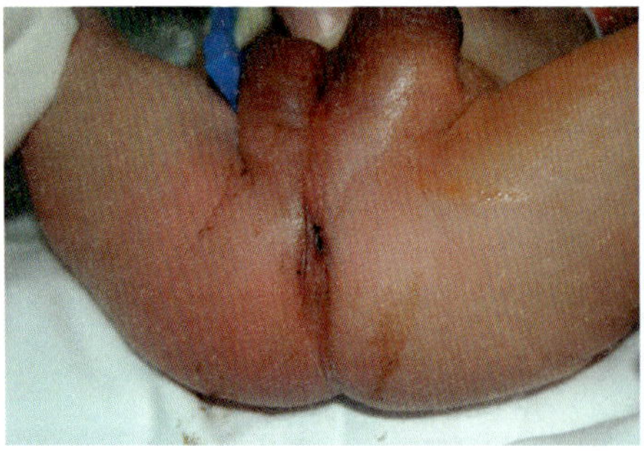
A

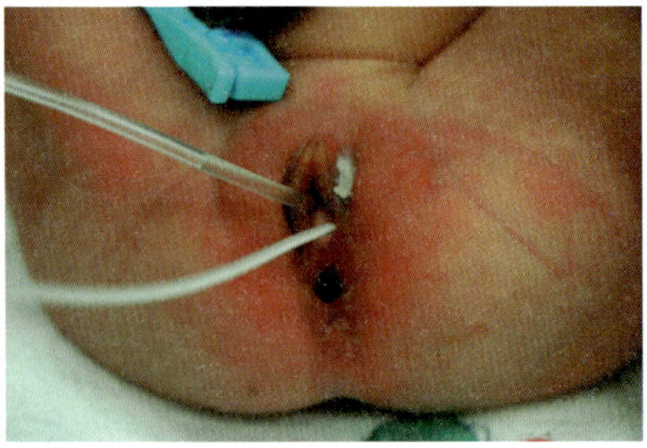
B

그림 36-26 항문막힘증
A, 항문-피부 샛길. B, 항문-안뜰 샛길

직장주머니 끝부분의 위치는 invertogram을 촬영하여 확인할 수 있지만, invertogram 촬영 없이 회음부에 대한 시진만으로도 직장주머니의 높이를 정확히 예측할 수 있다. 항문-피부 샛길이 회음부 피부 또는 처녀막 등에서 발견되면 저위형, 나머지는 중간/고위형이다.

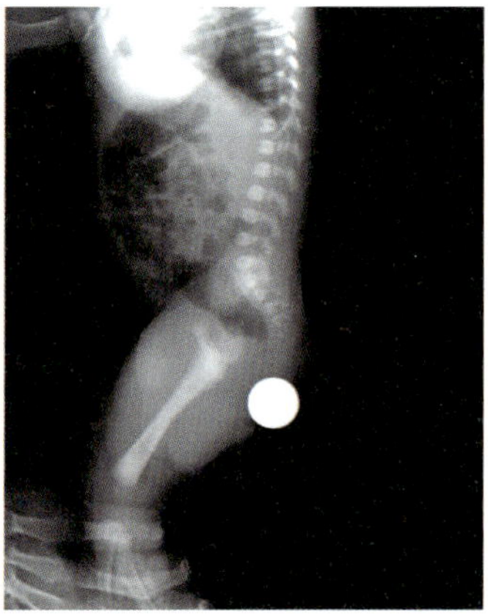

그림 36-27 항문폐쇄증 환자의 invertogram
직장에 공기가 차 있는 부분이 명확히 구분되며 직장주머니 끝을 나타낸다.

2) 관련 기형

VACTERL과의 관련성을 항상 의심한다. 1/3에서 천골, 척추의 이상이 동반되는데 2개 이상의 척추뼈가 없는 경우 예후가 나쁘다(장관, 방광의 배뇨자제 관련 장애). 방광요관역류, 수신증, 말굽콩팥(horseshoe kidney), 이형성콩팥(dysplastic kidney) 등이 있다.

3) 수술 전 평가

척수에 대한 단순촬영 및 초음파, 콩팥초음파, 배뇨방광요도조영술(voiding cystourethrography), 심초음파, 식도폐쇄 여부에 대한 검사를 시행해야 한다.

4) 수술적 치료

(1) 저위형 : 1단계 복원술

- 항문협착은 확장기(dilator)를 이용하여 점차적으로 확장을 시도한다.
- **cutback anoplasty** : 항문구(anal opening)가 외괄약근과 약간 떨어져 있을 때 원래 항문이 있어야 할 부분과 비정상적인 항문구 사이를 절개하여 공통입구를 만드는 방법이다.
- **transposition anoplasty** : 항문구가 멀리 떨어져 있는 경우 비정상적인 항문구를 가동화하여 원위치로 옮기고 회음부를 재건하는 방법이다.

(5) 고위형 또는 중간형 : 3단계 복원술

① **1단계** : 결장루

② **2단계**

- 3~6개월 후 Pena 수술을 시행한다.
- 직장-요로 또는 직장-질간의 샛길을 분리하고 직장주머니를 정상 항문구 위치로 당겨 위치시킨 후 회음부를 재건하는 수술법이다.

③ **3단계** : 결장루를 복원한다.

5) 예후

동반 기형과 관련되어 있는데 변비가 가장 흔한 합병증이다. 배뇨/배변자제 여부는 주머니 높이와 천골의 정상 여부에 의해 좌우된다.

꼭 알아둡시다!!!

◆ **항문막힘증에서 반드시 알아야 할 항목**

1. 저위형과 중간/고위형의 구분(중간형과 고위형은 구분할 필요 없고 저위형의 사진을 잘 봐 두는 것이 좋다)
2. 회음부에 대한 시진이 중요하다.
3. 각각의 유형에서 생길 수 있는 임상증상을 개략적으로 이해해야 한다.
4. 검사법
5. 저위형과 나머지 유형의 수술법의 차이를 이해해야 한다.

문제

36-12 2)

환아가 배뇨 시 소변과 함께 가스가 나왔다. 가능성이 가장 높은 것은?

1) 방광 천공
2) 고위쇄항문막힘증(imperforate anus)과 요도샛길(fistula)
3) 콩팥 무발생증(renal agenesis)
4) 방광요관 역류(vesicoureteral reflux)
5) 방광자율신경 기능장애

해설

공기뇨(pneumaturia)는 소변중에 gas가 섞여 있는 것을 말하며, 이는 요로와 장 사이에 샛길이 형성되었음을 강력히 시사한다. 또한 가스형성 세균에 의한 요로감염, 당뇨 환자에서 소변 내의 당이 발효될 때도 나타날 수 있다.

36-13 1)

출생 당일 남아에서 항문막힘증 유형을 감별하기 위한 검사법은?

1) 회음부 육안 검사법
2) pelvis AP
3) IVP
4) VCUG
5) cystoscope

해설

직장주머니 끝부분의 위치는 invertogram을 촬영하여 확인할 수 있지만, invertogram 촬영 없이 회음부에 대한 시진만으로도 직장주머니의 높이를 정확히 예측할 수 있다.

36-14 1)

다음 중 요관샛길을 동반한 항문막힘증을 가진 신생아에게서 볼 수 있는 소견은?

가. 배뇨 시 가스	나. 배뇨 시 태변(meconium)
다. 방광 내 공기음영	라. 혈뇨

1) 가, 나, 다
2) 가, 다
3) 나, 라
4) 라
5) 가, 나, 다, 라

해설

직장과 요도 사이에 샛길이 있으면 장내의 가스와 대변이 요도로 흘러 소변에 함께 나올 수 있으며 가스가 역류하여 방광에 공기가 보일 수 있다. 혈뇨는 일반적으로 생기지 않는다.

36-15 1)

저위기형 항문막힘증에 대한 설명이다. 가장 옳은 것은?

1) 고위기형 항문막힘증보다 흔하다.
2) 대부분 다른 기형을 동반한다.
3) 직장맹관이 치골직장근 이하로 내려오지 못한 기형이다.
4) 남아에서는 태변이 요도끝에서 관찰될 수 있다.
5) 신생아 시기에 결장루 조성술이 필요하다.

해설

고위기형이 보다 더 복잡한 형태의 항문막힘증이며, 동반 기형의 빈도가 높고, 요도와의 샛길이 흔하고, 3단계의 수술을 시행해야 한다.

36.14 배꼽탈출(omphalocele)

1) 정의 및 특징

위, 소장, 대장, 간 등이 복벽의 근육 결손으로 인해 생긴 틈을 통해 복강 밖으로 튀어나와 있는 질환이다.

배꼽테(umbilical ring)를 통해 복강 내 내용물이 돌출되며, 복막(peritoneum), 양막(amnion)으로 이루어진 막에 의해 내용물이 싸여 있는 것이 특징이다.

결손의 크기는 소장의 일부만 나올 수 있을 정도로 작을 수도 있으며, 간이 나올 정도로 클 수도 있다. 배벽갈림증(gastroschisis)과 달리 염색체 이상, 심장, 근골격계, 위장관계, 비뇨기계의 동반 기형이 많아서 배꼽탈출 환자의 반수 이상에서 발견된다.

2) 수술 전 준비

수술 전 비위관 또는 입위관을 삽입하여 위장관 감압을 실시하고 수액공급 및 항생제 투여를 시행해야 한다.

sac을 통해 수분 손실이 일어나지 않도록 멸균된 촉촉한 거즈로 덮어주는 것이 필요하다. 또한 동반 기형의 빈도가 높으므로 이에 대한 수술 전 평가가 이루어져야 한다.

장기가 sac에 의해 덮여 보호되므로 수술적인 치료는 철저한 검사 후에 시행하도록 한다.

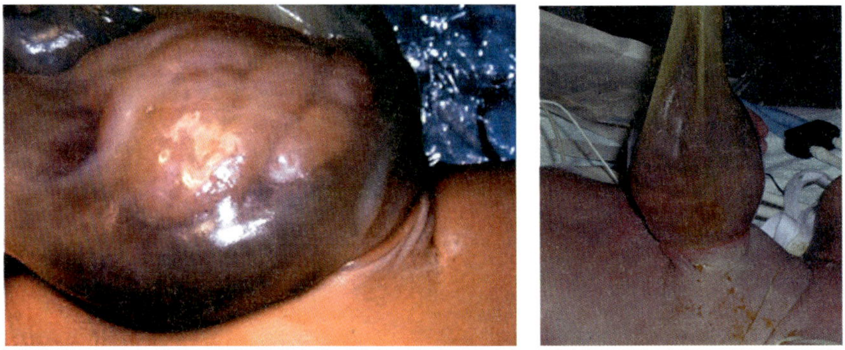

A B

그림 36-28 배꼽탈출(omphalocele)

3) 수술적 치료

대부분의 경우 주머니의 내용물을 복강 내로 넣은 후 주머니를 절제하고 복벽을 봉합하면 된다. 결손 크기가 매우 큰 배꼽탈출의 경우 silastic silo를 이용하여 점차적으로 내용물이 복강 내로 들어가도록 유도하고 이후 복벽을 봉합한다. 복벽 봉합이 어려운 경우 silver nitrate 또는 silver sulfadiazine 등의 국소제제를 이용하여 주머니의 상피화를 촉진시킬 수 있다.

문제

36-16 5)

출생 즉시 내원한 환아이다. 이 환아에게 동반되어 나타날 수 있는 기형을 모두 고르시오.

해설
배꼽탈출의 동반 기형을 알아두어야 한다.

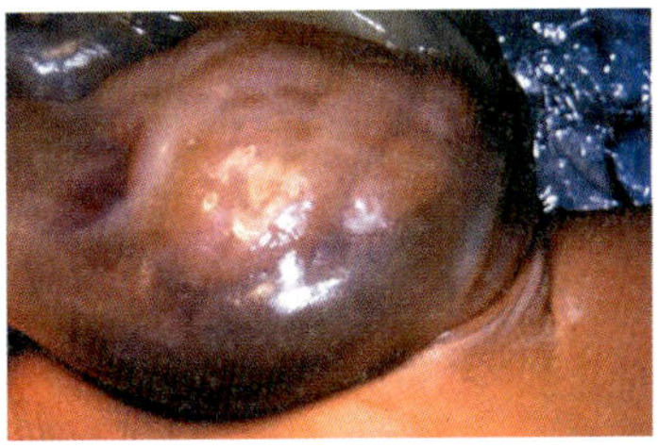
A

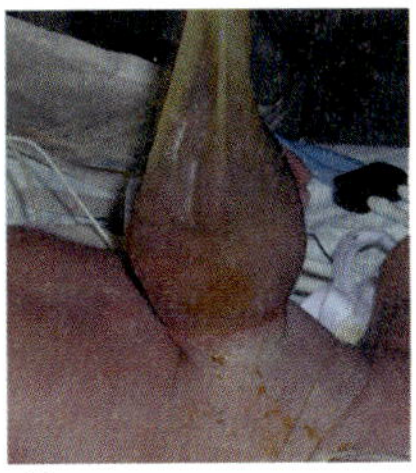
B

가. 염색체 이상	나. 심장기형
다. 장이상회전	라. 무뇌증

1) 가, 나, 다　　2) 가, 다　　3) 나, 라
4) 라　　5) 가, 나, 다, 라

36.15 배벽갈림증(gastroschisis)

1) 정의 및 특징

선천적인 복벽의 결손으로 인해 배꼽을 통하지 않고 복강 내 내용물이 배 밖으로 탈출하는 질환이다. 배꼽탈출과 달리 주머니가 없고 배꼽테의 오른쪽으로 내용물이 돌출되며, 동반 기형은 드물지만 유일하게 장관폐쇄(intestinal atresia)가 15%까지 동반된다고 알려져 있다.

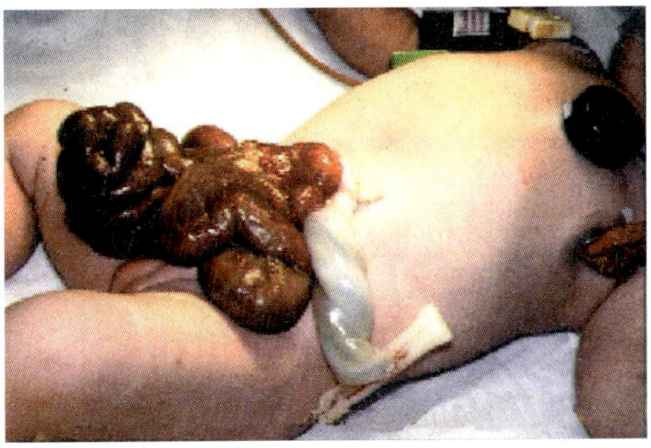
그림 36-29 배벽갈림증(gastroschisis)

2) 수술 전 준비

주머니가 없기 때문에 수분손실이 배꼽탈출보다 많으므로 충분한 수액공급이 필요하고 감염 위험이 높으므로 적극적인 항생제 치료가 필요하다.

3) 수술

수술 원칙은 배꼽탈출과 유사하며, 탈출된 내용물을 복원하고 일차봉합하는 것이 가장 이상적이다. 하지만 장관폐쇄가 동반되어 있다면 전환 장루(diverting stoma)를 만들고 나서 수주 후에 재수술로 장관폐쇄 부위의 절제 및 장루 복원을 시행하는 것이 바람직하다.

탈출되어 있는 장은 sac에 싸여있지 않아서 두껍고 부종이 동반된 상태이기 때문에 수술 후 장폐색증이 호발한다. 따라서 수술 후에 완전비경구영양법을 필요로 하는 경우가 많다.

꼭 알아둡시다!!!

◆**배꼽탈출 대 복벽갈림증**

1. 두 질환의 차이를 이해(주머니 유무, 돌출되는 구조물의 차이, 동반기형)
2. 수액공급 및 완전비경구영양법은 복벽갈림증에서 더 필요하다.

문제

36-17 5)

다음은 신생아의 사진이다. 설명으로 옳은 것은?

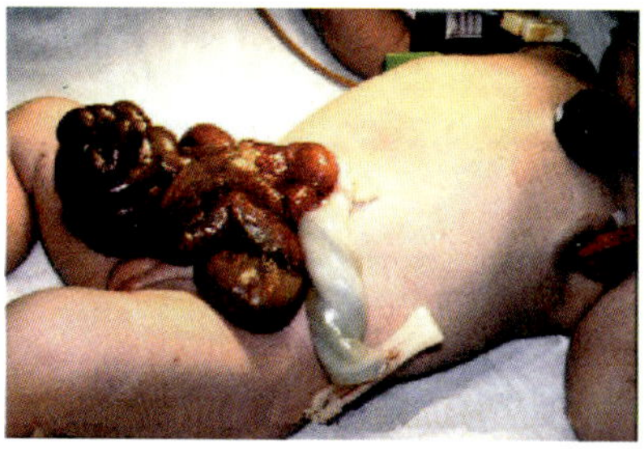

가. 배꼽이 있다.
나. 회전 이상을 잘 동반한다.
다. 수술 후 합병증이 많다.
라. 선천성 장폐색을 잘 동반한다.

1) 가, 나, 다　　2) 가, 다　　3) 나, 라
4) 라　　5) 가, 나, 다, 라

해설

배벽갈림증에서는 장관폐쇄를 제외한 동반기형이 드물다.

36-18 3)

다음 사진의 소견을 가진 신생아가 응급실로 후송되어 왔다면 가장 중요한 수술 전 처치는?

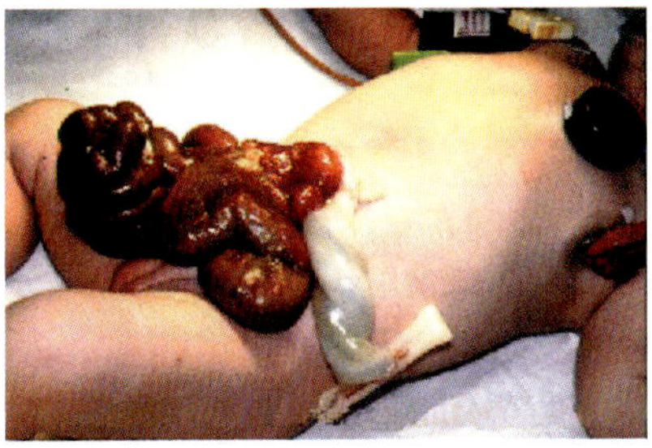

1) 혈액, 뇨 및 방사선 검사
2) 감염 방지를 위한 항생제 투여
3) 체온 유지 및 수액공급
4) 비위관 삽입 및 요도 삽관
5) 다른 선천성 기형의 검사

해설

주머니가 없기 때문에 수분손실이 배꼽탈출보다 많으므로 충분한 수액공급이 필요하고 감염 위험이 높으므로 적극적인 항생제 치료가 필요하다.

36.16 서혜부탈장

1) 특징

소아의 서혜부탈장은 모두 간접탈장이며 선천성이다. 서혜부탈장(inguinal hernia), 단순음낭수종(simple hydrocele), 교통성 음낭수종(communicating hydrocele)은 모두 초상돌기(processus vaginalis)가 폐쇄되지 않고 비정상적으로 열려 있어서 발생하는 유사 질환이다.

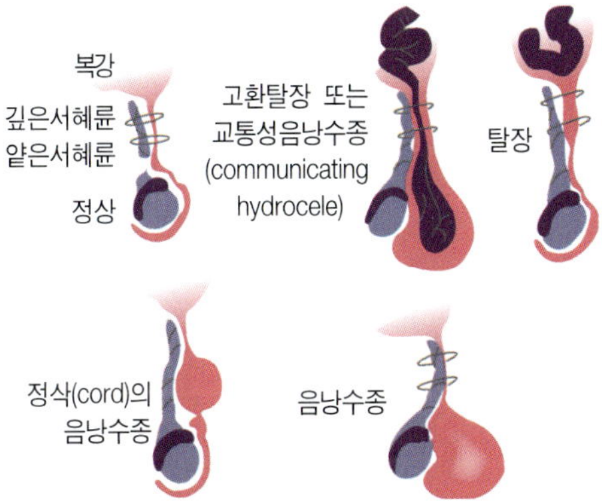

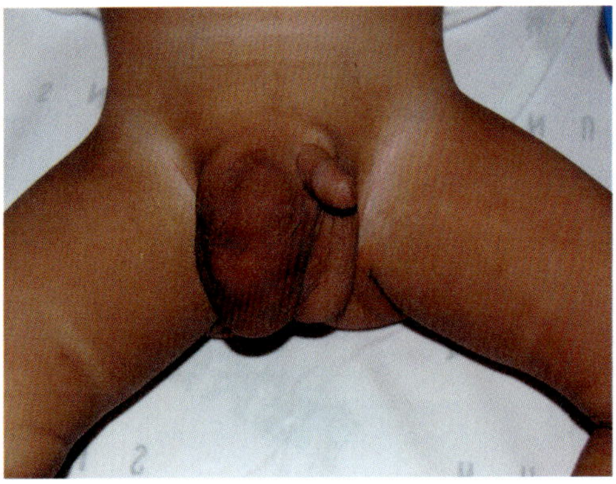

그림 36-30 서혜부탈장과 음낭수종의 해부학적 변이

미숙아, 남아에 호발(여아에 비해 6배)하고 왼쪽(30%)에 비해 오른쪽(60%)에 더 잘 생기는데 이는 오른쪽 고환이 늦게 하강하고 초상돌기도 늦게 닫히기 때문이다.

교액(strangulation), 꼬임(incarceration)의 위험이 있으므로 소아탈장은 반드시 수술해야 한다. 진단을 위해 투과조명법(transillumination)을 시행할 수 있고 탈장과 음낭수종의 감별에 도움이 된다(음낭수종은 내용물이 물이기 때문에 빛이 잘 통과한다).

2) 치료

(1) 미숙아

미숙아의 경우 마취 후 무호흡증이 발생할 빈도가 높으므로, 다른 합병증이 없으면 퇴원 직전까지 경과 관찰한다. 정관 손상, 마취 위험을 최소화하기 위해 퇴원 직전 수술을 시행하는 것이 좋으며, 이미 퇴원한 경우는 제태 50주 이상의 기간이 되었을 때 수술을 시행한다.

(2) 일반적인 탈장의 수술 시기

교액이나 꼬임의 위험이 있으므로 진단이 되면 가능한 빨리 수술 날짜를 잡아 수술하도록 한다. 응급 수술이 필요하지는 않다.

(3) 꼬임탈장(incarcerated hernia)

꼬임이 동반된 탈장은 여아의 경우 대부분 난소가 내용물이기 때문에 진정한 의미의 응급 수술을 요하지는 않고 수 일 내에 수술을 시행하면 된다.

장관이 꼬여 있는 경우 복막염의 징후가 없으면 우선 도수정복을 시도하고 성공하면 24~48시간 후 부종을 감소시킨 후 수술을 시행한다. 도수정복이 실패하면 즉시 수술해야 한다.

(4) 수술방법

수술은 탈장주머니의 고위결찰(high ligation)로 충분하다. 성인은 약해진 복벽이 원인이므로 후벽 보강을 해주어야 하지만, 소아는 폐쇄되지 않은 초상돌기가 원인이고 복벽은 관계가 없기 때문에 후벽보강이 필요 없다.

3) 합병증

- 재발
- 정관손상
- 창상감염
- 수술 후 음낭수종

꼭 알아둡시다!!!

◆ 소아 서혜부탈장에서 반드시 알아야 할 항목

1. 탈장 대 음낭수종의 원리 및 감별(투과조명법)
2. 탈장의 특징
3. 미숙아의 수술 시기
4. 꼬임시 먼저 시행해야 할 처치

"참고하세요"

◆ 꼬임(incarceration)탈장과 교액(strangulation)탈장의 차이

꼬임탈장은 장내용물이 탈장낭 내로 빠져나와 자연적으로 복원되지 않는 탈장을 의미하며, 장의 허혈이 있을 수도 있고 없을 수도 있는데, 이때 허혈이 일어나면 교액탈장이라고 한다.

문제

36-19 3)

간헐적으로 왼쪽 음낭에 덩이가 만져지던 6개월 남아가 2시간 전부터 계속 보채서 나원하였다. 신체진찰에서 복부는 부드러웠다. 서혜부(groin area)의 사진이다. 치료는?

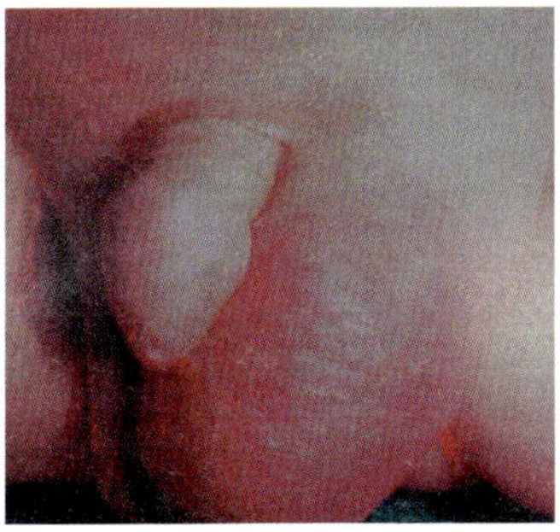

1) 온습찜질
2) 항생제 투여 후 관찰
3) sedation 후 환원
4) 주사기 흡인 후 내용물 확
5) 즉시 수술

해설

2시간 전부터 남아가 보챘다는 소견은 감돈탈장(incarcerated hernia)이라는 것을 의미하며, 복부가 부드럽다는 소견으로 보아 꼬임탈장(strangulated hernia)은 아니라는 것을 의미한다. 따라서 도수정복 후 수술을 시행한다. 소아에서 도수정복을 용이하게 하기 위해 도수정복 전 pocral과 같은 수면제를 주기도 한다.

36-20 2)

미숙아로 태어난 남아가 출생부터 2주 째 중환자실에 입원 중이다. 오른쪽 서혜부에 들낙날락하는 덩이가 보였다. 양쪽 고환은 음낭 내에 위치하고 있었다. 수술 시기는?

1) 발견 즉시
2) 퇴원 전
3) 1세
4) 3세
5) 취학 전

해설

탈장교정술은 진단 직후 가능한 조기에 수술을 시행하는 것이 원칙이나 각각의 상황에 따라 조금씩 다르다. 미숙아의 경우에는 퇴원할 때까지 관찰한 후에도 없어지지 않을 경우 수술을 하고 꼬임탈장(incarcerated hernia)의 경우 비수술적 정복을 한 후 2~3일 정도 기다려 조직의 부종이 가라앉은 다음 교정 수술을 시행한다. 꼬임탈장이 교액탈장(strangulated hernia)으로 진행한 경우에는 응급수술을 시행하게 된다.

36-21 4)

오른쪽 서혜부탈장으로 진단되었던 5개월된 남아가 1시간 전부터 갑자기 보채면서 오른쪽 서혜부에 덩이가 생긴 뒤 복원되지 않았다. 덩이 주위에 압통이나 피부 색조 변화는 없다. 먼저 시행할 가장 좋은 조치는?

1) 경과관찰
2) 수액투여
3) 항생제 투여
4) 도수정복
5) 응급수술

해설

incarceration(꼬임, 감돈; 복원되지 못하는 상태) hernia는 많은 경우에 도수정복으로 해결이 가능하다. 도수 정복이 안 되는 통증을 동반한 꼬임탈장은 응급수술을 요한다. 장을 포함하고 있는 꼬임탈장에서는 복막염의 소견이 없다면 도수정복을 시도할 수 있으며, 정복이 성공적이라면 환아는 2~3일 정도 입원하여 안정제투여를 하며 관찰한 후에 수술할 수 있다.

36-22 1)

6개월된 남아가 울 때에 왼쪽 샅고랑부위(groin)와 음낭이 부어올라 병원에 왔다. 부어오른 부위를 누르면 환원되었다. 적합한 수술 시기는?

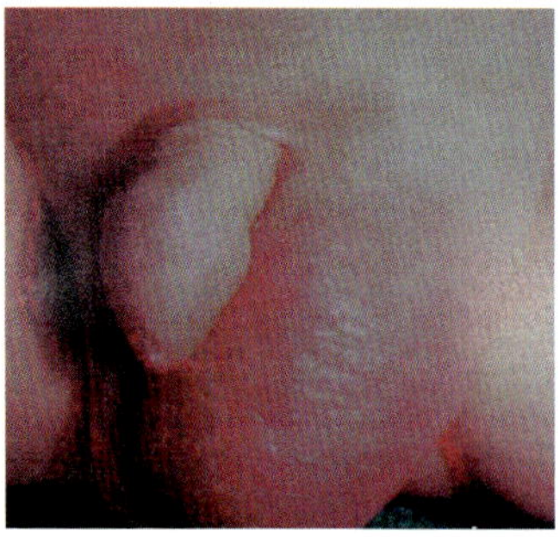

1) 즉시
2) 3세
3) 6세
4) 9세
5) 12세

해설

미숙아가 아니기 때문에 환원 후 가능한 빠른 시기(수일 내)에 정규수술을 시행한다.

36-23 5)

소아에서 급성 음낭수종과 감별해야 할 질환은?

가. 고환외상	나. 부고환염
다. 고환염전	라. 고환종양

1) 가, 나, 다　　2) 가, 다　　3) 나, 라
4) 라　　5) 가, 나, 다, 라

해설
고환에 발생하는 모든 질환을 감별한다.

36.17 배꼽탈장

발견 즉시 수술해야 하는 서혜부 탈장과 달리 배꼽탈장(umbilical hernia)은 심각한 합병증의 동반이 드물고 4~6세까지 80%에서 배꼽이 저절로 닫히므로 기다리는 것이 원칙이다. 그러나 결손이 2cm 이상으로 크거나 이전에도 꼬임의 병력이 있는 경우, 큰 피부 주둥이(skin proboscis), 뇌실-복강 단락 등이 있을 때는 자연 치유를 기대하기 어려우므로 수술을 해야 한다.

꼭 알아둡시다!!!

◆ 배꼽탈장에서 반드시 알아야 할 항목

1. 수술을 바로 해주어야 할 경우
2. 수술 원칙 : 수술을 바로 해주어야 할 경우를 제외하고는 4~6세까지 수술하지 않고 기다린다.

36.18 선천성 가로막 탈장(congenital diaphragmatic hernia)

오른쪽(20%)에 비해 왼쪽(80%)에 호발한다.

발생부위에 따라 뒤가쪽(posterolateral)은 보흐달레크 탈장(Bochdalek hernia), 앞안쪽 또는 흉골 뒤는 모르가니 탈장(Morgagni hernia)으로 구분한다.

동측의 폐실질을 압박함으로써 폐형성저하증(hypoplasia)을 유발한다. 사망률, 이환율에 영향을 미치는 두 가지 요소는 폐형성저하증과 폐고혈압 발생 여부이다.

1) 임상증상

호흡곤란 징후와 함께 복부는 홀쭉한 반면(scaphoid abdomen), 흉부의 장경은 늘어나 있을 때(large chest AP diameter) 의심할 수 있다.

생후 수시간 후 호흡곤란 등의 증상이 발생하는 환아가 생후 즉시 증상이 발현되는 환아에 비해 예후가 좋다.

→ 증상 발생까지의 시간이 길수록 예후가 좋다.

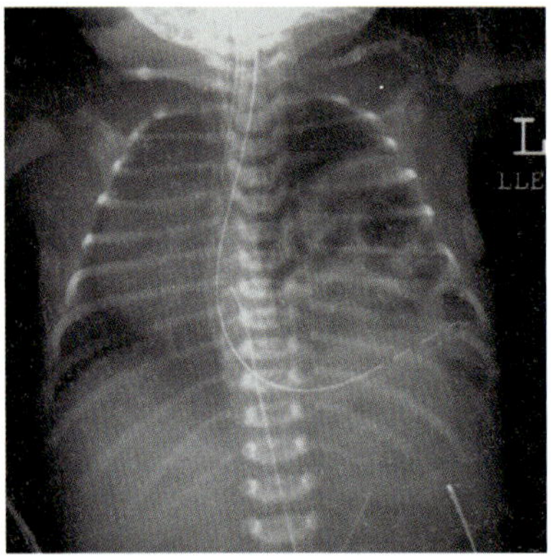

그림 36-31 선천성 가로막 탈장(congenital diaphragmatic hernia)
비위관의 끝이 왼쪽 흉곽 안에 위치하고 있다.

2) 진단

산전 초음파로 대부분 진단할 수 있으며 생후 흉부 단순촬영에서 흉곽 내에 위장관 공기음영 등이 관찰된다.

3) 수술 전 처치

기도삽관 및 인공호흡기 치료를 시행해야 하며 허용 가능한 고탄산혈증, 저산소혈증(permissive hypercapnia, hypoxemia) 범위를 유지해야 하는데 이는 인공호흡기의 압력을 낮춰 적당한 가스 농도를 유지하고 기흉의 발생을 최소화하기 위한 목적이다. 비위관을 삽입하여 위장관을 감압시킨다.

✤ 이것만 알아두세요 ✤

태아수술(fetal surgery), 폐혈관확장제(pulmonary vasodilator), 표면활성제, 일산화질소 등은 뚜렷한 효과가 없는 것으로 알려져 있다.

4) 수술적 치료

조기에 복원하는 경우와 지연복원하는 경우의 성적이 거의 동일하므로 일반적으로 생후 24~72시간까지 기다려서 수술한다. 복벽 중 갈비뼈 아래 절개를 통해 수술을 시행한다.

대부분에서 탈장주머니가 없지만 있으면 절제해야 하고 가로막 결손이 너무 클 경우 Gore-Tex patch 등을 이용하여 결손부위를 닫는다.

꼭 알아둡시다!!!

◆선천성 가로막 탈장에서 반드시 알아야 할 항목

1. 임상증상, 사진을 통해 진단할 수 있어야 한다.
2. 예후에 영향을 미치는 요인(결국 환아의 폐상태)
3. 시급을 다투는 응급질환이 아니다.

심화학습

◆소아외과의 true surgical emergency

- 중간창자꼬임
- 배꼽탈출
- 배벽갈림증

“참고하세요”

◆Not true emergency

식도폐쇄 및 기관식도루 : 동반기형에 대한 검사
비후성 날문협착증 : 탈수 및 전해질 이상 교정
괴사소장대장염 : 수술 적응증이 아니면 우선 보존적 치료
장중첩증 : 공기를 이용한 정복술을 우선 시행
선천성 가로막 탈장

36.19 담도폐쇄증(biliary atresia)

소아 간이식의 가장 흔한 적응증이 되는 질환으로 점진적으로 간외/간내 담도가 폐쇄됨으로써 담관성 간경화증(biliary cirrhosis), 문맥성고혈압으로 이환되는 과정을 특징으로 한다. 환아의 80%에서는 근위부와 원위부 담관을 모두 침범하며 근위부 담관만을 침범하는 경우

는 15%, 원위부는 5%에서 이환된다.

조기진단과 치료(60일 이내)가 예후에 매우 중요하다.

1) 진단

초음파상 담낭과 담도가 위축된 소견을 보이거나 관찰되지 않는 것이 특징이며 확진을 위해서 간생검이 필요하다.

초음파와 생검에서 확진이 되지 않는 경우, 간담도 스캔(hepatobiliary scintigraphy)을 실시하여 동위원소 섭취는 정상이지만 샘창자로 분비되지 않는 소견을 보일 경우에 진단이 가능하다.

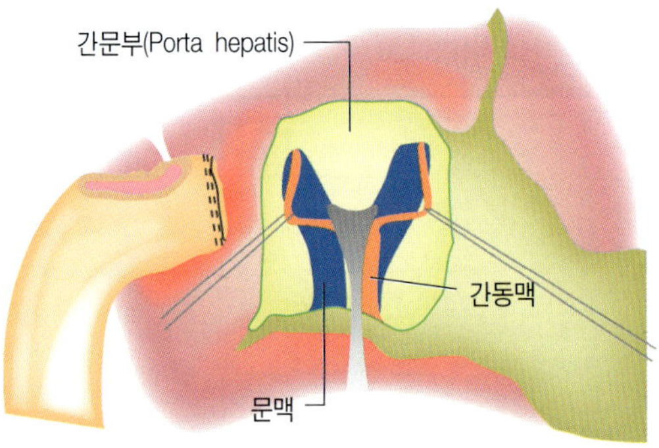

그림 36-32 카사이 문맥창자 문합술(Kasai portoenterostomy)

2) 치료

수술 시 조직검사를 통해 진단을 확진하고 수술 중 담관조영술(cholangiography)을 시행해서 담관의 열림(patency)이 없음을 확인해야 한다.

수술법으로 카사이 문맥창자 문합술(Kasai hepatoportoenterostomy)을 시행하는데 간피막 수준에서 담관을 절제하고 간문(porta hepatic)의 섬유판(fibrous plate)에 Y자 모양의 간공장 문합술(Roux en Y hepaticojejunostomy)을 시행한다.

3) 결과

60일 이전에 카사이 수술을 시행 받은 환아의 30%는 간이식술을 받지 않아도 되고 간이식까지 기다리기 위한 중간수술로서 카사이 수술을 시행할 수 있다. 수술 후 점차적인 섬유화, 문맥고혈압, 담즙정체가 발생하면 간이식이 유일한 치료법이다.

꼭 알아둡시다!!!

◆ **담도폐쇄증(biliary atresia)에서 반드시 알아야 할 항목**

1. 소아 간이식의 가장 흔한 적응증이 되는 질환
2. 진단방법을 알아야 한다.
3. Kasai 수술에 대해 이해한다.
4. 60일 이전에 진단 및 치료를 하는 것이 예후에 중요

36.20 담관낭

1) 분류

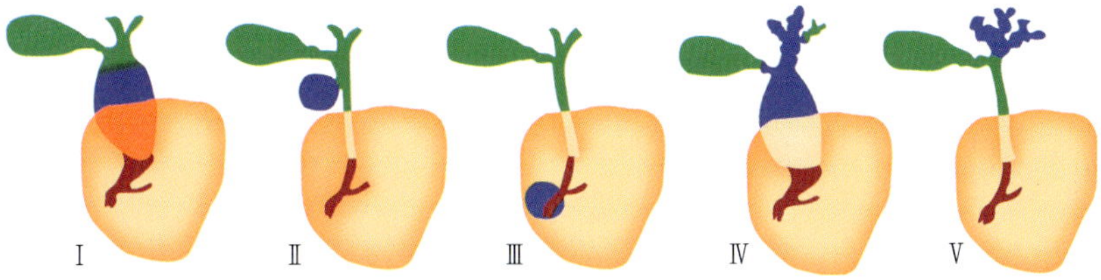

그림 36-33 담관낭(choledochal cyst)의 해부학적 분류

Ⅰ형 : 가장 흔한 형태로(80～90%) 총수담관이 낭성 확장이 되어 있는 상태
Ⅱ형 : 게실형(diverticular type)
Ⅲ형 : 총담관류형(choledochocele)
Ⅳ형 : 간내/간외담관 모두 확장되어 있는 상태로 두 번째로 흔함
Ⅴ형 : 간내담관이 확장되어 있는 상태

2) 임상증상 및 진단

우상복부 종괴, 복통, 황달이 특징적인 3징후이며 그 외에 췌장염, 담관염, 간경화증이 발생할 수 있다. 또한 담관암의 발생률을 높인다. 복부초음파가 진단에 가장 유용하게 사용되며 역행성 담췌관조영술(ERCP)이 도움이 된다.

3) 수술적 치료

담관낭의 유형에 따라 다르고 다음과 같다.

- Ⅰ, Ⅱ형 : 담관낭 절제 및 Y자 모양 간공장문합술
- Ⅲ형 : 샘창자를 열고 낭을 절제한 후 남은 담관/췌관에 주머니형성술(marsupialization)을 시행한다.
- Ⅳ형 : 담관절제 ± 간절제(간내담관낭이 한 엽에 국한된 경우 해당엽을 절제한다)
- Ⅴ형 : 간이식

36.21 신경모세포종(neuroblastoma)

교감신경절, 부신수질과 같은 신경능선에서 생긴 종양으로 소아의 복부 악성종양 중 가장 흔하다.

75%가 복부 및 골반에서 발생하고 그 가운데 부신수질에서 가장 흔히 발생하는 것으로 알려져 있으며 그 외에도 후종격동, 경부 등에서 발생할 수 있다.

진단시 평균연령은 2세이다.

1) 임상증상

옆구리로부터 복부 중앙까지 이르는 덩어리로 발견되는 경우가 가장 많고, 그 외에도 복통, 복부팽만, 체중감소, 식욕부진 등의 증상으로 나타날 수 있다. 목의 종괴, 연하곤란, 호너증후군(Horner's syndrome), 호흡곤란 증상도 발생 가능하다.

피질골, 골수, 간으로 전이가 잘 일어나며 소뇌실조증, 고혈압과 같은 부종양성 증후군(paraneoplastic syndrome)이 나타나기도 한다.

2) 수술 전 평가

전체혈구계산(CBC), 간기능검사, 전해질검사와 같은 혈액검사를 시행하고 24시간 소변을 채취해 카테콜아민 또는 VMA(vanillylmandelic acid) 정량검사가 도움이 될 수 있다.

혈청 LDH가 1,500IU/ml 이상 또는 혈청 ferritin이 142ng/ml 이상, NSE(neuron-specific enolase)가 100ng/ml 이상일 경우 불량한 예후를 나타낸다.

종양의 범위 평가를 위해 CT, MRI를 시행해야 하고 전이 여부의 검사로 뼈스캔, MIBG 스캔, 필요하면 골수흡인을 실시할 수 있다.

3) 병기

표 36-2 신경모세포종(neuroblastoma)의 병기

병 기	정 의
1	현미경적으로 잔류종양이 있는지의 여부에 관계없이 국소종양이면서 육안적으로는 완전히 절제된 경우 : 동측 림프절에는 전이가 없어야 한다.
2A	국소종양이면서 육안적으로도 불완전하게 절제된 경우 : 동측 림프절에는 전이가 없어야 한다.
2B	완전절제 여부에 관계없이 국소종양이면서 동측 림프절에 전이가 있지만 반대쪽 림프절에는 종양이 없어야 한다.
3	절제가 불가능한 종양과 함께 반대쪽 림프절에 전이가 있는 경우 또는 중앙에 위치한 종양으로 침윤 또는 림프절 전이를 통해 양측성 침범을 한 경우
4	원격 림프절 또는 피질골, 골수, 간, 피부, 기타장기에 전이되어 있는 모든 종양(단 4S는 제외)
4S	1, 2A, 2B와 같은 국소종양과 함께 피부, 간, 골수에 국한된 경우이면서 환아가 1세 미만인 경우

4) 예후인자

(1) 불량한 예후인자

- N-myc 종양유전자 증폭
- 17q 획득
- 두배수체(diploidy)
- 다약제내성 관련 단백질(Multidrug Resistance-associated Protein, MRP) 발현
- 저분화, high mitotic-karyorrhexis index, stroma(+)

(2) 양호한 예후인자

- hyperdiploidy
- TRK 원발암유전자(protooncogene) 발현

5) 치료

(1) 1, 2기 : 원발종양 및 림프절의 수술적 절제

(2) 절제 불가능한 종양 : 절개생검(incisional biopsy) 후 항암요법 시행 후 절제가능성을 재평가

6) 결과

국소종양 또는 1세 미만의 진행성 종양(4S)은 예후가 좋다.

표 36-3 신경모세포종의 예후인자

위험도	병기	위험인자
낮음(생존율 >90%)	1	
	2	< 1 year > 1 year, low N-myc > 1 year, amplified N-myc; favorable histology
	4S	Favorable biology
중등도(생존율 >80%)	3	< 1 year, low N-myc > 1 year, favorable biology
	4	< 1 year, low N-myc
	4S	Low N-myc
높음(생존율 10~20%)	2	> 1 year, all unfavorable biology
	3	< 1 year, amplified N-myc > 1 year, any unfavorable biology
	4	< 1 year, amplified N-myc > 1 year
	4S	Amplified N-myc

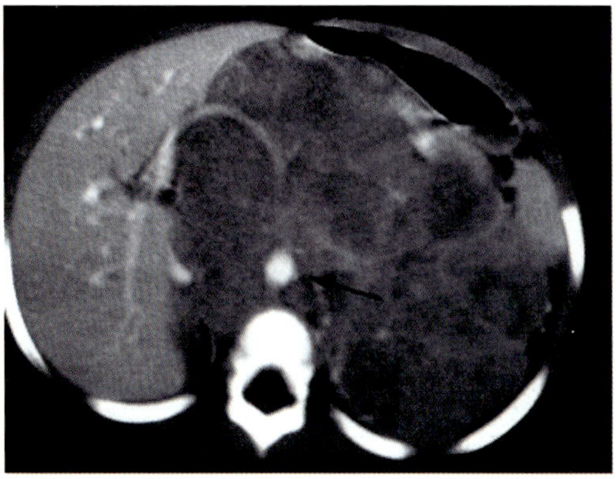

그림 36-34 신경모세포종
종양이 대동맥(화살표)을 둘러싸고 있으며 간을 오른쪽으로 전위시키고 있다.

꼭 알아둡시다!!!

◆신경모세포종에서 반드시 알아야 할 항목

1. 예후인자
2. stage 4S와 예후
3. 특징

36.22 윌름종양(Wilms' tumor)

소아의 원발성 콩팥종양 중 가장 흔한 종양으로 3~4세에 호발하고 13%에서 양쪽에 발생한다. WT1 유전자(11번 염색체) 변이와 관련되어 있고 다양한 비뇨생식기계 이상, Bechwith-Wiedemann 증후군과 연관되어 있다(유전자의 위치가 가깝기 때문).

1) 임상증상

복부종괴가 촉지되는 경우가 가장 흔하고 고혈압 또는 혈뇨로 발견되기도 한다. 남녀중성 질환(Danys-Drash 증후군), WAGR 증후군과 동반되어 나타날 수 있다. 간, 폐, 반대쪽 콩팥, 복강내 다른 장기에 전이가 호발한다.

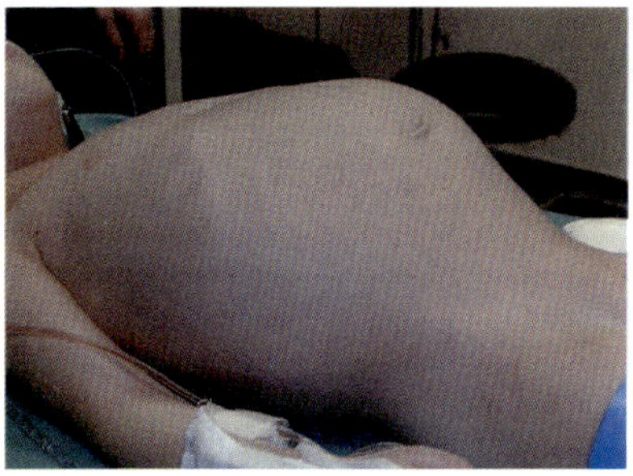

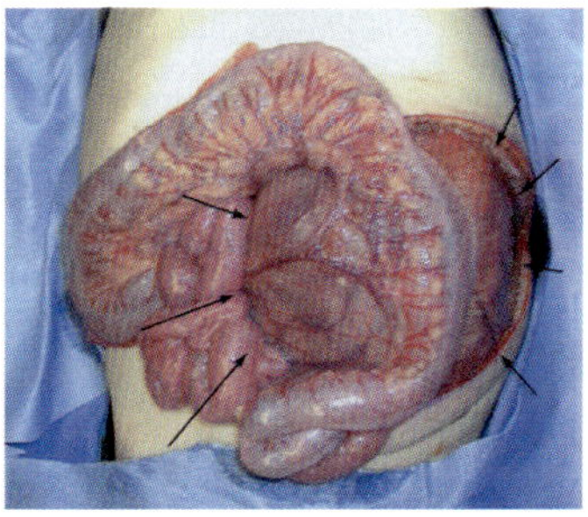

A B

그림 36-35 **윌름종양**(Wilms' tumor)
A, 시진상 왼쪽 옆구리에 종괴가 뚜렷하다.
B, 왼쪽 콩팥 내부에 큰 윌름 종양(화살표)이 하행 결장의 뒤편에서 관찰된다.

2) 수술 전 평가

초기검사로 복부 초음파가 흔히 사용되며 신경모세포종과의 감별 및 전이 평가를 위해 CT, MRI를 이용한다. 24시간 소변 카테콜아민도 도움이 될 수 있다.

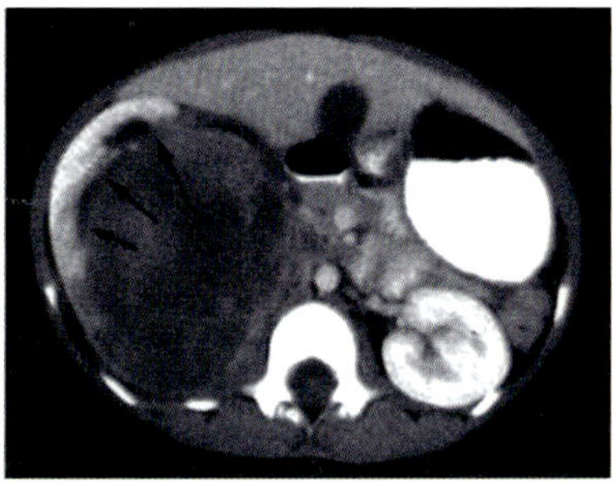

그림 36-36 Wilm **종양이 오른쪽 콩팥을 침범한 CT소견**
기능이 남아 있는 콩팥이 조영 증강되며, 화살표로 표시되어 있다.

3) 치료

수술 전 항암치료의 적응증은 수술로 콩팥을 하나라도 살릴 수 없는 경우나 심한 전이로 수술에 적합하지 않은 경우를 생각하면 된다.

- 단콩팥(solitary) 또는 말굽콩팥(horseshoe kidney)
- 양측성 종양, 광범위한 전이로 호흡곤란이 있는 경우
- 아래대정맥혈전이 간정맥 이상까지 진행된 경우

수술의 목적은 원발종양과 요관, 림프절을 완전절제하는 것뿐만 아니라 조직학적 진단을 시행하고 반대쪽 콩팥 및 다른 복부 장기를 평가하기 위한 목적이 있다.

수술시 반대쪽 콩팥의 제로타 근막(Gerota fascia)을 열어서 정상 유무를 반드시 확인하고 종양이 파열되지 않도록 해야 한다(파열은 병기를 악화시킨다).

4) 병기

표 36-4 윌름종양의 병기

병 기	정 의
I	콩팥에 국한된 종양으로 조직검사를 시행하지 않고 파열 없이 완벽하게 종양이 제거된 경우, 콩팥의 피막에 손상이 없어야 한다.
II	종양이 콩팥 피막까지 침범했지만 현미경적으로도 완전히 제거된 경우, 콩팥을 제거하기 전 조직검사를 시행했거나 수술하는 동안 종양의 근처에 국소적인 종양의 누출이 있는 경우
III	남아 있는 종양이 복강에 국한되어 있고 혈류를 통한 전이가 아닌 경우, 복강내 림프절 전이가 있는 경우 또는 종양의 파열로 인한 광범위한 복강내 파종이 있는 경우, 육안적 또는 현미경적으로 절제연에 종양세포가 있는 경우
IV	부위에 관계없이 혈행성 전이가 있는 경우

✤ 이 것 만 알 아 두 세 요 ✤

모든 윌름종양 환자는 항암치료를 시행해야 하고 1기와 2기 일부(조직학적으로 양호한 경우)를 제외한 모든 환자는 방사선치료를 추가해야 한다.

5) 결과

전체 생존율은 85%에 이른다.

꼭 알아둡시다!!!

◆윌름종양에서 반드시 알아야 할 항목

1. 특징
2. 전이 호발 부위
3. 수술의 목적
4. 수술 전 항암치료를 고려해야 하는 경우

36.23 기형종

한 가지 이상의 배엽(germ layer)에서 비롯된 조직을 포함하는 종양으로, 어린 소아는 대부분 고환외(extragonadal) 조직, 더 나이가 많은 소아는 고환(gonadal) 조직에서 기원한다.

1) 천미골 기형종(Sacrococcygeal Teratoma, SCT)

여아가 4배 많고 산전 초음파를 통해 진단이 가능하며 종양으로 가는 혈류가 많아 태반으로 가야되는 혈류가 이탈될 수 있으므로 산전기간 동안 지속적인 경과관찰이 필요하다. 거대태반(placentomegaly), 수종(hydrops)이 있을 경우 예후가 불량하다.

대부분 양성으로 상대적으로 남아, 나이가 많은 소아에서 악성의 빈도가 더 높다.

치료는 완전한 수술적 절제로 미골을 합병절제해야 재발이 적다.

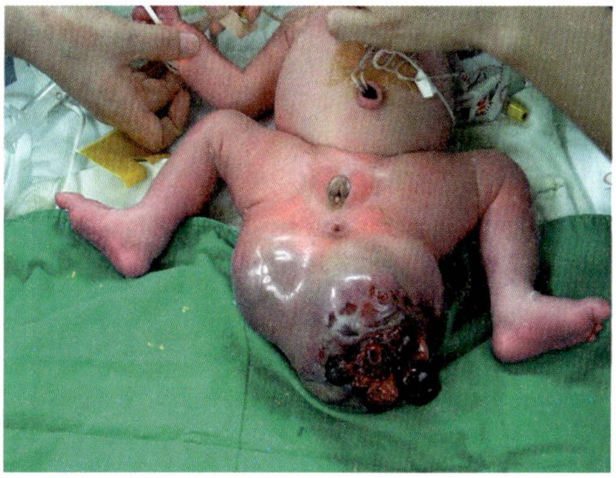

그림 36-37 천미골기형종

심화 학습

◆ 태아 수술(fetal surgery)

태아 수술이란 몇몇 선천성 기형은 출생 시부터 치명적인 손상을 일으키므로, 출산 전 태아 상태에서 기형을 수술적으로 교정하는 방법을 의미하며, 태아 초음파의 발달과 급속 자기공명영상의 발달로 인하여 산전 진단의 정확도가 높아졌고, 이에 따라 태아 수술도 비약적으로 발전하였다. 이론적으로 태아시기에 수술하면 선천적 기형의 진행을 막고, 출생 후 발생하는 합병증을 막을 수 있을 것으로 기대되고 있다. 이러한 태아 수술 방법에는 크게 3가지가 있다.

1) 개복 태아 수술(open fetal surgery)

개복 태아 수술은 선천성 가로막 탈장에서 우선 시도되었다. 초기에는 가로막 탈장을 일찍 교정하여 폐 발달 및 성숙을 기대할 수 있을 것으로 생각되었다. 그렇지만 흉부의 간을 복부로 이동시키는 과정에서 간정맥과 복부 대정맥의 구부러짐이 발생하여 태아의 생존에 악영향을 준다는 사실이 밝혀졌다. 이에 따라 현재는 선천성 가로막 탈장에서 태아 수술을 시행하지 않는다.

한편, 선천성 낭종성 샘모양 형성이상(congenital cystic adenomatoid malformation)이나 천미골 기형종에 있어서 개복 태아 수술의 유용성이 입증되어 있으며, 척수막탈출증(meningomyelocele)에서 태아 수술에 대한 연구가 진행 중이다.

2) 태아 내시경 수술(fetal endoscopic surgery)

태아 내시경 수술은 태아의 요로 폐색에 있어서 많이 연구되었다. 태아에서 내시경 수술을 시행하는 것은 무척 힘들지만 기술의 발전에 따라서 점점 적응증을 넓히려고 시도하고 있다.

태아의 요로 폐색은 남아에 있어서는 요도 후방 판막(posterior urethral valve)에 의해 주로 일어나고, 여아의 경우에는 요도 폐쇄(urethral atresia)에 의한 것이 대부분이다. 이러한 경우 폐 형성 부전, 콩팥 이형성이 동반되므로 태아 내시경 수술을 통하여 좋은 결과를 기대할 수 있다.

3) 출산 전 자궁외 수술(Ex Utero Intrapartum Treatment, EXIT)

혈관이상이나 후두 폐쇄(laryngeal atresia), 경부의 큰 종양에 의해, 태아의 기도가 막히는 경우에는 출생 직후 저산소증, 허혈성 뇌손상 및 태아 사망의 위험이 높다. 이러한 경우 출산 시 태반으로부터의 혈류를 유지한 채로 수술을 시행하여 좋은 결과를 기대할 수 있다.

자궁 수축을 억제하여 태반으로부터 산소 공급와 혈류를 유지하여 수술을 시행할 수 있으며, 이러한 방법을 통해 출산 후 발생할 수 있는 합병증을 예방할 수 있다. 아직 일반적으로 사용되는 방법은 아니지만, 점차 사용이 늘어날 것으로 기대된다.

Reference

의학문화사 간담췌외과학 2판
이우주. 영한·한영 의학사전, 3rd edition
지제근. 대한의사협회 의학용어에 따른 지제근 의학용어사전, 1st edition
Blumgart. Surgery of the Liver, Biliary Tract, and Pancreas, 4th edition
Dorland. Illustrated Medical Dictionary, 31st edition
Sabiston. Textbook of Surgery, 18th edition
Schwartz. Principles of Surgery, 8th edition
Shackelford. Surgery of the Alimentary Tract, 6th edition
Zollinger. Atlas of Surgical Operations, 8th edition

PACIFIC
SURGERY

INDEX

PACIFIC SURGERY

PACIFIC
SURGERY

INDEX

PACIFIC SURGERY

가

가게실 *331*
가로막 탈장 *363*
가로배근 *351, 365*
가로배근근막 *351*
가로배근의 건막 *365*
가성동맥류 *757, 762*
가성부갑상샘 기능저하증 *307*
가스트린 *422*
가스트린종 *317*
가스트린종의 삼각구역 *319*
가슴등신경 *279*
가족성 선종성 용종증 *355, 557*
가쪽가슴근신경 *279*
가피 *341*
각절흔 *417*
간내담관암 *648*
간농양 *379*
간담도계 *93*
간만곡 *531*
간문부 *611*
간샘창자 인대 *615*
간세포 선종 *637*
간세포암 *641*
간손상 *165*
간신증후군 *671*
간원인대 *611*
간의 1차 분류 *612*
간의 2차 분류 *612*
간의 3차 분류 *613*
간이식 *233*
간접서혜부탈장 *363*
간접탈장 *368*
갈고리인대 *364*
갈락토오스 제거 검사 *624*
갈색석 *681*
갈색세포종 *321*
갈색종양 *309*
감시림프절 생검 *279*
갑상샘종 *291*
갑상혀관낭 *797*
거대적아구성 빈혈 *440*
게실고정술 *332*
게실절제술 *332*
게실제거술 *506*
겨드랑림프절 *275*
결장끈 *509*
결장염전 *538*
결합건 *365*
겸상인대 *611*
겸상적혈구빈혈 *749*
경구 담관조영술 *677*
경장관영양법 *78*
경추 손상 *142*
경피적 경간 담도경적 결석제거술 *635*
경피적 경간동맥 화학색전술 *647*
경피적 담관조영술 *678*
경피적 에탄올 주입술 *647*
경피적 혈관성형술 *764*
경항문절제술 *572*
경항문 초음파 *588*
경화요법 *407, 782*
고가스트린혈증 *422*
고나트륨혈증 *9*
고도선택 미주신경절단술 *434*
고마그네슘혈증 *16*
고염소산혈증 *26*
고유 간동맥 *616*
고인산혈증 *15*
고장성 식염수 *4*
고주파열치료 *647*
고칼륨혈증 *11, 12*
고칼슘혈증 *14*
고환거근 *365*
골막 *366*
골막하골흡수 *309*
골반 검사 *512*
골반염 *384, 517*

골반저근육 583
공장 간치술 439
공장회장 폐쇄증 806
관내상피내암 269
관내유두종 265
관상 선종 558, 559
관상융모성 선종 559
관자동맥염 765
괄약근간 농양 601
괄약근간형 항문샛길 603
괄약근 관통형 항문샛길 603
괄약근사이 공간 583
괄약근 상형 항문샛길 603
괄약근 외형 항문샛길 603
광견병 209
광배근 279
광범위 국소절제술 277
광역침윤형 여포암 296
괴사딱지절개술 183
괴사성 연부조직 감염 108
괴사소장결장염 810
교감신경절제술 765
교액 364
교액성탈장 376
교액성 폐색 493
교액탈장 827
교차반응 검사 214
구상돌기 715
구획증후군 118, 773
국소 결절성 과증식 638
궤양성 결장염 412, 542
귤껍질 피부 250
그물막 359
그물막 낭종 360
그물막 종양 361
근막절개술 183
근전도 584
근절개술 332
급성 무결석성 쓸개염 691
급성 복증 379
급성 비폐쇄성 창자간막부전증 780
급성 세포성 거부반응 224
급성 용혈반응 52
급성 정상혈량 혈액희석법 59
급성 창상열개 120
급성 창자간막 림프선염 361
급성 창자간막 폐쇄 780
급성 폐손상 128
기계적 장폐색 133
기담증 691
기립성 저혈압 398
기복 387
기복증 148
긴가슴신경 279
긴장성기흉 143
깊은샅굴구멍 365
꼬리뼈 583
꼬임탈장 372, 379, 494, 827

나

난관난소 농양 517
난소 낭종 파열 517
난소 염전 517
날개견갑골 279
날문 417
날문보존 췌샘창자절제술 728, 736
날문부 배제술 155
낫인대 611
낫적혈구빈혈 749
낭림프관종 796
낭성 섬유뼈염 309
낭성장기종 810
내복사근 351
내부누출 761
내분비계 93
내서혜륜 365
내시경역행췌담관조영술 678
내시경적 풍선확장술 437

내인자 *424*
내장통 *381*
내장통증 *357*
넓은등근 *279*
넙다리관 *366*
넙다리동맥 *364*
넙다리탈장 *363, 376*
노인 비대증 *247*
뇌상 *423*
뇌염형 *210*

다

다발상 장기 부전 *139*
다발성 내분비 종양 증후군 *327*
담관낭 *692, 833*
담관조영술 *635, 677*
담도폐쇄증 *831*
담도 협착 *692*
담석성 장폐쇄 *681*
담석성 췌장염 *681, 687*
담혈증 *656*
당뇨 *93*
대량수혈 *55*
대망 염전 *360*
대변실금 *588*
대변 잠혈 반응 검사 *576*
대사성 산증 *18*
대사성 알칼리증 *21*
대체 동맥 *618*
대퇴관 *366, 368*
대퇴동맥 *364*
대퇴집 *365*
더글라스와 *532*
덤핑증후군 *438*
데스모이드 종양 *355*
도세포 종양 *315*
도수정복 *813*
도재쓸개 *681*
독성 거대결장 *412, 543, 545*
동맥관 *791*
동맥관 개존증 *791*
동맥내막절제술 *767*
동물물림 *209*
동정맥루 *385, 789*
되돌이후두신경 *298*
두덩곧창자근 *583*
두덩곧창자근의 완화 불능 *589*
두덩뼈 *364*
두덩뼈위가지 *366*
뒤창자 *380*

라

레이노드 현상 *765*
레이놀드 5징후 *675*
리도케인 제거 검사 *624*
림프정체성 코끼리피부병 *788*
림프종 *749*

마

마비성 장폐색 *133*
마비형 *210*
막창자꼬리염 *379, 388, 509*
만성 골수성 백혈병 *751*
만성 동종이식편 신증 *224*
만성 림프구성 백혈병 *751*
만성 창자간막부전증 *780*
말초담관암 *648*
맥버니점 *511*
맹장 고정술 *542*
맹장염전 *379, 541*
머피 징후 *683*
멕켈게실 *352, 505*
멕켈게실염 *379*
면역억제제 *220*
모래종체 *294*
모르가니 탈장 *829*
모발위석 *473*
목정맥경유 간내 문맥－전신 단락술 *664*

목정맥경유 간속문맥 전신순환 연결술 407
무경성 용종 558
무기폐와 폐렴 125
무릎-어깨 자세 587
무비장 상태 746
무장막 구역 611
문맥 고혈압성 405
미만성 식도연축 336
미주신경 419

바

바깥음부동맥 364
바렛 식도 339
반복성 화농성 담관염 634
발살바 조작 371
방사선 치료 후 직장염 412
배곧은근 분리 354
배곧은근집 혈종 353, 383
배꼽낭 353
배꼽동 353
배꼽 용종 353
배꼽창자간막관 352
배꼽탈장 363, 376
배꼽탈출 822
배바깥빗근 351, 364
배벽갈림증 823
배변조영술 584, 589
배설강 529
배속빗근 351, 365
배속빗근 건막 365
백색선 354
밴드결찰술 407
뱀물림 207
버거씨병 379, 763
변형근치적유방절제술 276
보웬병 607
보흐달레크 탈장 829
복강경 니센 위저 추벽성형술 348
복강경적 온쓸개관 조사 687
복강 내 파종 467
복강신경총 420
복막 351
복막가성점액종 359
복막 앞 공간 368
복막 앞 지방층 351
복벽탈장 363
복부구획 증후군 182
복부 대동맥류 758
복직근초 혈종 353
복회음절제술 568, 573
복횡근 351
복횡근근막 351
뵈르하베 증후군 379
부가 동맥 618
부갑상샘 305
부갑상샘 기능저하증 307
부갑상샘 선종 312
부갑상샘 증식증 313
부갑상샘호르몬 306
부분 단락술 666
부분 위저 추벽성형술 348
부신우연종 323
부유비장 753
부췌관 716
분노형 210
분문 417
비괴사성 연부조직 감염 107
비뇨기계 92
비디오 캡슐내시경 414
비르효의 삼주징 785
비만곡 531
비선택적 단락술 666
비용혈성 발열반응 53
비장낭종 752
비장농양 753
비장절제술 747
비장정맥 615
비중독갑상샘종 291

비치즈형육아종 547
비타민 K 결핍증 42
비함요부종 788
비호지킨 림프종 750
비후성 날문 협착증 803
비후성 반흔 86

사

사경 799
사이클로스포린 222
사춘기 비대증 246
삼각인대 611
삼징후 315
3차 봉합 82
상부식도괄약근 331
샅굴 367
새부리 모양 334
색소성 담석 680
샘창자 팽대부 529
샘창자 폐쇄증 805
생리식염수 3
생체되먹임 치료 588
샤르코 3징후 675
서혜부인대 364
서혜부탈장 825
석회쓸개 681
선근종증 696
선별 유방촬영술 253
선종과 암종의 연관 관계 558
선종성 용종 448, 559
선택적 단락술 666
선택적 문맥정맥 채취 316
선택적 에스트로겐 수용체 조절자 282
섬유낭성변화 245
섬유선종 264
세침흡인 251, 263
소금후춧가루모양 309
소마토스타틴 422
소마토스타틴 수용체 섬광조영술 318
소망 616
소아용종 561
소아용종 증후군 562
소엽상피내암 268
소장샛길 502
소화성 궤양 403, 425
속발성 복막염 381
손바닥홍반 661
쇼크 23
수입각 증후군 435, 440
수장홍반 661
수질암 297
수출각 폐색 443
스테플러를 이용한 치핵교정술 595
스트레스성 위염 404
식도 게실증 331
식도열공탈장 345
식도염 405
식도 이완불능증 334
식물위석 473
신경모세포종 834
신경성 쇼크 32
신석증 309
심부정맥 혈전증 783
심장성 쇼크 31
심장압전 32, 143
심장좌상 31
심혈관계 91
쌈지 봉합 520
쌍방울징후 806
쓸개암 702
쓸개절제술 684, 704

아

아가미틈새잔유물 797
아래대정맥 611
아래대정맥필터 784
아래창자간막동맥 380
아메바성 농양 631

아미노피린 흡입검사 *624*
아전결장절제술 *568*
악성 갈색세포종 *322*
악성 고체온증 *122*
알레르기성 비용혈성 반응 *52*
알부민 *5, 624*
알칼리 역류성 위염 *443*
알파태아단백 *643*
암종인 미세침윤형 여포암 *296*
앞삼각부 *146*
앞창자 *380*
액화 괴사 *341*
양성인 여포샘종 *296*
양측성탈장 *376*
얕은 근막 *351*
얕은배벽동맥 *364*
얕은엉덩휘돌이동맥 *364*
엉덩뼈서혜신경 *367*
엉덩아랫배신경 *367*
엉치뼈곶 *532*
에스트로겐 수용체 *282*
여성형 유방 *246, 661*
여포암 *296*
여포종양 *296*
역형성 암 *298*
연관통 *381*
연관통증 *357*
열공인대 *364*
염전 *485*
염증성 유방암 *246*
염증성 유방암의 치료 *286*
염증성 장질환 *379*
엽상종양 *271*
엽절제술 *294*
예방적 항생제 요법 *100*
오디 괄약근 *620*
온간동맥 *616*
와파린 *42*
외과적 감염 *97*
외복사근 *351*
외음절개술 *588*
요추 탈장 *363*
우반결장절제술 *542, 568*
우위대망동맥 *418*
우위동맥 *418, 616*
원발성 복막염 *381*
원발성 부갑상샘 기능항진증 *308*
원발성 부신암종 *323*
원발성 유방암 *269*
원발암유전자 *327*
원위췌절제술 *728*
원인대 *367*
위루술 *79*
위 림프종 *468*
위무력증 *444*
위상 *423*
위샘창자동맥 *616*
위석 *473*
위선암 *450*
위식도경계부 *403, 417*
위식도역류질환 *345*
위아전절제술 *436*
위앞엉덩뼈가시 *365*
위 용종 *447*
위저부 *417*
위전정부절제술 *434*
위창자간막동맥 *380, 483*
위창자간막동맥 증후군 *500*
위체부 *417*
위후두신경 *299*
윌름종양 *836*
유경성 용종 *558*
유두 분비물 *247*
유두암 *293*
유모세포 백혈병 *751*
유방 낭종 *263*
유방농양 *264*
유방염 *246*

유방자가검진 *250*
유방절제술 *275*
유방촬영술 *252*
유방통증 *245*
유전둥근적혈구증 *748*
유전성 비용종성 결장암 *562*
유전성 비용종성 결장직장암 *557*
유착 밴드 *494*
융모성 선종 *558, 559*
음낭수종 *370*
음부넙다리신경의 음부 가지 *367*
응고괴사 *173, 341*
이소골화 *307*
이소성 임신 *517*
2차 봉합 *81*
인슐린종 *315*
1차 봉합 *81*
일차성 무기능 *240*

자

자가수혈 *59*
자가 혈구회수 *59*
자기공명 담관조영술 *677*
자발성 세균성 복막염 *671*
자유 공기 *387*
잔위 유잔암 *468*
잔위 재발암 *468*
잔위 초발암 *468*
잡음 *385*
장경색 *493*
장골 *365*
장골하복신경 *367*
장마비 *496*
장상 *424*
장샛길 *135*
장액종 *117*
장연동 *484*
장유착 *485*
장중첩증 *379, 408, 811*
장치골도 *365*
장폐색 *485*
재관류 손상 *11*
잭나이프 자세 *587*
저나트륨혈증 *7*
저마그네슘혈증 *16*
저분자량 헤파린 *42, 130*
저염산성 저칼륨성 대사성 산증 *488*
저위전방절제술 *573*
저인산혈증 *15*
저체온증 *121*
저칼륨혈증 *13*
저칼슘혈증 *14*
저혈량성 쇼크 *23*
저혈소판증 *43*
전결장절제술 *568*
전결장직장절제술 *545*
전결장직장절제술 및 회장낭-항문 문합술 *546*
전기화상 *199*
전방 교정술 *372*
전방절제술 *568, 573*
전상장골극 *365*
전신염증반응 증후군 *27*
전암성 병변 *334*
전정부 *417*
전정부 잔류 증후군 *444*
절개반흔탈장 *363, 377*
절개 생검 *356*
점막신경종 *328*
정관 *368*
정맥류 *782*
정맥부전증 *782*
정맥인대 *611*
정맥절제술 *782*
정맥제거술 *782*
정삭 *365, 367*
젖낭종 *248*
젖분비과다 *247*
젖산 산혈증 *20*

제대정맥 619
조기 덤핑 438
조약돌 모양 547
종양 부수 증후군 642
좌골직장와 농양 601
좌골 탈장 363
좌반결장절제술 568
좌우 간은 중간정맥 612
좌위대망동맥 418
좌위동맥 418
좌측위 자세 587
주문맥열 612
주췌관 715
죽상경화증 757
죽상동맥경화증 762
중간창자 380
중간창자꼬임 808
중독갑상샘종 291
중복감염 114
중복 괄약근 성형술 589
중심부 바늘생검 356
중피 낭종 361
증식성 용종 447, 559
지방변 440
지연 막창자꼬리절제술 526
지중해빈혈 749
직장근육 사이 농양 601
직장류 589
직장선반 460, 532
직장 수지 검사 512
직장오목 583
직장 탈출증 589
직장항문 억제반사 586
직접서혜부탈장 363
직접탈장 368
진단적 복강세척술 148
진성적혈구증가증 753
질산염 450
짧은간정맥 619
짧은위동맥 418
짧은창자증후군 158

차

참게실 331
창자간막 360
창자간막 낭종 361
창자간막정맥혈전증 388
창자피부샛길 502
천골곶 532
천미골 기형종 839
천장골회선동맥 364
철결핍성 빈혈 440
체간미주신경절단술 433, 434
체성복막통증 357
체성통 381
초급성 거부반응 223
총담관류 693
총복강동맥 616
총정맥영양법 69
출혈 시간 40
충수염 509
췌샘창자절제술 155, 710, 728, 736
측측 췌관-공장 문합술 728
치골 364
치골상지 366
치골직장근 583
치루 548, 603
치상선 529, 583
치아선 529, 583
치열 597
치핵 590
침습성 관상암 270
침습성 관암 270
침습성 소엽암 270

카

카사이 문맥창자 문합술 832
카잘세포 424

칼집돌기 368
캐롯 삼각 617, 674
켈로이드 86
코기관내삽관 142
콜레스테롤 담석 680
콜레스테롤 용종 696
콜로이드 수액 5
콩팥이식 213
쿠퍼인대 366
크론병 412, 547
크리스마스병 41

타

타원구멍 791
타카야수 동맥염 765
탈장대 371
태아 수술 840
토혈 400
투과조명법 826
트라이츠 인대 481
특발성 혈소판감소 자반증 746

파

파종 혈관내 응고증 45
패치 437
패혈성 쇼크 26
페이젯병 250, 286
펜타스타치 6
편평상피암 607
편평세포암 608
폐부종 127
폐색전증 129
폐쇄구멍 탈장 363
폐쇄성 신병증 201
포이츠-예거 증후군 561
폰빌레브란트병 41
프로게스테론 수용체 282
프로트롬빈 시간 39
피부 견인 249
피질 선종 323

하

하가로막동맥 418
하부식도괄약근 331
하트만 수술 540
함요부종 788
항독소 치료 209
항림프구 글로불린 221
항림프구 항체 221
항림프구 혈청 221
항문관 534
항문막힘증 818
항문샛길 548, 603
항문샛길절개술 605
항문속조임근 583
항문압측정기 584
항문 이행대 529
항문 주위 농양 601
항문직장 억제 반사 537
항문직장고리 583
항문 치열 548
항문피부선 583
해면상 혈관종 639
핵포함체 294
허리근 농양 379
허혈성 결장염 379
허혈성 고환염 378
헤르쉬스프룽병 814
헤파린 42
혈관내 동맥류 교정술 760
혈관내 동맥류 복원술 760
혈관육종 272
혈관이형성 412
혈관종 639
혈변 400
혈성점액성 대변 812
혈액담즙증 654
혈우병 A 40

혈우병 B 41
혈장 fractionated metanephrine 검사 322
혈전용해술 768
혈종 118
협부절제술 294
협착성형술 494
호너 증후군 299
호두까기 식도 337
호르몬 치료 282
호만 징후 784
호지킨 림프종 293
호지킨병 749
호흡기계 92
호흡성 산증 22
호흡성 알칼리증 23
화농성 농양 626
화상 174
화학화상 203
확대 쓸개절제술 705
활성화부분트롬보플라스틴 시간 40
활주탈장 376
회맹장절제술 551
회음부 탈장 363
회음하강 증후군 589
후기 덤핑 438
후삼각부 146
흉배신경 279
흑변 400
흑색석 680
흡입화상 187
히스타민 423

A

AAA 758
Abdominal Aortic Aneurysm 758
abdominal compartment syndrome 182
abdominal perineal resection 568, 573
ABI 766
accessory artery 618
accessory pancreatic duct 716
achalasia 334
activated Partial Thromboplastin Time 40
Acute Abdomen 379
acute acalculous cholecystitis 691
acute cellular rejection 224
acute lung injury 128
acute mesenteric lymphadenitis 361
acute mesenteric occlusion 780
acute nonocclusive mesenteric insufficiency 780
acute normovolemic hemodilution 59
acute wound dehiscence 120
adenocarcinoma 450
adenoma-carcinoma sequence 558
adenomatous polyp 448, 559
adenomyomatosis 696
adhesion 485
adhesive band 494
adjuvant chemotherapy 571
adrenal incidentaloma 323
afferent loop syndrome 435, 440
AFP 643
albumin 5
ALG 221
alkaline reflux gastritis 443
allergic nonhemolytic reaction 52
ALS 221
ALT 623
amebic abscess 631
aminopyrine breath test 624
ampulla 529
Amsterdam II Criteria 562
anal canal 534
anal fissure 548, 597
anal fistula 548, 603
anal manometry 584
anal transition zone 529
anal verge 583
anaplastic thyroid cancer 298

angiodysplasia 412
angiosarcoma 272
animal bites 209
Ankle-brachial index 766
anomalous pancreatic duct-biliary duct junction 693, 673
Anorectal Inhibitory Reflex 537
anorectal ring 583
anterior repair 372
anterior resection 568, 573
Anterior Superior Iliac Spine 365
anterior triangle 146
Antilymphocytic Antibodies 221
antivenom therapy 209
antrum 417
Aortoiliac occlusive disease 764
APBDJ 673, 693
appendicitis 509
aPTT 40
Arantius관 611
ARIR 537
aromatase inhibitor 282
arteriovenous fistula 385, 789
artherosclerosis 762
ASIS 365
Aspartate Aminotrans- ferase 623
asplenic condition 746
AST 623
atelectasis and pneumonia 125
atherosclerotic degeneration 757
autologous cell salvage 59
autotransfusion 59
AVF 789

B

band ligation 407
Banff criteria 225
bare area 611
Barrett's esophagus 339
Bassini repair 373
Bench surgery 216
bezoars 473
bilateral hernia 376
bilhemia 656
biliary atresia 831
biliary strictures 692
Billroth Ⅰ 435
Billroth Ⅱ 435
biofeedback training 588
bird's beak 334
Bismuth classification 707
black pigment stones 680
BLEED classification 399
bleeding time 40
Bloomer's shelf 532
Blummer's rectal shelf 460
Bochdalek hernia 829
body 417
Boerhaave's syndrome 379
Borrmann classification 455
bouble barrel exteriorization 504
Bowen's disease 607
Branchial cleft remnants 797
Braun anastomosis 442
breast abscess 264
breast cysts 263
breast pain 245
brown pigment stones 681
brown tumor 309
Budd-Chiari syndrome 642
Buerger's disease 763

C

CA 19-9 733
Calot's triangle 617, 674
Cantlie line 612
cardia 417
cardiac contusion 31

cardiac tamponade 32
cardiogenic shock 31
Çaroli's disease 627
caseous necrosis 173
cast syndrome 500
cavernous hemangiomas 639
CD 117 471
cecal volvulus 541
cecopexy 542
celiac plexus 420
celiac trunk 616
cephalic phase 423
cervical spine injury 142
chain of lakes 727
Charcot's triad 675
Child－Pugh scoring system 624
cholangiography 635, 677
cholecystectomy 684
choledochal cyst 692, 833
choledochocele 693
cholesterol gallstones 680
Christmas disease 41
chronic allograft nephropathy 224
Chronic Lymphocyte Leukemia 751
chronic mesenteric insufficiency 780
Chronic Myelogenous Leukemia 751
c-Kit 471
CLL 751
cloaca 529
CML 751
coagulation necrosis 341
cobble stone appearance 547
coccyx 583
colloid fluid 5
colonic volvulus 538
columns of Morgagni 583
common hepatic artery 616
compartment syndrome 118
conjoind tendon 365
Cooper's ligament 366
Cooper's ligament(McVay) repair 373
core needle biopsy 356
cremasteric muscle 365
Criminal nerve of Grassi 434
Crohn's disease 412, 547
CT 담관조영술 677
cul-de-sac 532
Curling's ulcer 195
currant jelly stool 812
cutback anoplasty 819
Cystic hygroma 796

D

Dantrolene 122
DCIS 269
Deep Vein Thrombosis 783
defecography 584, 589
delayed primary closure 82
dentate line 529, 583
descending perineum syndrome 589
desmoid tumor 355
Dexon 83
diagnostic peritoneal lavage 148
diastasis recti 354
DIC 45
diffuse esophageal spasm 336
Diffuse large B cell lymphoma 468
Disseminated Intravascular Coagulation 45
dissemination 467
distal pancreatectomy 728
diverticulectomy 332, 506
diverticulopexy 332
double bubble sign 806
DPL 148
Ductal Carcinoma In Situ 269
duct of Santorini 716
duct of Wirsung 715
ductus arteriosus 791

Duhamel 816
dumping syndrome 438
Dunphy's sign 511
duodenal atresia 805
duodenal diverticularization 742
DVT 783

E

early dumping 438
ECLS 795
ectopic pregnancy 517
efferent loop obstruction 443
electromyography 584
EMG 584
encepalitic form 210
endarterectomy 767
endoanal ultrasound 588
endoleak 761
endoscopic balloon dilatation 437
Endoscopic Retrograde Chlangiopancreatography 678
EndoVascular Aneurysm Repair 760
enduvascular aneurysm repair 760
enteral feeding 78
epidermoid carcinoma 608
episiotomy 588
ERCP 678
eschar 341
escharotomy 183
esophageal diverticula 331
EVAR 760
extended cholecystectomy 705
external oblique muscle 351, 364
external pudendal artery 364
Extracorpreal Life Support 795
extrasphincteric fistula 603

F

falciform ligament 611
false aneurysm 757
false diverticulum 331
Familial Adenomatous Polyposis 355, 557
familial non-MEN medullary thyroid carcinoma 329
FAP 355, 557
fasciotomy 183
fat wrapping 547
febrile nonhemolytic reaction 53
Fecal Occult Blood Testing 576
femoeral canal 366
femoral artery 364
femoral canal 368
femoral hernia 376
femoral sheath 365
fetal surgery 840
fibroadenoma 264
fibrocystic change 245
Fine Needle Aspiration 251
Finney pyloroplasty 433
1st intention closure 81
first-order division 612
5'–Nucleotidase 624
fistula 502
fistulotomy 605
FK–506 222
Fleet's phosphosoda 537
FMTC 329
FNA 251
FOBT 576
focal nodular hyperplasia 638
Folic acid deficiency 440
follicular adenoma 296
follicular carcinoma 296
follicular tumor 296
foramen ovale 791
foregut 380
Fothergill's sign 354
free air 387

fundus 417
furious form 210

G

galactocele 248
galactorrhea 247
galactose elimination test 624
gallbladder cancer 702
gallstone ileus 681, 690
gallstone pancreatitis 681, 687
gastric lymphoma 468
gastric phase 423
gastric polyp 447
gastrin 422
gastrinoma 317
gastroduodenal artery 616
gastroesophageal junction 403, 417
Gastroesophageal Reflux Disease 345
gastrointestinal stromal tumor 471
gastroschisis 823
GE junction 403
genital branch of genitofemoral nerve 367
GGT 624
Giant cell arteritis 765
GIST 471
Glisson's capsule 620
γ－Glutamyltranspeptidase 624
goiter 291
Goodsall rule 604
Grey Turner's sign 719
gynecomastia 246, 661

H

hairy cell leukemia 751
half saline 4
harmonic scalpel 522, 595
Hartmann's pouch 621
Hartmann's solution 4
Heineke-Mikulicz 날문성형술 433
Helicobacter pylori 427
hemangioma 639
hematemesis 400
hematochezia 400
hematoma 118
hemobilia 654
hemolytic transfusion reaction 52
Hemophilia A 40
hemorrhoids 590
hepatocellular carcinoma 641
hepatoduodenal ligament 615
hepatorenal syndrome 671
Hereditary Nonpolyposis Colon Cancer 562
hereditary nonpolyposis colorectal cancer 557
hereditary spherocytosis 748
Hesselbach triangle 367
heterotopic ossification 307
hiatal hernia 345
highly selective vagotomy 434
hindgut 380
Hirschsprung's disease 814
histamine 423
HLA 항원 214
Hodgkin's disease 749
Hodgkin's lymphoma 293
Homan's sign 784
hormonal therapy 282
Horner's syndrome 299
HPS 803
hydrocele 370
hyperacute rejection 223
hypercalcemia 14
hyperchloremic acidosis 26
hypergastrinemia 422
hyperkalemia 11
hypermagnesemia 16
hypernatremia 9
hyperphosphatemia 15
hyperplastic polyp 447, 559

Hypertrophic Pyloric Stenosis 803
hypertrophic scar 86
hypocalcemia 14
hypochloremic hypokalemic metabolic alkalosis 488
hypokalemia 13
hypomagnesemia 16
hyponatremia 7
hypoparathyroidism 307
hypophosphatemia 15
hypothermia 121
hypovolemic shock 23

I

ICG test 624
Idiopathic Thrombocytopenic Purpura 746
ileocecal resection 551
ileus 496
iliohypogastric nerve 367
ilioinguinal nerve 367
Iliopsoas sign 511
iliopubic tract 365
immunosuppressant 220
imperforate anus 818
incarcerated 372
incarcerated hernia 494
incarceration 827
incisional biopy 356
incisional hernia 363, 377
incisura angularis 417
incontinence 588
indocyanine green test 624
inferior phrenic artery 418
Inferior Vena Cava 611
infiltrating ductal carcinoma 270
infiltrating tubular carcinoma 270
inflammatory breast cancer 246
inguinal canal 367
inguinal hernia 825
inguinal ligament 364
inhalation burn 187
insulinoma 315
intermuscular abscess 601
internal inguinal ring 365
internal oblique aponeurosis 365
internal oblique muscle 351, 365
internal sphincter 583
intersphincteric abscess 601
intersphincteric fistula 603
intersphincteric space 583
interstitial cell of Cajal 424
interval appendectomy 526
intestinal fistula 135
intestinal infarction 493
intestinal phase 424
intraductal papilloma 265
intrahepatic cholangiocarcinoma 648
intranuclear grooving 294
intranuclear inclusion bodies 294
intrinsic factor 424
intussusception 408, 811
invasive lobular carcinoma 270
invertogram 819
iron deficiency anemia 440
ischemic orchitis 378
Ischiorectal abscess 602
ischiorectal fossa 583
islet cell tumors 315
isthmectomy 294
ITP 746
IVC 611
IVC filter 784

J

Jaboulay gastroduodenostomy 433
Jackknife position 587
jejunal interposition 439
jejunoileal atresia 806

Juvenile polyps 561

K

Kasai hepatoportoenterostomy 832
Keloid 86
Kidney Transplantation 213
Klatskin's tumor 648
knee-shoulder position 587
Krukenberg's tumor 460

L

Lactated Ringer's solution 4
lactic acidosis 20
lacunar ligament 364
Ladd's procedure 809
laparoscopic common bile duct exploration 687
Laparoscopic Nissen fundoplication 348
late dumping 438
lateral pectoral nerve 279
latissimus dorsi muscle 279
Lauren system 455
LCIS 268
left gastric artery 418
left gastroepiploic artery 418
left hemicolectomy 568
left lateral or Sim's position 587
Leriche syndrome 764
LES 331
lesser omentum 616
Lichtenstein repair 373
lidocaine clearance test 624
ligamentum teres 611
ligamentum venosum 611
Liga-Sure 522, 595
linea alba 354
Linitis plastica 460
liquefactive necrosis 341
liver cell adenoma 637
Liver Transplantation 233
LMWH 130
lobectomy 294
Lobular Carcinoma In Situ 268
long thoracic nerve 279
low anterior resection 573
Lower Esophageal Ssphincter 331
Low Molecular Weight Heparin 130
lymphoma 749
lymphostatis elephantiasis 788

M

malignant hyperthermia 122
malignant pheochromocytoma 322
MALT 468
mammography 252
manual reduction 813
massive transfusion 55
mastitis 246
McBurney point 511
mechanical ileus 133
Meckel's diverticulum 352, 505
medullary carcinoma 297
megaloblastic anemia 440
melena 400
MEN 297
MEN Syndrome 327
mesenteric cyst 361
mesenteric venous thrombosis 388
mesentery 360
mesothelial cyst 361
metabolic acidosis 18
metabolic alkalosis 21
middle hepatic vein 612
midgut 380
midgut volvulus 808
Milan 기준 646
Miles' procedure 573
minimally invasive follicular carcinoma 296
minor pancreatic duct 716

misoprostol *437*
MMF *223*
Modified Radical Mastectomy *276*
MOF *139*
Morgagni 기둥 *583*
Morgagni hernia *829*
MR Cholangiography *677*
MRM *276*
Mucosa Associated Lymphoid Tissue *468*
mucosal neuroma *328*
multiple endocrine neoplasia *297, 327*
multiple juvenile polyposis *562*
Multiple Organ Failure *139*
Murphy's sign *683*
Mycophenolate Mofetil *223*
myotomy *332*

N

nasotracheal intubation *142*
NEC *810*
Necrotizing EnteroColitis *810*
necrotizing soft tissue infections *108*
needle aspiration *263*
negative appendectomy *393*
neoadjuvant chemotherapy *571*
nephrolithiasis *309*
neuroblastoma *834*
neurogenic shock *32*
nipple discharge *247*
nitrate *450*
noncaseating granuloma *547*
nonfunctioning cortical adenoma *323*
non-Hodgkin's lymphoma *750*
non-necrotizing soft tissue infections *107*
nonpitting edema *788*
non-relaxation of puborectalis *589*
nonselective shunt *666*
nontoxic goiter *291*
normal saline *3*
nutcracker esophagus *337*
nylon *82*

O

obstruction *485*
obstructive nephropathy *201*
Obturator sign *511*
OKT 3 *221*
omental cyst *360*
omental neoplasm *361*
omental patch *437*
omental torsion *360*
omentum *359*
omphalocele *822*
omphalomesenteric duct *352*
OPSI *166, 748*
oral cholecystography *677*
orthostatic hypotension *398*
osteitis fibrosa cystica *309*
osteomalacia *440*
Osteoporosis *440*
ovarian torsion *517*
overlapping sphincteroplasty *589*
Overwhelming Postsplenectomy Infection *166*

P

Paget's disease *250, 286*
palmar erythema *661*
pancreaticoduodenectomy *155*
papillary carcinoma *293*
paralytic form *210*
paralytic ileus *133*
paraneoplastic syndrome *642*
parathyroid adenoma *312*
Parathyroid Glands *305*
parathyroid hormone *306*
parathyroid hyperplasia *313*
parietal cell vagotomy *434*
Partial fundoplication *348*

partial shunt *666*
patent ductus arteriosus *791*
peau d'orange *250*
pedunculated polyp *558*
PEG *79, 537*
PEI *647*
pelvic exam *512*
pelvic floor muscle *583*
Pelvic Inflammatory Disease *517*
pentad of Reynolds *675*
pentastarch *6*
peptic ulcer disease *403*
Percutaneous Endoscopic Gastrostomy *79*
Percutaneous Ethanol Injection *647*
Percutaneous Transarterial Chemoembolization *647*
Percutaneous Transhepatic Cholangiography *678*
Percutaneous Transhepatic Cholangioscopic Lithotomy *636*
percutaneous transluminal angioplasty *764*
perianal abscess *601*
pericardial tamponade *143*
periosteum *366*
peripheral cholangiocarcinoma *648*
peristalsis *484*
peritoneum *351*
Peutz-Jeghers syndrome *561*
pheochromocytoma *321*
phlebectomy *782*
phyllodes tumors *271*
phytobezoar *473*
PID *517*
pigment stones *680*
pneumatosis intestinalis *810*
pneumobilia *691*
pneumoperitoneum *148, 387*
polycythemia vera *753*
Polyethylene glycol solution *537*
porcelain gall bladder *681*
porta hepatis *611*
portal hypertensive gastropathy *405*
portal triad *620*
posterior triangle *146*
postvagotomy gastric atony *444*
pouch of Douglas *532*
Poupart's ligament *364*
PPPD *710*
premalignant condition *334*
preperitoneal adipose tissue *351*
Preperitoneal repair *373*
preperitoneal space *368*
primary *81*
primary adrenal carcinoma *323*
primary hyperparathyroidism *308*
Primary Nonfunction *240*
primary peritonitis *381*
Pringle maneuver *163*
processus vaginalis *368*
Prolene *83*
proper hepatic artery *616*
prophylactic antibiotics therapy *100*
Prothrombin Time *39*
proto-oncogene *327*
psammoma bodies *294*
pseudoaneurysm *757*
pseudohypoparathyroidism *307*
pseudomyxoma peritonei *359*
Psoas abscess *379*
PT *39*
PTC *678*
PTCSL *636*
PTH *306*
pubertal hypertrophy *246*
pubis *364*
puborectalis muscle *583*
pulmonary edema *127*
pulmonary embolism *129*
Pulseless disease *765*

pulsion diverticulum *331*
purse-string suture *520*
pyloric exclusion *155*
pylorus *417*
pylorus preserving pancreatico duodenectomy *710, 728*
pyogenic abscess *626*

R

rabies *209*
radiation proctitis *412*
Radio-cephalic fistula *789*
Radiofrequency Ablation *647*
Raynaud's phenomenon *765*
rectal anal inhibitory reflex *586*
rectal exam *512*
rectal prolapse *589*
rectal shelf *532*
rectocele *589*
rectus sheath hematoma *353, 383*
recurrent laryngeal nerve *298*
Recurrent Pyogenic Cholangitis *634*
referred pain *357, 381*
reperfusion injury *11*
replaced artery *618*
respiratory acidosis *22*
respiratory alkalosis *23*
RET 원발암유전자 *297*
retained antrum syndrome *444*
RFA *647*
right gastric artery *418, 616*
right gastroepiploic artery *418*
right hemicolectomy *542, 568*
round ligament *367*
Rovsing's sign *511*
RPC *634*
Rule of nine *176*
Rule of 10 *321*
rule of two's *352*
ruptured ovarian cyst *517*

S

S자결장염전 *379, 538*
S자결장절제술 *568*
sacral promontory *532*
Sacrococcygeal Teratoma *839*
salt and pepper appearance *309*
SBP *671*
SB tube *407*
sclerotherapy *407, 782*
screening mammography *253*
SCT *839*
secondary peritonitis *381*
secondary spontaneous closure *81*
second look laparotomy *495*
second-order division *612*
Selective Estrogen Receptor Modulator *282*
selective portovenous sampling *316*
selective shunt *666*
senescent hypertrophy *247*
Sengstaken-Blakemore tube *407*
sentinel lymph node biopsy *279*
Seprafilm *495*
septic shock *26*
SERM *282*
seroma *117*
sessile polyp *558*
Seton 수술법 *605*
shock *23*
short bowel syndrome *158*
short gastric artery *418*
short hepatic vein *619*
Shouldice repair *372*
sickle cell anemia *749*
sigmoidectomy *568*
sigmoid volvulus *538*
silastic silo *822*
silk *82*

SIRS 27
Sister Mary Joseph's node 460
Sistrunk operation 798
skin dimpling 249
sliding hernia 376
SMA 483
SMA syndrome 500
snakebites 207
Snuffbox fistula 789
Soave 816
sodium polystyrene sulfonate 12
soft pitting edema 788
somatic pain or parietal pain 381
somatoparietal pain 357
somatostatin 422
Somatostatin Receptor Scintigraphy 318
spermatic cord 365, 367
splenic abscess 753
splenic cysts 752
splenic flexure 531
splenic vein 615
Spontaneous Bacterial Peritonitis 671
squamous cell carcinoma 607, 608
SRS 318
SSI 97
stapled hemorrhoidectomy or stapled
hemorrhoideopexy 595
steatorrhea 440
strangulated hernia 376
strangulating obstruction 493
strangulation 364, 827
string of pearls 727
stripping 782
subperiosteal bone resorption 309
subtotal colectomy 568
superficial circumflex iliac artery 364
superficial epigastric artery 364
superficial fascia 351
superinfection 114
superior duodenal artery 616
superior laryngeal nerve 299
Superior Mesenteric Artery 483
superior ramus of pubis 366
suprasphincteric fistula 603
Surgical Site Infections 97
Swenson 816
sympathectomy 765
Systemic Inflammatory Response Syndrome 27

T

T자관 687
TAAA 365
TACE 647
Tacrolimus 222
Takayasu's arteritis 765
Tamoxifen 261, 282
taniae 509
TAO 763
TEG 40
Temporal arteritis 765
Tension-free repair 373
tension pneumothorax 143
tertiary 82
thalassemia 749
third-order division 613
third space loss 488
thoracodoral nerve 279
Thromboangiitis Obliterans 763
Thromboelastography 40
thrombolytic therapy 768
thyroglobulin 291
Thyroglossal duct cyst 797
thyroid stimulating hormone 291
TIPS 407, 664
torticollis 799
total colectomy 568
Total Parenteral Nutrition 69
total proctocolectomy 545

total proctocolectomy with ileal pouch-anal anastomosis 546
toxic goiter 291
toxic megacolon 412, 543, 545
TPC with IPAA 546
TPN 69
traction diverticulum 331
Transaminases Alanine Aminotransferase 623
transanal excision 572
transillumination 826
Transjugular Intrahepatic Portosystemic Shunt 407, 664
transposition anoplasty 819
trans-sphincteric fistula 603
transversalis fascia 351
transversus abdominis aponeurotic arch 365
transversus abdominis muscle 351, 365
transversus abdomonis aponeurosis 365
Treitz ligament 481
triangle 319
triangular ligaments 611
trichobezoar 473
Triple-tube decompression 742
true diverticulum 331, 352
truncal vagotomy 433, 434
truss 371
TSH 291, 295
T-tube 687
tubo-ovarian abscess 517
tubular adenoma 558, 559
tubulovillous adenoma 559
tumbling obstruction 690

U

UES 331
ulcerative colitis 412, 542
umbilical cyst 353
umbilical hernia 376
umbilical polyp 353
umbilical sinus 353
umbilical vein 619
uncinate process 715
Upper Esophageal Sphinchter 331

V

VACTERL 801
vagus nerve 419
valsalva maneuver 371
valves of Heister 674
varicose vein 782
vas deferens 368
Vasoactive Drugs 29
Vicryl 83
video-capsule endoscopy 414
villous adenoma 558, 559
Virchow's node 460
visceral pain 357, 381
volvulus 485
von Willebrand's disease 41

W

wandering spleen 753
watershed area 533
Whipple's procedure 710, 728
Whipple's triad 315
wide local excision 277
widely invasive follicular carcinoma 296
Wilkie's syndrome 500
Wilms' tumor 836
winged scapula 279

Z

Zenker's 게실 331
Zollinger-Ellison syndrome 317

PACIFIC
SURGERY

Answer

문제	정답	문제	정답	문제	정답
1-1	④	3-3	②	6-17	③
1-2	③	3-4	①	6-18	②
1-3	③	3-5	①	7-1	①
1-4	①	3-6	③	7-2	②
1-5	③	3-7	③	7-3	⑤
1-6	⑤	3-8	②	7-4	①
1-7	③	3-9	⑤	7-5	①
1-8	④	3-10	③	7-6	①
1-9	⑤	3-11	⑤	7-7	①
1-10	④	3-12	③	7-8	⑤
1-11	①	3-13	①	7-9	④
1-12	④	3-14	⑤	8-1	⑤
1-13	①	3-15	⑤	8-2	⑤
1-14	⑤	4-1	②	8-3	③
1-15	③	4-2	④	8-4	①
2-1	③	4-3	③	8-5	②
2-2	④	4-4	⑤	8-6	⑤
2-3	①	4-5	④	8-7	④
2-4	④	4-6	③	8-8	②
2-5	③	4-7	⑤	8-9	③
2-6	②	5-1	③	8-10	⑤
2-7	③	6-1	⑤	8-11	⑤
2-8	①	6-2	③	8-12	⑤
2-9	③	6-3	⑤	8-13	②
2-10	④	6-4	②	8-14	②
2-11	①	6-5	③	8-15	③
2-12	①	6-7	⑤	8-16	⑤
2-13	④	6-8	⑤	9-1	③
2-14	③	6-9	③	9-2	③
2-15	①	6-10	④	9-3	③
2-16	①	6-11	①	9-4	①
2-17	⑤	6-12	②	9-5	③
2-18	③	6-13	⑤	9-6	①
2-19	①	6-14	①	9-7	⑤
3-1	③	6-15	⑤	9-8	①
3-2	③	6-16	①	9-9	⑤

Answer

문제	정답	문제	정답	문제	정답
9-10	④	13-7	②	17-2	③
9-11	②	13-8	③	17-3	①
9-12	③	13-9	④	19-1	⑤
9-13	⑤	13-10	④	19-2	②
9-14	③	13-11	①	19-3	⑤
9-15	③	13-12	①	19-4	④
9-16	②	13-13	⑤	20-1	④
9-17	③	13-14	⑤	21-1	⑤
9-18	②	13-15	③	21-2	⑤
10-1	③	13-16	②	22-1	①
10-2	②	13-17	③	22-2	②
10-3	②	13-18	③	22-3	⑤
10-4	②	13-19	②	22-4	④
10-5	⑤	13-20	②	22-5	⑤
10-6	①	13-21	①	22-6	①
11-1	①	13-22	④	23-1	④
11-2	②	13-23	②	23-2	④
11-3	③	13-24	③	23-3	④
11-4	④	13-25	②	23-4	④
11-5	⑤	13-26	③	23-5	④
11-6	③	14-1	①,③,⑦	25-1	③
11-7	①	14-2	⑤	25-2	①
11-8	④	14-3	⑤	25-3	⑤
12-1	①	14-4	①	25-4	②
12-2	④	14-5	④	25-5	①
12-3	③	14-6	④	25-6	①
12-4	⑤	14-7	⑤	25-7	①
12-5	④	14-8	④	25-8	③
12-6	⑤	14-9	③	25-9	③
12-7	④	14-10	⑤	25-10	②
13-1	③	14-11	③	25-11	③
13-2	③	14-12	②	25-12	④
13-3	⑤	14-13	③	25-13	⑤
13-4	⑤	15-1	③	25-14	①
13-5	①	15-2	④	25-15	③
13-6	⑦,⑧	17-1	④	25-16	②

Answer

문제	정답	문제	정답	문제	정답
25-17	②	28-8	①	30-10	②
25-18	③	28-9	④	30-11	⑤
25-19	①	28-10	②	30-12	①
25-20	③	28-11	②	30-13	②
25-21	②	28-12	①	30-14	④
26-1	③	28-13	①	30-15	④
26-2	③	28-14	①	30-16	③
26-3	③	28-15	②	30-17	④
26-4	⑤	28-16	③	31-1	⑤
26-5	①	28-17	②	31-2	③
26-6	④	28-18	⑤	32-1	④
26-7	⑤	28-19	①	32-2	②
26-8	③	28-20	①	32-3	①
26-9	④	28-21	④	32-4	③
26-10	③	28-22	①	32-5	④
26-11	②	29-1	①	32-6	①
26-12	①	29-2	①	32-7	③
26-13	①	29-3	⑤	32-8	④
26-14	⑤	29-4	⑤	32-9	③
26-15	③	29-5	②	32-10	④
27-1	⑤	29-6	①	32-11	⑤
27-2	①	29-7	②	32-12	②
27-3	⑤	29-8	④	32-13	⑤
27-4	④	29-9	②	32-14	⑤
27-5	①	29-10	③	32-15	④
27-6	⑥,⑦	29-11	⑤	32-16	⑤
27-7	④	29-12	①	32-17	⑤
27-8	⑤	30-1	②	32-18	①
27-9	②	30-2	③	32-19	①
28-1	①	30-3	②	33-1	⑤
28-2	④	30-4	③	33-2	⑤
28-3	①	30-5	①	33-3	③
28-4	④	30-6	⑤	33-4	①
28-5	①	30-7	①	33-5	⑤
28-6	③	30-8	⑤	33-6	⑤
28-7	②	30-9	④	33-7	③

Answer

문제	정답	문제	정답	문제	정답
33-8	①	36-7	③		
33-9	④	36-8	③		
33-10	④	36-9	④		
33-11	②	36-10	②		
33-12	④	36-11	⑤		
33-13	⑤	36-12	②		
34-1	①	36-13	①		
34-2	⑤	36-14	①		
34-3	②	36-15	①		
35-1	⑤	36-16	⑤		
35-2	②, ⑨	36-17	⑤		
35-3	③	36-18	③		
35-4	①	36-19	③		
35-5	②	36-20	②		
35-6	⑤	36-21	④		
35-7	①	36-22	①		
35-8	②	36-23	⑤		
35-9	①				
35-10	①				
35-11	②				
35-12	⑤				
35-13	⑤				
35-14	②				
35-15	④				
35-16	②				
35-17	①				
35-18	③				
35-19	②				
35-20	③				
35-21	③				
36-1	⑤				
36-2	①				
36-3	⑤				
36-4	④				
36-5	⑤				
36-6	⑤				

편저자

채영준 외과전문의
(서울대학교 의과대학 졸업, 서울대학교병원 외과수련의 수료)
오흥권 외과전문의
(서울대학교 의과대학 졸업, 서울대학교병원 외과수련의 수료)
이인섭 외과전문의
(서울대학교 의과대학 졸업, 서울대학교병원 외과수련의 수료)
한동석 외과전문의
(서울대학교 의과대학 졸업, 서울대학교병원 외과수련의 수료)
한인웅 외과전문의
(서울대학교 의과대학 졸업, 서울대학교병원 외과수련의 수료)

www.papu.co.kr

PACIFIC SURGERY Ⅱ

1판 발행 2009년 2월 10일
2판 발행 2011년 3월 15일

편저자 채 영 준 외
발행인 이 웅 현
발행처 **퍼시픽북스**
서울특별시 중구 초동 42번지 아시아미디어타워 501호
TEL. 02-2272-7766(代) / FAX. 02-2272-7166
E-mail: papu77@daum.net

정가 Volume Ⅰ(chapter 1~21) **26,000원**
Volume Ⅱ(chapter 22~35) **26,000원**
Set 48,000원

PACIFIC
SURGERY

PACIFIC
SURGERY